AF347468

HISTOIRE

DE LA DOCTRINE MÉDICALE

HOMŒOPATHIQUE.

LYON. — IMP. DE DUMOULIN ET RONET.

Quai Saint-Antoine, 33.

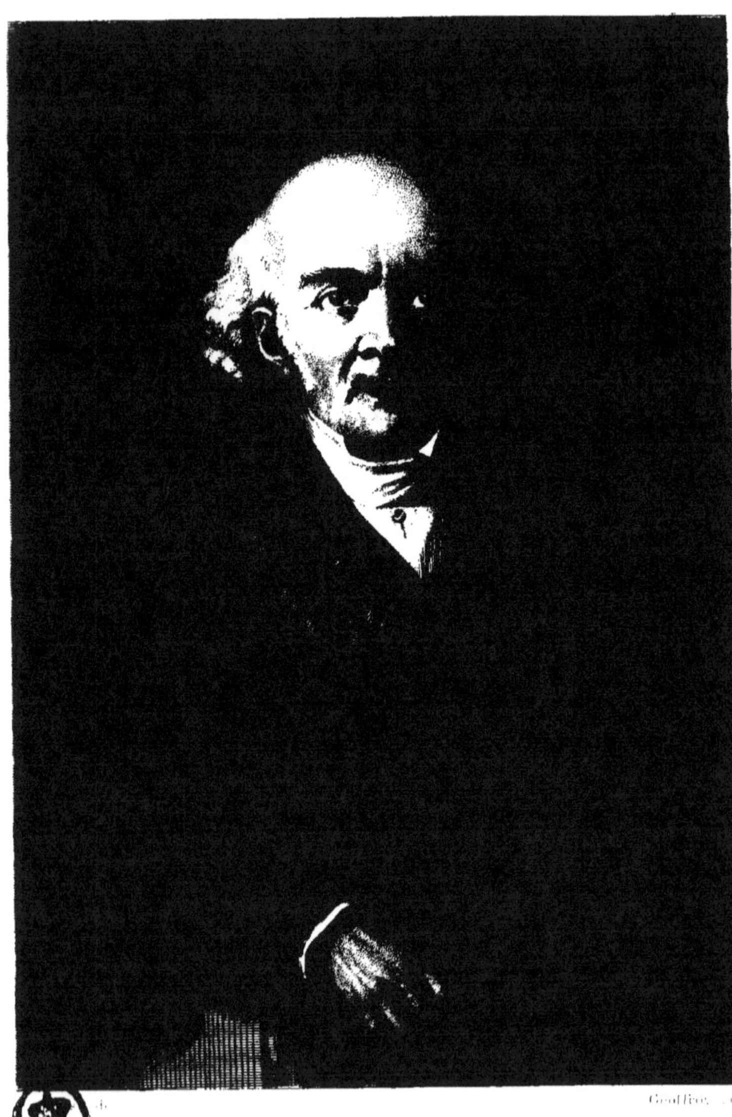

HISTOIRE

DE LA DOCTRINE MÉDICALE

HOMOEOPATHIQUE

SON ÉTAT ACTUEL

DANS LES PRINCIPALES CONTRÉES DE L'EUROPE

APPLICATION PRATIQUE

DES PRINCIPES ET DES MOYENS DE CETTE DOCTRINE

AU TRAITEMENT DES MALADIES

PAR

Aug^te **RAPOU**, DE LYON

DOCTEUR-MÉDECIN.

Orné d'un beau portrait de Hahnemann, gravé sur acier.

Opinionum enim commenta delet
dies naturæ judicia confirmat.
CICER. NAT. DEOR. L. II.

TOME PREMIER.

PARIS.

CHEZ J.-B. BAILLIÈRE,

LIBRAIRE DE L'ACADÉMIE ROYALE DE MÉDECINE,
Rue de l'Ecole-de-Médecine, 17.

LONDRES.

CHEZ J.-B. BAILLIÈRE, REGENT-STREET, 117.

1847.

AVANT-PROPOS.

Le titre seul de ce livre annonce qu'une grande découverte vient de modifier profondément le domaine des
sciences médicales, qu'une réforme complète de la thérapeutique comble enfin les vœux des praticiens qui ont dé-
ploré jusqu'à ce jour les incertitudes et les imperfections
trop nombreuses de l'art de guérir. Et ce n'est pas une
de ces modifications passagères qui portent sur un point
spécial ; ce n'est pas non plus un de ces systèmes enflés
de théories qui captivent un moment les suffrages et
disparaissent peu à peu sous l'action du temps et de
l'expérience. C'est moins encore un de ces procédés excentriques, dans lesquels on a cherché , à toutes les
époques, une compensation à l'insuffisance des médications ordinaires. Non, c'est la médecine dans ce qu'elle
a de plus essentiel, dans son caractère de spécificité, recevant un principe expérimental qui la soustrait à l'em-

pirisme, au règne des opinions divergentes, et la place, autant que sa nature le permet, au rang des sciences exactes.

Ce livre a pour but de faire connaître le développement, l'état actuel et la valeur propre de cette école, dont l'expansion incessante refoule et transforme les vieilles routines médicales qu'elle est destinée à remplacer. Je n'ai point fait un exposé régulier et systématique ; on ne trouvera pas ici un traité *exprofesso*, mais une masse d'idées et de faits rapportés *ex abrupto*, s'unissant, s'accumulant sans ordre, contrastant entre eux, comme les lieux et les impressions dans un voyage. Mon itinéraire seul a tracé le plan de cet ouvrage.

La nouvelle méthode, vitaliste par excellence, se forma pendant le règne florissant des doctrines matérialistes ; en face de la médecine réduite à sa plus simple expression et mise à la portée de toutes les intelligences, elle proclama l'art difficile d'appliquer les agents thérapeutiques spéciaux aux divers cas morbides, et pendant que le broussaisisme, séduisant les esprits par la facilité de son emploi, marchait à de rapides conquêtes avec les sangsues et l'eau de gomme, l'homœopathie parcourait lentement et péniblement une voie semée d'obstacles.

On prit en pitié les efforts de cette école méprisée, on tourna en ridicule la dénomination qu'elle avait adoptée, et l'on se retrancha derrière les vieilles traditions..... pauvres ressources pour combattre l'influence du principe spécifique, fécondé par la connaissance de la loi qui

préside à son action. Cette formule parfaite de l'art médical avait en soi une force d'expansion qui ne pouvait
être comprimée. Proclamée en 1789 par un seul médecin, l'ami de Quarin et d'Hufeland, elle est aujourd'hui,
1847, répétée et adoptée par une multitude de praticiens répandus en tous pays.

L'école allopathique se défend en vain; elle se transforme à vue d'œil, bien qu'elle proteste contre toute modification. L'emploi des procédés rationnels devient de
jour en jour moins fréquent : quelques praticiens se retirent dans l'expectation ; et le plus grand nombre donne
par l'éclectisme une large entrée aux doctrines hahnemanniennes. De toutes parts , la spécificité se relève et
grandit, le goût de l'étude des remèdes s'établit, la pharmacopée se simplifie, les doses diminuent, la notion du
dynamisme médicamenteux se fait jour, et le principe
des semblables s'introduit sous la dénomination de *méthode substitutive* (¹).

Cette réforme immense, radicale, s'opère dans tous
les pays où l'homœopathie exerce depuis plusieurs années sa salutaire influence. L'école ancienne se transforme en elle, tout en la dénigrant; on s'empare de ses
préceptes, de ses faits, de ses découvertes, sans avouer
leur origine. Qu'importe ? lorsqu'on aura tout partagé, il

(¹) Les partisans de la médecine ordinaire , dans leur désir d'arrêter la réforme homœopathique, ont cherché à
diminuer son importance en la représentant comme l'extension d'un phénomène thérapeutique particulier, connu
sous le nom de *substitution*.

deviendra facile de s'entendre. Le temps approche où, la méthode rationnelle refoulée et maintenue sur son petit domaine, la spécifité admise avec sa loi générale, la médecine ordinaire aura fait place aux nouveaux procédés par une transition insensible. On y verra le résultat naturel des recherches modernes et des études entreprises dans un meilleur esprit. Peut-être aura-t-on alors un souvenir reconnaissant pour les premiers et infatigables instigateurs de cette grande réforme que chacun adopterait dès-à-présent, sans le charme tout puissant de l'habitude et du repos dans la place que l'on s'est péniblement faite.

Du reste, que la phalange allopathique ouvre ses rangs ou les tienne serrés, la propagation de l'homœopathie ne s'opère pas moins : les idées ont été répandues ; elles ont germé et produisent déjà leurs fruits.

C'est en Allemagne, point de départ et foyer actuel de cette révolution scientifique, que la transformation de la médecine ordinaire frappe le plus les regards de l'observateur. Là, depuis plusieurs années, les polémiques aveugles et passionnées ont fait place à une sérieuse critique. Les deux écoles commencent à se mettre en rapport, à se communiquer réciproquement le résultat de leurs recherches ; l'une adonnée plus spécialement aux études du diagnostic, l'autre toute consacrée au perfectionnement de la thérapie. Cette entente est encore bien imparfaite et laisse beaucoup à désirer ; mais déjà elle existe sur quelques points et tout porte à croire qu'elle s'étendra, se consolidera et amènera enfin l'adoption générale des spécifiques et du principe suivant lequel ils doivent être administrés.

L'homœopathie n'est pas une manifestation purement doctrinale, qui soit restreinte au domaine abstrait des opinions médicales; mais elle constitue une école pourvue de membres, d'organes, d'une vie propre et de relations extérieures sociales. Elle possède deux journaux en France, un en Angleterre, deux en Amérique, un en Espagne, deux en Italie, quatre en Allemagne. Ses membres, disséminés en ces divers pays, y ont formé des sociétés qui ont ordinairement pour objet la direction d'un établissement clinique. Celle de Sicile a été élevée, par le gouvernement, au rang d'académie royale ; celles de Rio-Janeiro, de Londres, d'Edimbourg, de Dublin, de Paris, dirigent des dispensaires. En Allemagne, les sociétés de Vienne et de Bade ont pour objet plus spécial l'expérimentation des remèdes sur l'homme en santé. Le grand *Central-Verein* reçoit indistinctement dans son sein tout praticien homœopathe, et se réunit chaque année au mois d'août, dans une des villes du centre pour discuter les questions doctrinales à l'ordre du jour, et aviser aux meilleurs moyens de propagation. L'homœopathie possède aussi quelques hôpitaux, un à Londres, à Linz, à Vienne, à Kremsier en Moravie et deux en Hongrie.

J'indique ces choses sans leur connaître d'autre valeur que celle de manifester au-dehors l'existence de la nouvelle école et de lui donner une place incontestable dans la sphère de la science. C'est une efflorescence qui peut changer de nature, disparaître en partie sous l'influence de mille circonstances, sans que le tronc qui la produit en soit aucunement lésé. Ce qui constitue la force de l'homœopathie sous le rapport extérieur et social, c'est sa clientèle ; c'est un fait remarquable que partout où cette méthode s'est introduite, l'accueil le plus empressé lui soit venu des classes élevées de la société. C'est parmi les gens haut placés par leur instruction, leur fortune, leurs emplois, qu'elle a trouvé ses adhérents les plus nombreux et les plus dévoués. Des princes régnants, des personnages du corps diplomatique en grand nombre, généralement ce qu'on appelle la noblesse, et là où elle n'existe pas, les littérateurs et les négociants de premier ordre, se sont déclarés les partisans du nouveau système médical, le protègent efficacement dans ses rapports extérieurs et ses points de contact avec les gouvernements. La crainte d'indisposer la majorité des médecins, qui forment dans tous les grands états une corporation influente, a pu seule empêcher jusqu'à ce jour les têtes couronnées d'adopter cette méthode.

Cette faveur, dont jouit l'homœopathie auprès des gens les plus éclairés et les mieux habitués à juger de la valeur des choses, ne peut être rapportée à un esprit de mode. Les engouements de cette nature ne persistent pas au-delà de quelques années, et celui-ci dure depuis longtemps et tend toujours à s'accroître. D'ailleurs, on ne badine point ordinairement avec les intérêts de la santé et de la vie. On peut bien se permettre quelques écarts thérapeutiques à l'insu de son docteur, mais rejeter entièrement ses soins pour recourir à un autre système de traitement; se confier à ce nouveau système d'une manière absolue et définitive, cela suppose des convictions sérieuses. Les gens du monde connaissent en général aujourd'hui l'insuffisance de la médecine ordinaire ; cette opinion peu favorable indique même assez sûrement l'observateur judicieux : ils ont examiné avec intérêt la doctrine qui s'élevait contre l'ancienne école. Or, il faut l'avouer, cette doctrine, par sa simplicité, son unité, sa clarté, sa logique, offre un attrait particulier, même aux personnes étrangères à l'art.

De ces nombreux amateurs, plusieurs prirent vivement à cœur la propagation de l'homœopathie et s'efforcèrent d'y contribuer eux-mêmes. Quelques-uns s'adonnèrent à des travaux de traduction, de compilation, de classification symptomatique ; il y en eut qui se livrèrent à l'expérimentation et à la préparation des remèdes; de grands propriétaires éloignés des centres de population, l'appliquèrent avec succès à leurs gens et aux paysans d'alentour; c'est même ainsi que l'homœopathie fut introduite en Angleterre. Quelques hommes de loi, en Allemagne, se firent ses défenseurs officiels dans ses litiges avec le pouvoir civil. En Autriche, les familles nobles la mirent sous leur égide à l'abri des coups portés par le despotisme universitaire. L'aristocratie anglaise lui octroya son puissant patronage, et ses noms les plus illustres figurent sur la liste des protecteurs de la nouvelle méthode dont ils soutiennent les divers établissements cliniques par de généreuses subventions.

Avec son perfectionnement doctrinal, sa littérature féconde, ses trésors d'expérience, sans autres ressources, l'école homœopathique fùt peut-être restée longtemps encore dans une situation précaire, restreinte au domaine scientifique, dépourvue d'action extérieure, et ignoréedes populations. Grâce aux sympathies actives de ses admirateurs laïques, elle a été élevée sur un piédestal solide, d'où ne sauraient la renverser les partisans de la médecine hippocratico-galénique, ni les arrêts rendus par leurs académies.

Des hautes classes de la société, les nouveaux procédés se répandent dans la masse du peuple par l'établissement des dispensaires gratuits. La réforme médicale théorique et pratique s'opère donc sur tous les points. C'est un fait accompli, dont l'appréciation doit se faire maintenant avec des vues élevées et impartiales. Aussi ai-je pensé que cet ouvrage apparaissait en temps opportun, que tout praticien consciencieux voudrait connaître la nature, l'origine, les développements, l'application clinique et l'état actuel d'une doctrine qui, par les nombreuses et radicales modifications qu'elle apporte à l'art de guérir, est assurément l'événement le plus remarquable que nous signalent les annales de la médecine.

Entré dans la carrière médicale, à la suite d'un père qui renonça aux errements d'une pratique allopathique de trente années pour adopter la nouvelle méthode, j'eus l'avantage de ne point voir les préjugés nés des opinions habituelles ou de l'indifférence, s'élever au-devant de ses importantes découvertes et les cacher à mes yeux.

Sur la fin de mes études médicales, je profitai des vacances de 1840, pour aller m'instruire en Angleterre, de la doctrine hahnemannienne. Deux ans plus tard, je voulus asseoir plus solidement mes convictions, en observant son application dans les pays où elle est le plus répandue : Palerme, Pesth, Dresde, Leipsig, Berlin, ces foyers de l'école nouvelle et la clinique de l'hôpital homœopathique de Vienne, que je suivis avec soin, dissipèrent les doutes et les obscurités que laisse une étude incomplète. Mais des modifications importantes, que des progrès incessants ont apportées à cette école pendant ces dernières années, m'engagèrent à visiter une troisième fois l'Allemagne, en 1846. Je souhaite que les notes et documents que je rapporte donnent une idée exacte de la valeur du système spécifique hahnemannien et contribuent à son adoption générale.

Les praticiens qui s'intéressent peu aux exposés théoriques, trouveront dans cet ouvrage plusieurs chapitres consacrés au traitement des maladies les plus communes, et pourront se faire ainsi une idée de l'emploi clinique des procédés nouveaux.

Je me suis également occupé de tous les moyens qui peuvent fournir à l'art d'utiles ressources ; j'ai consacré les dernières pages de ce premier volume à l'examen détaillé de l'emploi de l'eau fraîche dans le traitement des maladies, c'est-à-dire de l'*hydriatrique*, dont on a peut-être exagéré l'importance dans ces derniers temps, mais qui n'en restera pas moins , dans beaucoup de cas, un auxiliaire puissant de l'homœopathie.

La littérature homœopathique possède plusieurs traités dogmatiques, mais ils s'attachent tous à quelques points de vue spéciaux et sont loin d'exposer cette doctrine dans son ensemble et sous ses diverses faces. J'ai tâché de combler cette lacune , de donner une idée complète de la nouvelle méthode , d'en bien faire saisir l'esprit, et d'en faciliter l'emploi aux praticiens qui lui sont restés étrangers jusqu'à ce jour. Je me suis surtout appliqué à définir le caractère de chacune des deux médecines rivales, à indiquer nettement leur valeur relative et leur sphère respective. Ces notions importantes, qui peuvent seules faire comprendre en quoi consistent les deux écoles qui se partagent maintenant le domaine médical, et sous quels rapports l'art ancien exigeait impérieusement une réforme, ces notions , dis-je, dominent le côté théorique de cet ouvrage. Autour d'elles viennent se grouper toutes les observations jetées éparses sur ces pages, et dont l'exposé confus, sans liaison apparente, devient, de ce point de vue élevé, une collection d'idées et de faits avec lesquels chacun peut se représenter l'ensemble de la doctrine homœopathique.

Pour faciliter cette synthèse, nous avons placé à la fin de l'ouvrage une table méthodique des matières qui y sont traitées, de manière à présenter un corps de doctrine aussi achevé que le comporte l'état de nos connaissances, renvoyant aux écrits spéciaux pour les points que je n'aurais pas eu le temps ou l'occasion de développer suffisamment.

Dans cette table dogmatique, les matières se suivent dans l'ordre qui m'a paru le plus convenable au développement successif, et autant que possible complet de tout le système. Les divers articles qui ont rapport au même sujet sont placés d'après leur importance relative.

Bien que l'étude de la nouvelle méthode ait été le but et l'objet essentiel de ce voyage, cependant je n'ai pu résister au désir d'observer en touriste les localités et les lieux et d'en laisser quelques impressions dans ce livre. Les personnes qui ne goûteraient pas ces sortes de digressions, pourront facilement les éviter, en ayant soin de prendre connaissance dans les *sommaires* des objets traités aux chapitres correspondants.

Des motifs qu'il est facile d'apprécier m'ont engagé à ne pas traiter de l'état actuel de la nouvelle école en France et chez nos voisins Belges et Suisses.

On trouvera à la fin du second volume une indication des erreurs qui auront pu m'être signalées, ou des nouveaux renseignements qui me seront parvenus pendant la publication de cet ouvrage.

ERRATA

DU PREMIER VOLUME.

Page	31	Ligne	25	pharmacie-dynamique	lisez	pharmaco-dynamique.
—	90	—	25	monde médicale	—	monde médical.
—	261	—	6	noséabonde	—	nauséabond.
—	272	—	7	ne forment	—	forment.
—	300	—	15	menstrue	—	menstru.
—	306	—	15	fulgineux	—	fuligineux.
—	307	—	30	phospor	—	phosphor.
—	316	—		note : Aœterreichische	—	œsterreichische.
—	385	—	4	*caldum*	—	*calidum.*
—	465	—	5	des procédés	—	de procédés.
—	532	—	28	articulair	—	articulaire.
—	539	—	3	de la note :scientifique	—	spécifique.
—	541	—	7	procul	—	procuste.

HISTOIRE

DE LA

DOCTRINE MÉDICALE HOMŒOPATHIQUE.

CHAPITRE PREMIER.

DE L'ANCIENNE ET DE LA NOUVELLE MÉDECINE.

SOMMAIRE. — Des deux principes fondamentaux de l'art de guérir. — Nature médicatrice. — Origine de la médecine primitive. — Son caractère hygiénique. — Hippocrate la développe, Galien la modifie. — Médecine rationnelle dite allopathique. — Son insuffisance. — Indication d'une méthode plus efficace. — Pathologie et thérapie spéciales. — Importance et propriétés des substances spécifiques. — Homœopathie. — Coup d'œil rétrospectif sur la loi des semblables. — Examen comparatif de l'ancienne et de la nouvelle méthode. — Expérimentation des remèdes sur l'homme sain. — Des doses. — Dynamisme médicamenteux. — Spécialisation, généralisation. — Matière médicale. — *Cito, tuto et jucundè sanare.* — Répulsion dont l'homœopathie est l'objet; ses causes. — L'homœopathie imprime une direction nouvelle à l'art médical. — Appel à la conscience et au savoir des médecins.

L'art de guérir embrasse l'ensemble des agents capables de modifier l'organisme, et ses nombreux procédés constituent différents systèmes de médications.

Il y a eu jusqu'à présent, parmi les praticiens, le plus

complet désaccord au sujet de la valeur relative de ces médications et des indications de leur emploi, tellement que l'histoire de la médecine est moins l'exposé des progrès de la science que la nomenclature des systèmes qui ont successivement surgi et captivé, pour un temps, les suffrages des médecins. L'expérience n'a pas encore mis un terme à cette anarchie d'opinions. De tout temps il a existé des observateurs isolés, préoccupés chacun d'un objet spécial; mais cet esprit expérimental, dirigé vers un but constant, invariable, qui fonde l'édifice de la science sur une base solide, en transmettant aux générations suivantes les résultats acquis, un tel esprit a complètement fait défaut à la médecine. L'art de guérir (¹) est aujourd'hui ce qu'il était autrefois; ni plus ni moins imparfait, il consiste toujours en un certain nombre de méthodes qu'on ne sait à quel principe rattacher, et qu'on applique sans règle, au gré d'opinions individuelles et variables.

Ce règne déplorable de l'arbitraire et des conjectures, signalé à toutes les époques par les grands praticiens, touche enfin à son terme. Il vient de se former, en Allemagne, une école expérimentale qui, laissant de côté les théories préconçues touchant la vie, les maladies et les propriétés médicamenteuses, a placé, pour la première fois, la médecine sur le terrain où se développent les sciences positives et a déjà permis de reconnaître les principes fondamentaux sur lesquels elle repose.

Les procédés qui constituent l'art de guérir ressortent en effet de deux principes fort différents. Les uns proviennent

---

(¹) Nous n'entendons point parler de la chirurgie à laquelle le principe rationnel est entièrement applicable et qui se perfectionne progressivement par des expériences positives.

des notions que nous avons acquises sur le jeu des fonctions et leur influence réciproque, soit en santé, soit en maladie. Ils consistent à provoquer ces actions et réactions fonctionnelles de manière à rétablir l'état normal. Les autres sont fondés sur la connaissance empirique de l'efficacité des substances médicinales dans des cas déterminés. La spécialisation en est un des caractères essentiels, c'est pourquoi la méthode qu'ils constituent a reçu le nom de *spécifique.* Ce qui distingue, au contraire, les procédés précédents, c'est l'importance du raisonnement, fondé sur la notion des lois physiologiques, d'où la dénomination de méthode *rationnelle* donnée à leur emploi.

Rationalité et *spécificité,* voilà les deux principes généraux sur lesquels repose tout entier l'art de guérir.

Mais dans quelle proportion ces deux éléments doivent-ils contribuer à la formation de la médecine? Quelle est la sphère de leur indication? Pour résoudre ces questions importantes dont l'avenir de la thérapeutique dépend, il faut jeter un coup-d'œil rétrospectif sur l'origine de l'art de guérir, et saisir, à travers le chaos de ses transformations doctrinales, la part que se sont faite chacun de ces principes fondamentaux.

La nature a pourvu au maintien du jeu régulier de la vie par un ensemble de sensations intimes qui expriment les besoins de notre organisation. Ainsi, la faim, la soif indiquent les pertes que nous avons faites et la nécessité de les réparer ; la déperdition des forces nerveuses se manifeste par la fatigue et le sommeil. Une foule de sensations diverses nous poussent à remplir les conditions, souvent cachées, sans lesquelles la santé ne peut se maintenir, « Si tout a été prévu « par la sagesse éternelle, dans l'harmonie simultanée et « successive des facultés et des organes de chaque espèce, aussi bien que dans la coordination de chacune d'elles avec le milieu qui lui est propre, les besoins qu'elle aura à satisfaire, les dangers dont elle devra se garantir, ne fallait-il pas également que toutes choses fussent disposées contre ses maladies avec la même prévoyance (¹) ? » En effet, non seulement l'économie en santé réclame nettement ce qu'il lui faut, par le moyen des sensations intimes, mais alors même que les fonctions sont perverties et troublées par l'action des causes morbides, la nature sait encore leur prêter un langage pour indiquer les nouveaux besoins qu'a fait naître ce nouvel état.

Ce langage de la nature, ce sont les symptômes morbides, et les moyens de satisfaire à leurs indications nous ont été donnés tout aussi bien que les éléments nécessaires à l'exercice régulier de la vie. Ainsi, la prévoyance et les soins de la nature ne se bornent pas à ce simple entretien des fonctions, mais s'étendent jusque sur les désordres qui peuvent s'y produire. Elle ne se montre pas seulement *force vitale conservatrice*, mais encore *force vitale médicatrice*. Si elle manifeste des instincts qui tendent à nous faire conserver l'état de santé, elle en développe aussi de guérisseurs qui, reconnus et appréciés par l'observation, dirigés par le raisonnement, constituent le domaine de *la médecine naturelle hygiénique,* de la médecine telle qu'elle dut être dans les premiers temps, alors que l'organisme humain, non encore vicié par les infections actuelles et les habitudes de la civilisation, devait réagir franchement contre les influences délétères et fournir, par les symptômes de ses maladies, des indications simples et sûres pour le traitement.

La force vitale, chez le malade, met donc en jeu ces der-

(¹) Dessaix, de la Médecine conjecturale et de la Médecine positive, § 2.

niers instincts , et tous les agents de thérapeutique générale, répandus autour de nous, se révèlent à la voix de ce médecin intérieur, et s'appliquent sagement sous sa direction infaillible. L'exercice, le repos, la diète, l'eau, l'air, le chaud, le froid , employés à propos, développent une grande puissance curatrice. Les épices qui excitent , le vin qui tonifie , les substances qui portent aux sueurs, aux urines, qui relâchent le ventre, qui déchargent l'estomac, *tous moyens hygiéniques*, viennent apporter leur tribut. Là s'ouvre une noble carrière, celle d'observateur, d'aide et de régulateur de la nature médicatrice, qui du reste, dans ces cas, se suffit le plus souvent. Il s'agit de comprendre son langage, de satisfaire à ses besoins, de suivre et de favoriser ses tendances, d'éloigner les obstacles qui les dévient, de la modérer dans sa fougue et de l'exciter dans sa langueur. Tel se présente d'abord l'art médical, *une expansion de l'hygiène.*

Une succession d'hommes, sous le nom générique d'Hippocrate, se fit une renommée immortelle pour avoir mis sur la voie de cette médecine *naturelle* et l'avoir poussée à un degré de perfection qu'on n'a pu atteindre depuis. Dès son origine, cet art de guérir se montra dans toute sa puissance, et perdit peu à peu de sa valeur sous l'action des travaux successifs des âges qui suivirent.

Mais quelle est donc l'explication de ce fait si peu conforme à ce que nous présente l'histoire des autres connaissances humaines? quel est donc le vice inhérent à cette méthode hippocratique, qui lui est un élément de dépérissement et d'impuissance , en dépit des efforts de la foule d'hommes intelligents qui s'y sont consacrés? Il se découvre aisément à l'examen le moins attentif.

Cette médecine d'Hippocrate est l'art primitif que la nature a, pour ainsi dire, fourni à l'homme, afin de parer à ses plus pressantes nécessités, en attendant qu'il ait su tirer de son intelligence des ressources moins grossières et plus en harmonie avec la variété de ses maux. Ainsi, par la lassitude, les douleurs, la perte de l'appétit, les hémorrhagies, les sueurs, les vomissements, les flux de ventre, les congestions dérivatives, etc., efforts salutaires, mais orageux et pénibles, elle lui enseigne à dissiper ces désordres et ces mouvements violents de l'organisme malade, par le repos, la diète, les émissions sanguines, les substances qui facilitent les évacuations alvines, les révulsifs, etc., jusqu'à ce qu'un art plus parfait permette au médecin de parvenir à ce but avec des médicaments purement *guérisseurs*, dont l'action salutaire ne s'achète pas par de nouveaux troubles et des souffrances artificielles.

Tel doit être l'art dans toute sa valeur, c'est ainsi que l'homme doit tendre à le créer ; le premier n'en est qu'une grossière ébauche, préférable seulement à son absence complète. Eh bien ! tandis que, dans toutes ses autres carrières, l'esprit humain s'est élevé promptement au-delà des premières notions naturelles pour développer des arts plus en rapport avec la variété et la délicatesse de ses goûts et de ses besoins, en médecine seule, il est resté à ses rudiments, ébloui par le grand nom d'Hippocrate, tournant sans cesse dans la sphère de ses idées, sans s'imaginer qu'il pût suivre une autre direction.

Cette méthode primitive, *source et point de départ de toute l'école allopathique*, ne pouvait être, ai-je dit, qu'une ressource provisoire, jusqu'à ce que l'on découvrît une médecine plus active, plus puissante que l'hygiène. Dans cette première méthode, les efforts guérisseurs de la nature sont presque tout, l'art du praticien fort peu de chose, ou plutôt son talent est d'autant plus vrai qu'il sait se tenir sur une plus grande réserve et s'immiscer le moins possible dans le travail morbide. Il doit observer toujours et agir rarement, mais à propos. A la rigueur, on pourrait se passer de lui, car la nature fait seule tous les fraisde la guérison. C'est la méthode expectante à laquelle les meilleurs esprits d'entre les allopathes cherchent à ramener aujourd'hui l'art médical, sentant bien que c'est là leur seul domaine légitime et la conséquence logique où les conduisent les principes professés par Hippocrate et ses plus illustres disciples.

Cette méthode serait suffisante si l'expression symptomatique était toujours franche, si la maladie se montrait toujours une simple déviation de l'état normal, comme cela devait être sans doute aux premiers âges du monde et probablement encore au temps d'Hippocrate ; mais de nos jours, qu'une multitude d'infections variées et profondes, de nature spéciale, ont modifié la plus grande partie des affections morbides, altéré, affaibli ou perverti les efforts et les manifestations de la nature médicatrice, on comprend à première vue l'insuffisance de cette méthode. Comme les révulsions, les mouvements réactionnaires, critiques et autres, sont, pour le praticien hippocratique, les seules indications à suivre, il reste égaré et sans pouvoir, toutes les fois que ces mouvements manquent ou sont obscurs, comme dans la plupart des maladies chroniques, par exemple, ou lorsqu'ils s'éloignent des types physiologiques, revêtent un caractère spécial et restent ainsi sans signification et sans rappor avec l'action des moyens thérapeutiques généraux. Il lui sera facile de répondre à une phlogose simple, à un embarras gastrique : les émollients, les vomitifs se présentent d'eux-mêmes, et leurs rapports au mal sont clairement établis. Mais à quelles indications le conduiront les phénomènes morbides

d'une angine scarlatineuse , d'une affection vénérienne ,
d'une fièvre intermittente , d'un typhus, etc. ? Ne sera-t-il
point forcé d'agir en aveugle ou de rester spectateur oisif
des progrès du mal ? Tout au plus, pourra-t-il recourir
aux moyens hygiéniques ; mais cette médecine naturelle
lui fera défaut. Notons bien ce fait : la médecine , telle
que la connut Hippocrate et telle qu'elle était possible dans
les premiers âges, fut une médecine hygiénique , propre
à répondre aux états morbides les moins éloignés de l'état
normal, celle qui se rapproche le plus du plan de la nature
en s'écartant le moins des influences physiologiques , la
médecine des généralités , qui prend en considération l'espèce plutôt que l'individu.

Nous reconnaissons quelques-uns de ces traits à la lecture
des œuvres d'Hippocrate. Nous y voyons cet illustre praticien briller dans le traitement des affections aiguës simples
comme dans celui des maladies diverses où les principes de
l'hygiène peuvent servir de guide thérapeutique. Mais aussi,
le voyons-nous échouer dans les cas qui ont cessé d'être de
simples déviations de l'état physiologique, lorsqu'il s'est
ajouté au mal un élément *spécial*, dans les épidémies, par
exemple. Alors il montre et avoue lui même l'impuissance
de son art. Et voilà la méthode d'une valeur si minime ,
d'une efficacité si restreinte, qui règne depuis les temps du
père de la médecine ! Tous les travaux qui ont été faits depuis s'y rapportent; toutes les écoles qui se sont suivies en
ont été des modifications. Si quelques têtes originales et
indépendantes ont parfois indiqué d'autres principes, montré une autre direction, leurs voix isolées se sont perdues
dans le bruit du grand nombre, et leurs idées, dans les
opinions dominantes.

Si cette méthode d'observer les phénomènes morbides

pour chercher à les dissiper ensuite par un traitement hygiénique, était restée dans sa pureté primitive, l'art médical
ancien ne mériterait point une aussi sévère critique. Car
enfin, cette méthode est bonne en elle-même ; bien qu'insuffisante, elle est préférable à l'absence complète de médication.
Mais elle ne resta pas longtemps dans cette sphère de pure
et simple observation, hors de laquelle cependant, elle
perdait tous ses petits avantages pour se fourvoyer dans une
foule de directions erronées. Ceux qui la reçurent des mains
d'Hippocrate se lassèrent bientôt de ce froid travail de jugement et d'attention, où le jeu de l'imagination ne pouvait
s'exercer. Les théories les plus diverses ne tardèrent pas à
inonder le monde médical, et la philosophie aux mille couleurs s'y réfléta sous des nuances variées.

Du milieu de ce chaos, qui encombrait le terrain de la
médecine hippocratique, s'éleva un système, construit de
toutes pièces, qui résumait en lui la multitude des idées
débitées jusqu'alors et consacrait la marche vicieuse qui
venait d'être suivie. Je veux parler du système de Galien,
médecin tristement célèbre par cette œuvre, qui contribua
lui seul, plus que tous les écrivains philosophes ensemble,
à l'état déplorable où végète l'art de guérir. L'influence de
son nom, justement illustre à d'autres titres, fit adopter
aveuglément ce défectueux système, et, plus tard, lorsqu'il
disparut peu à peu sous l'action des idées nouvelles, l'esprit
dans lequel il fut conçu persista au milieu des écoles.

Le galénisme, c'est-à-dire la médecine hippocratique mé-
langée de théories et de raisonnements *à priori*, transportée
hors du terrain de l'observation pure, devint, sous le nom
de *médecine rationnelle*, dite aujourd'hui *allopathie*, la doctrine universellement admise..

« La médecine d'Hippocrate et celle de Galien, la médecine de Stahl et celle de Boërhaave, celle de Brown et celle de Broussais, sont toutes des médecines rationnelles dans l'acception généralement admise de ce mot ; il y a donc bien des médecines rationnelles , et pourtant il n'y a qu'une raison.

« C'est que médecine rationnelle ne veut pas dire médecine fondée sur la raison, mais médecine essentiellement raisonneuse, médecine dont, au défaut de l'expérience, le raisonnement est forcé de faire la plus grande partie des frais à lui seul, en attendant mieux et pour arriver à mieux » (Dessaix, ouvrage cité.)

Les médecins arabes ne s'affranchirent pas de cette influence de Galien ; le moyen-âge ne sut produire que de serviles copistes ou commentateurs ; la révolution intellectuelle , à l'époque de la renaissance , ne put rompre ces funestes traditions. Plus tard, l'activité scientifique, développée autour de la médecine, la pénètre et l'anime en vain ; elle s'émeut sous son influence, mais cette vie est celle du cadavre soumis à l'action du courant galvanique, C'est inutilement qu'elle se modifie, se retourne en tous sens , rien ne peut lui donner le principe de vie qu'elle n'a pas. C'est en vain qu'elle livre entrée aux spéculations des mathématiciens , des physiciens, des chimistes ; qu'elle appelle à son aide, les unes après les autres, les sciences qui fleurissent autour d'elle, rien ne peut la sauver de sa propre misère, de son irrémédiable stérilité. Des générations de médecins habiles s'usent à cette œuvre de Sysiphe, et chacune lègue son découragement à celle qui suit. Il serait trop long de citer ces témoignages peu suspects (on les trouve rapportés çà et là dans l'ouvrage) ; enfin, de nos jours, les mieux avisés , las de tant de péripéties , se prennent à vouloir nous ramener à la médecine des premiers âges , la méthode hippocratique.

Voilà leur drapeau! Tout ce qui s'en rapproche, suivant eux, pousse au perfectionnement de l'art. Assurément cette direction vaut mieux que le galénisme qui l'a remplacée. Mais quel déplorable aveu! Quoi! depuis trois mille ans on a marché dans une fausse voie! Ce qui reste de mieux à faire est de revenir au point de départ!

Mais qui nous garantit que cette marche, à partir de ce point, ne déviera pas de la bonne route comme elle l'a déjà fait, au su et au vu de tant d'hommes intelligents, pendant une longue suite de siècles? Probablement il en serait de même. C'est qu'il y a une tendance irrésistible qui nous porte à quitter cette méthode insuffisante pour aller à la recherche d'un art plus parfait, plus approprié à nos besoins et nous cédons à cette tendance, sauf à marcher indéfiniment dans les ténèbres. Mais nos instincts et nos vœux ne peuvent nous tromper, un tel art existe en effet.

Si nous jetons les yeux sur le domaine des maladies tel qu'il est et non tel que les nosologues le représentent, nous sommes frappés d'y voir saillir deux grands caractères très-distincts, qui cependant s'unissent par des degrés insensibles et se combinent entre eux de mille manières. Nous voyons des maladies *simples*, *naturelles*, qui ont toutes la même origine dans un *défaut d'équilibre des fonctions* : c'est un désordre dans l'action physiologique, et la connaissance de celle-ci jette le plus grand jour sur leur nature. Il est facile de les comprendre et de les mener à guérison par l'application raisonnée des préceptes hygiéniques et par l'emploi des moyens qui peuvent exciter, produire, modérer, prévenir les mouvements critiques et de réaction. Pour ce genre d'affections, la force vitale se passe à la rigueur de nos soins auxiliaires. C'est là réellement la petite sphère de la médecine primitive ou hippocratique.

Cette classe de maladies mise de côté, par abstraction, le caractère propre aux autres affections se présente sous des traits tout différents. A leur aspect, le physiologiste reste déconcerté. Ce sont des phénomènes qui s'éloignent tellement de la simple observation de l'état normal, qu'on est obligé d'y reconnaître quelque chose de *spécial* qui n'a point dans l'économie son seul point de départ. Ainsi apparaissent les pyrexies intermittentes, les exanthèmes fébriles, le typhus, la gale, la syphilis, les diathèses tuberculeuse, cancéreuse, peut-être et assurément en partie, le scrofule, le scorbut, la goutte, le rhumatisme, etc., etc., et toutes les combinaisons et modifications de ces divers états qui envahissent presque entièrement le domaine morbide et réduisent à fort peu de choses celui des affections simples. Avec eux, cessent les réactions naturelles, les mouvements critiques et cet ensemble de phénomènes signe du travail par lequel l'économie rétablit son harmonie et l'équilibre de ses forces. S'ils se produisent, ils sont sans résultats efficaces, car la vie n'a plus affaire à la vie seule, il ne s'agit plus maintenant d'un équilibre à rétablir, mais d'un principe étranger, d'un agent toxique, d'un virus, d'un miasme dont la puissance morbifère est en présence de la force médicatrice naturelle. Celle-ci réagit de tout son pouvoir contre la cause de destruction qui la menace. Que ne fait-elle point ? Elle trouble l'économie entière tantôt par une fièvre hectique, tantôt par un orage violent où le sang bouillonne, par des sueurs profuses, des déjections alvines, des vomissements, des hémorrhagies, des convulsions et autres phénomènes nerveux. Que veut-elle faire par ces violents efforts, si ce n'est repousser l'action délétère de cette influence morbide spéciale ; mais c'est en vain, comme l'expérience le démontre. Dans cette lutte , le plus souvent elle cédera. Si elle ne succombe pas , elle transigera avec son ennemi par fait de tolérance et d'habitude; d'où ces innombrables malaises indéterminés , ces constitutions maladives, cette dégénération physique de l'espèce humaine qui frappe aujourd'hui les regards les moins observateurs. Assurément l'économie , au moyen des seules réactions physiologiques générales, que met en jeu la méthode rationnelle, ne pourra jamais atteindre et repousser une force spéciale infiniment diversifiée. Tout ce qu'elle peut faire , c'est de signaler la présence de celle-ci par un trouble manifeste et d'appeler ainsi à son aide.

Ces symptômes sont bien moins une *réaction* efficace qu'un cri de la nature, qu'une expression morbide , « car, dit Hahnemann , (¹) tout ce procédé par lequel l'organisme, affecté d'une maladie, veut se secourir lui-même, n'offre à l'observateur que des souffrances et rien qu'il puisse ou doive imiter pour guérir en véritable médecin. » N'entendrons-nous jamais ce langage ? et n'est-ce pas le méconnaître grossièrement que de n'y voir qu'une simple réaction réclamant l'application des préceptes hippocratiques et des agents thérapeutiques généraux ? Recherchons dans l'ensemble des phénomènes, en dehors des perturbations générales, les indications particulières du traitement. Eh quoi! prétendrons-nous être plus sages que la nature? N'avons-nous pas observé l'efficacité de ses efforts dans les maladies simples ? Ne verrons-nous pas, si maintenant ces mêmes efforts sont devenus inutiles et le mal rebelle, que celui-ci est d'une nature différente, que la force vitale, pour le repousser, a besoin

____

(¹) Organon , chap. 1 , § III.

d'une puissance qu'elle n'a pas, d'une puissance spécifique qui seule peut développer les réactions spéciales de l'économie. Au lieu de revenir infructueusement à la charge avec les médications générales physiologiques, donnons-lui cet élément guérisseur spécial qu'elle réclame. Sans aucun doute, nous ne pouvons être abandonnés, dépourvus de ressources en présence de telles exigences. Ayons donc foi en l'harmonie providentielle des choses et nous chercherons avec succès les *remèdes spécifiques*.

Considérées sous le point de vue de leur action sur l'économie vivante, toutes les substances se partagent en trois ordres : les alibiles, les inertes, les toxiques. Nombre d'homœopathes, très-versés en toxicologie, prétendent qu'il n'y a, sous ce rapport, que deux ordres de substances : les alimentaires et les toxiques, pensant que celles, généralement admises comme substances inertes, manifestent, lorsqu'elles sont convenablement préparées, une action perturbatrice quelconque sur l'homme sain. Les premières, parmi lesquelles nous comprenons l'air, l'eau, le calorique, les aliments et les divers agents nécessaires à l'entretien de la vie, peuvent, suivant leur mode d'emploi, se montrer de puissants remèdes ? Mais comme elles ne modifient les fonctions que dans le sens naturel, physiologique, sans rien montrer de spécial dans leur action, il est évident que ce n'est point parmi elles que nous trouverons les moyens thérapeutiques qu'il nous faut. Les matières inertes, ou considérées telles jusqu'à ce jour, ne peuvent nous les fournir. Restent donc pour guérir les *substances toxiques*, lesquelles seules produisent dans l'économie des modifications de nature spéciale (¹).

(¹) Nous donnons au mot toxique le sens général de modificateur. Ainsi ,

Voilà nos agents spécifiques trouvés. Ils semblent se présenter d'eux-mêmes, mais quels labeurs, quelles longues années de recherches cette découverte, en apparence facile, n'a-t-elle point coûté à son auteur ?

Oh ! prévoyante fécondité de la nature, la diversité infinie des maux sera couverte par la diversité infinie des remèdes et la variété infinie de leurs effets ! Ils produisent tous des modifications spéciales : j'aime déjà à les rapprocher par la pensée de certain type de maladies rebelles à la thérapeutique d'autrefois (¹). Je vois le mercure, l'or, le daphné mesereum, le thuja, l'acidum nitri, reproduire les caractères de la syphilis sous les formes les plus diverses ; le soufre me représente la gale; la sepia, le lycopode, le rhus, le graphite, la douce-amère amènent les espèces d'éruptions squammeuses, vésiculeuses, pustuleuses. La plupart des affections cutanées spéciales, qui tourmentent l'espèce humaine, semblent se dérouler à nos yeux, sous l'action toxique de ces substances, l'arsenic, la pulsatille, la noix vomique, le kina, excitent des pyrexies intermittentes. Le veratrum suscite une sorte de choléra, quelques symptômes de la fièvre jaune ; la belladone, une fièvre scarlatineuse ; l'aconit produit des exudations fibrineuses et rend le sang coënneux ; la silice et les carbonates alcalins poussent à la diathèse purulente, etc., etc., etc. Qui pourrait énumérer tous les agents de la médecine spécifique qui se pressent sous

le café, le thé, l'asperge, qui ne sont pas des poisons, sont mis par nous au nombre des substances toxiques.

(¹) J'appelle thérapeutique d'autrefois, les médications générales. Il est évident que de tout temps l'allopathie a fait de l'homœopathie ; et comme c'était sans le savoir, et contrairement à ses principes, elle n'a rien à pré tendre dans les nouvelles idées. Elle leur reste non-seulement étrangère, mais même opposée.

nos mains ? Tels sont les secours que la nature demande pour combattre les influences morbides spéciales ; avec eux elle pourra les atteindre et les détruire. C'est merveille de voir avec quelle facilité, quelle promptitude disparaissent, sous l'action de ces moyens, les maux les plus formidables qui eussent bientôt anéanti la vie abandonnée à ses propres ressources.

Non seulement les maladies spéciales cèdent à l'action de ces médicaments, mais aussi, et l'expérience l'a suffisamment établi, la plupart des inflammations franches et autres affections simples du ressort de la méthode hippocratique. Ainsi la vaste collection de nos maux vient se ranger dans le domaine de la médication spécifique. Voilà, dans sa plénitude, dans sa perfection, l'art nouveau, autant élevé au-dessus de l'ancien que le couronnement de l'édifice l'est au-dessus de ses fondations. La puissance du médecin y brille de tout son éclat. Il partage avec la nature l'honneur de la guérison ; c'est lui qui choisit les armes, et c'est la force vitale qui combat et triomphe avec elles.

Nous voyons maintenant le caractère propre des deux médecines, leurs rapports et leur valeur respective. La nouvelle doctrine, ainsi placée sous son véritable jour, essayons, en peu de mots, de l'exposer dans son ensemble.

Il n'y a jamais eu de grande vérité qui se dévoilât tout-à-coup et dont l'entière apparition n'ait été précédée de quelque manifestation partielle. Ainsi la connaissance de la faculté curative des substances toxiques, quoique mal formulée, confuse, indécise, a cependant toujours existé, et l'emploi des spécifiques n'a pas cessé d'être en usage dans l'école ancienne et s'observe dès son berceau. Chacun connaît l'application qu'Hippocrate faisait du vératrum album dans les cas de cholérine. Le jardin d'Hécate, en Tauride,

sous la garde des dragons furieux, renfermait toutes les
plantes aux mortelles vapeurs, aux subtiles poisons, dont
les puissances infernales se servaient pour frapper les hommes
de mort ou les guérir de leurs maux, suivant qu'ils avaient
encouru leurs faveurs ou leur haine. Cette fiction nous représente l'opinion, déjà répandue alors sur les propriétés
salutaires des substances toxiques et l'existence de la médication spécifique. Depuis lors elle n'a cessé d'occuper une
place, quelque restreinte qu'elle fût, à côté de sa rivale,
qu'elle devait un jour remplacer. Nous la voyons poindre
chez les médecins grecs, se tirer avec peine des étreintes
systématiques de Galien, reparaître et se développer chez
les Arabes, jeter une vive lueur sous Paracelse et Vanhelmont, retomber dans l'ombre pour être, plus tard, mise au
jour par quelques grands médecins des temps modernes et
recevoir d'eux de rares et incertaines louanges. Mais cette
existence chétive et précaire, qui ressemble plus à la mort
qu'à la vie, est cependant pleine de persécutions et de luttes
sourdes.

L'école allopathique considérée dans son esprit et dans
l'ensemble de ses partisans, n'a qu'opposition dédaigneuse,
oubli calculé, répulsion constante pour ce petit germe de
régénération qu'elle porte dans son sein et dont elle mé-
connaît opiniâtrément la valeur. L'idée de spécificité et le
mot de spécifique, dont elle ne sait se délivrer, sont pris
par elle en mauvaise part. La nécessité seule peut la porter
à faire usage des moyens de ce genre, mais aussi elle s'efforce d'expliquer leur action conformément à ses principes
et de les faire entrer, bon gré mal gré, dans la théorie de ses
procédés rationnels. C'est en vain qu'on les assimile aux
agents de médications générales, ils reprennent leur position naturelle par la force des contrastes, jusqu'à ce que

l'école, lassée de cette lutte, les rejette pour les reprendre ensuite. Combien d'efforts n'ont pas été faits pour guérir les fièvres de marais sans quinquina, et la syphilis sans mercure ! Qu'il eût été désirable pour l'école de pouvoir se passer de ces auxiliaires rebelles à ses principes, ennemis cachés, entrés dans la citadelle de son orthodoxie et toujours prêts à la renverser ! On l'a vue aux époques de Pinel et de Broussais, pousser son aveugle opposition jusqu'à nier le fait même de la spécificité, et quelques étudiants périrent victimes de ces folles opinions en s'inoculant le pus des chancres vénériens, dont ils voulaient montrer sur eux-mêmes la complète innocuité. Ce germe de la médecine spécifique, qui doit s'élever comme un grand arbre pour étendre ses rameaux sur tout le domaine de la pathologie, végète rabougri sur le terrain ingrat de l'allopathie, étouffé par les mauvaises herbes de ses théories rationnelles. Il s'agit de le transporter sur un sol favorable, et de lui donner le genre de culture qui lui convient.

Un grand homme paraît, la Providence l'a suscité pour cette œuvre, il s'empare de cette notion de spécificité, indique sa nature, explique sa loi, la développe jusqu'aux proportions d'une école qu'il élève en face de l'ancienne.

Mais quelle est donc cette loi de la spécificité qu'il découvre, et par quel moyen donne-t-il une si grande extension à un fait si restreint jusqu'alors ?

Avant Hahnemann l'efficacité des spécifiques était connue, mais l'on ne savait rien de leur mode d'action, il était impossible de s'en faire une idée juste, attendu qu'on la cherchait à travers mille hypothèses, de sorte que tout se réduisait à dire : ils guérissent parce qu'ils guérissent, ils agissent à leur manière, d'une façon inexplicable. Aussi, se servait-on aveuglément de ceux que le hasard avait fait connaître.

Leur emploi , purement expérimental , dans lequel l'intelligence n'entrait pour rien, avait quelque chose de répugnant que la nécessité seule faisait surmonter , aussi le flétrissait-on du nom de *médication empirique.* De là cette répulsion dont il fut et dont il est encore l'objet. Le génie de Hahnemann vint changer cet état de choses , non pas en fixant l'attention sur les avantages des traitements spéciaux, non pas en augmentant le nombre de médicaments, mais en donnant la loi de spécificité , en faisant connaître le mode d'action des substances spécifiques et les conditions où elles doivent être placées pour amener la guérison.

O belle découverte ! découverte immense, qui amène avec elle la réforme de toute la science médicale, et lui donne cette admirable unité scientifique qu'on a vainement cherchée jusqu'à ce jour. Son auteur la formule ainsi : LES MALADIES SONT DISSIPÉES LE PLUS SUREMENT , LE PLUS PROMP-TEMENT ET AVEC LE PLUS DE DOUCEUR PAR LES SUBSTANCES QUI PEUVENT PRODUIRE , CHEZ L'HOMME SAIN, UN ENSEMBLE ANALOGUE DE SYMPTÔMES ; et donne à l'art de guérir qui ressort de ce principe le nom d'HOMOEOPATHIE, de ces deux mots grecs ὅμοιος, *semblable,* et πάθος, *souffrance.* C'est là un nom de guerre, car il prévoit qu'il va lutter, et, pour marquer la couleur de son adversaire , il lui impose la juste dénomination d'ALLOPATHIE, c'est-à-dire médecine par toutes les méthodes ; médecine sans unité, sans principes , assemblage indigeste de faits et de préceptes incohérents. De la sorte définies, les deux écoles sont posées par la forte intelligence du réformateur allemand.

On le voit, la doctrine de Hahnemann ne doit pas être confondue avec les mille et une théories qui ont surgi tour à tour dans le domaine médical ; elle n'est point une modification de ce qui a été fait, mais bien une découverte nouvelle, qui doit exciter l'intérêt des esprits les plus blasés par les variantes et les incertitudes de l'art ancien. Non seulement l'homœopathie, considérée sous un point de vue général, diffère radicalement de l'autre méthode, mais encore presque tous ses préceptes, pris isolément, sont directement opposés à ceux de l'allopathie, ce qui résulte de l'exposé que nous allons faire de chacun d'eux. Ces différences, souvent tranchées, s'élèvent parfois jusqu'à des oppositions choquantes, qui dénotent de part ou d'autre de grossières erreurs, et un vice radical dans la direction qui a été adoptée.

La loi homœopathique, tout comme le pouvoir guérisseur des substances toxiques, ne fut jamais complètement ignorée et ne pouvait l'être, car elle se présente naturellement à l'esprit, et il a fallu toute la force des préjugés répandus par l'école de Galien pour la voiler et l'obscurcir jusqu'à présent. On se souvient du *vomitus vomitu curatur* d'Hippocrate et de ces paroles remarquables du livre : περι τοπων κατ' αντροπων : δια τα ομοια νοσους γινεται και δια τα ομοια προσφερομεναι εκ νοσευντων υγιαινονται. Ce qui revient à dire que les maladies sont guéries par les substances qui produisent les mêmes symptômes chez l'homme sain. Après ce grand homme plusieurs médecins signalèrent en passant cette vérité, peut-être sans s'en rendre compte à eux-mêmes, mais exprimant ainsi le résultat de quelques observations. Paracelse, Vanhelmont, l'anatomiste Sylvius, Thomas Erastus, le danois Stahl furent un peu plus explicites. « On a donc été souvent très-près de la grande « vérité, mais on s'est borné à des idées passagères et c'est « ainsi que la régénération si nécessaire de cette vieille thé- « rapeutique en un art de guérir véritable, pur et certain, « est restée sans exécution jusqu'à nos jours (¹). »

(1) Hahnemann. Organon, traduction de Brunow, 109.

Le plus simple raisonnement conduit à penser que toutes les substances qui modifient une fonction normale ou un organe sain, peuvent également les modifier lorsqu'ils sont malades, de manière à les ramener à l'état de santé, et c'est aussi ce que l'expérience clinique, la physiologie et la pathologie s'accordent à prouver.

Nous n'invoquons pas notre expérience, les allopathes l'ont faite eux-mêmes et nous la recevons de leurs mains peu suspectes. On lit dans l'Enchiridion d'Hufeland, archiatre de Prusse, dont aucun médecin ne contestera l'éminent savoir : «la plupart des maladies nerveuses ou névroses ne peuvent être efficacement traitées que par l'emploi des substances qui produisent chez l'homme sain des souffrances semblables.» Le professeur Trousseau, dans son nouvel ouvrage de matière médicale, reconnaît qu'une foule de médicaments guérissent les maladies analogues à celles qu'ils ont la faculté de produire eux-mêmes « car l'expérience a prouvé « qu'une multitude de maladies étaient guéries par des agents « thérapeutiques qui semblent agir dans le même sens que la « cause du mal auquel on les oppose (¹). » Le professeur Jœrg, de Leipsig, met les praticiens en garde contre l'emploi de l'assa fœtida dans l'hystérie, dans l'hypocondrie, et de l'acide prussique dans les inflammations des voies aériennes, *parce que ces substances produisent des affections semblables sur l'homme sain.*

En Allemagne il est aujourd'hui généralement admis que la belladonne qui produit une éruption scarlatiniforme avec angine, est le meilleur préservatif, ainsi que le meilleur remède à opposer à la scarlatine et à l'angine scarlatineuse. Plusieurs allopathes distingués publient que l'aconit, qui,

____

(1) Trousseau et Pidoux, t. 2, p. p. 75, 2ᵉ édition.

administré à l'homme sain, développe une violente réaction
fébrile, est aussi le meilleur moyen à employer contre les affections franchement inflammatoires et la fièvre angéioténique.
Quelques-uns avouent maintenant que le quinquina, cet anti-
périodique par excellence, produit quelquefois des accès marqués de fièvres intermittentes, etc., etc. tous aveux arrachés
à nos adversaires par l'évidence de notre loi thérapeutique, et
même avant qu'elle ne fût découverte, la proclamaient-ils
en guérissant avec les moyens capables de produire des
souffrances analogues sur le corps en santé, seulement il ne
venait à l'idée de personne de se demander l'explication de
ce fait. Pourquoi, par exemple, le mercure, si efficace contre
la syphilis, offre-t-il dans ses symptômes d'intoxication tant
de similitude avec cette maladie ! ne devait-on pas chercher
à savoir si ce fait ne résultait pas de quelque loi générale
réglant l'action de tous les agents spécifiques ! loin de là,
l'on attendait tout du hasard qui jusque-là les avait fournis,
et nous entendons le grand Sydenham dire en parlant des
spécifiques : *Si talia inveniri possint!* S'il était possible d'en
trouver ! Mais :

« Vienne un homme qui, pénétré de cette importante
vérité, ne se bornant point à répéter après Sydenham : on
emploierait les spécifiques, de préférence à tout, s'il pouvait
s'en trouver, *si quæ talia inveniri possint*, ait le courage
de s'écrier : *inveniri possunt, invenientur, inveniam.* Ce
généreux penseur, que ne mériterait-il point déjà pour oser
seulement secouer ainsi le marbre sépulcral de l'art et
réveiller le noble espoir de fonder enfin la médecine sur
une base certaine ! oui, bien mieux que Varon, sans doute,
il mériterait des couronnes ; mais la tourbe des savants, les
eunuques et les nains accroupis aux portes du vieux sérail,
souriraient de pitié à cet homme d'un autre monde.

« Que si, néanmoins, sans les voir ni les entendre et tout entier à sa conscience et à son génie, il sortait enfin d'une solitude profonde, et après des labeurs inouïs, pour nous dire : je l'ai trouvé ! j'ai trouvé la loi des spécifiques connus et à connaître ; j'ai trouvé le moyen sûr de découvrir tous les spécifiques encore cachés dans les trésors de la Providence ! quel progrès pour l'art, quel bienfait pour l'humanité !

« Cette découverte sublime a conquis, en un demi-siècle, des admirateurs dans toutes les régions habitées ; les livres qui l'exposent sont traduits et étudiés dans toutes les langues; ses œuvres sont bénies partout, et partout implorées..... et pourtant les eunuques et les nains accroupis aux portes du vieux sérail font encore semblant de sourire de pitié à cet homme de l'autre monde (¹) ! » et à ses nombreux disciples.

Maintenant que les effets physiologiques des remèdes sont étudiés et connus, on sait que toutes les fois que l'ancienne médecine a guéri radicalement au moyen des spécifiques, elle a employé la voie homœopathique. Hahnemann a commencé son Organon par un très-long chapitre où il n'est question que de pareilles cures effectuées par les allopathes et il est bien loin d'avoir épuisé le sujet. Ainsi donc, c'est de nos adversaires eux-mêmes que nous tirons la preuve de cette assertion : tous les médicaments spécifiques guérissent par voie de similitude ; toute médication spécifique est une médication homœopathique. Voilà pour l'expérience clinique.

Je dis encore que la vérité de notre doctrine ressort des

____

(1) Dessaix, De la médecine conjecturale soi-disant rationnelle et de la médecine positive.

plus saines notions de physiologie et de pathologie. Ces sciences enseignent que la vie, ce principe des phénomènes organiques et du jeu des fonctions, est aussi la source de cette résistance de l'économie aux influences délétères; qu'elle n'apparaît pas seulement comme force vitale, mais encore comme force médicatrice, que les symptômes morbides représentent les efforts, ou plutôt, ne sont autre chose que les efforts qu'elle fait pour repousser, détruire la cause du mal et rétablir l'harmonie des fonctions. Ainsi donc le bon sens veut que pour guérir nous donnions des remèdes qui opèrent dans le sens de la nature, c'est-à-dire conformément aux indications symptomatiques. Ce que nous faisons en administrant les substances qui produisent sur l'homme sain un état analogue à celui qu'il s'agit de dissiper.

Tel est le principe fondamental de la médecine, tous les autres points de la doctrine n'en sont que les conséquences naturelles, et d'abord se présente : l'expérimentation sur l'homme sain.

Cette première conséquence de la loi homœopathique lui est si intimement liée, qu'il est impossible de se représenter l'une sans supposer l'autre, puisque cette loi est fondée sur l'étude comparative des maladies et des effets simples des remèdes. D'illustres médecins des temps passés, entre autres le grand Haller, ont proclamé l'importance de cette expérimentation, mais cette étude absolument nécessaire pour les homœopathes est plutôt nuisible que profitable à l'ancienne école. Elle la conduirait à se détruire elle-même ou à renoncer à l'emploi des spécifiques, comme nous le prouvent certains passages de Trousseau où ce professeur, remarquant tel effet physiologique d'un remède, se hâte de mettre le praticien en garde contre son emploi, lorsqu'il existe des symptômes morbides analogues, bien que l'expérience ait prononcé sur l'efficacité de l'agent thérapeutique en pareil cas (¹). Aussi voyons-nous l'allemand Jœrg, professeur de matière médicale à l'université de Leipsig, se livrant à l'essai des remèdes sur l'homme sain, dans l'intention de prouver, par l'expérience, la fausseté de l'homœopathie, arriver bientôt à confondre sa propre école en obtenant des résultats en tout semblables à ceux qu'avait publiés Hahnemann. D'où l'on peut conclure que l'homœopathie réclame les connaissances les plus exactes sur l'action physiologique des remèdes, tandis que l'ancienne méthode veut au contraire, dans l'intérêt de sa propre conservation, que l'on reste à cet égard dans l'ignorance la plus complète. Donc, par cette première conséquence seulement, il est déjà facile de juger de quel côté se trouve la vérité. Mais poursuivons l'exposé des oppositions flagrantes que présentent les deux écoles.

Puisque l'homœopathe prescrit des remèdes qui agissent dans le sens des efforts que la nature fait pour guérir, il doit toujours les administrer à la *plus petite dose possible* pour ne point amener d'exacerbations dans le mal. L'allopathe, donnant des remèdes qui agissent dans le sens inverse de la nature, qui en enrayent les mouvements ou en produisent de contraires, doit les administrer, pour user de violence, aux plus hautes doses possibles. Mais si tout remède est aussi substance toxique, ce qu'il n'est pas possible de nier, laquelle des deux méthodes méritera la préférence, de celle qui

---

(¹) « L'opium est un des meilleurs moyens à opposer aux symptômes de « vomissement ; mais il faut se souvenir qu'il est lui-même une cause très-« puissante de vomissement. «

« Whytt préconise l'*opium* dans les métrorrhagies qui suivent l'avorte-« ment ou la couche ; nous avouons que nous nous expliquons mal cette » influence, lorsque surtout nous avons constaté par l'expérience que « l'opium provoque le flux menstruel. »

Trousseau et Pidoux. Thérapeutique, nouvelle édit., t. 2, pag. 38 et 43.

prétend guérir avec peu de médicament, ou de celle qui, pour cela, a besoin d'en saturer l'économie ? et quelle est celle qui offre le plus de sécurité ? Là cependant n'est pas la question.

Nos adversaires accusent notre médication d'inertie , à cause de l'exiguité de nos doses ; mais il est surprenant qu'une telle assertion ait pu être émise et soutenue jusqu'à ce jour dans de sérieuses discussions, car, ou nous employons les doses minimes que nous disons , et n'obtenons point de succès , quand nous pourrions réussir en administrant des doses plus fortes , et alors nous nous rendons ridicules et sommes des insensés, ou bien nous nous servons de quantités plus considérables que celles que nous formulons , et alors nous sommes des hommes de mauvaise foi , des trompeurs. Mais cette convention rigoureusement observée, cet accord parfait entre les médecins de la nouvelle école, pour tromper le monde, serait bien plus étonnant, plus extraordinaire encore que cette espèce de merveilleux attaché à l'action de nos remèdes, et dans aucun cas il n'y a lieu à un débat raisonnable. Le fait est que nos doses sont telles que nous le proclamons , et qu'elles nous réussissent , chacun peut s'en convaincre. Que dit le précepte homœopathique ? De se servir des doses les plus petites possibles ! Ne deviennent-elles pas impossibles du moment où elles sont trop petites pour agir ? Tel est, en effet, le sens de ce précepte, et n'est-ce pas alors une absurdité que d'appeler trop petit ce qui ne l'est jamais au point de ne pas être suffisamment efficace. Si cette quantité n'est pas suffisante, augmentez-la, vous ne sortirez pas de l'homœopathicité ! l'expérience vous conduira bientôt, comme elle a conduit Hahnemann, à l'emploi des petites doses. C'est une question que l'observation seule doit décider et non le raisonnement. Cependant je ferai remarquer que nous ne pouvons poser de limites à l'excessive divisibilité de la matière, qu'il ne nous est point permis de dénier, à la dernière des molécules, une certaine puissance d'action sur nos organes.

Diverses autres considérations que nous développerons dans cet ouvrage élucideront cette doctrine au point de ne laisser aucun doute aux personnes de bonne foi. Qu'il me suffise ici de dire qu'on se fait en général une fausse idée de nos doses en les prenant pour billionnièmes, décillionièmes de grains. Il n'y a rien de fondé dans cette assertion, car en cela on part à tort de l'élément mathématique de la subdivision, sans considérer qu'il s'agit ici d'une opération vitale, d'une force spéciale vivante renfermées dans les substances d'où elles sont dégagées par trituration, succution, dilution et transportées tout entières sur un nouveau support, de manière que, quand la matière primitive disparaît, l'essence médicamenteuse qu'elle renfermait se retrouve tout entière sur le corps neutre qu'elle sature ou infecte. L'on est aussi peu fondé à dire de l'enfant inoculé lui trentième sur un vaccin transmis jusqu'à vingt-neuf fois d'un individu à un autre, qu'il a reçu la décillionnième partie de la goutte primitive de cowpox, que de soutenir que la trentième dilution renferme la décillionnième partie du grain de médicament. Il ne s'agit pas de la matière, de l'enveloppe sous laquelle nous l'apercevions d'abord, mais bien du virus du principe médicamenteux qui y était renfermé.

L'homœopathie n'emploie que des spécifiques, c'est-à-dire que des substances médicamenteuses qui jouissent d'une action spéciale, caractéristique pour chacune d'elles, et qui échappent ainsi à toute classification. Il en résulte qu'elle retire ses indications thérapeutiques de l'observation des faits de détail, et ne conclut jamais sur des généralités. Son point de départ uniforme, et que l'expérience accumulée des âges ne changera pas, c'est la *spécialisation*, c'est-à-dire, la comparaison des effets propres des remèdes avec les symptômes de la maladie à traiter, c'est là que l'on revient toujours, quels que soient les résultats généraux que la clinique ait donnés. Ces résultats peuvent fournir des matériaux pour composer une théorie complète et satisfaisante de la méthode, mais sur le domaine de la pratique, ils cessent d'être utiles, il n'est plus question que de l'application exclusive de la loi de similitude.

Ainsi donc, pour le médecin homœopathe, point de théorie générale des maladies; point de ces systèmes divers et variables sur lesquels l'allopathie, cherchant une base, se voit ballottée depuis son origine (¹). Notre doctrine, fondée sur la nature, est immuable comme elle. Pour nous, chaque cas morbide est un cas nouveau, quand bien même nous en aurions traité mille fois de semblables, nous le mettons en parallèle avec la pathogénésie médicamenteuse; et qu'on ne dise pas que l'expérience ne nous est d'aucune utilité, que nous sommes destinés à végéter au jour le jour sans pouvoir profiter des observations de la veille, car la clinique perfectionne la pathogénésie, et la grande habitude de comparer celle-ci avec les maladies, permet enfin de reconnaître au premier coup-d'œil le remède convenable; talent du praticien consommé auquel nous arrivons par l'expérience, mais sans nous élever au-delà des simples observations de détail.

L'allopathie, au contraire, transporte les aperçus généraux de la physiologie (fonctions, propriétés de tissus) à la pathologie, puis à la thérapeutique; aussi parle-t-elle d'état inflammatoire, nerveux, ataxique, adynamique, gastrique, putride, etc.

____

(¹) L'homœopathie ne rejette pas absolument la nosologie et les dénominations générales des maladies. Seulement elle leur dénie toute valeur réelle comme source d'indication thérapeutique.

et proclame conséquemment les antiseptiques, les stomachiques, les toniques, les antispasmodiques, les antiphlogistiques, etc. Ces généralités grossièrement déduites de la théorie des fonctions animales, mnaquent de fondement solide et ne cessent de vaciller et de changer sur ce terrain mobile des hypothèses. Tel médecin, par exemple, voit partout état inflammatoire, tel autre gastricité; celui-ci prétend que les forces sont en excès, celui-là les trouve en défaut. On comprend que le traitement est la conséquence forcée de ces opinions diverses. Source féconde des plus déplorables erreurs! Cette *généralisation* est dans la nature de l'allopathie, qui en sent le vice, mais quoiqu'elle fasse pour y renoncer, elle ne le peut, sans se détruire encore elle-même.

Le médecin allopathe ne voit que l'indication qui ressort de la dénomination nosologique générale applicable aux différents cas morbides, et d'ailleurs, quand bien même l'esprit de son école ne lui interdirait pas une plus grande spécialisation, à quoi lui servirait-elle, puisque ses ressources thérapeutiques restent toujours à peu près les mêmes? Bon gré mal gré, il faut que, sous sa main, la nature s'accommode des exigences de sa nosographie.

La loi de similitude, dont l'application exige une comparaison exacte entre les symptômes du mal et les effets du remède, conduit nécessairement le praticien du nouvel art à prendre en considération tous les phénomènes morbides, en un mot, à spécialiser. Il n'a garde de s'arrêter aux symptômes généraux; il pousse plus loin ses investigations, il fait la part des points de ressemblance et de différence et de l'ensemble de tous les phénomènes, il tire les indications de son traitement spécial, il prête une oreille attentive à toutes les expressions de la nature malade, que le médecin allopathe néglige et ne sait point apprécier.

Si, quittant ces grandes questions de pathologie et de médecine générale, nous portons nos regards sur la *matière médicale*, nous voyons cette partie de l'art de guérir changer
complètement de face sous l'influence vivifiante de l'homœopathie et de son principe d'unité. La matière médicale
allopathique est une collection informe de prescriptions et de
formules accumulées pêle-mêle, un chaos dans lequel une
classification arbitraire cherche en vain à répandre quelques
éléments d'ordre et de clarté. On y voit l'arcane à côté le remède connu ; des moyens purement diététiques figurent
auprès des substances spécifiques et celles-ci, soumises à
mille préparations diverses qui en altèrent les propriétés. Les
médecins chimistes y ont apporté leurs recettes, les iatro-mé-
caniciens les leurs ; les humoristes n'ont pas été les moins
féconds, et du milieu des ces mixtures, on voit surgir des
compositions monstrueuses, où dix, vingt, cinquante médicaments différents entrent à la fois. Chef-d'œuvres du genre
qui jouirent en leur temps de la plus grande faveur, attendu
que le bon remède devait avoir le plus de chance de se trouver du nombre de ceux qui constituent ces incroyables
mélanges. Chaque pays ou plutôt chaque famille a ses sirops,
ses onguents, ses emplâtres héroïques contre certains maux,
chaque époque a ses remèdes favoris. Tel se voit aujourd'hui
préconisé sans mesure, qui demain est laissé dans l'oubli.
Rien de fixe, rien d'arrêté, point d'unité, on dirait que
l'esprit de désordre a pris plaisir à former lui-même cet
assemblage hétérogène qu'on appelle matière médicale ;
digne production d'une vaine science !

Le moindre inconvénient qui résulte de ces mixtures est
de nuire à l'expérimentation clinique en ne permettant pas
d'attribuer avec certitude les effets curatifs à telle ou telle
substance ; mais ce qu'il y a de plus fâcheux, c'est que ces

remèdes se nuisent toujours entre eux, tiraillant en plusieurs sens , impressionnant de diverses manières l'unité vitale, ils troublent ses opérations salutaires et compromettent gravement la guérison , qui résulte de l'harmonie et du consensus des fonctions. Souvent il arrive que le mélange selon la formule réunit des médicaments à propriétés antidotaires dont l'action est réciproquement pervertie , affaiblie , ou tout à fait annulée.

Nous reconnaissons, il est vrai, que ces mélanges sont une nécessité de la méthode allopathique , un correctif de ses doses exagérées et de ses indications erronées. L'opium, le camphre et le tannin, atténuent chacun à sa manière mainte action toxique funeste. Mais ce qui constitue, sous le rapport scientifique , un vice essentiel de la matière médicale ordinaire, c'est une classification arbitraire des remèdes. Une propriété souvent accessoire et fort secondaire, l'effet purgatif, par exemple, lui suffit pour rassembler sous le même titre une foule de substances médicamenteuses qui diffèrent les unes des autres par un grand nombre de propriétés bien plus importantes que l'action évacuante. Ces substances classées, casées, encadrées, sont désormais dans l'impuissance de faire valoir leurs droits. On ne leur demande que la purgation ; on n'en veut pas d'autres effets ; du reste , on ne pense pas même à les rechercher. On creuse ainsi une fosse où l'on précipite la pharmacie dynamique comme dans un tombeau, et l'on crée une pénurie déplorable là où la Providence a multiplié des agents divers, et des vertus médicinales en rapport avec la variété de nos maux ! aussi voyons-nous les plus illustres allopathes attaquer avec force cette misérable matière médicale , et Bichat, le dernier, venant à jeter sur elle un regard en passant, le retire avec mépris et s'étonne qu'un homme raisonnable puisse en faire un objet d'étude.

Combien est différente la matière médicale homœopathi que ! Pleine de clarté, de précision, de logique ; elle défie la critique la plus sévère. Tous ses éléments proviennent d'une même source : *l'application des spécifiques* d'après la loi des semblables, d'où résulte une homogénéité, une unité parfaite. Les prescriptions ne portent jamais que sur une seule substance à la fois, et loin de la soumettre à des préparations qui altèrent plus ou moins ses propriétés naturelles, comme fait l'allopathie avec ses mixtures grasses, sucrées, amilacées, elle recommande le suc des plantes en essence ou en teinture, et les matières minérales dans leur pureté chimique. Si elle prescrit des préparations composées de plusieurs éléments, les sels, par exemple, ce n'en sont pas moins des médicaments simples qui ont été expérimentés comme tels sur l'homme sain. Ainsi, voyons-nous l'unité, l'ordre et la précision scientifiques régner dans notre matière médicale, tandis que celle de l'ancienne école présente un ensemble confus de faits et de préceptes hétérogènes, où chacun peut déposer ce qu'il veut, comme aussi trouver ce qui lui plaît. On y voit les spécifiques figurer et en spécifiques et en agents divers des procédés rationnels, par exemple, le mercure antisyphilitique, altérant, purgatif ; le quinquina, fébrifuge, tonique, excitant, etc. Il y a pour tous les goûts, pour tous les systèmes.

La matière médicale homœopathique apprend seulement à connaître les effets purs des substances toxiques ou médicamenteuses sur l'homme sain et leur action sur le malade. Combien ce simple exposé est au-dessus des bizarres théories que l'allopathie débite sur les remèdes et ses pompeuses et ridicules divisions *d'antispasmodiques, d'altérants, d'excitants, diurétiques, évacuants, fondants, stimulants,* etc., etc., lesquels, cependant, grâce à l'heureuse influence que notre méthode exerce déjà sur l'ancienne, commencent à tomber en désuétude.

Si nous comparons les deux méthodes sous le point de vue du *cito, tuto et jucunde sanare*, de cette expression aphoristique des qualités d'un parfait art de guérir, nous voyons l'homœopathie s'en rapprocher autant que l'allopathie s'en éloigne, et les oppositions les plus tranchées surgir encore sur ce point entre les deux méthodes rivales.

Cito (promptement). L'allopathie, cette fille dégénérée de la médecine hippocratique, a conservé de celle-ci le précepte de considérer les maladies comme des phénomènes sujets à des évolutions déterminées dont il est dangereux, et le plus souvent impossible, d'arrêter ou de troubler la marche. Modérer leur intensité est tout ce qu'elle doit faire. Son intervention se borne à favoriser leur développement régulier et à prévenir toute complication fâcheuse jusqu'à ce que la force vitale, triomphant seule de l'influence morbide, rétablisse la santé. Ainsi, donc entre les mains des allopathes, les plus sages, les maladies aiguës, fièvre et inflammation, suivent leur marche naturelle, et les affections chroniques, dans lesquelles la vie agit faiblement et ne peut surmonter le mal, persistent indéfiniment sans guérison.

Telle est la méthode du véritable médecin hippocratique ; mais elle se réduit à la théorie pour le plus grand nombre des allopathes. Ils font grand cas de la nature médicatrice, de ses tendances salutaires, qu'il faut respecter ou favoriser ; sujet inépuisable de vains discours académiques, mais en fait, ils sont loin de suivre ces préceptes. On les voit s'immiscer en aveugles dans le travail morbide qu'ils contrarient et prolongent le plus souvent par leurs médications des contraires. Le procédé expectant ou hippocratique abrégeait un peu la durée de la maladie, mais celui des allopathes la prolonge dans une foule de cas. Par exemple, dans une affection inflammatoire qui, d'elle-même ou sous l'influence de médicaments appropriés, se fût dissipée bientôt, l'allopathie ne voit d'autre ressource que l'émission du fluide vital, les forces s'écoulent avec le sang ; si le malade guérit, la convalescence traîne en longueur. Ici c'est un état d'atonie réelle ou apparente qu'on traite par les prétendus toniques et qu'on transforme en une subirritation tenace. Là, c'est une éruption, un ulcère récent, un chancre que les répercussifs, les cautères font promptement disparaître, mais qui sont remplacés, le plus souvent, par une diathèse générale dont l'économie reste quelquefois infectée pendant la vie entière. Où donc est le *cito*, ce caractère du véritable art de guérir ?

L'homœopathie, au contraire, pousse à la réaction dans le sens de la nature. Loin de troubler la marche de la maladie, elle l'accélère et la mène bientôt à terminaison, épuisée, détruite par cette évolution forcée. Telles ces plantes de serre chaude, dont la sève étant activée outre mesure par un climat artificiel, développent avant le temps, des fleurs et des fruits chétifs et se dessèchent avant la saison ou avant l'âge qui devait les voir dépérir. Ainsi l'homœopathie hâte la terminaison des maladies en accélérant le cours des manifestations symptomatiques.

Tuto (sûrement). Ceux de nos détracteurs qui ont quelque idée de notre méthode, savent bien qu'elle ne peut nuire même dans les cas rares où elle est inefficace ; tandis qu'ils ne peuvent nier que la leur ne soit souvent dangereuse. Ses moyens les mieux indiqués agissent avec violence ; car leur action curatrice repose sur une perturbation plus ou moins forte de l'économie. Au dire même de Barthès, célèbre professeur de l'école de Montpellier, l'allopathe, au milieu des

ténèbres qui l'environnent, frappe en aveugle, tantôt sur la maladie et tantôt sur le malade, et quand bien même il est assez heureux pour ne frapper que sur la première, ce n'est jamais sans que le patient n'en ressente aussi quelque contre-coup, « Nous devons malheureusement compter au nombre
« des maladies chroniques ces affections si répandues que les
« allopathes font naître par l'usage prolongé de médicaments
« héroïques à doses élevées et toujours croissantes ; par l'abus
« du *calomélas*, du *sublimé corrosif*, de *l'onguent mercuriel*, du
« *nitrate d'argent*, de *l'iode*, de *l'opium*, de la *valériane*, du
« *quinquina* et de la *quinine*, de la *digitale*, de *l'acide prus-*
« *sique*, du *soufre* et de *l'acide sulfurique*, des *purgatifs*
« prodigués pendant des années entières, des *saignées*, des
« *sangsues*, des *cautères*, des *sétons*, etc. Tous ces moyens
« débilitent impitoyablement la force vitale et quand elle n'y
« succombe pas peu à peu et d'une manière particulière à
« chacun d'eux, ils altèrent le rhythme normal au point que,
« pour préserver l'économie d'une destruction totale, elle
« provoque des mouvements violents, désordonnés, dont la
« conséquence est de produire çà et là la perte de quelque or-
« gane, quelque lésion de tissu, en un mot de mutiler le corps
« tant à l'extérieur qu'à l'intérieur. Il ne lui reste pas d'autres
« ressources au milieu des attaques sans cesse renaissantes
« de puissances si destructives (Organon de Hahnemann). »

Dans les cas mêmes où l'allopathie fait un judicieux usage des médicaments proprement dits, c'est-à-dire des spéci-fiques, elle produit souvent par ses fortes doses, des infec-tions médicamenteuses de la plus haute gravité. En saturant l'économie, elle dépasse la quantité de remède nécessaire pour développer l'action médicinale et détermine ainsi des effets toxiques ou médicamenteux. C'est ce qu'il est facile de démontrer par quelques courtes réflexions.

Nous devons considérer les substances médicamenteuses administrées dans le but de produire des effets médicaux, comme prenant une sorte de vie au foyer de notre propre vie. Leurs effets pathogénétiques ne se produisent qu'au contact de l'organisme vivant ; cela est de toute évidence. Les substances inertes, sans aucun rapport avec l'organisme, en sont chassées sans participer à sa vie. Les substances alimentaires qui sont avec lui dans un rapport parfaitement harmonique se changent, se transforment en notre propre substance et perdent tout-à-fait leur nature et leurs propriétés dans cette nouvelle vie qu'elles revêtent ; tandis que les agents médicamenteux, réfractaires à nos organes d'assimilation et néanmoins pourvus d'un rapport relatif avec notre être, se vivifient à son contact, sans toutefois se confondre avec lui; ils gardent une vie propre et spéciale. Mais pour que cette vie des médicaments devienne apparente, il faut que l'économie en soit saturée comme elle l'est de ses principes réparateurs. De même que les fonctions languissent lorsque les matières alimentaires ne sont pas prises en quantité suffisante pour fournir à l'entretien et au jeu des organes, ainsi la vie ou diathèse médicamenteuse a besoin pour se manifester, que la substance médicinale soit administrée à dose massive pour être mêlée à toutes les molécules du corps et se présenter à l'action de tous les organes. Sans cela elle n'amènera qu'une modification, une impression passagère de la force vitale et ne se manifestera que par la réaction de celle-ci pour chasser une vie parasite qui veut s'imposer à elle. Cette modification passagère est la seule action thérapeutique, la seule dont la médecine doive faire usage.

La diathèse médicamenteuse n'est pas autre chose que cette vie parasite d'un médicament, imposée à notre existence propre, à son grand détriment. Elle devient modification intégrante de notre être, comme les constitutions morbides, les syncrasies. On pourrait dire : voilà un homme mercuriel, iodeux, sulfureux etc., comme : voilà un vénérien, un scrofuleux, un galeux, etc. Le danger, le grand tort de l'allopathie, est de saturer souvent les malades au point d'étouffer la réaction et de produire ces constitutions médicamenteuses, maladies souvent plus graves que celles qu'on se proposait de guérir ; inconvénients que les allopathes instruits redoutent et ne peuvent le plus souvent prévenir. Nos moyens homœopathique n'amènent jamais de tels résultats, car ils ne produisent que la modification passagère excitatrice de la réaction vitale.

Jucunde (agréablement). Sur cette troisième condition de l'art de guérir, la vieille doctrine médicale est bien loin encore de pouvoir soutenir le moindre parallèle avec l'homœopathie; en effet, qui pourrait raisonnablement comparer nos puissances médicamenteuses administrées sur des bases, ou excipients neutres, (l'eau distillée ou le sucre de lait) sans odeur ni saveur, absorbées inaperçues par les muqueuses et qui agissent le plus souvent d'une manière purement dynamique ; qui pourrait, dis-je, les comparer avec ces drogues qui révoltent la vue, l'odorat et le goût ; ces potions, pilules, juleps, mixtures, tisanes, électuaires plus ou moins désagréables et souvent si répugnants que beaucoup de malades les repoussent obstinément, ne pouvant vaincre le dégoût qu'ils leur inspirent ? Mais qui oserait surtout comparer l'action de nos remèdes avec les effets violents de ces purgatifs, vomitifs, sudorifiques, des moxas, sétons, cautères, vésicatoires, etc.?

Dira-t-on de ces moyens, que, s'ils sont pénibles, douloureux, cruels même, ils sont cependant nécessaires, indispensables ? Ce serait là un bien déplorable arsenal thérapeutique que nous aurait fourni l'auteur de tout bien ; ainsi, l'on ne pourrait se guérir de ses maux qu'en se soumettant à de nouveaux tourments, à des maux souvent plus douloureux , plus dangereux encore? Non, non ; la Providence qui a donné aux animaux sans intelligence , l'instinct qui leur fait trouver et choisir les substances simples les plus propres à les guérir de leurs maladies, n'a pu traiter l'espèce humaine avec autant de rigueur. Elle a doué la plupart des corps de la nature, tous peut-être , de facultés curatives spéciales , afin que l'on pût guérir relativement, d'une manière douce, prompte et sûre. L'homœopathie seule a donc le droit de graver, sur le fronton du majestueux temple qu'elle s'est déjà élevé, ce beau précepte du célèbre médecin de Rome : CITO, TUTO ET JUCUNDE SANARE, parce qu'elle seule remplit cette triple condition, la plus sanglante épigramme, la plus amère critique de la vieille école sur l'édifice ruiné de laquelle on n'a jamais pu lire que cette triste et désespérante inscription : TARDE PERICULOSE ET DOLENTER.

Du régime. On aurait pu croire que l'action réformatrice de la nouvelle méthode ne se serait pas étendue au delà de la thérapeutique, heureusement elle s'est fait sentir jusque dans la partie hygiénique de notre art , le régime en a reçu une salutaire influence. Avant elle, la médecine n'avait rien de fixe dans ses préceptes, chaque praticien les réglant à sa guise, d'après l'opinion qu'il s'était formée de la constitution et de l'état de son patient. Maintenant avec la doctrine hahnemannienne , cette importante condition du traitement puise dans la loi des semblables un principe d'unité qui se révèle dans ce précepte précis et invariable : *Le régime consiste à interdire au malade l'usage de toute substance capable de modifier les fonctions vitales et de troubler l'action des remèdes*, comme certains herbages, le café, les épices, les parfums, les liqueurs, etc. Le régime est aussi essentiellement analeptique , ayant pour but de développer les forces pour entretenir la faculté de réaction, sans laquelle les remèdes ne peuvent agir. Voilà en quoi consiste le régime homœopathique ; il est aussi bien défini que rationnel (dans le sens de conforme à la raison), pour le reste, on tombe dans le domaine de la médecine physiologique, il s'agit d'observer les besoins de la nature et de les satisfaire par les moyens hygiéniques. Cette tâche qui est entièrement du ressort et de la méthode hippocratique, n'a été bien remplie que par l'homœopathie, elle a su répandre quelques lumières jusque sur ces notions étran gères à sa sphère propre. Avant elle, et à présent encore dans l'école rivale, les malades et les convalescents sont inutilement affaiblis par une diète sévère, les émissions sanguines, les tisanes dites rafraîchissantes, le régime lacté, etc. Qui pourrait énumérer tous les maux que ces moyens ont produits !

Que d'affections traînant en longueur par l'emploi intempestif ou trop prolongé de ces débilitants ! Que de guérisons retardées ou rendues impossibles, alors que l'économie affaiblie par les souffrances et le traitement, on lui refuse encore les éléments du sang et des forces ! Nous en sommes témoins à chaque instant et gémissons sur les funestes égarements de cette prétendue science infatuée de ses théories. Pour l'homœopathie, qui ne se met point en peine des systèmes sur les états inflammatoire, sténique, asthénique et autres, elle écoute sans préventions la voix de la nature et, sauf les cas aigus fébriles et certaines lésions des organes digestifs, elle satisfait largement aux besoins d'un corps affaibli : c'est plaisir de suivre les bons effets des bouillons succulents et des viandes rôties que distribue sa prudente sollicitude. Les convalescences se hâtent et les malades, ceux mêmes qui sont affectés de maladies chroniques, reprennent un teint meilleur et l'espoir et les forces qu'ils avaient perdus. Quand la doctrine nouvelle n'aurait apporté à l'humanité que ce bienfait , quel titre n'aurait-elle pas à sa reconnaissance ! et ce n'est là qu'une faible partie des avantages qu'elle promet, et des réformes qu'elle a faites.

Je m'arrête dans le développement d'un aussi riche sujet, il me suffit d'avoir donné une légère idée de l'originalité, de la justesse et de la profondeur des vues de cette jeune école, qui se débat encore dans les étreintes de la persécution. Son exposé superficiel et incomplet fixe déjà l'intérêt et obtient les suffrages de l'observateur impartial ; quel étonnement ne doit pas faire naître l'abandon dédaigneux où la laissent ceux qui semblent le mieux placés pour apprécier sa valeur, ceux qui, pendant une longue suite de générations, ont appelé de tous leurs vœux les grandes vérités dont elle vient de doter la science médicale ! Je veux parler des médecins allopathes. Leur répulsion pour l'homœopathie, leur accord à proclamer, par esprit d'opposition, les avantages de leur méthode, dont ils ont eux-mêmes signalé maintes fois les imperfections et les dangers, leur désir de voir se combler les lacunes de la science, et leur indifférence à accueillir les travaux faits dans ce but , tout cela est plus déplorable que extraordinaire, et servira de nouvelle preuve à cette assertion souvent répétée : Que l'esprit humain possède une malheureuse tendance à s'engouer de l'erreur et à repousser de prime abord toute découverte utile. Écoutons, à ce sujet, les éloquentes paroles de Risueño d'Amador, professeur à l'école de médecine de Montpellier : « Oui, sans doute, toute « vérité nouvelle doit avoir en proportion du bien qu'elle « apporte un écueil d'épreuves qui l'attend ; et la semence « jetée sur le monde ne doit point germer sans que les frimas « s'apprêtent à l'étouffer. Une idée, une vérité, une découverte, ne peuvent naître à la lumière, sans que les « passions les plus odieuses s'emparent de l'idée pour la

« travestir ; des hommes qui la personnifient pour la per-
« sécuter, des faits qui la proclament pour les nier. Il y a
« plus, c'est que, avant de triompher, il faut à toute idée
« nouvelle traverser l'épreuve de la moquerie, et subir celle
« du ridicule, cette première torture de toute vérité. Et
« pourquoi nous en étonner? De quel droit voudrions-nous
« conquérir le vrai sans fatigue, quand le bien ne s'obtient
« jamais que par la lutte ? Le vrai, quelle que soit sa nature,
« religieuse, morale ou scientifique, n'aurait aucun charme
« s'il devait être obtenu sans danger et conquis sans obs-
« tacles ; mais heureusement le génie ne se laisse pas en-
« chaîner par les misères. L'homme de génie est comme
« Gulliver au milieu des Lilliputiens qui l'enchaînent pen-
« dant son sommeil; les plus simples efforts lui suffisent
« pour briser ces liens fragiles que les nains prennent pour
« des câbles. » (Discours sur les découvertes en médecine,
1843.)

Quelle raison plausible donne-t-on de cette opposition
acharnée? Dira-t-on que notre doctrine n'offre rien de bon
à prendre, contrairement au proverbe : qu'il n'est grosse
erreur sans quelque vérité? Mais peut-il entrer dans le sens
commun qu'une doctrine absolument fausse, et par suite féconde en déceptions et en absurdités, soutienne depuis plus
de quarante ans une lutte toujours victorieuse contre une
doctrine généralement admise, gagne chaque jour des partisans, compte parmi ses défenseurs des hommes de haut mérite et subisse, sans recevoir le moindre échec, l'épreuve de
l'expérience et les attaques incessantes de la critique ?

L'homœopathie aurait été tout d'abord favorablement accueillie, si elle ne renversait en partie un système d'idées
qui règne depuis l'origine de la médecine, et qui lui est pour
ainsi dire identifié. Renier Hippocrate et Galien ! quelle audace

coupable! se fût-on jadis écrié. Aujourd'hui on a moins de vénération pour les deux idoles classiques, mais on affecte cependant de tenir aux principes qu'ils ont formulés de manières diverses. C'est toujours le même esprit ; vitalistes, organiciens, doctrine de Montpellier, doctrine de Paris, ce sont des nuances qui se confondent dans l'adoption commune de la rationalité, caractère qui domine l'art de guérir depuis Hippocrate jusqu'à nous. Hippocrate et Hahnemann! Ces deux noms représentent les deux éléments constitutifs de la médecine ; sous leur bannière se groupent tous les procédés thérapeutiques efficaces, tous les faits, toutes les observations exactes. C'est donc sans aucun fondement que les adversaires de la nouvelle école accusent son chef d'être en opposition avec la doctrine du vieillard de Cos, et cherchent à l'accabler sous le poids de cette imposante autorité. Assurément, Hahnemann n'est pas disciple du médecin grec, mais il est moins encore son contradicteur. Partis l'un et l'autre d'un point de vue différent, ils ont mis sur la voie de deux méthodes qui constituent l'art médical tout entier. Ces deux grands hommes se complètent l'un l'autre.

Mais si l'hahnemannisme ne contredit pas l'hippocratisme, il s'oppose à l'extension exagérée de ce système de médication physiologico-rationnelle qui domine dans l'école depuis des siècles, et prétend à la possession exclusive de tout le domaine thérapeutique, il n'y a pas de compromis possible entre ces deux tendances ; elles ne peuvent cesser de se heurter et de s'entraver dans leur développement.

L'homœopathie occupe une place à part au milieu des doctrines qu'on a successivement formulées, et le changement qu'elle introduit dans la direction des études médicales ébranle l'édifice classique jusque dans ses fondements. Aussi la traite-t-on en ennemie et d'une manière qui ne peut raisonnablement s'expliquer que par un instinct conservateur.

N'en doutons pas, c'est de là que provient ce phénomène étrange, d'une opposition aveugle, sourde, obstinée, semblable à celle du savant anatomiste Rioland, du reste fort honnête homme, qui se révoltait contre l'évidence et s'écriait : « J'aime mieux me tromper avec Galien qu'être circulateur avec Hervey. » L'aveuglement des préjugés, l'habitude d'envisager les choses d'une certaine manière donnent la raison de ce fait bizarre, dont le public ne se rend pas compte, qui souvent ébranle la confiance des partisans de l'homœopathie et retient loin d'elle la plupart de ceux qui n'ont pas eu occasion de constater les avantages de son mode de traitement.

Un homme impartial et judicieux refusera-t-il de reconnaître quelque valeur à une école médicale qui compte un demi-siècle d'existence et des milliers de partisans, qui se propage sans cesse, qui recherche la publicité de ses actes, de ses principes, qui réclame l'examen et l'épreuve de l'expérimentation ? Voyons la doctrine en elle-même : l'idée de ramener, ou plutôt d'amener la médecine sur le terrain de la spécificité et de restreindre l'emploi des procédés rationnels, est-elle entièrement à dédaigner ? La découverte de la loi des semblables, que les faits nous montrent applicable à toutes les substances médicamenteuses connues, n'a-t-elle donc aucune importance ? La connaissance de l'action propre des remèdes, par leur expérimentation sur l'homme sain, ne peut-elle avoir aucune conséquence utile ? La dynamisation des agents pharmaceutiques, par trituration et dilution, est-elle un fait si improbable qu'il ne faille pas même le vérifier, et, s'il se confirme, ne peut-on en faire aucune application ? Ne doit-on savoir aucun gré aux observateurs laborieux qui ont pu enrichir la pharmacopée de substances nouvelles et remettre en honneur plusieurs remèdes trop négligés de notre époque? N'y a-t-il aucun mérite à s'être mis sérieusement à l'œuvre pour nettoyer cette nouvelle écurie d'Augias, la matière médicale ?

Qui exécuta jamais une œuvre comparable à la *matière médicale pure* de Hahnemann : quarante ans d'expérimentation et la création d'une science nouvelle : *la pathogénésie !*

En présence de cet ensemble grandiose de faits , de théories liées et coordonnées en une doctrine , la seule que la médecine possède , la seule qui offre un principe positif , des conséquences logiques et qui soient d'une application générale ; en présence de cette noble production du génie et de la persévérance, nous trouvons opposition systématique ou indifférence calculée. Mais peut - être faut - il pour fixer l'attention de ces partisans de l'ancienne école, des découvertes plus importantes encore , des idées d'une plus haute portée ?.... Un médecin, écossais, vers la fin du siècle passé, remit au jour et refaçonna la théorie thérapeutique la plus niaise , la plus stérile , la moins spécieuse qu'en puisse imaginer , et son nom devint illustre dans l'école ; il eut ses disciples , ses commentateurs et ses apologistes zélés. Le *brownisme* préoccupa les esprits jusqu'à l'apparition en France d'une doctrine , véritable mystification des praticiens ; une doctrine qui , contredisant toutes les saines notions physiologiques, se fit appeler *physiologique* par excellence , qui renia d'une manière absolue la spécificité , qui annula la thérapeutique , qui se basa sur une erreur de diagnostic , sur un fait exceptionnel et des conséquences boursoufflées de sophisme; qui enfin proposa un traitement aussi funeste à l'espèce humaine que la famine et la guerre. Ce système artificiel, sans fondement, sans charpente, sans valeur clinique, obtint un succès d'enthousiasme. Aujourd'hui c'est l'éclectisme qui règne, c'est-à-dire que chacun suit sa voie, son caprice en attendant que quelque ingénieux écrivain vienne proposer de nouvelles élucubrations.

L'homœopathie est-elle donc incapable de figurer dignement pendant un jour sur ce trône concédé successivement à tant de royautés éphémères? Osons le dire sans détour, on craint qu'elle n'occupe en maître absolu, en possesseur définitif, ce siége qu'on prête à toutes les opinions du moment et où chacun espère faire encenser les siennes. On répugne à mettre un terme à cette production incessante de systèmes anatomico-pathologiques, physiologico-vitalistes, de théories hasardées, d'idées creuses et clinquantes qui font à peu de frais une petite réputation, ornent un discours académique et rembourrent une préface. On craint de se donner un maître qui ramène d'une main sévère et inflexible aux études expérimentales. On craint qu'il ne renvoie sur les bancs de l'école terminer des études incomplètes, qu'il n'exige une connaissance aussi exacte des effets des remèdes, que des lésions et des phénomènes morbides, afin de n'être pas moins habile à guérir le mal qu'à le diagnostiquer, et à trouver son siége sur le cadavre. On redoute cette doctrine forte qui s'impose sans ménagement, qui blesse l'amour-propre, qui trouble dans la paisible possession des opinions acquises. L'homœopathie est une intrue, une ennemie, on la repousse, on la fuit, on se barriccade, on lui ferme tout accès ; on ne prononce pas un seul mot, je ne dis pas d'éloge, mais d'appréciation sur Hahnemann son illustre fondateur, et l'on fait un nom à celui qui étudie, sous toutes ses faces, une fièvre quelconque sans devenir plus habile à la traiter, ou qui a pour système d'enlever, avec le sang, toute possibilité de réaction vitale et qui renvoie ses patients mourir doucement chez eux d'anémie et de cachexie hydropique; à celui qui fait inspecter, manipuler , analyser les fluides de l'organisme sans savoir qu'en conclure , à cet autre qui adapte des dénominations grecques et baroques aux diverses maladies , et qui enseigne à percuter sur un jeton, etc. etc. Telles sont les œuvres qui réussissent à fixer l'attention , à captiver les suffrages de l'académie royale de médecine. L'homœopathie n'a pas cet avantage; on doit le comprendre : l'ancienne école ne pourrait l'admettre sans se frapper au cœur.

Si l'on ne peut raisonnablement dénier à notre méthode toute valeur pratique, il importe que tous les hommes de l'art mettent ce peu de bien à profit. Sont-ils donc surabondamment pourvus de ressources, ceux qui naguère et aujourd'hui encore se plaignent amèrement de leur impuissance dans le plus grand nombre des affections morbides ! Et de quel droit se permettent-ils de négliger l'emploi de procédés utiles, indispensables même au salut des malades ? Comment leur conscience peut-elle s'accommoder d'une pareille négligence ? Ainsi sommes-nous chaque jour appelés à traiter de malheureux patients réduits à un état désespéré. L'impuissance de la médecine ordinaire, le découragement de l'entourage et une dernière lueur d'espérance leur font désirer nos soins. Quelquefois nous sommes assez heureux pour les rappeler à l'existence, mais souvent aussi, la vie a perdu tout ressort et nous voyons succomber celui qui vivrait peut-être encore, plein de santé , si le praticien auquel il s'adressa d'abord, avait connu les ressources de l'art homœopathique et les lui avait administrées à propos.

Eh! qui de nos confrères, comme je l'ai dit ailleurs, ne rougirait pas d'ignorer les systèmes de Pinel, de Rasory , de

Brown, de Broussais, de Stahl, des iatrophysiciens, des iatro-chimistes , des mécaniciens, solidistes, humoristes, de toutes ces vaines, dangereuses ou ridicules élucubrations? Mais nous les voyons se targuer de leur ignorance en homœopathie, doctrine qui n'est inférieure en durée à aucune des précédentes, et les surpasse déjà toutes par le nombre de ses partisans.

On nous reproche de dénigrer , de rejeter tous les moyens de l'ancienne école et de traiter avec mépris ses grandes illustrations. Loin de nous une semblable pensée; nous prenons le bien partout où il se trouve. Les palliatifs allopathiques et les révulsifs nous prêtent quelquefois leur utile concours. Notre méthode n'a rien qui s'oppose à l'emploi de tous les moyens hygiéniques , des bains, des lavements, des frictions, etc. , dans lesquels on ne fait pas entrer de substances médicamenteuses. De ce que nos remèdes spécifiques nous suffisent dans l'immense majorité des cas, est-ce à dire que nous soyons exclusifs? Nous rendons l'hommage qui leur est dû aux grandes illustrations allopathiques, lesquelles, ignorant la loi des semblables , n'ont pu faire autrement qu'elles ont fait. A en juger par leurs justes plaintes contre la médecine d'alors et par leurs vœux ardents pour la formation d'un art de guérir plus efficace, il est permis de croire qu'aujourd'hui, ces praticiens illustres seraient tous homœopathes.

Quel objet plus digne, en effet, que la doctrine de Hahnemann , d'exciter l'intérêt ou du moins de fixer l'attention des médecins ! c'est une réforme radicale qui embrasse tout l'art de guérir ; une création nouvelle annoncée, préparée depuis des siècles, mais aujourd'hui seulement produite au grand jour. Si la vaccine, la découverte du quinquina et du mercure ont été la source d'immenses bienfaits et d'heureuses modifications dans la thérapeutique , quelle ne doit pas être la valeur de cette école homœopathique à laquelle se rattachent ces importants remèdes et qui met sur la voie de reconnaître l'efficacité de toutes les substances spécifiques répandues dans le monde ! Si les sages préceptes d'hygiène médicale ont valu au vieillard de Cos l'admiration de tous les âges qui l'ont suivi, quelle ne doit pas être la gloire du créateur du nouvel art ?

Jeunes praticiens, qui débutez dans la carrière, au moment où l'influence de ce grand génie commence à se faire sentir, ne soyez pas rebelles à son action ; gardez-vous de combattre une doctrine qui porte en elle la régénération de notre art. Ne vous condamnez pas à lutter sans résultats contre ce qui finira par vous paraître incontestablement bon, et à vous placer ainsi dans la triste nécessité de reconnaître un jour votre erreur, mais trop tardivement pour la réparer. Venez, consacrez-vous à la culture du champ vaste et fécond de l'homœopathie. Vous y trouverez, dans l'attrait qu'offre l'étude d'une science positive et dans de véritables succès pratiques, une bien plus satisfaisante compensation à vos sollicitudes et à vos veilles que sur le terrain ingrat de l'allopathie, qui a toujours si mal récompensé vos labeurs.

CHAPITRE II.

DE L'HOMŒOPATHIE EN ANGLETERRE.

Sommaire. — Départ de Paris. — Description de Londres. — Réflexions sur l'état social, politique et religieux des Anglais. — Situation comparative de l'Ecole homœopatique en Allemagne et en Angleterre. —Introduction de l'homœopathie en Angleterre.—Les docteurs Stapf et Quin. — Situation de l'homœopathie en 1840. — Le docteur Curie et son dispensaire. —Traitement des affections gastro-intestinales. — Exposé comparatif des indications de *pulsatilla* et de *nux v.*, dans le traitement de ces affections.—Situation de l'homœopathie en 1846. Etablissement et institutions homœopathiques à Londres.

Le lendemain du jour où je quittai le port encaissé du Hâvre, j'entrai dans la rade de Southampton, d'où un railway nous transporta bientôt dans un des faubourgs de la métropole. On traverse un labyrinthe de constructions enfumées, séjour bruyant d'une population ouvrière, à travers lequel chaque voyageur presse le pas pour gagner les rives de la Tamise et se faire transporter de l'autre côté du fleuve, véritable siége de la capitale. Cette grande cité apparaît tout-à-coup aux regards étonnés. L'on est si vite transporté des côtes de la France au milieu de cette ville, que les objets qui ménagent une transition graduée restent inaperçus ; d'où naît un saisissant contraste. Le soleil s'est à peine levé deux fois qu'on a pu observer les deux types extrêmes de la civilisation actuelle : le centre gracieux du pays qui gouverne le monde par le bon goût, et le chef-lieu de la puissance qui l'exploite par l'industrie. Au sortir des quais de Paris, dont la riante et fraîche beauté ne s'est point encore effacée du souvenir, quel étrange spectacle que celui de ces deux masses d'édifices noirs, compacts, qui se baignent dans les profondes eaux de la Tamise, et en suivent les larges contours jusqu'à se perdre dans une atmosphère nébuleuse avec leur surface hérissée de clochers et de hautes cheminées ! Le fleuve forme le vivant intermédiaire de ces deux moitiés de ville. Il est comme oppressé sous leur activité prodigieuse, sans cesse battu par les roues des innombrables *steambot-omnibus*, qui promènent en tous sens leur mouvante colonne de fumée. Cependant l'énorme dôme de Saint-Paul, qui s'élève près du fleuve, domine majestueusement cette scène de mouvement, de bruit confus, et lui imprime un caractère de sévère grandeur. On ne peut s'empêcher d'admirer l'intelligence et l'énergie de ce peuple qui a su fonder et maintenir la plus opulente cité du monde dans ce pays brumeux que le soleil réchauffe à peine ; qui fait servir à son bien-être tous les peuples et tous les climats ; qui, resserré entre les mers, couvre cependant le globe, porté sur trente mille vaisseaux. Au milieu de ces réflexions, le petit bateau qui me portait frayait habilement sa route à travers les nombreux pyroscaphes, hydroscaphes et autres espèces de scaphes qui sillonnent la Tamise et me déposait en sûreté dans les murs de la *city*.

Les études médicales n'occupèrent qu'une partie de mon séjour à Londres ; car, après la visite du dispensaire homœopathique de Curie et quelques rares séances auprès de Quin, dont la clientelle absorbe tous les moments, j'avais ample loisir à flâner depuis *Milend* jusqu'à *Westend*. Je regrette que l'objet spécial de cet ouvrage ne me permette pas de m'étendre longuement sur les considérations variées que fait naître la capitale anglaise. Elle est pour un Français une source intarissable d'observations curieuses ; car tout y revêt le caractère particulier au pays, qui, dans sa rivalité jalouse, a su mettre une barrière à l'influence uniformissante de l'esprit parisien et cherché même à la refouler par la sienne propre, toujours plus ou moins sentie chez nous sous le nom d'*anglomanie*. John-Bull a ses vieux us, son *porter*, son good humour, sa franche rudesse, ses grosses farces, son large rire, sa gloire nationale et un mépris héréditaire pour tout le reste du genre humain, qu'il englobe sous le nom de *french*. Le *gentlman* a sa fashion, qui n'est point celle de la rue Vivienne, son comfort, qui n'est point celui de notre vie étriquée, sa politesse écourtée, sa conversation de *horses*, de *race*, de *pound sterling*, ses plaisirs cachés et égoïstes du club, si différents des jouissances communes du bourgeois de Paris. L'*englishman*, qui se plaît au genre français, traverse le détroit. Ceux qui restent chez eux gardent intacte la physionomie de la nation. Elle se montre partout en religion, en politique, en industrie.

Les Anglais ont pour leur usage particulier une religion fashionable, confortable et *sui generis*, comme on sait. Ils traitent avec honneur cette production du pays et lui rendent en égards respectueux ce qu'elle leur donne en agré-

ments, par ses préceptes relâchés et sa morale facile. Il est
de fort mauvais goût chez eux de se dépouiller d'un certain
vernis religieux, qui achève de former le *complet honourable
gentleman*. Leur culte est ancré dans leurs mœurs, soit par
le besoin de protester contre le papisme, soit par le désir de
conserver vivante une institution nationale. Londres est hérissé de clochers ; chaque petit quartier est fourni de son
église, comme de son policeman ou tout autre objet d'utilité
publique. Il suffit de quelques pas pour s'y rendre, et l'on y
trouve réunies toutes les commodités désirables dans de
larges stalles fermées , munies de tendres coussinets. Là ,
sans prendre jamais de position gênante, on écoute avec
douceur le prêche du dimanche et les psalmodies, pendant
qu'une poignée de pauvres gens errent à l'aventure au milieu des passages, traqués par les ouvreuses de loges dont
ils gênent les opérations. Les églises y sont des lieux de réunion, où la bonne société va chaque semaine se donner des
airs puritains et prêter dévotement l'oreille aux discours d'un
aimable orateur.

Le caractère impopulaire du culte anglican se montre
d'une manière encore plus marquée dans les grands édifices
construits sur le plan catholique, tels *Saint-Paul* et *Westminster-abbey*. La coterie des *ladies* et *gentlmen* se perd dans
ces vastes nefs destinées à recevoir les flots pressés du peuple.
Pour faire cesser ce fâcheux contraste, on a converti les
chœurs de ces temples en une espèce de chapelle séparée du
reste de l'église par de hautes boiseries et des rideaux épais.
C'est dans cette enceinte que viennent se réunir les *honou-
rables familles* capables de payer le prix de la place, et parmi
elles se poussent quelques zélatrices au pas pressé, armées
d'une large paire de besicles vertes et d'une très-grosse
bible. Pendant que l'office se poursuit dans cette cage des

élus, le *promiscuum vulgus*, composé de quelques flâneurs, promène tout autour sa curiosité sur les monuments élevés aux *Nelson, Dundas, Mackensie, Dryden, Chaucer, Johnson*, qui tiennent la place des idolâtriques images de la Vierge et des saints, pour la plus grande édification des fidèles. Le protestantisme, froid et mesquin, ne peut soutenir la majesté de nos cathédrales. Il faut qu'il les dénature ou s'y tienne caché. Mais, à la vue du progrès rapide que fait le catholicisme dans ce pays, on a lieu d'espérer que ces belles nefs de Westminster-abbey, éternel objet d'admiration, ne tarderont pas à redevenir témoins des cérémonies de notre culte.

Il n'est pas de nation chrétienne aussi philanthropique que la nation anglaise, mais il n'en est peut-être pas une à qui la charité soit aussi étrangère. Londres pullule *de charitables institutions* qui portent écrit en lettres d'or le haut patronage sous lequel elles sont placées. Vains trophées d'une aristocratie opulente, qui donne pour mieux jouir, qui jette quelques miettes de sa luxuriante table pour calmer un peuple affamé et menaçant. Lorsqu'on a donné, cela suffit. Les ressources passent entre les mains d'une avide bureaucratie sèche et impitoyable ; personne ne met la main à l'œuvre avec le zèle de la religion catholique pour distribuer dans les réduits misérables les consolations et le pain. Nos frères dans la foi y sont encore en trop petite proportion pour pouvoir faire face à tant de maux. Pauvre peuple qui as répudié ta mère, que deviens-tu aux mains de cette marâtre que tu lui as préférée ? Elle te renie : c'est la religion du gentleman, c'est la religion du gouvernement. Elle est aveugle pour tes besoins, sourde à tes plaintes, insensible à tes souffrances intimes. Institution humaine, branche morte séparée du tronc de l'Église de Dieu, où veux-tu qu'elle puise, pour la répandre sur toi, cette ardeur de charité que seule possède l'épouse de Jésus-Christ. Ah ! reviens par ce dur enseignement à la foi de tes pères ! Au milieu de cet appareil de secours philanthropiques , la classe pauvre reste dans les étreintes d'une affreuse misère , dont il est impossible que nous nous fassions une idée par ce qui se voit en France.

Dans mes pérégrinations vagabondes autour de la *city*, il m'arriva parfois de me fourvoyer dans un de ces labyrinthes de rues étroites qui servent de repaire à ce peuple affamé. Ces rues sont désertes. De distance en distance, sur le seuil d'un logis noir et délabré, l'on voit surgir quelques figures humaines pâles , terreuses , desséchées ; les unes sont animées d'un regard sinistre ; d'autres abattues dans une stupide indifférence, n'ont même pas l'idée de tendre la main vers le rare passant qui traverse ces tristes lieux. Du reste, la vue de cet excès de misère change la compassion expansive en un malaise qui resserre l'âme, et l'on presse le pas à travers ce séjour de souffrances. On rentre alors sur les larges *streets*, *roads*, *squares*, où se croisent en tous sens les somptueux équipages d'une aristocratie nobiliaire et marchande qui ne peut compter ses trésors. Les extrêmes de la richesse et du besoin sont mis en présence d'une manière odieuse.

La vie politique est très-active chez les Anglais. Jusqu'au dernier ouvrier, chacun y prend part de toute l'énergie dont il est susceptible. La presse populaire et les fréquents meetings entretiennent cette disposition, que favorisent en outre plusieurs autres circonstances. Telle est, d'abord, la nature plus industrielle qu'agricole de la population. Elle s'accumule dans les grandes cités, et y participe à l'agitation des esprits comme aussi à l'intérêt qui se rattache aux événements extérieurs, dont l'influence se fait sentir sur le mouvement des capitaux et sur le travail. La plus petite partie de la population se livre à la culture des champs, dont la presque totalité, consistant en prairies artificielles pour l'éducation des bestiaux, réclame peu de bras. Ainsi, les travaux paisibles de la campagne, si propres à détacher l'esprit des inquiétudes de la vie publique, n'emploient qu'une faible partie des habitants. Et même cette partie n'est qu'imparfaitement à l'abri des préoccupations politiques ; car les fermiers sont, pour la plupart, électeurs, et le débit des produits du sol, s'élevant à la hauteur de questions parlementaires, attire sur la conduite du gouvernement l'attention des cultivateurs comme celle des manufacturiers. Une autre raison de cette prédominance de la vie politique des Anglais, c'est l'absence, chez eux, de tout objet capable d'exciter puissamment des intérêts d'une autre ordre. Les questions d'art, de science, de littérature, de philosophie les laissent aujourd'hui dans une froide indifférence ; ce qu'on est loin d'observer pour la classe aisée en France et surtout en Allemagne.

Cette direction des esprits chez nos éternels rivaux tient aussi à leur abandon du mobile le plus capable de faire diversion à l'influence trop forte des intérêts matériels, je veux dire de la religion. Si j'ai semblé vouloir établir plus haut qu'il est peu de pays où elle soit aussi vénérée, j'ai voulu parler des apparences et de l'exercice du culte. Car, au fond, il ne règne aucun véritable sentiment religieux dans le cœur de cette nation égoïste et sensuelle. Ils ont transformé la religion en une institution humaine, la très-humble servante du gouvernement, dans les rouages duquel elle engrène complaisamment le sien, de manière à former avec lui une seule et même machine. Ainsi, chez les Anglais, la tendance la plus impérieuse des peuples est mise au service des intérêts politiques, à l'exemple de la cité conquérante de Romulus.

La politique devient d'autant plus à l'ordre du jour, que les relations extérieures se changent pour la nation en questions de vie ou de mort, de fortune ou de misère. Cette puissance britannique, qui semble exubérante de force et de gloire, en est cependant réduite à la dure nécessité de combattre pour vivre, et d'avoir pour seul trophée le butin qu'elle ramène.

Ce goût pour les émotions politiques, que de si puissants motifs tendent à faire naître et à entretenir chez les Anglais, se révèle aussi par l'intérêt extrême qu'ils prennent à leur administration intérieure ou civile. J'étais à Londres à l'époque de l'élection du lord-maire, premier dignitaire municipal et le roi de cette partie de la métropole qu'on appelle la *city*. Toute la ville était en émoi comme s'il se fût agi d'un événement dont allait dépendre la destinée des trois royaumes unis. La presse en faisait l'aliment de ses chaudes discussions, et telle feuille, le *Times* par exemple, jetait au peuple plusieurs centaines de mille francs pour assurer la nomination d'un candidat favori. Cependant, à l'heure où se divulguait le résultat du vote quotidien, la population accourait en foule devant les affiches qui le proclamaient en larges chiffres, et dès le soir les adhérents de chaque compétiteur se pressaient dans de vastes tavernes pour aviser, buvant, criant, pérorant, aux moyens propres à faire triompher leur ami. La manière excentrique de John-Bull se produisait en toute liberté dans ces scènes de famille. On promenait dans les rues d'énormes pancartes, où chaque postulant à la mairie exposait, d'un côté, l'histoire de ses services, ses qualités et réclamait pour lui le suffrage, tandis que sur l'autre face, il énumérait les vices secrets et connus, vrais et faux de ses adversaires, et s'exclamait sur la nécessité de rejeter de pareils infâmes. Pour mieux influencer le public, ces développements charitables étaient répandus de part et d'autre à profusion, sous forme de petits prospectus, dont le gracieux contenu variait à l'infini.

Au jour décisif du vote définitif, la noble salle de *Guild hall* se remplit d'une foule turbulente de gentlemen munis de pommes, de carottes et autres ingrédients de cette espèce, qui se préparaient à soutenir valeureusement la dernière lutte. Un des rivaux monte sur l'escabeau servant de tribune. À cet instant les ennemis lancent leurs projectiles culinaires, dont le feu roulant est accompagné des manœuvres d'une troupe d'élite qui serre de près l'infortuné orateur. On le tiraille par les basques de son habit, on le force à descendre ; ses menaces furibondes sont couvertes par des grognements et des cris stridents. Le compétiteur prend la place. Il semble avoir pour lui la majorité des spectateurs, car c'est à peine si quelques sifflets cachés, quelques carottes audacieuses osent fendre l'air et troubler le silence général. Mais le premier abattu ne laisse pas à son heureux rival la jouissance paisible de son triomphe, il s'approche sournoisement de sa personne, le prend à bras-le-corps, le descend sur le plancher, et là se chamaillent, malgré les efforts des *policemen*, les postulants à une des plus hautes dignités du pays.

En général, on se fait chez nous une très-fausse idée de la nature de cette licence que prennent les Anglais dans leur vie politique. Chez nos voisins, les agitations populaires sont calculées, réglées, entreprises à temps et *cessées* à propos. En France, elles sont le fruit de la passion, déréglées et aveugles comme elle. On ne peut prévoir leur terme ni leurs conséquences. Le peuple anglais, au milieu de sa plus grande effervescence révolutionnaire, conserve pour la loi un respect profond, et le bâton d'un seul policeman retient dans le devoir une foule séditieuse. Généralement le Français éprouve un attrait à enfreindre la loi et à troubler l'ordre établi. Le premier effet d'une réunion politique est de pousser à la perturbation de l'état de choses actuel, et l'appareil défensif du pouvoir surexcite plutôt qu'il ne modère l'esprit d'insurrection. En Angleterre, la nation entière est sincèrement attachée à sa constitution. En outre, une aristocratie, puissante par ses richesses et ses nombreux clients, fait partie intégrante du gouvernement et fournit à celui-ci une base solide. Le ministère peut changer, le peuple se livrer à ses ébats politiques, ce sont d'insignifiantes secousses pour cet édifice bien assis. En France c'est tout l'opposé. Le gouvernement est seul, livré à lui-même. Il a son parti des gens timides et intéressés ; tous les autres conspirent pour sa perte. Qu'il se défende au milieu de ce monde ennemi, c'est son affaire. Et si, dans les soins de cette défense personnelle, il vient à choquer nos susceptibilités libératres, vouons-lui, s'il nous plaît, une franche opposition, mais ne nous hâtons pas de l'accuser d'injustice, d'abus de pouvoir, et ne cherchons pas inconsidérément par nos clameurs à modifier son plan de conduite.

Les Anglais possèdent au plus haut degré le véritable esprit commercial : transformer chaque chose en capital productif. Tout concourt chez eux à doubler la somme en numéraire, et cette richesse artificielle, exagérée, n'est point illusoire cependant, car elle fournit des revenus très-positifs ; ainsi le talent d'un homme d'affaire, d'un industriel, est évalué à une certaine somme. On dit : voilà un homme de mille, de dix mille livres sterlings, c'est-à-dire un homme auquel son habileté tient lieu d'un pareil avoir et qui offre, en conséquence, une suffisante garantie pour un prêt de cette valeur. De la bonne foi dans le commerce, qui est bien mieux établie qu'en France, les Anglais savent retirer d'importants bénéfices. Le nombre et la facilité des transactions en sont accrus, pendant que les fonds affluent, attirés par la confiance. Les longueurs apportées par les mesures de précaution pour la sûreté des consignations et dépôts sont en grande partie évitées. Dans les principales maisons de banque, on inscrit simplement la somme reçue et le dépositaire s'éloigne sans autre formalité. Cette facilité des rapports, basée sur la bonne foi publique, s'observe plus ou moins dans toutes les branches d'industrie, jusque dans les entreprises de messageries, où la sûreté des places est mieux garantie par le simple paiement, qu'elle ne l'est en France par les pancartes qu'on reçoit en échange. Cette manière expéditive se rattache au système de tout convertir en capitaux producteurs. Ainsi le temps pour nos voisins est toujours pris en grande considération, comme élément de production et de gain. Chez aucun peuple, assurément, le temps ne possède une aussi haute valeur et n'est aussi bien employé. Car, sans parler de ces admirables travaux des machines qui décuplent la main-d'œuvre en un moment donné, il est facile de voir le soin avec lequel ils écartent toute opération superflue, pour utiliser au maximum les moments de journées qui coulent trop rapidement *au gré* de leur activité fébrile. Au moyen d'un simple et ingénieux système, ils ont su se délivrer des entraves apportées par les douanes au commerce des matières exotiques. Lorsque les produits des Indes sont emmagasinés dans les docks, les propriétaires obtiennent de l'administration des douanes une note constatant la quantité et la qualité des marchandises en dépôt. Le négociant, muni de cette attestation, en trafique comme d'un billet de banque; sa marchandise circule de main en main, sous forme de ce papier qui en est le représentant. Ainsi, avec une énorme économie de temps et de faux frais, les échanges se font jusqu'à ce que vienne celui qui veut livrer les marchandises à la consommation. Elles lui sont livrées au dock, sur la présentation du reçu d'entrée et le paiement du droit légal.

Malgré la prépondérance que lui donne sa population et le siége du gouvernement, Londres n'a pu s'arroger sur le reste du pays ce monopole universel que nous appelons en France centralisation. La cause en est dans le défaut d'homogénéité de la population britannique, les Gallois, les Anglais, les Écossais, les Irlandais, formant quatre nations très-distinctes réunies sous un même sceptre. Liverpool commence à l'emporter sur Londres pour le commerce extérieur. Sous le rapport de la fabrication, Manchester et Glascow lui sont depuis longtemps supérieures, et depuis plus longtemps encore, Edimbourg sait garder une glorieuse suprématie dans la culture des sciences et des lettres.

Je ne dirai rien des particularités de la médecine anglaise que j'observai en visitant les principaux hôpitaux de Londres et leurs cliniques. Je m'occupai spécialement de recueillir les documents relatifs à la nouvelle méthode que j'y trouvai dans son enfance; mais comme un germe vigoureux qui tient déjà au sol par de profondes racines.

La propagation de l'homœopathie a rencontré en Angleterre des éléments de succès et des obstacles tout différents de ceux qui se sont présentés dans la patrie de Hahnemann.

Le contraste de ces deux positions formera un des points de vue les plus intéressants de l'histoire de la nouvelle méthode. En Allemagne, c'est dans la faveur populaire qu'elle a trouvé son soutien ; c'est sur elle que fortement assise elle a pu résister à tous les chocs venus d'ailleurs. En Angleterre, elle trouve dans le peuple une répulsion difficile à vaincre. John Bull est fidèle aux vieux us, il y tient avec un opiniâtre entêtement et ne veut comprendre qu'il puisse être traité avec succès, dans ses maladies, autrement que l'ont été ses pères et ses aïeux ; il est en outre persuadé que son pays est la source de toute bonne invention et regarde d'un œil défiant celles qui viennent de l'étranger, surtout lorsqu'elles ne présentent pas une utilité *matériellement* applicable. En Allemagne , les doctrines vitalistes ont pénétré la philosophie et par elles se sont répandues dans la masse du peuple qui raisonne volontier et goûte les théories abstraites. Ainsi l'homœopathie se vit dès son origine , sur une route frayée au milieu d'esprits disposés à l'observer impartialement et à prendre fait et cause pour le principe et les vérités expérimentales qu'elle proclame. De là , le grand nombre d'écrivains étrangers à l'art qui, chez les allemands ont pris part à la question médicale.

Le genre de médication, en usage dans les deux pays, ne les éloigne pas au même degré des nouveaux procédés. La thérapeutique, comparativement douce des Allemands, est loin de contraster autant avec nos prescriptions inoffensives que cette médecine brutale habituelle aux Anglais qui attaque l'économie par des doses énormes. Mais aussi en Allemagne, des gouvernements inquiets, arbitraires , tyranniques, naturellement portés à étouffer à sa naissance toute idée neuve, capable de troubler l'ordre établi ; des universités ombrageuses, jalouses de maintenir la suprématie de leurs doctrines, ardentes à poursuivre les contradicteurs, étaient de bien redoutables ennemis pour une école qui se met en opposition directe avec les opinions reçues. En Angleterre, rien de semblable n'existe. Le gouvernement qui s'occupe des vrais intérêts de l'état, n'a garde de se mêler des discussions de science et de philosophie. Du reste la liberté civile telle qu'elle est comprise dans ce pays, ôte même jusqu'à l'idée d'une pareille intervention; chacun, sur le terrain scientifique, est libre de faire ce qu'il veut. Exerce qui a diplôme, quel que soit son *modus-faciendi*. Point d'université (je ne parle pas de l'Ecosse), point de contrôle, point de monopole. Sous ce rapport, l'homœopathie en Angleterre a le champ libre et rien ne lui porte ombrage.

En Allemagne, le plus grand obstacle qu'elle eut à vaincre, fut l'opposition acharnée des allopathes réunis contre elle et conjurés pour sa perte. Dans l'immense ville de Londres un tel accord hostile de la part de nos confrères dissidents n'a pu encore et probablement ne pourra jamais avoir lieu. Dans cette vaste cité il n'y a point de centre médical où puisse se former une opinion exclusive, se déployer un drapeau, et se recruter des partisans. Les divers hôpitaux et hospices groupent autour d'eux un certain nombre de praticiens qui sont absorbés par leurs rapports avec ces foyers d'études, perdus dans le mouvement de la clientelle et peu soucieux des intérêts généraux de l'école allopathique. A la faveur de cet insouciant égoïsme, l'homœopathie se propage sans obstacle au milieu de ses adversaires naturels.

Mais il est un élément de succès que notre méthode possède également dans ces deux pays que nous mettons ainsi en parallèle, c'est l'intérêt que lui portent les familles nobles ou opulentes et la protection effective qu'elles lui accordent. Chez les Allemands, cette influence est d'une moins grande valeur, car elle ne fait que seconder celle des classes moyennes. C'est par les familles nobiliaires, dont les fréquents voyages sur le continent ont détruit les préjugés nationaux, que l'homœopathie a trouvé entrée et obtenu droit de bourgeoisie chez les Anglais.

Ce n'est qu'en 1830 que l'homœopathie fit apparition

sur le sol britannique. A cette époque on commence
à la trouver en honneur dans la maison de Shrewsbury,
qui l'avait rapportée de ses fréquents voyages en Italie.
Nous voyons cette noble famille s'efforcer d'en répandre
les bienfaits parmi le simple peuple et les paysans de ses
domaines. Une nouvelle impulsion fut donnée à cette charitable propagande par le mariage de lady Shrewsbury ,
avec le prince romain Doria Pamphili qui attira en Angleterre le célèbre homœopathe napolitain *de Romano*. Ce médecin s'installa dans *Alton-Tower* château héréditaire du lord
en *Derbyshire*, et fut chargé d'y fonder et diriger un dispensaire
gratuit pour tous les gens de la province. Alton-Tower est un
superbe manoir, sévère et grandiose, dominant un parc immense que la nature et l'art se sont plus à embellir. De
gracieux lacs , des bois de haute-futaie, des jardins exquis,
de longues galeries vitrées chaudes en font un séjour délicieux
bien connu des touristes anglais, qui dirigent de ce côté, de
fréquentes excursions. Ainsi le dispensaire homœopathique
qui s'y tenait, fut bientôt remarqué par de nombreux visiteurs et commença à exciter l'intérêt de la haute société.
Tous les dimanches(1), la galerie du château se transformait
en clinique pour les deux sexes. Le révérend docteur Da-
niello, le docteur Roch et milord lui-même assistaient à la
visite des hommes, et la noble comtesse à celle des femmes.
Les malades en proie à des affections aiguës étaient soignés à
domicile. Dans ces tournées médicales, Roch, et quelquefois
Shrewsbury accompagnaient Romano.

Ce fut sous de tels auspices que l'homœopathie s'introduisit chez les Anglais. En février 1830, la Revue Britannique en
fit mention, d'abord en termes peu favorables, comme d'une

____

(1) Les Shrewsbury sont catholiques.

invention curieuse. Mais en 1839, nous voyons cette feuille changer de langage et consacrer à la découverte Hahnemannienne, un long article où elle énumère avec complaisance les étonnants progrès de cette méthode dans les diverses parties du monde (¹).

C'est deux ans avant cette époque qu'eut lieu un événement mémorable dans l'histoire de l'homœopathie, et qui contribua puissamment à sa diffusion en Angleterre. La reine mère était atteinte d'une grave maladie que les praticiens allopathes déclarèrent incurable. On résolut de recourir aux nouveaux procédés, et l'on fit venir à la cour l'un des plus illustres homœopathes allemands, *Ernest Stapf* de Naumburg. Cet excellent praticien se rendit à cet appel et rétablit heureusement la santé de la reine douairière. Il revint à Naumburg, chargé des gracieux souvenirs de cette maison royale, et laissant parmi la noblesse une foule de partisans au nouveau système.

Le docteur *Quin*, médecin ordinaire du roi des Belges, quitta ce poste pour continuer à Londres l'impulsion donnée par Stapf. Son origine et ses mœurs anglaises, ses belles manières et ses grandes connaissances en médecine, le rendaient très-propre à cette œuvre. Il s'en acquitta avec succès. Un livre écrit en latin sur les propriétés caractéristiques des remèdes spécifiques, lui donna bientôt un rang dans le monde médical, puis une clientelle nombreuse et choisie afflua auprès de lui. Quin est resté jusqu'à ce jour l'un des représentants de l'homœopathie en Angleterre.

Lorsque j'arrivai dans ce pays, je trouvai une école en travail d'enfantement, une position indéterminée, mais progressante sur tous les points. Rien de fixe et d'arrêté dont

______

(¹) *Revue britannique*, 2ᵐᵉ édition, n⁰ 31, cahier de juillet 1838.

on pût se faire un tableau d'ensemble ; mais une activité dirigée, en tout sens, qui gagne du terrain , le déblaie et prépare les voies à l'établissement d'un nouvel ordre de choses. Ainsi on aperçoit un mouvement général , comme celui d'un mobile qui s'agite sur lui-même, sans recevoir encore une impulsion déterminée vers un but marqué. Dans cette grande ville de Londres, où tant d'idées et d'existences restent inaperçues au milieu de la foule , les praticiens homœopathes isolés les uns des autres n'agissent pas au-delà d'un cercle proportionnellement restreint, et sont loin de tendre , par des efforts communs , à la propagation de leur doctrine. Ils se rencontrent sur la route, plutôt que de s'unir pour marcher ensemble. Quoi qu'il en soit, par la force qui lui est inhérente, la vérité s'achemine à son triomphe. Déjà il serait difficile de compter, parmi les médecins, le nombre de ses partisans déclarés et surtout le nombre des convictions ébranlées qui adoptent en partie les procédés nouveaux.

Il y a déjà à Londres plusieurs dispensaires en activité, d'autres sont en projet et ne tarderont pas à être établis ; un hôpital existe, un journal doit paraître (¹). Cet organe de publicité et *l'institut homœopathique* destiné à l'instruction de la jeunesse médicale , pour lequel Quin a déjà reçu les fonds nécessaires, deviendront sans doute l'occasion d'une union intime entre les homœopathes et favoriseront leurs efforts de propagation jusqu'ici divergents et affaiblis par l'isolement.

Mon premier soin, en arrivant à Londres, fut de me présenter chez mon compatriote, le docteur *Curie*. Il est, après *Quin*, l'homœopathe le plus répandu, et peut-être doit-il de l'être moins à sa qualité de français. Je le connaissais de ré-

____

(¹) Ce journal paraît depuis plusieurs années.

putation, car il avait pratiqué quelque temps à Paris, et donné de bons articles dans les journaux homœopathiques de cette ville. Il passa en Angleterre où tout était à faire ; les bras manquaient à l'œuvre et un vaste champ s'offrait à sa très-grande activité. Curie est assurément, de tous les médecins que j'ai vu, le plus actif, le plus tenace au travail, faisant le plus dans le moins de temps. Les soins d'une pratique immense ne peuvent le distraire des études théoriques. Il publie de bons mémoires et suffit à tout. Pour cette raison, entre plusieurs, je m'attachais particulièrement à lui, car je le trouvais chaque jour disposé, à tel moment fixé, à causer et discuter médecine. Il m'offrait, en outre, l'avantage d'assister à son dispensaire qui est, sans contredit, le mieux dirigé de tous ceux que Londres possède.

Ce dispensaire est une bonne clinique pour les maladies chroniques, mais les cas aigus, à l'exception toutefois des gastrites et embarras gastriques, s'y présentent rarement. Ses patients ne sont pas encore visités à domicile. Cette sphère des affections chroniques est d'ailleurs plus que suffisante pour fournir une grande variété de faits et d'observations. C'est surtout dans leur traitement que paraît le plus évidemment l'efficacité de la nouvelle médication. On ne peut nier, en effet, que la méthode expectante ne suffise dans un certain nombre de maladies aiguës, car les procédés les plus divers, et souvent même opposés se sont vantés tour à tour d'obtenir contre elles de brillants succès, ce qui veut dire que malgré ces procédés la nature seule guérit souvent. Lors donc qu'on a donné à celle-ci des auxiliaires médicamenteux, il est quelquefois difficile de déterminer si la force vitale seule n'a pas amené la guérison ; il reste toujours ainsi une certaine incertitude relativement aux résultats cliniques. Incertitude qui n'a pas lieu dans le traitement des maladies psoriques ou de long cours, lesquelles tendent bien plutôt à jeter dans l'économie de profondes racines, qu'à se dissiper peu à peu sous l'action du temps.

Le dispensaire est ouvert tous les jours et reçoit, à chaque séance, de trente à quarante individus qui sont examinés et interrogés avec tout le soin exigé par la médication homœopathique. On y tient un registre exact des symptômes morbides, des remèdes administrés, des résultats obtenus, et tous les mois paraît un cahier imprimé où sont consignés ces détails.

Cet établissement, dont les frais montent à une somme assez forte, est entretenu par une société de gens du monde dévoués aux intérêts de la nouvelle doctrine. Sous le rapport médical, il est entièrement laissé à la direction du docteur Curie, qui met un louable zèle à le faire servir à la propagation de notre méthode. Non seulement il cherche par ce moyen à la vulgariser parmi le peuple, mais il s'efforce d'y attirer nos confrères dissidents, d'en faire sortir des convictions pour les vieux praticiens et des éléments de connaissances pratiques pour les jeunes débutants.

Ce dispensaire fut ouvert au public le 1er octobre 1839, et a reçu jusqu'à présent plus de quatre mille malades. Ceux qui suivirent un traitement complet furent mentionnés dans les comptes-rendus avec l'histoire de leur maladie et le résultat bon ou mauvais. La publicité donnée à ces traitements garantit la vérité des faits. Les guérisons, il faut l'avouer, se rencontrent en minorité; mais ce petit nombre apparaîtra, sans doute, comme un beau succès, à ceux qui sauront que toutes ces affections chroniques avaient déjà passé sans changement, et la plupart même en empirant, par les mains des médecins allopathes. Ce sont les rebuts de l'ancienne école, qui forment le partage à peu près exclusif de notre méthode partout où elle est nouvellement introduite. Ces guérisons s'élèvent cependant de 21 à 22 pour cent, et la proportion des améliorations est bien plus forte. Les individus laissés sans aucun soulagement constituent l'exception.

Les affections les plus ordinaires sont celles du tube digestif : dyspepsie, gastralgie, gastrite-entérite, etc. Elles dominent toutes les autres par leur fréquence, et il est peu d'état morbide qu'elles ne compliquent. Que cette disposition tienne à la constitution atmosphérique du pays ou aux habitudes intempérantes des habitants comme aussi aux médications incendiaires d'un usage journalier, on ne saurait exactement le déterminer. Toujours est-il, qu'on ne peut trouver de lieu plus favorable à l'étude de ces maladies. Elles sont la spécialité pathologique de l'endroit, tout comme les affections des voies respiratoires sont la spécialité de Vienne en Autriche, et les souffrances rhumatismales celle de la ville de Linz. Nous en traiterons avec détail dans le chapitre consacré à chacun de ces lieux. Arrêtons-nous un moment sur celle de Londres, dont le docteur Curie a fait une étude particulière. C'est de ses leçons que nous allons tirer les développements suivants, tous bien connus des praticiens du nouvel art, mais pouvant avoir de l'intérêt pour les allopathes qui désirent s'instruire en homœopathie.

La gastrite chronique est très-commune en Angleterre. Elle s'y développe sous l'influence de causes irritantes : les excès de table et de liqueurs alcooliques, les mets trop épicés, les fortes infusions de thé, les émétiques à hautes doses, l'usage habituel des purgatifs. La marche régulière et progressive de cette affection permet d'en suivre toutes les phases et d'observer les divers groupes de symptômes qui les caractérisent.

Le premier degré se manifeste par une sensation de malaise et un point à l'épigastre, perte d'appétit, goût amer, nausées, éructations inodores, rares vomissements de bile jaune ou verdâtre, teinte ictériforme des ailes du nez et de la lèvre supérieure, sensation de fatigue et de faiblesse générales. Tel est l'ensemble des phénomènes morbides sous lequel se montre d'abord l'irritation chronique de l'estomac. Quelque nom qu'on donne à cet état, et quel que soit le siége qu'on lui désigne, peu importe au praticien du nouvel art. Il consulte les pathogénésies médicamenteuses, et d'après la loi des semblables, les cinq remèdes suivants se présentent à lui à divers titres. Ce sont la *bryone, la fève Saint-Ignace, la noix vomique, la pulsatille et le tartre stibié.*

Sous la forme qui suit, la gastrite a fait un pas de plus et revêt un caractère légèrement fébrile : le malade éprouve à la région stomacale une sensation douloureuse qui se dissipe par l'introduction des aliments, ce qui lui donne de fréquentes envies de manger ; mais après un soulagement de deux ou trois heures, cette souffrance revient et plus aiguë qu'avant le repas. Il se manifeste entre l'épigastre et l'ombilic une violente et constante palpitation qui semblerait faire croire à l'existence d'un anévrisme de l'aorte ventrale; soif vive, chaleur dans la paume des mains, éructations flatueuses, lassitude dans les membres, douleur de tête, constipation opiniâtre, désir de manger sans appétit. Les stimulants n'apportent qu'un soulagement momentané. Dans cette période de la maladie le patient est en proie à un véritable état de mélancolie; alors, aux remèdes précédents, s'ajoutent le *rhus toxic., le cocculus, le carbo vég., le lycopodium, le graphites, la staphysagria, le sulfur.*

Dans un degré plus avancé, les souffrances épigastriques sont plutôt accrues que modérées par la nourriture ; elles s'accompagnent de gonflement avec douleur au toucher. Si

l'on néglige cet état ou si on l'exaspère par un régime stimulant, de graves symptômes ne tardent pas à se produire:
les vomissements deviennent plus fréquents, les joues se colorent pendant la digestion, le pouls s'accélère, la peau devient sèche et aride. Il survient des accès de toux courte sans
expectoration. L'amaigrissement et la grande sensibilité de
l'épigastre au toucher caractérisent cette période du mal.
Alors *tartarus, ignatia, bryon, china, cocculus, rhus, staphysagria* ont perdu la plus grande partie de leur efficacité, et
cessent d'être indiqués; mais en compensation : *carbo, veg.
lycopod. graphit. sulfur.* se trouvent mieux appropriés qu'à
la disposition antérieure. *Baryt. calcarea, manganum. phosphor. silicea, natrum* et surtout *arsenic,* développent alors une
grande puissance curative.

Lorsque la maladie est à un degré plus avancé ou lorsqu'elle
continue de s'accroître, paraissent bientôt les symptômes suivants : douleur élançante à l'appendice xyphoïde ou vers l'hy-
pocondre droit. L'épigastre a perdu sa souplesse, et l'on sent
à travers les téguments amincis une surface résistante qui appartient aux membranes stomacales indurées. Quelquefois on
remarque vers la région correspondante au pylore une tumeur
ronde ou oblongue facile à sentir dans l'état de maigreur du
sujet. Toute nourriture est rejetée peu de temps après avoir
été prise, le pouls est accéléré, la peau brûlante, sèche, aride,
surtout après avoir mangé ; le teint est terreux, livide. Enfin
les vomissements deviennent continuels et s'exercent sur les
plus petites doses d'aliments ou de liquides ingurgités. Les
matières rendues sont noirâtres et semblables au marc de
café. Alors *l'arsénic* domine tout le traitement, et lorsqu'il
devient impuissant à arrêter les progrès du mal, on doit
s'occuper du soulagement des douleurs que peuvent procurer, suivant les cas : *coffea, cocculus , conium. Plumbum et ve-*

ratrum, feront quelquefois cesser les vomissements noirâtres ou diminueront les malaises qui les accompagnent.

Mais la très-grande majorité des malades qui viennent
réclamer les soins médicaux, sont loin de présenter le mal
à ces dernières phases. Chez la plupart, il n'a pas encore
dépassé le premier ou le second degré ; soit que ces souffrances du début les aient engagés à recourir aux hommes
de l'art , soit qu'elles les aient portés à renoncer à un
régime trop excitant. Dans ces cas , l'irritation gastrique
ne fait pas ordinairement de progrès, mais reste à l'état
d'embarras gastrique, de faiblesse d'estomac, de dyspepsie.
Que cet état soit aigu ou chronique, il trouve toujours dans
pulsatilla ou *nux vomica* les deux plus puissants modificateurs. Il est peu de cas de ce genre qui leur résistent et l'on
peut dire que ces deux remèdes sont merveilleusement adap-
tés au tempérament du peuple anglais. Pour les temps qui
suivent de près la fête de Noël , que les Anglais célèbrent
joyeusement *inter pocula* , ce dont ils retirent maintes souffrances gastriques, le docteur Curie tient une abondante pro-
vision de petits paquets de *nux* et de *pulsatilla,* qu'il distribue
largement, chaque année. Il possède ainsi la faculté d'expérimenter sur une vaste échelle l'efficacité de ces moyens.
Le point important de pratique est d'apprendre à connaître
exactement les indications de chacun d'eux ; car ils sont
loin d'agir dans les mêmes circonstances. Dans tel cas où
celui-ci se montre efficace, celui-là reste sans effet.

La *Pulsatilla* est indiquée :	La *Nux v.* est indiquée :
Dans les souffrances accom-	Pour les sujets bilieux ou d'un
pagnées d'une disposition au	tempérament ardent, irritables
découragement , à un chagrin	et portés à la colère. Elle est
tranquille, ou bien d'une douce	mieux adaptée à la constitution

résignation, chez les sujets qui, à l'état de santé, sont naturellement patients, aimables, bienveillants, sans souci. Elle convient plus particulièrement aux tempéraments lymphatiques ; aux caractères doux, aux femmes, surtout à celles qui sont peu ou irrégulièrement réglées, disposées à pleurer. Quels que soient du reste le moral, le tempérament, le sexe, la pulsatille doit être administrée lorsque se présente le groupe suivant de circonstances et de phénomènes morbides : souffrances par abus d'aliments gras (pâtisseries , porc). Les symptômes se manifestent plus particulièrement le soir ; ils sont diminués par l'air froid. Langue chargée de mucosités blanchâtres et humides. Adypsie. Prédominance d'un goût fade, pâteux, herbacé. Répugnance pour les aliments. Nausées avec frissonnement et pâleur de visage. Sensibilité de l'épigastre au moindre contact. Pesanteur et embarras à l'épigastre. Diarrhée muqueuse ou bilieuse abondante.

de l'homme qu'à celle de la femme. Cependant elle convient à celles qui sont brunes , dont les menstrues devancent l'époque et coulent en abondance. Quels que soient d'ailleurs la disposition morale et le tempérament, la nux est indiquée dans les circonstances suivantes : les souffrances qui proviennent de l'abus du café ou des liqueurs alcooliques comme aussi d'un genre de vie sédentaire , d'un excès de travail intellectuel ; certaine périodicité dans les symptômes, surtout dans le vomissement. Les malaises se manifestent ou s'aggravent avant-midi comme aussi sous l'influence d'un air frais. Langue sèche avec soif. Prédominance du goût amer. Perte d'appétit souvent accompagnée de faim dévorante. Nausées avec vertiges et rougeur des joues. Sensibilité de la région hépatique au moindre contact. Pyrosis ; pression à l'épigastre comme par un corps dur. Constipation ou de rares et peu copieuses évacuations diarrhéiques.

Tels sont quelques-uns des caractères différentiels de ces deux remèdes, qui, du reste, ont entre eux les rapports les plus intimes et renferment l'un et l'autre dans leur pathogénésie presque tous les symptômes de l'embarras gastrique aigu et de la dyspepsie chronique. Avec l'aide de ces deux seules substances, le praticien homœopathe peut se rendre maître de la presque totalité des affections de ce genre. Cependant l'emploi des autres spécifiques dont nous avons fait mention n'est pas à dédaigner ; il est souvent utile de les alterner avec *nux v.* ou *pulsatilla* ; il y a même des cas où ils sont exclusivement indiqués.

Le premier qui se présente par rang d'importance est la *bryonia*. Cette substance se rapproche extrêmement de nux et beaucoup moins de pulsatille. C'est surtout en été qu'elle convient et chez les tempéraments bilieux colériques. Soif, langue chargée d'un enduit sec ou couverte de vésicules, sécheresse de toute la bouche, régurgitations, renvois, hoquets, vomissements bilieux, constipation opiniâtre, céphalalgie brûlante, douleurs élançantes dans les côtés du ventre.

Cocculus se rapproche aussi de nux. Il est plus nerveux et moins inflammatoire. Il convient surtout lorsque prédominent des douleurs crampoïdes, serrantes, contractives, qui s'étendent à la poitrine et gênent la respiration ; lorsqu'il y a une sorte de vertige comme par ivresse, sensation de vide dans la tête ; tandis que la céphalalgie de la bryonia est brûlante, celle des nux et pulsatilla battante et pressive.

L'*ignatia* a peu de caractères distinctifs ; il tient une espèce de juste milieu entre ces deux derniers remèdes tout en inclinant tant soit peu vers nux.

Le *tartarus* est indiqué lorsque la répugnance pour les aliments est extrêmement prononcée, qu'il y a des nausées fréquentes et soulagement par le vomissement.

Le *rhus* convient lorsque l'affection des organes digestifs s'accompagne de phénomènes secondaires ou sympathiques sur la peau, consistant en éruptions érysipélateuses, phlyc-

ténoïdes; comme aussi, quand il y a symptôme d'épanchement cérébral ou d'apoplexie nerveuse; toutes les fois que
la maladie revêt un caractère typhoïde.

La *sepia* est la pulsatille des cas chroniques, tenaces.
Elle est particulièrement adaptée aux tempéraments de la
femme.

Le *lycopod* s'en rapproche beaucoup, mais son caractère
distinctif est une excessive contipation.

Silicea et *phosphor* sont réclamés par la fièvre hectique
des dernières périodes; celui-là surtout par la sécheresse
brûlante de la peau, celui-ci par la rougeur circonscrite
des pommettes et les déjections colliquatives.

Le *sulfur* est indiqué à toutes les phases du mal, si le
patient est sous l'impression d'un vice psorique.

Carbo veget, doit être donné lorsqu'il y a prostration
extrême des forces ou bien coliques venteuses et crampoïdes.

Graphit. se place entre lycopod et silicea. *Manganum* s'en
rapproche beaucoup, mais reçoit son indication spéciale des
souffrances du pharinx', de l'œsophage et des premières
voies respiratoires.

Calcarea est indiqué chez les tempéraments lymphatiques
à teint pâle et tissu cellulaire épais; lorsqu'il y a prédominance de régurgitations acides, crampes à l'estomac et
dans les membres.

Natrum, lorsqu'il y a fréquent afflux d'eau fade à la bouche, ou souffrances au fondement.

Enfin *arsenic* apparaît avec le degré le plus avancé. Les
douleurs violentes, l'amaigrissement, la toux gastrique sèche, les vomissements, les selles noirâtres, la peau aride,
brûlante, sont les symptômes qui le réclament le plus sou-

vent; pour combattre les douleurs, on peut l'alterner avec *plumbum*, et contre les déjections avec *veratrum* (¹).

Ce sont là des indications fruits d'une expérience encore trop restreinte pour pouvoir être proposées comme des résultats bien arrêtés. Mais déjà elles peuvent servir de guide aux praticiens, jusqu'à ce qu'une plus longue observation fournisse des données plus complètes et plus exactes.

Curie a publié plusieurs ouvrages intitulés *principles of homœopathy*; *practice of homœopathy;* une traduction du *manuel* de Jahr et une *homœopathie domestique* qui eut beaucoup de vogue et qui en était, en 1844, à sa troisième édition. Curie, à l'époque de mon séjour en Angleterre, employait les remèdes en globules imbibées et aux dilutions les plus élevées. Depuis lors, sans renoncer toutefois à ces doses et préparations, il prescrit souvent avec succès les basses dilutions (la 3ᵉ ordinairement) une ou deux gouttes dans quelques onces d'eau, à prendre par cuillerée. La 12ᵉ dilution est celle qu'il emploie habituellement, et dans certains cas, il obtient les meilleurs résultats de quelques globules de la 30ᵉ. Autant que j'ai pu en juger, ni lui ni ses confrères de Londres ne sont partisans des idées spécificiennes qui agitent aujourd'hui la nouvelle école en Allemagne. Ils sont restés fidèles à la doctrine primitive hahnemanienne, légèrement modifiée par quelques résultats fruits d'une expérience positive.

Le nombre des praticiens homœopathes à Londres est déjà considérable, et au moment où j'écris, il a augmenté de beaucoup; car les nouvelles idées pénètrent incessamment

(¹) Je tire ces préceptes en partie des leçons de Curie, en partie de celles des autres médecins.

le monde médical et y opèrent sans cesse de nombreuses conversions. Les médecins les plus connus sont les docteurs *Belluomini* napolitain d'origine, praticien distingué, vivant dans une noble aisance et se livrant par goût à l'exercice de son art. En 1843 il est revenu en Italie pour y finir ses jours en repos. *Harris Dunsford*, allopathe il y a peu d'années, déjà presque entièrement gagné à nos opinions, mais esclave trop souvent encore des préjugés de l'ancienne école, dont il se délivre de jour en jour à mesure que l'expérience l'éclaire. Il a fait paraître, en 1841, un ouvrage élémentaire sous le titre : *The practical advantage of homœopathy* qu'il avait fait précéder, en 1838, d'un traité des effets pathogénétiques des remèdes. *Simpson* est à peu près sur la même ligne de Dunsford et peut-être moins avancé encore. Le titre de l'ouvrage par lequel il s'est fait connaître semblerait le faire croire *Practical view of homœopathy*, London, 1836. Le docteur *Laurie*, qui vient de publier un manuel d'homœopathie domestique. *Epps, Broaks, Ozann, Wil. Mayne, Cronin, Cole, Herring* et *Hamilton* que je trouvai à Leipsig à l'époque de la réunion du congrès homœopathique central; *Callman* qui s'occupe à réunir les fonds nécessaires à l'érection d'un dispensaire modèle à la façon de celui de Curie. Il entretient avec l'Allemagne des rapports fréquents et cherche à procurer à l'école naissante d'Angleterre tous les trésors d'expérience et les richesses littéraires de sa sœur aînée. Il écrivait à un de ses confrères de ce pays : « Je ne doute pas que la nouvelle méthode ne fasse ici de rapides progrès auxquels l'ancienne école contribuera elle-même par ses excès pharmaceutiques. Les étrangers n'ont qu'une faible idée de l'abus que l'on fait ici des médicaments, car les journaux de médecine ne donnent sur ce sujet que de rares et incomplètes notions. »

Il y a trois pharmaciens qui s'occupent de la préparation des remèdes d'après la pharmacopée hahnemanienne. Ce sont les sieurs *Taylor, Pressly, Headling*. Ces deux derniers s'y consacrent exclusivement.

Tel est jusqu'à présent le personnel de l'école homœopathique dans la métropole anglaise.

Les ressources pour l'instruction consistent en trois dispensaires et un hôpital de 25 lits destiné à en recevoir 60 établi à Hanover-square, grâce à la munificence d'un riche négociant (Leaf) qui, ayant été délivré par l'homœopathic d'une longue et cruelle maladie réputée jusqu'alors incurable, ne sait mieux témoigner sa reconnaissance à la méthode qui l'a sauvé, qu'en consacrant à sa propagation une partie de ses grandes richesses. Lord *Milton* est le président du conseil d'administration de cet hôpital, dont la direction médicale a été confiée à Curie, assisté des docteurs *Ozann* et *Massal*. On y reçoit des malades externes dont le nombre s'est élevé à 800 environ depuis la fondation de l'établissement.

Il n'est pas douteux qu'à ces moyens d'instruction ne vienne s'en joindre un autre mieux fait encore pour favoriser la propagation de notre méthode ; je veux parler de *l'institut homœopatique* projeté par le docteur Quin. Ce serait une institution du genre de nos facultés de médecine avec professeurs de clinique et des chaires consacrées aux différents points de la science homœopathique, inconnus aux facultés. De cet établissement sortiraient une foule de jeunes praticiens parfaitement instruits de la thérapeutique nouvelle et capables de la pratiquer sans indécision au milieu de leurs confrères dissidents. On conçoit que dans l'état actuel des choses, il est extrêmement difficile que la jeunesse médicale adopte notre doctrine. Elle ne sait où trouver à s'en instruire régulièrement et commodément. Il lui faudrait pour cela, passer le détroit, séjourner en Allemagne, et combien reculent devant ces sacrifices et de temps et d'argent ! Il est facile de se représenter l'immense avantage que l'homœopathie retirerait d'un établissement qui offrirait, aux débutants anglais, un ensemble de cours réguliers et complets, théoriques et pratiques. Alors que j'étais à Londres, on avait déjà recueilli pour cette œuvre une somme de 7,000 livres sterlings (185,000 fr.) déjà suffisante pour commencer à mettre le projet à exécution. A ces ressources pour l'étude de l'homœopathie il faut ajouter : *The british journal of homœopathy*, qui paraît depuis plusieurs années, par gros cahier, tous les deux mois.

Dépourvus d'établissement formant un système complet d'instruction théorique et pratique, nos confrères homœopathes d'Angleterre y ont, la plupart, suppléé par un séjour en Allemagne ; mais aujourd'hui, 1846, ils peuvent trouver chez eux toutes les ressources désirables. Le nombre des dispensaires augmente à Londres et dans les provinces (¹). Le docteur Calmann en a fondé deux, *the London homœopathic institution* et *the clapham and Brixton homœopathic dispensary*. La moyenne des patients reçus chaque semaine s'y élève de 200 à 250. Parmi les autres établissements, les principaux sont : *the London homœopathic medical institution*. C'est l'ancien dispensaire de Curie, fondé par Leaf et qui a été transformé en hôpital. Il est soutenu par les plus grands personnages d'Angleterre, les ducs de Wellington et de Badfort, les comtes de Vilton, de Grosvenor, le marquis d'Ailesbury, etc. *The west London homœopathic dispensary*. Celui-ci est sous le patronage des comtes de Dembigh, de Shrewsbury, lord Darre, sir Sandford Graham, la princesse de Suther

---

(¹) Rapport de Calmann à l'Allgemein Zeitung, 1844.

land, la marquise de Wellesly, la comtesse Cardigan, ladies Suffield, Graham, Inglis, Campbell, etc. Les médecins traitants sont les docteurs Harris Dunsford, Gilioli, Ludwig Calmann. *Westminster and Lambeth homœopathic medical institution and dispensary* sous le patronage des lords Linedoch et Kinnaird.

Une société homœopathique composée de laïcs et d'hommes de l'art s'est formée à Londres au commencement de 1846, et a tenu sa première réunion générale au mois de juin, sous la présidence de lord Grosvenor. On y a lu un rapport du docteur Heurtley constatant que la société fondée, il y a quelques mois à peine, a déjà réuni environ six cents membres, et reçoit chaque jour de nouvelles adhésions.

Le docteur Curie y a proposé l'établissement d'une vaste institution où beaucoup de praticiens seraient appelés à pratiquer, et dans laquelle on pourrait admettre un grand nombre de malades, moyen infaillible de répandre la nouvelle méthode, en donnant ainsi au public le moyen de la juger par lui-même.

M. Leaf a immédiatement appuyé la proposition, et promis d'en accélérer de tout son pouvoir la mise à exécution. Son immense fortune et son zèle infatigable pour la cause de l'homœopathie permettent d'espérer que cette promesse ne sera pas vaine, et que ce beau projet ne tardera pas d'être réalisé. Du reste, il a été adopté à l'unanimité.

Les plus hautes familles aristocratiques figurent donc au nombre des protecteurs de notre école. Ceux qui connaissent la société anglaise, l'appui constant et généreux qu'elle donne aux établissements dont elle s'est déclarée le soutien, ceux-là sauront apprécier la position avantageuse et le brillant avenir réservé à notre méthode dans l'empire britannique.

Ayant l'intention de visiter l'Ecosse et la saison étant avancée, je me rendis directement de Londres à Edimbourg, en passant par la vieille ville d'Yorck, où s'arrêtait alors le grand *nord rail-way*. La rapidité de ce trajet de 80 lieues, qui se fait en douze heures, n'ôte rien aux jouissances du touriste, car on ne peut voir de parcours plus insignifiant. Du reste, c'est le type des campagnes anglaises, d'une nature peignée, où toute aspérité a disparu sous la main de l'homme. Ce sont de continuelles plaines entrecoupées de ruisseaux apprivoisés, de petites collines légèrement ondulées, perdues dans un lointain brumeux ; le tout uniformément recouvert d'un tapis vert foncé, parsemé de constructions en briques rousses qui distraient seules les regards fatigués de l'aspect monotone de cette surface humide et herbacée.

CHAPITRE III.

DE L'HOMŒOPATHIE EN ÉCOSSE ET EN IRLANDE.

SOMMAIRE. — Départ de Londres. — Description d'Edimbourg. — Le *Highland*. — Glasgow. — Situation de l'homœopathie à Edimbourg. Les docteurs Black et Russel. — Les professeurs Fletscher et Henderson — Dispensaire homœopathique. — Coup d'œil sur l'état de l'homœopathie aux Etats-Unis. — Le père Bayer missionnaire rédemptoriste. — Situation de l'homœopathie en Irlande. — Description de Dublin. — La chaussée des Géants. — Les Orangistes. — Les paysans irlandais. — Les tourbières. — Visite à O'Connell. — Le père Mathiew et la Société de tempérance.

Ecosse.

La capitale écossaise règne par la littérature et la science dans le royaume britannique , toujours lancé à la poursuite des intérêts matériels. Elle forme une agréable oasis au milieu de cette multitude de villes manufacturières, où le bruit des machines assourdit, où la fumée du charbon noircit l'air et le sol, où les populations gémissent sous un travail abrutissant par son excès et sa continuité. Cette cité polie laisse paraître dans son aspect extérieur le caractère qui la distingue. Les lignes régulières de gracieux édifices entrecoupées de vallées boisées, de jardins et de promenades, indiquent le séjour d'une population ennemie des hauts-fourneaux et des salissants entrepôts, qui veut goûter les jouissances d'une vie intellectuelle. L'étranger qui parcourt cette ville riante, pourrait se croire transporté dans la cité de Périclès, telle que l'imagination se plaît à la représenter avec ses jolies habitations décorées de jardins, ses cours ombragés et ses places publiques où le peuple gai et lettré aimait à discourir. Certaines dispositions des lieux rendent la ressemblance parfaite. Ainsi la ville se termine du côté de la mer par une éminence recouverte de monuments élevés à la mémoire des citoyens illustres : *Dugald Stewart*, *Robertson*, *Hume*, *Playfair*, au-dessus de laquelle dominent les majestueuses colonnes d'un temple inachevé, construit sur le plan du Parthénon. Au bas de cet acropolis s'étend en ligne droite une longue chaussée conduisant au port de *Leith*, ce pyrée d'Edimbourg, qui attire vers lui tout le mouvement industriel que la *moderne Athènes* (¹) repousse de son sein.

La partie sud, siége de la vieille ville, offre un aspect bien différent; à l'est, s'étend une sombre masse de maisons noircies par le temps, démesurément hautes, encaissant des rues étroites où fourmille le peuple des artisans. C'est là que figure la *Canongate*, vénérable doyen des anciens quartiers qui, dans son âge caduc, délaissé de la bruyante

____

(¹) C'est ainsi que les Écossais appellent souvent leur capitale.

jeunesse des écoles , semble revêtir encore une teinte originale, grâce aux fictions historiques du romancier écossais.

Au sortir de ces rues ténébreuses, on arrive sur une plaine couverte où se développe le palais d'*Holyrood*. La vue de ce vaste monument de sévère apparence excite dans l'âme du visiteur tout l'intérêt qui se rattache à la sauvage histoire de ces contrées, dont les principaux événements ont eu pour témoins ces vieilles murailles. On y voit les restes d'une abbaye qui fut fondée vers le milieu du XIIe siècle par le pieux roi David Ier. C'est une chapelle spacieuse dont la voûte seule est détruite et qui témoigne encore aujourd'hui de sa primitive beauté, par les proportions élégantes et les saillies de ses sculptures recouvertes de mousse et de poussière. Ce sol est jonché de pierres tumulaires ; on foule aux pieds les ossements des races royales. La partie la plus intéressante de l'édifice, est celle qu'occupent les appartements de *Marie-Stuart*, qui furent conservés dans le même état où cette reine les laissa lorsqu'elle partit pour la cour d'Elisabeth. On y voit son lit, sa toilette et autres meubles gracieusement ouvragés qu'elle avait rapportés de France et dont elle aimait à s'entourer. Dans la salle qui précède sa chambre à coucher, on peut remarquer des taches lie de vin qui souillent le plancher. Ces taches sinistres évoquent le souvenir de l'assassinat de Rizzio. Il semble qu'on assiste à cette horrible scène : au milieu d'un souper intime, Darnley , entrant le poignard à la main, suivi de lord *Ruthwen* pâle, à la mine cadavéreuse , chassé de son lit de douleur et traîné jusque-là par la soif d'une atroce vengeance ; le misérable Rizzio arraché des bras de la reine et immolé sous ses yeux , malgré ses cris déchirants.

Tout près de ces appartements s'étend la galerie des rois d'Ecosse , où l'on peut admirer une longue suite de figures

guerrières et rébarbatives C'est dans ce sombre palais, tout
empreint du souvenir de ces royales infortunes , que Charles X est venu passer quelques jours de son triste exil.

Si , quittant ces lieux , on reprend la Canongate pour se
diriger vers l'extrémité opposée de la ville, on arrive , par
une ascension continue , sur la plate-forme d'un roc élevé
dont les flancs dénudés et libres dans les trois quarts de leur
circonférence, retombent perpendiculairement sur une vaste
plaine. Une citadelle immense , dite *Château d'Edimbourg*,
recouvre ce large sommet. Le drapeau des conquérants
anglais s'agite sans cesse en fières ondulations sur ces voû-
tes fortifiées qui tiennent cachées aux regards de la multitude les insignes de sa royauté nationale , des pierreries ,
des sceptres et des couronnes. Les étrangers peuvent voir
ce trésor.

Ces vieux quartiers et ces sombres édifices, en présence des
constructions gracieuses et régulières qui ont valu à Edimbourg le surnom de moderne Athènes , ces rues obscures et
enfumées à côté de promenades plantées, de jardins élégants,
ces inégalités du sol, à travers lesquelles se joue un panorama varié , tout cet ensemble pittoresque semble demander
les fictions d'un poète pour répandre sur lui un charme nouveau et procurer aux habitants de ces localités des impressions , qu'on n'obtient guère ailleurs, qu'à la condition de
placer la scène dans une contrée lointaine.

Tout le pays aux environs d'Edimbourg, du côté de la
vieille ville, revêt ce caractère poétique qui transporte l'esprit
hors des réalités de la vie habituelle et lui rend accessibles les
illusions d'un monde idéal. Entre autres beautés naturelles,
on admire la vallée d'*Hawthornden* , dont les flancs rapprochés semblent vouloir confondre leurs surfaces chevelues
pour ensevelir sous une ombre épaisse la rivière mugissante

qui coule à leur pied. Sur un roc nu qui *saille* de la forêt , le furieux Knox, dominant la voix du torrent, faisait reten tir autrefois la vallée des éclats de sa parole destructive, et la foule éparse dans les bois de la colline opposée se laissait émouvoir au prestige répandu sur l'éloquence du réformateur par la majesté de ces lieux. Non loin du rocher de Knox , on trouve les souterrains où *Robert Bruce* et ses adhérents se dérobèrent longtemps aux recherches de leurs ennemis. On y montre encore la large épée de ce prince aventurier. Un homme de force moyenne aujourd'hui peut à peine, de ses deux bras , manier cette arme homérique. Près de ces lieux , le *Rostlin-Castle* attire l'attention par sa situation pittoresque et le souvenir des légendes que sut y rattacher le barde écossais. Elevé sur un promontoire isolé, dont les eaux turbulentes de l'*Esk* frappent la base , les sombres teintes d'une végétation inculte l'environnent. C'est là que reposent , dans leur armure de fer, les fiers barons de Sainte-Claire , seuls hôtes de ces ruines. On dit que parfois leurs esprits errants éclairent ces murs d'une lueur mystérieuse :

> Over Rostin that dreary night
> A Wondrous blaze was seen to gleam.
>
> (WALTER-SCOTT , ballad of Rosabella.)

La chapelle de ce château est célèbre comme offrant un des plus beaux spécimen d'architecture religieuse que possède le pays; elle est du style fleuri du xvie siècle et présente une profusion de sculptures délicates.

La vue de ces paysages romantiques inspire le goût de visiter l'Ecosse du nord, dont on dit des merveilles. J'y fis une excursion, passant par la jolie ville de Perth, jusqu'un peu au-delà de *Dunkeld*, qui se trouve sur les limites du *High-*

land et du *Lowland*. C'est là que cessent les belles plaines de celui-ci et leurs moissons dorées pour faire place aux fronts sourcilleux des Krampians, aux torrents qui en sortent, aux lacs limpides et frais qu'ils recèlent, aux forêts de sapins, découpées d'interminables bruyères, où gémit la brise du nord. Les impressions laissées aux lecteurs de Walter-Scott prêtent un nouveau charme à ces lieux sauvages ; on éprouve un entraînement irrésistible à s'enfoncer dans ces *glens* et les remonter à l'aventure, jusqu'au noir *castle* d'un *clan* hospitalier.

Après une rapide excursion autour de Dunkeld et dans les jardins délicieux du duc *D'Argyle*, je me hâtai de revenir à Édimbourg, pour me rendre de là à Dublin auprès du docteur Luther, qui pratique l'homœopathie en cette ville.

Quelques heures après mon départ, je me trouvai dans une grande cité de trois cent mille habitants : Glasgow, capitale industrielle de l'Écosse, dont j'étais loin de me figurer l'importance. Glasgow rivalise pourtant avec Liverpool et Manchester sous le rapport de l'activité commerciale, de l'opulence et de la population. C'est le chef-lieu de l'industrie cotonnière, comme aussi de la fabrication des machines à vapeur, et le commerce des fers s'y fait en grand. Le pays aux environs est semé de fonderies qui le dominent par leur masse ; on dirait de redoutables châteaux forts élevés autour de la ville pour tenir en respect son plebs turbulent. Mais, la nuit, ces tours couronnées de flammes éclairent de lueurs fantastiques les ténèbres épaisses d'un ciel brumeux ; et si l'on approche de ces lieux embrasés, le mugissement des soufflets à vapeur qui semble imiter le bruit confus d'une foule en fureur, les figures errantes des ouvriers autour des brasiers qu'ils alimentent, rappellent la scène infernale de *Torquillone* en feu, et le peuple livrant à la destruction cette forteresse du tyran. Ces sortes de coups-d'œil sont propres à l'Angleterre. Il est des localités, telles, par exemple, que les environs de Birmingham, sur la route de Liverpool, qui sont transformées, sur plusieurs lieues carrées, en un vaste atelier. Là, toute agriculture a disparu pour laisser place à l'industrie ; le coak brûle dans les champs, les machines sifflent de toutes parts ; le ciel et le sol se confondent dans une teinte enfumée. Si l'activité qui règne en ces lieux venait à cesser un moment, on croirait que le souffle destructeur d'un volcan a passé sur cette terre désolée. Elle forme cependant un très-agréable contraste au milieu de l'éternelle , humide et grasse verdure des campagnes anglaises.

Je visitai les principales manufactures de Glasgow, entre autres la fabrique de calicot peint, à *Windmils*. On y voit successivement mettre en œuvre le coton brut, filer, tisser, peindre, sécher, empaqueter ; au port attend un vaisseau qui reçoit ces produits pour les transporter aux extrémités du globe. Tout cela se fait sous les yeux du spectateur avec une promptitude magique. Glasgow est aux cotonnades ce que Lyon est aux soieries.

L'esprit industriel ne règne cependant pas en maître absolu sur cette grande cité ; car le voisinage d'Edimbourg y entretient un goût marqué pour la culture des sciences et des lettres. Les questions religieuses y sont plus à l'ordre du jour que dans aucune autre ville. C'est à Glasgow que s'est préparée et effectuée la scission qui partage aujourd'hui en deux fractions l'église presbytérienne. Toutes les sectes anglaises y ont des partisans zélés ; ceux qui ne peuvent encore élever de temples à leur culte, rassemblent leurs frères sur les places publiques, dans les carrefours et débitent leurs sermons en plein air. Le dimanche, toute la ville s'abandonne à un accès de religiomanie, rendu plus fort aujourd'hui par le progrès de l'épouvantail du peuple, — le *papisme*, la prostituée de Babylone.

Si la topographie de Glascow n'offre rien aux regards du touriste, ses environs vers le nord présentent les plus belles *sceneries* nationales. Ce ne sont plus les noires forêts des Krampians et les torrents qui s'y fraient un rude chemin, mais un labyrinthe de lacs aux eaux limpides qui fuient et se perdent à la vue entre les chaînes de montagnes dont ils suivent les contours. Les étrangers accourent en foule dans ces lieux pittoresques, et maint élégant steamer, couvert d'une société choisie, glisse à la surface de ces lacs et s'enfonce dans leurs sombres anfractuosités, au grand effroi des hôtes des bruyères et des oiseaux aquatiques qui percent l'air de leurs cris aigus.

Loch Lomond (¹) est le roi de ces beaux lacs. La Suisse même n'en présente aucun qui puisse lui être comparé. Tout ce que l'esprit peut imaginer de gracieux et de sublime se réunit auprès de ces eaux profondes et pures, qui reposent sur un lit de sable fin. Une multitude d'îles parsèment sa vaste surface; les unes sont revêtues d'un tapis vert d'herbe courte, d'autres laissent apparaître des saillies rocheuses au-dessus de bois de bouleau ; il y en a de très-petites dont les têtes fleuries ressemblent à de frais bouquets plongés dans les eaux. Les plus grandes sont animées par des cerfs et des bêtes fauves qui courent épars. Cependant, le lac, qui s'était étendu sur un pays ouvert et fertile, se resserre tout-à-coup; les douces nuances de son miroir font place à de sombres teintes, on dirait qu'un nuage orageux s'est levé à l'horizon. C'est le

______

(¹) Dans la langue celtique, qui est celle des paysans de ces contrées *loch* signifie lac, et *lomond*, plein d'îles.

Ben (¹) *Lomond* qui s'avance ; il porte sa masse noire à trois mille pieds au-dessus des eaux, et de toutes parts s'accumulent des monts décharnés. Le lac timide contourne leurs flancs rapprochés ; l'aimable verdure disparaît, et la sévérité des paysages highlandais règne dans sa mâle beauté. Après ces délicieuses et rapides excursions, je me hâtai de partir pour Dublin.

Je ne visitai pas l'Ecosse dans un but d'études médicales, car j'avais appris à Londres que la nouvelle méthode n'avait pas encore pénétré dans ces contrées. Je trouvai cependant à Edimbourg quelques étudiants qui m'en parlèrent comme d'une doctrine singulière venant d'Allemagne et dont on commençait à se préoccuper. Mais depuis que je suis de retour en France, les choses ont bien changé de face. Les principales villes sont pourvues de praticiens homœopathes. Trois d'entre eux, le docteur *Drysdale* à Liverpool, *Black* et *Russel* à Edimbourg, ont puissamment contribué à cette rapide extension. Ce dernier venait de quitter l'Allemagne lorsque j'y arrivais, et rentrait dans son pays avec une abondante moisson de connaissances pratiques, puisées à l'hôpital de Vienne et à la clinique de Leipsig. A son arrivée en Ecosse, il se mit à l'œuvre avec une telle énergie, qu'au mois de juin 1842 il put déjà faire savoir à ses confrères allemands qu'il avait traité à son dispensaire 340 malades, publié deux écrits, dont l'un dans le *medical and surgical journal* sur l'état actuel de la nouvelle doctrine ; qu'il avait donné en l'honneur de Hahnemann une fête à laquelle avait assisté un grand nombre d'admirateurs de ce grand homme. Les progrès de l'homœopathie seraient plus

____

(¹) *Ben* signifie montagne.

marqués encore , disait-il , s'il n'était pas d'usage dans le pays que chaque famille soit pourvue de son médecin, qui lui reste attaché comme un immeuble. Black son concitoyen s'unit à lui, ainsi que Drysdale, et ils résolurent d'agir en commun pour faire triompher la nouvelle école. Ils entretinrent une correspondance active, au sujet des observations fournies par leurs dispensaires respectifs. Bientôt ils se virent en possession de matériaux suffisants pour fonder un journal de clinique dont le cadre, s'élargissant avec leur zèle , embrasse aujourd'hui tous les points de vue de notre science , met ses lecteurs au courant des progrès de l'homœopathie sur le continent et relie sous ce rapport l'Angleterre à l'Allemagne. Cette feuille a paru au commencement de l'année 1843.

On doit au docteur Black un livre intitulé : *a treatise on the principles and practice of homœopathy*. Drysdale et Russel ont publié en commun une *introduction to the study of homœopathy*.

Russel et Black viennent de rendre à notre école un autre service signalé, en publiant les œuvres pothumes du docteur Fletscher, professeur de physiologie à la faculté d'Edimbourg. C'est un traité de *pathologie générale*, dont l'auteur en mourant laissa le manuscrit à son élève et ami John Russel. Ce livre, fruit d'une vie entière de méditations, est appelé à faire sensation dans le monde médicale. A peine eut-il paru en Ecosse, qu'une traduction le reproduisit à Berlin. L'auteur s'y montre imbu des principes de l'homœopathie et pénétré d'un profond mépris pour toutes théories variées et contradictoires qui divisent l'école allopathique. On reconnaît qu'il a médité de longues heures sur l'Organon et dans maints passages se fait jour son intime conviction de la supériorité de notre principe thérapeutique. Après une longue série de citations à l'appui de la vérité de cette loi, il finit par ces mots : « ainsi combien aisément les substances qui produisent diarrhée, hémorrhoïdes, gonorrhée, catarrhe de la vessie, diaphorèse, fièvre intermittente, laryngite, iritis, ptyalisme, etc., guérissent ces mêmes maux ! » et ailleurs, en parlant de l'Organon : « Ce livre de Hahnemann est une œuvre originale, intéressante et qui renferme dans une seule de ses pages plus de bonnes réflexions que tous les ouvrages de ses adversaires pris ensemble. » Cet ouvrage classique d'un de leurs professeurs vulgarisera sans doute l'homœopathie parmi les étudiants d'Edimbourg, ce foyer des sciences médicales.

Cette appréciation impartiale de Fletscher ne tarda pas à porter ses fruits. Un des professeurs les plus estimés de la faculté (¹) d'Edimbourg, M. Henderson, crut devoir consacrer une attention toute spéciale à l'étude d'une méthode jugée si favorablement par son savant collègue. Il fit de la théorie nouvelle un examen approfondi et l'appliqua largement au lit du malade. Les résultats cliniques lui confirmèrent pleinement la vérité de la doctrine. Il l'adopta et publia sur ses intéressants travaux un livre intitulé : *Inquiry into the homœopathie practice* by M. Henderson, D.-M. professor of medicine and general pathology, and lately one of the professors of clinical medicine in the university of Edimburg. London, 1845.

Les premiers rapports de la jeune école avec l'université écossaise furent des hostilités déclarées, comme en France, comme en Italie, comme en Allemagne, comme partout. Cette résistance, loin de nuire à l'homœopathie, promet d'ajouter

______

(¹) Il n'y a pas d'établissement pareil en Angleterre. La Faculté d'Edimbourg a seule le droit de conférer le titre de docteur.

une page de plus à l'histoire de ses triomphes. Black s'était mis sur les rangs pour faire partie du *college of Surgeons* (¹); l'université ne laissa pas échapper cette occasion de mettre en pratique son système d'opposition ; avant tout examen elle repoussa brutalement de son sein notre jeune confrère. Résolu à ne pas faiblir au commencement d'une lutte qui devait inévitablement s'engager et pour longtemps, Russel se hâta de prendre la défense de son ami. Il adressa aux membres du collége une lettre pleine de vigueur dans laquelle il leur reproche cet injuste et déloyal procédé, en même temps qu'il expose avec netteté la nature des opinions qu'il professe. Cette protestation, rendue publique et distribuée à grand nombre d'exemplaires, fit comprendre à tous les gens sensés les motifs de la guerre faite par les médecins aux partisans de la nouvelle méthode, et contribua aux progrès plus marqués que cette méthode fit dès-lors dans l'opinion publique.

Je ne crois pas devoir terminer ce chapitre sur l'homœopathie en Angleterre, sans donner un aperçu de l'état de cette méthode dans un pays de même mœurs et de même langue : l'*Union américaine*. Réduit sur ce point aux communications qui nous sont faites, je rapporte ici celle qui nous fut envoyée, en 1840, par le docteur *Gerald Hull*, médecin homœopathe de New-York. Il y expose brièvement l'origine, le développement et les progrès de notre école aux Etats-Unis.

En 1840, le docteur Gerald Hull envoya à la bibliothèque de Genève les premiers renseignements sur l'état de l'homœopathie dans l'Union américaine. Nous en extrayons les lignes

---

(¹) C'est une branche annexe de l'Université qui jouit de priviléges spéciaux.

suivantes : « Il y a quinze ans environs que la nouvelle doctrine médicale a commencé à se propager parmi le public américain. Le zèle et la persévérance des disciples européens de Hahnemann et leurs efforts pour la défense de l'immuable principe *similia similibus*, n'avaient été jusqu'à cette époque qu'un objet de ridicule , une *farce germanique*. En 1824, Hans B. Gram, membre du collége des médecins de Copenhague, quitta l'hôpital danois, auquel il avait été longtemps attaché en qualité de chirurgien et s'établit à New-York , où il publia , l'année suivante , une traduction abrégée d'un essai sur la matière médicale pure de Hahnemann, intitulé : *Esprit de la doctrine médicale homœopathique*. Au docteur Gram revient l'honneur d'avoir communiqué aux lecteurs anglais les premières informations scientifiques sur le nouveau système. Cette traduction fut reçue comme un *mysticisme allemand* qu'on laissa tomber complètement dans l'oubli pendant plusieurs années.

« En 1827, John F. Gray président de la *société médicale* de New-York abondonna les doctrines allopathiques et adopta ouvertement les vues du vénérable Hahnemann. La défection du docteur Gray d'entre les rangs des allopathes, d'un homme de grands talents et d'une éducation accomplie, excita une étonnante surprise parmi les médecins avec lesquels il était en relation. Le docteur Gray était un homme résolu, d'un caractère énergique qui donna une impulsion toujours croissante à l'extension de notre école.

« En 1829, je devins moi-même tout-à-fait sceptique à l'endroit de la médecine ordinaire, et entraîné par une évidence irrésistible, j'eus l'audace de me ranger comme troisième adhérent aux *illusions germaniques*. Je fus bientôt suivi dans cette nouvelle voie par les docteurs A. Wilson , William Channing, J. Vanderburg, B. Dutches.

« En 1834, on organisa la société homœopatique de New-York dont le nombre des membres tant médecins que laïcs fut porté à 50.

« L'année suivante le docteur J. Sullivan se déclara partisan de l'homœopathie et publia une traduction du *précis* de Brunow avec *introduction.*

« A la même époque, je m'associai avec le docteur Gray pour la publication d'un *journal homœopathique* qui fut remplacé, au bout de quelques mois, par un ouvrage périodique, sous le même titre, publié par nos collègues de Philadelphie.

« De 1836 à 1838, les docteurs Curtis, Vanbeuren et Henri Paine se joignirent à nous ; aujourd'hui (1839) New-York compte onze praticiens homœopathes.

« Notre méthode se répand et triomphe de tous les genres de persécutions morales employés pour la combattre. Ses adhérents sont maintenant très-nombreux, et parmi les citoyens les plus instruits et les plus distingués. Un nouveau journal est en cours de publication et nous avons lieu d'espérer que dans peu de temps les hommes qui occupent *les places élevées* se verront obligés de descendre et de céder aux instances populaires en faveur de la vraie science. »

Depuis lors, c'est-à-dire depuis 1840, ses progrès ont été plus marqués encore. Hering, l'illustre Hering, auquel nous devons d'excellents livres classiques et la précieuse pathogénésie du *Lachesis trigono-cephalus*, s'est mis à la tête du mouvement et vient de fonder à *Allentown* un institut homœopathique pour l'instruction des jeunes médecins. Un journal extrêmement fécond, rédigé par G. Hull, rassemble et fait connaitre tous leurs travaux.

Le docteur Beach, l'ami d'Alibert, le célèbre inventeur du système spécifico-végétal, qui établit à New-York une acdémie médicale connue sous le nom de *Beach-collège*, vient d'adopter la nouvelle méthode, et d'entraîner dans sa défection une partie des membres de sa société.

Au nombre des missionnaires qui passent dans ces contrées transatlantiques, il en est quelques-uns qui vont répandre les bienfaits de notre méthode. Tel entre autres le père *Chazel*, jésuite du diocèse de Lyon, qui s'est livré à l'étude de l'homœopathie. Avant de quitter notre ville, il vint demander à mon père des remèdes et des conseils pour l'exercice de cet art qu'il compte pratiquer parmi ses fidèles sauvages, dont il sera ainsi, sous tous les rapports, le médecin et le bienfaiteur.

Il y a deux ans, nous eûmes l'avantage de recevoir le père Bayer, rédemptoriste américain, qui vint demander à la *propagation de la foi* des secours pour la colonie catholique de Baltimore. Ce zélé missionnaire a trouvé dans notre méthode médicale le moyen d'introduction et d'influence que les jésuites en Chine demandèrent aux sciences mathématiques. Il l'étudia auprès de notre habile confrère de Suisse, feu le docteur Siegritz. Grâce à ses bonnes leçons et Dieu aidant, le père Bayer est devenu un très-heureux praticien. Les Indiens le vénèrent à double titre ; les familles protestantes s'empressent de l'accueillir, et les âmes ne tardent pas à se confier à celui qui a soulagé le corps. Nous eûmes bien de la joie d'entendre ce pieux missionnaire raconter simplement comment notre méthode par sa grande efficacité lui avait été un puissant moyen de gagner les âmes à Dieu. Sous le point de vue scientifique général, nous annonçons avec bonheur le moment où la médecine de l'âme et celle du corps se mettront enfin dans les rapports intimes qui doivent exister naturellement entre elles ; où la médecine positive, la médecine spécifique aura tout-à-fait remplacé cette vieille école qui n'a cessé de reproduire d'âge en âge les diverses aberrations philosophiques et substitué le raisonnement à l'observation de la nature.

Le père Bayer nous donna les détails les plus satisfaisants sur les rapides progrès de notre doctrine en Amérique et sur l'immense développement qu'elle y a acquis depuis peu d'années. Environ la moitié des médecins, dans les grandes villes, s'adonnent à la pratique homœopathique et la plupart des familles opulentes se confient à leurs soins. Notre confrère le docteur Luther, qui vient de visiter ces pays, dit qu'on y compte en ce moment 600 praticiens homœopathes et que le peuple y est complètement familiarisé avec notre traitement. On pouvait prévoir ce résultat, car notre école ne rencontre dans les Etats de l'Union aucun pouvoir hostile. Sur le sol de la liberté, les vérités de tous genres prennent racine et prospèrent.

Irlande.

Depuis mon départ d'Irlande, l'homœopathie, introduite en ce pays par le docteur C. Luther, y a fait de rapides progrès, grâce au concours efficace des laïcs. L'esprit d'association que les Anglais appliquent à la solution des problèmes importants, à la propagation de toutes les découvertes utiles, ne pouvait faire défaut à notre méthode. Dès que ses bons résultats pratiques furent constatés, plusieurs notables habitants de Dublin s'empressèrent de seconder les praticiens homœopathes, d'abord en leur fournissant les fonds pour la création d'un dispensaire, plus tard en se constituant en une société destinée à répandre dans le public la connaissance des nouveaux procédés et à résister aux attaques des partisans de l'ancienne école. Cette société, sous la direction des docteurs Guinness, Charles et Gustave Luther, vient de publier une exposition populaire de la doctrine homœopathique, de son origine et de son histoire, d'où j'extrais les lignes suivantes qui donneront une idée de l'état actuel de notre méthode à Dublin et des espérances que nous pouvons concevoir pour son avenir.

« Lorsque l'homœopathie commença, il y a sept ans (1838), à se répandre dans ce pays, tous les hommes de l'art et la presque totalité des laïcs regardèrent cette méthode comme une de ces *folies fashionables* du jour, qui ne pouvait soutenir le plus léger examen et devait bientôt disparaître d'elle même. Le petit nombre de ses adhérents jugea convenable de ne rien entreprendre pour lui attirer l'attention publique, et de la laisser acquérir lentement, mais sûrement une position fondée sur les succès pratiques... Cette marche fut suivie avec calme et persévérance, malgré les attaques de plus en plus vives des médecins allopathes, jusqu'à ce que les partisans des nouveaux procédés, plus nombreux et plus convaincus, résolurent de vulgariser cette méthode et de faire participer le peuple à ses avantages. Dans ce but, ils fondèrent, en 1843, un dispensaire entretenu par des contributions annuelles. Les souscripteurs seuls ont le droit d'envoyer des malades, et malgré cette limitation, le nombre de ceux-ci a été tellement considérable, qu'on s'est vu souvent dans la triste nécessité d'en refuser une partie. Ce dispensaire, comme celui de Curie à Londres, publie le résultat des traitements.

« La fondation de cet établissement fut l'occasion d'un redoublement d'attaques et de virulentes critiques de la part des hommes de l'art (by a portion of the medical profession). Chacun s'attendait cependant, de leur part, à un examen solide, loyal et scientifique, propre à dissiper les doutes qu'une grande partie du public avait encore sur la valeur pratique

7

du nouveau système. Mais ces oppositions détestables (disgraceful attacks), eurent pour résultat de rapprocher plus étroitement les amis de l'homœopathie, et de les porter à établir une société pour la défense de la propagation de cette méthode. Cette société fut fondée le 10 avril 1845, jour anniversaire de la naissance de Hahnemann, sous le nom de *Irish homœopathic society*. Voici le but qu'elle se propose et qu'elle cherche à atteindre avec un zèle infatigable.

1° De répandre en Irlande des notions exactes sur la nature de la méthode homœopathique.

2° De mettre le traitement homœopathique le plus que possible à la portée des classes pauvres.

3° De fournir aux médecins les moyens de s'instruire dans la théorie et l'application de la nouvelle méthode.

4° De surveiller les intérêts généraux de l'homœopathie en Irlande, et de prendre sa défense partout où elle serait l'objet d'injustes attaques

Les principaux moyens pour atteindre ces buts multiples, sont :

1° La publication d'une exposition simple et populaire de l'homœopathie.

2° La traduction des œuvres de Hahnemann en anglais. (Ces deux premières conditions sont déjà remplies.)

3° La création d'un journal homœopathique.

4° L'établissement d'un hôpital.

5° La traduction des ouvrages importants concernant l'homœopathie, qui seront publiés à l'étranger et surtout en Allemagne. »

La société homœopathique irlandaise a donné une haute idée du talent de ses membres par le mérite scientifique et littéraire du premier ouvrage qu'elle a publié sous ce titre :

A concise view of the systeme of homœopathy and refutation

of the objection commonly brought against it. Ce livre développe, dans un cadre restreint, et cependant avec clarté, précision, abondance de faits et de preuves, l'histoire de la nouvelle école, ses caractères propres, ses différences d'avec l'ancienne médecine et son incontestable supériorité. On y lit l'intéressant exposé comparatif du résultat du traitement des deux méthodes dans les hôpitaux d'Allemagne.

Le *Concise-view* est, sans contredit, le meilleur des nombreux traités apologétiques publiés sur l'homœopathie. Il remplit parfaitement son but : point de théories abstraites, ni de polémique, ce sont des faits et des idées solides, également propres à instruire l'homme de l'art et à gagner les convictions des gens du monde. Ce serait rendre un service signalé à la nouvelle école, que de traduire en français et de répandre parmi nous cet excellent ouvrage. Du reste, la *Société Irlandaise* annonce une série de publications qui seront le développement des divers sujets traités en abrégé dans le *Concise view*.

Espérons que les préoccupations politico-sociales de l'Irlande ne ralentiront pas ce mouvement scientifique, et que ce pauvre pays ne sera pas privé plus longtemps du bienfait d'une médecine douce, efficace et peu dispendieuse.

Lorsque j'arrivai à Dublin, le docteur Luther venait d'en partir pour rendre visite à ses confrères homœopathes de Londres. Privé de tout objet relatif au but médical de mon excursion, je ne me hâtai point cependant de revenir sur mes pas. Un charme irrésistible me retenait sur ce sol illustré par une infortune séculaire. L'apôtre de la liberté, O'Connell, et ses meetings ; l'apôtre de la tempérance, le père Mathew, et ses triomphes m'y retenaient aussi, et l'attrait de parcourir l'intérieur d'un pays peu connu, que ses habitants croient pouvoir appeler *first flower of the earth*, *first gem of the sea ; la première fleur de la terre, la première perle de la mer.*

Dublin occupe le fond d'une vaste baie, qui le dispute à celle de Naples en dimensions et en gracieux contours. Largement séparés, deux promontoires sémilunaires s'avancent avec fierté au milieu des flots comme pour prolonger le domaine de l'île et former à la capitale une entrée digne d'elle. Le port pénètre au sein de cette ville en un grand canal, où se mêlent à l'onde salée, les eaux paisibles d'une rivière qu'on voit un peu plus loin serpenter humblement à travers les prairies. Le long de ce vaste canal, s'étendent à perte de vue deux lignes de quais entrecoupées de maints somptueux édifices ; mais c'est un panorama privé de vie. On est tout d'abord tristement impressionné de ce contraste. Quelques misérables vaisseaux épars dans le port regardent en silence les flancs élevés d'une douane gigantesque devenue déserte depuis longtemps. S'il n'y avait un service de bateaux à vapeur qui exportent les produits du sol, on ne verrait plus aujourd'hui vestige de mouvement commercial sur ces bords jadis florissants, embellis par la nature et par l'art. Capitale infortunée d'une nation opprimée, ton seul aspect raconte tes malheurs au voyageur qui passe.

Lorsque j'entrai à Dublin, O'Connell venait d'en sortir et les principaux agitateurs avec lui. Le révérend père Mathew recrutait alors au loin ses chevaliers de la tempérance. La vie politique, qui seule anime encore cette ville et l'agite de temps en temps, par accès fébriles, venait de s'y éteindre en ce moment, et je ne trouvai plus que le triste spectacle de ses langueurs et de ses misères, de beaux quartiers presque déserts, de longues suites de magasins fermés, l'empreinte d'un malaise profond répandu sur toute chose.

Je trouvai heureusement une source de distractions agréables dans la société de quelques membres du clergé catholique. C'est dans ce corps vénéré et populaire que tout étranger venant en Irlande pour apprendre à connaître l'état du pays, doit rechercher ses cicérones. La nation irlandaise et son clergé ne font qu'un ; leurs intérêts sont identiques; leur union est indissoluble. Elle s'est cimentée à travers des siècles de persécutions inouïes , pendant lesquels pasteurs et troupeau ont su apprécier leur dévouement réciproque. Les prêtres irlandais sont en toutes choses les directeurs du peuple. Ils se mêlent à sa vie domestique , qu'ils moralisent et sur laquelle ils savent répandre cette inaltérable et franche gaîté , caractère distinctif de l'enfant d'Erin. Ils gouvernent ses passions politiques , qu'ils font servir au maintien de la nationalité. Aussi n'y a-t-il pas de plus sûrs appréciateurs de la situation actuelle de l'Irlande. J'appris d'eux-mêmes les circonstances précises de l'intéressante crise d'aujourd'hui , qui se préparait alors et que les éloquentes paroles d'O'Connell ont depuis fait connaître au monde entier. Je reçus un accueil empressé de ces bons ecclésiastiques, entre autres , du curé de Saint-Nicolas , le révérend *O'Flanagan*. Ils consacraient les moments de loisir à me faire visiter la ville et ses monuments , à parler chaudement de leurs libertés naissantes, civile et religieuse , de l'avenir du pays , de son histoire , de leurs sympathies françaises , et des souvenirs du collége irlandais de Paris , où les principaux membres du clergé ont fait leurs études.

Dublin n'offrant point alors de sujet de distraction , je me hâtai de commencer mes excursions dans l'intérieur de l'île. Je visitai d'abord le côté nord-est, passant par *Belfast* jusqu'à la *chaussée des Géants* , merveilleux ouvrage de la nature. Qu'on se figure une immense quantité de colonnes en pierre , taillées à angles saillants , carrées , pentagones , hexagones , debout et appliquées les unes contre les autres par leurs faces respectives, sans se toucher cependant. Dans certains endroits leur sommet , toujours lisse et horizontal, forme une surface unie sur laquelle les intervalles qui les séparent dessinent une multitude de losanges ; plus loin, ces colonnes , arrivant à des hauteurs différentes , représentent en grand l'effet d'une cristallisation de bismuth. Dans ces anfractuosités anguleuses les ondes vertes de l'Océan se brisent sans cesse en mugissant et se résolvent en blanche écume. Quelques-unes de ces colonnes magiques, isolées de leurs compagnes , s'appliquent en longs pilastres contre les falaises élevées, plusieurs même s'en détachent entièrement pour se porter à trente ou quarante pieds au-dessus du sol. La pensée que les forces aveugles de la nature ont façonné elles-mêmes ces régulières constructions , que cet entrepôt de colonnes sortit jadis de son laboratoire , cette pensée, à la première vue de la chaussée des Géants, répand sur cette merveille un charme indicible , quelque chose de féérique. Il semble qu'un pouvoir surnaturel plane sur ces lieux. Quel puissant intérêt n'ont-ils point pour le géologue! Où voit-on ailleurs des cristaux de cette dimension monstrueuse, une substance homogène (¹) qui se cristallise diversement dans les mêmes conditions extérieures ? Mais ce qu'il y a de plus remarquable , c'est que ces colonnes sont composées de tronçons ou segments égaux entre eux, de 30 centimètres environ de hauteur, et simplement superposés les uns sur les autres , de manière qu'un homme de force moyenne peut facilement ébranler celui du sommet. Le caractère de l'industrie humaine est tellement empreint sur

(¹) C'est une espèce de grès noir, très-dur. J'en ai pris un échantillon.

ces productions, que les paysans des pays environnants les attribuent à un peuple de géants qui formaient ainsi ses routes, d'où le nom de *Giants causeway*, ou *chaussée des Géants*. Le fait est que cette aggrégation de colonnes ne se borne pas à ce qu'on en voit sur ce point de la côte septentrionale d'Irlande : elle se prolonge sous l'Océan jusqu'en Ecosse, où elle se termine en s'élevant au-dessus des eaux pour former la grotte célèbre de l'île *Staffa*.

La partie nord-est que je parcourais n'a d'irlandais que le sol; mal inspiré est le voyageur, qui venant en cette ile pour observer l'état et les mœurs de sa population, se dirige de ce maudit côté. Il y reconnaîtra une extension de l'Angleterre, une colonie de ses conquérants oppresseurs, qui s'est imposée à sa victime et se tient cramponnée sur elle comme un chancre malin. Loin d'y rencontrer le peuple qu'il cherche, il se trouvera au milieu de ses mortels ennemis, les orangistes venus sur les traces de l'armée victorieuse de Guillaume III, qui restèrent maîtres absolus du pays. La nationalité d'Irlande eût été détruite si la domination anglaise se fût établie partout comme dans cette partie nord-est. Par bonheur, elle fut généralement ailleurs superficielle, c'est-à dire politique, mais non sociale. Les conquérants restaient en présence d'une population indigène compacte, inassimilable par sa résistance morale, résolue à transmettre aux générations suivantes ses haines légitimes, et avec elles le germe toujours prêt à reproduire une nationalité complète. Dans le nord-est, au contraire, la population fut tout-à coup écrasée, sans retour, par les efforts de la race ennemie, qui sut imprimer son cachet propre jusqu'au fond du système social.   •

Ainsi, l'Irlande dans sa lutt e nationale, s'est laissé arracher les deux provinces de *Down* et d'*Antrim*. Là, règne l'abondance de Mammon; là , point d'*absentéisme*, les orangistes résident et le paupérisme se cache aux regards sous leur étalage de luxe. *Belfast*, la ville principale, se vivifie et s'embellit sous l'influence d'un commerce florissant ; les villes secondaires qui se pressent le long des routes offrent l'aspect d'un bien-être général et ce confortable de John Bull , si éloigné de la chétive existence des pauvres enfants d'Erin. Les campagnes cultivées en jardins, parcs, grands domaines aux produits variés, dédaignent de se couvrir trop uniformément de la vulgaire pomme de terre , cette ressource unique de la plupart des paysans irlandais. Mais, si l'aisance et les mœurs britanniques ont pénétré dans ces contrées, ce n'est pas sans y apporter tous les maux inhérents à cette société égoïste : la misère radicale des classes inférieures, et l'extinction de l'esprit de nationalité dans les masses.

Contre le premier mal on faisait alors grand cas d'un nouvel expédient philanthropique , l'établissement de *workhouses* , ou maison de travail. Ce sont de beaux et vastes édifices bien bâtis , qui font plus d'honneur au talent de l'architecte qu'à la science charitable du pouvoir civil. Pauvres et riches contribuent aux frais de construction et à l'entretien d'un personnel bureaucratique qui dévore une partie des revenus. Là , sont consignés pour un temps indéfini et soumis à un travail obligé , tous ceux qui ne peuvent se suffire à eux-mêmes ! Je n'eus pas le temps de visiter ces espèces de prisons, et ne peux dire quel en est le régime intérieur. Ce que j'appris des manifestations publiques, c'est que leur établissement est condamné par tous les anti-orangistes , et pris en horreur par les classes indigentes pour le bien-être desquelles on l'imagina. Ces workhouses , dont les philanthropes font tant de bruit , sont des moyens légaux

d'étouffer , sans pouvoir le détruire , le fléau du paupérisme .
Il faut que les droits et les goûts légitimes des pauvres gens
qu'on y retient soient vivement froissés, puisque ces malheureux n'y entrent le plus souvent que par force , et préfèrent
supporter en dehors les plus dures privations dans un pays
où la mendicité est sévèrement interdite et par conséquent
improductive. Il y a là ce vice inhérent au système de bien-
faisance anglais , dont j'ai parlé à propos de Londres, celui
d'être superficiel , de répondre mieux aux apparences qu'au
fond , de satisfaire les théories plutôt que les besoins réels.
Le paysan irlandais peut au moins, dans son triste logis ,
recevoir les consolations de son pasteur , et les secours d'une
main amie , quelque chétifs qu'ils soient, lui sont toujours
tendus. Mais radicale, absolue , bien lamentable, est l'infortune du peuple privé de l'Eglise, de cette bonne mère qui
cherche , sait trouver et soulager les peines de ses enfants.
Telle est la complète infortune de toutes les masses indigentes de sujets anglicans à Belfast, comme à Manchester, comme à Glasgow.

L'esprit orangiste exerce sur ces provinces du nord-est
une autre influence non moins funeste. Il y a éteint les sentiments de généreux patriotisme qui se manifestent aujour-
d'hui avec tant d'éclat sur tous les points du pays. Gardez-
vous d'exprimer à ces anglo-irlandais vos sympathies pour
le *libérateur* , vous amèneriez les expressions du mépris et de
la haine. Pour eux, c'est un perturbateur, digne objet de la
vindicte publique. Les préjugés de race et de religion cachent
à leurs yeux l'intérêt bien compris de l'île entière , et les
froides spéculations de l'égoïsme meuvent seules cette population hétérogène.

Cependant, à mesure qu'on s'éloigne de Belfast, en descendant vers le sud, on voit surgir le peuple national, dont

la présence se manifeste par les misérables maisonnettes en pisé çà et là semées dans les champs et par les jolies *chapels* en construction ou depuis peu édifiées, que, dans son zèle de réaction, il trouve le moyen d'élever dans chaque bourg où figure un élégant clocher hérétique. Il semble que de part et d'autre les influences se contre-balancent jusqu'à la rivière de *Boyne*, ce théâtre de nos revers en 1690, dont les eaux teintes alors de notre sang demandent encore réparation. Au-delà, on rentre dans le vrai pays irlandais, et l'on aperçoit de loin, en côtoyant le rivage de la mer, l'atmosphère enfumée et brumeuse qui recouvre la vaste enceinte de Dublin.

Je repartis bientôt de cette ville pour m'enfoncer dans les provinces du sud et de l'ouest, celles où domine la pure race irlandaise, sol battu par la foule des meetings, et dont les échos ont répété la puissante voix de l'agitateur. Je partis à pied, cessant ou poursuivant ma marche au gré d'une bien légitime curiosité. Mais rarement étais-je seul dans ces excursions pédestres. Presque toujours un habitant du pays, venant à faire la même route, m'accostait pour causer et me tenait compagnie aussi loin que possible. Que j'étais sensible à ces marques de bienveillante hospitalité, de cette aimable vertu des nations, dont il ne reste parmi nous plus vestige! Ici, un brave paysan, allant au champ voisin, son instrument sur l'épaule, s'approchait de moi et me contait ses espérances de récolte comme aussi ses petites misères et ses privations. Là, un voyageur à cheval ralentissait le pas de sa monture ou descendait, et me priait de monter à sa place, ou au moins en croupe, pour me reposer des fatigues de la marche, et sur mon refus, m'accompagnait à pied jusqu'à la prochaine station, discourant sur les particularités des lieux, les souvenirs qui s'y rattachent, et finissant par laisser épancher de son cœur patriotique l'expression de sa haine contre les Saxons, de ses vives sympathies pour la France, et la chaude énumération des services que son pays en a reçus, depuis les malheureuses tentatives de Louis XIV jusqu'au bon vouloir de Hoche et de Napoléon. Souvent c'étaient des gens de la classe inférieure, sans éducation apparente, qui me parlaient de la sorte. Combien donc est admirable la puissance de cet esprit national qui anime d'une même pensée, d'une même passion, tous les membres de ce grand peuple ! Tout Irlandais sait de quoi il s'agit, ce qui est à l'ordre du jour, quels sont ses griefs et ses droits, quelle est l'histoire de son passé, ce qu'il peut attendre de l'avenir. Que ne doit point espérer, de ces masses sages et instruites, leur glorieux agitateur ! Que ne doit point en redouter l'Angleterre !

Telles étaient les distractions ordinaires de ma route ; mais les haltes présentaient beaucoup moins d'agréments, car j'étais alors réduit au régime du paysan irlandais, qui à juste titre ne passe pas pour confortable. La pomme de terre forme la base à peu près exclusive de son alimentation. Sa récolte lui donne-t-elle l'espoir d'en manger à satiété tous les jours de l'année, alors ses désirs sont comblés ; dans sa misère, il ne fait pas d'autres vœux. Les plus fortunés y joignent l'usage du porc salé ; mais c'est là un luxe rare dont, pour ma part, je ne pus jouir qu'une seule fois. *La graisse de la terre* est enlevée à ce peuple et versée par-delà le canal Saint-Georges au *good humoured* et *rosy John Bull*, inventeur du *roastbeaf*. Chaque jour, du promontoire de Dublin, on peut voir les bateaux à vapeur arriver vides et repartir pour Liverpool couverts de légumes, de beurre et de fromage, de bœufs, de porcs et de volailles.

C'est en ce point de la tête que le vampire anglais, dont

les griffes enserrent le corps entier, suce incessamment le sang de sa victime. Rien n'entre en échange de cette perte quotidienne, car les propriétaires de ces produits agricoles, résidant en Angleterre ou sur le continent, y mangent le bénéfice de la vente. Mais la vigueur morale de ce peuple ne se laisse pas abattre sous tant de causes déprimantes. Tandis qu'on a toujours vu les pays profondément lésés dans leurs intérêts matériels perdre en population et dépérir, celui-ci se couvre de générations de plus en plus nombreuses, de moins en moins disposées à courber la tête sous le joug. Et non-seulement les ressources de l'agriculture lui sont enlevées, mais aussi celles de l'industrie : telle fabrication d'étoffe est prohibée, à telle autre on met les plus fortes entraves. L'exploitation des houilles indigènes lui est interdite, et les mines de tout genre sont livrées exclusivement aux sociétés anglaises. Jusque dans les entrailles de son sol, l'Irlande sent la main avide qui la dépouille. De là, plutôt que de l'antipathie de race et de religion, est née cette haine profonde que l'Irlandais transmet à ses enfants, cette agitation d'aujourd'hui, et le *rappel de l'union*.

Le pays présente un aspect très-varié, depuis les pittoresques *landscapes* de *Wicklow* jusqu'aux interminables tourbières, plaines immenses, dont le sol marécageux, enveloppé d'une atmosphère toujours humide, repousse également la culture et les habitations des hommes. En plusieurs endroits ces tourbières s'étendent à perte de vue sur une surface de plus de cent lieues carrées. Pas un arbuste, pas une chaumière n'y viennent distraire les yeux. Un ciel terne en forme l'horizon incertain ; habituellement il y pleut ; l'air rend à la terre l'humidité qu'il en reçoit. Les âpres beautés de l'hiver, les douces teintes et les parfums du printemps, l'éclat de l'été, les couleurs chaudes et variées de l'automne, ne pénètrent jamais en ces tristes lieux où semble régner, sur une couche mouillée et grisâtre, à l'abri du changement des saisons , le génie des brouillards, *spirit of the mist,* célébré par le barde écossais. Ce sont les ombres dans un tableau.

Du reste, sous· le rapport économique et agricole, ces tourbières sont dignes d'exciter l'intérêt. On ne peut s'empêcher d'y admirer la sagesse providentielle , qui accumula par le travail des siècles ces masses inépuisables de combustibles dans un pays pauvre en forêts. Les paysans en usent largement, et y trouvent une compensation à bien des privations ; si le pot-au-feu n'est pas très-restaurant, le foyer au moins répand toujours une bienfaisante chaleur. Mais il est fâcheux qu'ils ne sachent pas exploiter ces précieux dépôts, et que, bien loin d'étendre le domaine de la culture, ils en resserrent de plus en plus les limites en exploitant ces tourbières. En effet , au lieu d'enlever une couche d'un mètre environ de profondeur et de labourer cette surface nouvelle, comme on a fait en de rares endroits où l'on a obtenu de riches moissons, ils creusent indéfiniment (souvent à plus de quatre ou cinq mètres), jusqu'à ce que, l'eau des pluies et des infiltrations souterraines venant à occuper ces fossés, ils poursuivent à côté le même système d'exploitation, bordant ainsi ces pays à tourbes et les routes qui les traversent, de cloaques sans issues, dont les exhalaisons nuisibles éloignent les habitants et restreignent de plus en plus la surface cultivable. Il serait cependant facile d'obtenir des résultats opposés, en assurant un écoulement aux eaux. On obtiendrait, par ce moyen, des terrains immenses, d'une extrême fertilité, et qui sont aujourd'hui absolument improductifs ; car la dixième partie de leur étendue suffirait à fournir abondamment de combustibles des milliers de générations , d'autant plus que cette matière se reproduit sans cesse. Mais il faudrait pour cela les capitaux anglais, et cet état de choses reste inconnu en Angleterre , laquelle inonde les cinq parties du monde de ses *gentlemen travellers* , et n'en a pas encore envoyé en Irlande. Est-ce par haine, par prévention , ou bien par indifférence ?

Ce pays, oublié des visiteurs étrangers, offre une source d'investigations pleines d'intérêt pour les partisans d'une science nouvellement vulgarisée, je veux dire *l'archéologie*. Les provinces que je parcourus sont riches en vieilles ruines, dont quelques-unes remontent , à ce qu'on pense, aux temps reculés où les Phéniciens apportèrent en cette île la civilisation de l'Orient. De cette époque jusqu'à nous, chaque siècle y a laissé sa trace dans quelque noire masure. Longtemps inobservées, ces pages de l'histoire sont devenues depuis peu l'objet d'une étude active de la part des savants irlandais. Ce qui me frappa le plus, ce furent de hautes tours, isolées, minces et sveltes, semblables à de puissantes colonnes, pourvues d'une seule ouverture, porte ou fenêtre, pratiquée à quatre ou cinq mètres au-dessus de la base. Le pays est parsemé de ces tours, dont la singulière disposition commence à mettre en jeu la sagacité et la polémique des archéologues.

Les souvenirs des temps anciens ne se montrent pas seulement à la surface du sol , ils gisent encore enfouis dans ses profondeurs au milieu des tourbières. Dans la partie relativement exiguë qui a été creusée pour les besoins de la consommation , on a déjà trouvé une foule d'objets portant l'empreinte de l'industrie humaine , des morceaux de bois travaillés , des solives , des pièces de fer. De même que les cendres vésuviennes ont recouvert, pour conserver jusqu'à nos jours, les pénates d'une société antique, peut-être aussi les froides couches de tourbières irlandaises cachent-elles , à l'abri de l'atmosphère destructive , les témoignages d'une civilisation antérieure aux époques romaines , qui disparut peu à peu de ces lieux, et sur les restes de laquelle la tourbe s'étendit comme la mousse sur le tronc des vieux arbres.

Enfin , j'arrivai à Cork , grande ville très-peuplée , très-animée , bâtie avec la magnificence d'une capitale. C'est là que semble vouloir se former le foyer de l'activité nationale, religieuse et politique. L'enthousiasme du *repeal* y réchauffe toutes les âmes. Quand le *liberator* (¹) y fait ses entrées , ce qui est assez fréquent, la ville revêt ses habits de fête ; les banderolles , les drapeaux se déploient ; les fleurs sont parsemées, et les acclamations retentissent. C'est une vie propre que la présence d'O'Connell surexcite. Dublin semble , au contraire, un grand corps mutilé et affaibli, qui tombe en torpeur aussitôt que l'abandonne l'esprit qui l'anime : l'orateur du *Corn-Market.*

De Cork je me dirigeai vers l'extrémité sud-est de l'île , contrée inhospitalière et sauvage , dont les rives , profondément échancrées , laissent pénétrer jusqu'en son sein les lames écumeuses d'un océan toujours irrité. C'est sur le flanc d'un de ces promontoires avancés qu'est assise la demeure des ancêtres d'O'Connell. Le puissant agitateur s'y retire pour prendre du repos dans l'intervalle des sessions parlementaires, semblable au lion qui rentre en sa caverne pour aiguiser ses dents et ses griffes et s'élancer de là plus agile sur sa proie. J'approchai de son habitation sur la fin du jour, songeant à la manière de m'y présenter, lorsque vint à passer sur le chemin désert un bon curé de village, qui , surpris de voir une figure étrangère , arrêta son véhicule pour me

(¹) C'est ainsi que les Irlandais appellent O'Connel.

demander où j'allais. C'était un ami d'O'Connell, possesseur d'un excellent chien de course, et qui se rendait à *Darynanc-Abbey* pour une partie de chasse qui devait avoir lieu le lendemain. Il voulut bien me servir d'introducteur. O'Connell me reçut avec cette cordialité ouverte et brusque qui lui est familière. Vous venez voir une bête curieuse, me dit-il, soyez le bienvenu, et restez auprès de nous aussi longtemps qu'il vous sera agréable. C'est un homme de haute taille, robuste, à large poitrine, tel qu'on se le représente haranguant en plein air les populations immenses, et faisant battre les cœurs au son de ses mâles accents. Ses pommettes un peu saillantes, ses traits prononcés, sa tête forte, offrent le type de la physionomie nationale. Son aspect impose, au premier abord, par je ne sais quoi d'énergique et de sévère répandu sur toute sa personne. Mais, bientôt après, cette impression fait place à une vive sympathie et à des rapports d'agréable familiarité, produits par l'enjouement et la bienveillance de ses paroles. On ne peut se figurer une plus grande douceur de manière ; la bonté, la vigueur morale, l'intelligence, se peignent ensemble sur sa noble figure. En le voyant entouré de sa famille, on se représente ces illustres patriarches des temps primitifs au milieu de leurs enfants. Tout rappelle, en effet, les mœurs patriarcales en cette demeure d'O'Connell : —l'hospitalité généreuse qu'on y reçoit, l'abondance et le confortable des choses nécessaires à la vie, la présence de nombreux parents et amis du maître, l'amour et la vénération commune dont il est l'objet. Loin aux alentours, les collines et les vallées désertes lui cèdent leur gibier, les îles de la baie sont couvertes de ses troupeaux, et les barques amarrées au rivage sont à ses ordres pour lui fournir leurs filets pleins. Les repas répondent à ce qu'on doit attendre de ces faveurs de la terre et des eaux ; cependant on est sobre, surtout O'Connell, qui mange peu et boit moins encore.

Le soir du jour où j'arrivai, je causai longuement avec lui, surtout après le dîner, lorsque les dames eurent quitté la table et que chacun eut placé devant soi le bol de liqueur favorite, le *wisky*, mêlé d'eau chaude. Il se rappela avec émotion le souvenir de ses premières années passées en France, le combat de Jemmapes, auquel il prit part, encore enfant, en allant secourir nos blessés; puis il passa en revue l'histoire des relations de la France et de l'Irlande, me parla de l'état actuel de ce pays, des torts de l'Angleterre, de ses vœux et de ses espérances.

Le lendemain, jour destiné à une grande partie de chasse, à laquelle O'Connell se faisait un plaisir de me faire assister, le temps était pluvieux. Au lieu de cette récréation, toute la maison se rendit à la chapelle du château pour y entendre la messe, qui s'y dit plusieurs fois la semaine. Je fus édifié de la ferveur et du pieux recueillement d'O'Connell. Assurément, c'est au pied de l'autel de son Dieu qu'il puise cette énergie et cette sagesse qui lui ont valu de la part de ses concitoyens le beau titre de *libérateur* et la sympathie de tous les cœurs généreux.

Quelque bonne réception qu'on me fît à Darynane, je me hâtai cependant de prendre congé de mon hôte illustre pour pouvoir assister à un meeting monstre que le père Mathew devait réunir à Dublin sous peu de jours.

A mon retour, je passai par *Limerick*, grande ville de cent mille âmes et capitale de la province de même nom. C'est une contrée délicieuse, qui s'étend en plaine et se termine presque de tous côtés par des chaînes de collines qui y entretiennent une température douce et égale. La population y est admirable : les hommes sont en général grands et bien faits, et les femmes extrêmement belles ; celles même qui travaillent aux champs, celles que la misère opprime, ne perdent point la délicatesse de leurs traits et cette grâce de manières qu'on ne trouve chez nous que dans la société bien élevée. Ces dons de la nature sont le résultat, sans doute, des excellentes mœurs qu'on dit régner dans ce pays, et qui ne peuvent manquer, après un certain nombre de générations, d'influer favorablement sur la beauté des formes.

Limerick est lié à Dublin par un canal qui coupe l'île en deux parties à peu près égales. Sur son parcours, non loin de Limerick, on entre dans les eaux du puissant Shannon, grande rivière dont les rives, en certains points, s'écartant l'une de l'autre à plusieurs lieues de distance et se relevant en collines boisées, rappellent les paysages du lac Léman. Au sortir du fleuve, on reprend le canal, qui poursuit sa route au milieu de ces tristes et interminables tourbières qui forment sur toute la face de l'île un déplorable contraste.

Le lendemain du jour où je rentrai à Dublin, eut lieu le meeting du père Mathew. Il y fut reçu de 20 à 25 mille nouveaux membres de l'association de tempérance. Le père Mathew, sur un perron élevé, récitait à haute voix la formule du serment que répétait ensuite une brigade de postulants disposés en ligne droite devant lui, avec banderolles et drapeau déployés. Des médailles leur étaient distribuées, puis ils se retiraient pour faire place à un autre bataillon. Chaque fois l'apôtre de la tempérance faisait une vive allocution sur les avantages de la sobriété et les devoirs de l'association avec une intarissable fécondité d'idées et d'expressions ; les longues rangées de *teatotalers* témoignaient par leur joyeuse contenance du bonheur d'avoir prêté ce serment salutaire. Quel spectacle étrange et nouveau ! un peuple entier, livré à l'habitude la plus abrutissante, la plus tyrannique, secoue

instantanément ces lourdes chaînes à la voix d'un seul homme !
Les remontrances particulières, les propres réflexions, les
leçons de la misère ont en vain agité ses remords, et voilà
qu'il vient par milliers déposer au pied d'un ministre des
autels l'assurance de cette victoire remportée sur le vice. Non
seulement il renonce à l'excès, mais encore à l'usage des
boissons énivrantes, et jure une tempérance radicale, absolue, perpétuelle, et ce mouvement de régénération morale
ne se produit pas dans l'île seule, mais aussi parmi les populations irlandaises disséminées sur la face du globe, en
Angleterre, en Amérique, aux Indes, et non-seulement chez
les Irlandais, mais encore chez les Anglais, chez les protes-
tants comme chez les catholiques, dans la classe élevée comme
dans la classe moyenne, comme dans le bas peuple soumis
aux rudes travaux des champs et des fabriques, et chacun
reste fidèle à son serment. Je pus m'en assurer dans mes
rapports multipliés avec les habitants, et, du reste, l'abandon
des cabarets qui se ferment de toutes parts, et l'énorme diminution dans les impôts sur les boissons, attestent les progrès
de cette réforme. Quoi de plus admirable que cette coalition
d'une nation entière contre le vice ! A quelle époque l'histoire
de l'humanité a t-elle enregistré des événements de ce genre ?
L'esprit de Dieu est dans cette œuvre, dont le but providen-
tiel se montre aux yeux des moins clairvoyants. Les Irlandais, à l'exemple des populations septentrionales, et plus
qu'aucune d'elles, étaient depuis des siècles adonnés à l'abus
des liqueurs spiritueuses. *The dew of the mountain,* la rosée
des montagnes (c'est ainsi qu'ils appellent une eau-de-vie de
grain très-concentrée), formait pour eux le produit national
par excellence, célébré dans les chansons populaires. La
prompte ivresse qu'il amène endormait, chez ces malheureux, le sentiment de leur misère. Cette brutale passion souil-

lait, étouffait, allait en détruisant les belles qualités de ce peuple, ses généreux instincts, son amour de la liberté, sa foi vive. Au moment où toute sa sagesse et sa vigueur morale venaient d'être requises pour l'œuvre de son émancipation entreprise par O'Connell, ce vice général d'intempérance se montra comme un obstacle invincible. Une révolution légale exigeait des masses sobres, prudentes et soumises. C'est alors que la Providence suscita un vénérable prêtre irlandais, qui reçut du chef de l'Église l'autorisation de se livrer à ce genre d'apostolat. Le père Mathew prépare à O'Connell un peuple capable de l'entendre et digne de le suivre; ces deux grands hommes offrent au monde un spectacle inconnu jusqu'à ce jour.

CHAPITRE IV.

DE L'HOMŒOPATHIE A ROME ET A NAPLES.

SOMMAIRE. — Départ de Lyon. — Marseille et le docteur Chargé. — Arrivée à Rome. — Introduction de l'homœopathie dans cette ville. — Docteur Centamori. — Des fièvres intermittentes. — Hôpital del' Spirito. — Les docteurs Braün et Wahle. — Observations cliniques sur les doses des remèdes; de l'emploi des *globules*. — Situation actuelle de l'homœopathie. — Arrivée à Naples. — Introduction de l'homœopathie dans cette ville. — Le docteur Necker. — L'homœopathie à l'académie royale, — Le professeur Tomassini. — Constitution pleurétique. — Les médecins homœopathes obtiennent une clinique publique. — Querelles médicales. — Résultats de la clinique. — Harmonie rétablie entre les praticiens des deux écoles. — Les docteurs Romano, Mauro, Severin. — Des doses, de la répétition des remèdes et de l'*aggravation homœopathique*.

Rome.

Quelques mois après mon retour d'Angleterre, je quittai Lyon pour étudier l'état actuel de la nouvelle école en Italie et en Allemagne.

En passant à Avignon, je m'arrêtai quelques heures pour visiter un praticien très-recommandable de cette ville, le docteur Béchet, que nous avions vu l'année précédente à Lyon où il était venu prendre la défense de nos doctrines dans la IXe session du *Congrès scientifique de France*. Le lendemain, j'étais à Marseille dont je parcourais la large Cannebière, tout préoccupé de ce voyage qui devait décider de mes convictions médicales. J'allai me distraire de ces émotions auprès de l'un de nos confrères marseillais, le docteur Chargé, secrétaire alors, puis président de la Société de médecine. C'est l'un des homœopathes les plus connus de France. Notre méthode lui doit un bon livre (¹) et la considération dont elle jouit à Marseille où, plus que tout autre, il a contribué à la répandre dans la classe élevée. Il me fit l'excellent accueil que je reçus aussi de tous nos confrères dans le cours de mes excursions : confraternité vraie, qui trop souvent n'existe que de nom chez les partisans de l'ancienne école, et que le besoin de secours mutuels, la défense commune et l'unité de doctrine ont fait naître et cimentent parmi les homœopathes de tous les pays. Je regrettai que le temps ne me permît pas de voir les docteurs Rampal et Solier. Ce dernier a publié en 1838 un bon Mémoire intitulé: *la Vérité sur l'Homœopathie.*

Le 1er mars, je m'embarquai sur le *Ramhsès*, bateau à vapeur de l'État, qui partait pour longer les côtes orientales de la Méditerranée : sans égard pour les flots agités de cette mer toujours courroucée à l'approche des équinoxes, au lieu d'aller à Vienne par Milan, Venise et Trieste, je me laissai emporter du côté de Rome.

A cette époque de l'année, où le soleil est déjà vif et l'horizon pur dans cette heureuse latitude, la longueur du

______

(1) *Études médicales*, ou Mémoire en réponse aux accusations portées contre la doctrine médicale homœopatique. Paris, Marseille, 1838.

trajet de Marseille à Civita-Vecchia disparaît par la contemplation des scènes de la mer et de la gracieuse variété des jeux de la lumière avec les eaux. Le second jour on longe de près la côte de Toscane, qui fuit rapidement et déroule à la vue ses collines déjà verdoyantes parsemées de villas, et ses rives où se balancent les barques de pêcheurs aux voiles blanches longuement anguleuses. Le matin du troisième jour on put mettre le pied sur le sol romain.

Nous envahîmes la baraque roulante d'un *veturino* qui, malgré nos menaces, nous planta au milieu de la route vers le milieu de la nuit. Notre compagnie était du genre de celle que l'on trouve dans ces endroits : un prêtre italien, des peintres français, des moines, des Espagnols en quête de permis de mariage, et pleins d'une reconnaissance fort équivoque pour l'auteur de leur voyage, le duc Espartero. Je me trouvais au milieu d'eux de plus en plus excentrique avec mes idées d'étude médicale ; je me faisais l'effet d'un artiste allant étudier les beaux arts à la faculté d'Edimbourg ou les sciences à Manchester.

Dès que le matin eut ouvert les yeux de notre coquin de voiturin, la caravane se remit en mouvement. Bientôt, comme un point dans le lointain, nous apparut le dôme de Saint Pierre : peu à peu il grossit et domina majestueusement cette campagne de Rome. A cette vue on ne peut résister à de vives émotions. Salut, centre du monde catholique ! ô toi qui préparas par les armes l'unité des peuples pour les guider par la foi ! ville immortelle, autour de toi s'enroule l'histoire des temps passés et nos futures destinées. Combien tout grandit en ta présence ! que ta campagne est éloquente dans sa solitude nue ; ta terre ocrée semble rougie par la rouille des vieilles armes et le sang des peuples qui ont passé sur elle ! Dès-lors je fus tout entier à Rome,

à ses merveilles et à ses souvenirs. Je trouverai mieux ailleurs pour étudier ce qui fait le but de mon voyage, me di-
sais-je ; c'est donc vers la fin de mon séjour que je cherchai
à me mettre au courant de l'état de l'homœopathie dans cette
ville.

L'application de la découverte hahnemannienne à la pratique médicale date, à Rome, de peu d'années ; l'on ne peut
même lui faire honneur de cette adoption tardive, qui lui fut
pour ainsi dire imposée par des médecins venus du dehors.
Rome, malgré le grand souvenir de Baglivi, est une ville
trop morte aux sciences naturelles et médicales, trop indif-
férente à ce qui s'y rattache, trop préoccupée par des questions d'un autre ordre, pour qu'on puisse espérer d'y voir se
produire le développement spontané de la nouvelle méthode
dont nous avons été témoin dans plusieurs autres contrées.

Vers 1827, le prince Esterhazy, ce puissant seigneur autrichien dont les domaines réunis formeraient un petit royaume, et les serviteurs une belle armée, voyageait en Italie
accompagné d'un médecin homœopathe, le docteur *Kinzel*.
En passant à Rome, il le laissa dans cette ville où il devait
attendre son retour. Kinzel employa ce temps à pratiquer et
à populariser l'homœopathie. Il réussit par d'heureuses cures
à faire connaître avantageusement cette méthode, et lorsqu'il
repartit avec le prince, il avait déjà préparé le terrain à d'autres tentatives de propagation. Quelques années s'écoulèrent
avant que cette seconde impulsion fût donnée ; elle vint de
Naples, ville qui, depuis 1821, jouit des bienfaits de l'art
nouveau. Ses plus illustres praticiens homœopathes, De Horatiis, Mauro, Romani, passèrent successivement à Rome
dans leurs voyages au nord de l'Italie. Instruits de leur arrivée, les nombreux clients de Kinzel, qui désiraient être

traités par sa méthode, les retinrent chaque fois plusieurs jours et continuèrent ensuite le traitement par correspondance. Romani fut assez heureux pour effectuer quelques-unes de ces cures brillantes qui suffisent pour établir la réputation d'un médecin ou d'une méthode.

Un homœopathe, résidant à Rome, était dès-lors nécessaire : cette position avantageuse fut occupée par le docteur Centamori, qui devint gendre de Lucien Bonaparte. Un autre romain, le docteur Luizi, suivit son exemple, mais toutefois sans renoncer entièrement aux procédés allopathiques. Une troisième acquisition fut celle du docteur Simbaldi qui, plus tard, abandonna Rome pour se perfectionner ailleurs dans cet art difficile. C'est aussi ce que fit Centamori : il se rendit auprès d'Hahnemann, à Cöthen, pour acquérir le talent pratique que les livres ne donnent pas. De retour à Rome, il y reprit avec assurance l'œuvre de propagation commencée par Kinzel et continuée par les médecins napolitains. Il suit en pratique la direction tracée par les préceptes de Hahnemann avec quelques légères modifications concernant le *choix* et *l'administration* du remède ; il se dirige dans le choix, moins par l'ensemble des symptômes, que par les symptômes caractéristiques. Pour ce qui concerne *l'administration*, il répète souvent le remède et ne se laisse pas arrêter par les modifications qui surviennent ; il emploie de préférence les hautes dilutions, mais il fait usage suivant les cas de toute la série des préparations depuis la première jusqu'à la trentième. Jamais il n'emploie les *substances* en nature.

Le genre d'affections contre lesquelles il a obtenu le plus de succès est celui des fièvres intermittentes. Ces fièvres règnent à Rome pendant l'été ; elles compliquent alors plus ou moins tous les états morbides et leur donnent un caractère de périodicité. Dès l'entrée de la saison chaude, tous

les bourgeois aisés et indépendants, se retirent en lieu sûr,
vers les hauteurs de Tivoli, de Frascati, ou sur le penchant
boisé des collines d'Albano. Alors le grand hôpital *del Spirito*
est encombré de fièvreux qui y forment les 9/10 des malades,
au dire des médecins allopathes qui me firent visiter ce bel
établissement. On peut juger de la masse de quinquina qui
s'y consomme, en sachant qu'on a fait venir d'Angleterre
une machine à triturer, qui livre par jour une moyenne de
80 livres de quina en poudre fine, quantité absorbée par
l'hôpital dans les 24 heures. Ceux qui désirent observer les
effets pathogénétiques de ce médicament, tels qu'hydropisie,
asthénie, engorgement du bas-ventre, gonflement de la rate,
ne peuvent trouver un lieu plus favorable. Chacun sait que les
fièvres intermittentes ne revêtent pas toutes le même caractère et qu'elles ne sont point toutes guéries par le quinquina.
Cependant les praticiens allopathes s'occupent fort peu de chercher à distinguer les fièvres qui réclament ce moyen de celles
qui exigent l'emploi d'un autre spécifique. Ils administrent
le fébrifuge dans tous les cas indistictement ou ne l'administrent pas du tout, seule modification que l'expérience leur
ait fait adopter. Alors donc qu'ils font usage du quina dans
les cas où il ne convient pas, cette substance développe ses
effets toxiques. Ne voyant pas de résultat curatif, le praticien augmente la dose et avec elle le mal qu'il produit. Cette
action funeste altère souvent d'une manière profonde et durable des constitutions jusque-là saines et vigoureuses. En
quittant Rome, je causais avec notre postillon, jeune homme
de 20 ans, grand et robuste qui me dit avoir été obligé de
rester deux ans à la campagne dans un entier repos pour se
remettre des suites d'un traitement par le quina qu'on lui
avait fait subir à l'hôpital. Il était réduit à un état d'extrême
amaigrissement et faiblesse avec engorgement splénique. Il ·

y a longtemps que *Ramazzini* a écrit dans son traité *de abusu chinœ-chinœ.* : Aliquæ febres intermittentes licet mitescunt, hoc febrifugæ exhibito sæpissime redeunt et ad multos menses contumaciores perstant hinc posteà habitus cachetici fiunt et dispositiones ad hydropem. » Reconnaissant que le quina est loin d'être le spécifique de toutes les fièvres, on fit des essais avec une autre substance, l'*arseniate de potassse* laquelle, bien entendu , fut administrée comme le quina indistinctement à toute la rangée de malades destinés à cette *expérimentation.* Quelques cas étaient de nature à céder au nouveau remède et cédèrent en effet; mais on y renonça entièrement pour revenir au fébrifuge ordinaire, lequel fournissait le plus grand nombre de guérisons. Le praticien homœopathe qui connaît les caractères propres à l'arsenic et au quina etc. , emploie l'un ou l'autre de ces médicaments, dans les genres de fièvres qui leur conviennent. L'allopathie ignorant les propriétés médicamenteuses, se laisse guider par un aveugle empirisme. Elle a reçu le quina des mains des sauvages et l'administre par routine , attendant que le hasard lui donne d'autres fébrifuges pour les cas où l'écorce péruvienne n'est pas applicable. Et ainsi de tous les médicaments et de toutes les médications. Que le bon sens public juge enfin la valeur d'une pareille école médicale.

Centamori a trouvé que la *nux v.* est le remède le plus souvent indiqué dans les fièvres intermittentes à Rome.

L'hôpital del Spirito possède un musée d'anatomie physiologique et pathologique remarquable par ses spécimens nombreux et variés de hernies et d'anévrismes. On y voit une pièce qui peut expliquer la cause des superfétations sur laquelle on est peu d'accord; c'est un utérus et un vagin double. Cette curieuse pièce a été fournie par le docteur Benedetto Viale, médecin allopathe très-estimé pour l'excellente direction qu'il a su donner aux hôpitaux soumis à sa surveillance. Je ne puis ici rappeler son nom sans y joindre l'expression de ma reconnaissance, pour le bienveillant intérêt qu'il me témoigna pendant mon séjour à Rome.

Pendant ces dernières années, deux médecins allemands ont définitivement popularisé l'homœopathie dans Rome. Grâce à leurs talents et à la considération dont jouit Centamori, notre méthode y a pris une assiette solide et une grande importance. Ces deux allemands sont les docteurs *Wahle* et *Braün.* Celui-ci est établi à Rome depuis 1833. Il y arriva à cette époque, accompagnant l'ambassadeur du roi de Prusse en qualité de médecin ; mais là, distrait par les objets d'art, les chefs-d'œuvre antiques qui le passionnèrent, il laissa bientôt de côté médecine et malades pour se livrer tout entier à son goût favori : mais il arrive souvent que plus on évite la clientelle, plus ardemment elle vous recherche. Braün fut pour ainsi dire contraint de se consacrer de nouveau à la médecine. Je le trouvai cependant dans son cabinet, entouré de bronzes et de bas-reliefs et partageant son temps entre Samuel Hahnemann, Canova et Raphaël. Sa position indépendante lui permet de donner à la pratique homœopathique une haute considération, en maintenant la dignité de l'art si souvent compromise par les nécessités de la vie.

Le docteur Wahle vient de Leipsig où il a été disciple de Hahnemann qui l'a proclamé un de ses meilleurs élèves. C'est pour Rome une acquisition précieuse, que cette ville n'apprécie peut-être pas encore à sa valeur. Wahle est un des homœopathes qui possèdent les plus vastes connaissances en matières médicales. Il a fait de nombreuses expérimentations. Chacun connaît sa pathogénésie de la *Créosote* qui est insérée dans nos manuels et répertoires. Sa collection de substances médicamenteuses, dont il a essayé sur lui-même une

grande partie, est la plus complète que l'on puisse trouver.
Elle compte au-delà de 400 substances, ce qui surpasse d'un
quart environ celles qui nous sont connues et dont nous faisons usage. Lorsque j'étais à Rome, il s'occupait de la pathogénésie de la *sepia* qu'il a pris à cœur de compléter et de perfectionner. Il eut l'obligeance de me donner un bel échantillon de ce suc concrêt. Du reste la sépia des pharmacies
homœopathes qui fournissent tous les praticiens d'Europe,
vient de Wahle.

Lorsque je me trouvai à Rome, Wahle n'y était que depuis un an environ; alors peu connu, il avait le loisir de
se livrer à ses travaux scientifiques; mais aujourd'hui il
paraît être absorbé par une clientelle immense. Je lisais cinq
mois après avoir quitté Rome, dans la gazette de Carlsruhe
du 17 septembre 1842, qu'un homœopathe nommé Wahle,
originaire de Leipsig, jouissait à Rome d'une grande réputation, etc.

Le 22 novembre 1844, on lisait dans le journal général
allemand (*Deutschen allgemeine Zeitung*, n° 327) : « La mé-
« thode homœopathique a obtenu ici (à Rome) un triomphe
« complet sur ses adversaires, les partisans de l'ancienne
« école. Leur doyen, le docteur Lupi, était parvenu à per-
« suader le pape qu'il importait d'interdire aux homœopa-
« thes la libre distribution des remèdes. Le docteur Wahle,
« dont les nombreux et brillants succès ont donné à l'homœo-
« pathie sa popularité actuelle, fit en vain valoir ses privi-
« léges d'étranger et l'influence d'un de ses protecteurs,
« l'ambassadeur hollandais, baron Liederkerke. Enfin, le
« pape mieux instruit du mode de préparation des remèdes
« homœopathiques et sollicité par quelques nobles familles
« romaines, rendit à Wahle le droit de distribution. Depuis
« lors notre compatriote a vu s'étendre considérablement le

« cercle de sa clientèle, et le couvent des jésuites au *Jesu*
« vient de l'adopter comme médecin, en lui accordant des ho-
« noraires doubles de ceux qui étaient alloués à son prédé-
« cesseur allopathe. »

Par ses énergiques protestations contre la défense de distribuer les remèdes, et grâce à la protection de plusieurs pré-
lats éminents, il est parvenu à rendre inexécutoires les ordonnances sévères publiées à ce sujet par les municipalités de
Rome et de Bologne.

Tel est le personnel de notre école à Rome. Il est plus important que je n'avais cru d'abord, et j'ai beaucoup regretté
de ne m'en être convaincu que sur la fin de mon séjour.

Autour de ces trois maîtres, se groupent aujourd'hui quelques jeunes médecins nouvellement sortis de la faculté. C'est
sur cette génération que l'homœopathie fonde son espoir d'un
avenir brillant et durable ; car les anciens praticiens semblent
vouloir rester inébranlablement attachés à leur vieille routine.

Le docteur Wahle n'a cessé d'entretenir des rapports scientifiques avec ses confrères allemands. L'intérêt qu'on doit
attacher aux études cliniques de cet habile praticien m'engage à rapporter ici quelques-unes de ses observations. Voici,
entre autres, ce qu'il a récemment écrit aux homœopathes de
Leipsig :

« Deux circonstances météorologiques occasionnent beaucoup de maladies à Rome : en hiver, la tramontane, bise
froide, incisive, qui contraste d'une manière fâcheuse avec
la température habituellement douce, et qui en été répand à
flots l'air brûlant d'Afrique, relâche les fibres musculaires
et trouble les fonctions des organes abdominaux. Le traitement homœopathique dissipe en général assez facilement ces
malaises, qui se changent souvent en affections graves entre
les mains des praticiens allopathes. En effet , ils ne savent

opposer que les larges émissions sanguines à la phlogose qui résulte de ces brusques changements de température et de l'action excitante du vent du nord. Ils débilitent ainsi l'économie et la prédisposent toujours à l'atteinte des maladies chroniques. Avec *acon. bellad. bryon. phosph.* ou *rhus*, suivant les cas, nous faisons aisément disparaître ces états inflammatoires et prévenons leurs suites. En été, les médecins ordinaires cherchent à ranimer, au moyen des excitants purgatifs (huile de ricin, crème de tartre) les fonctions gastriques affaiblies par la surexcitation cutanée, méthode qui amène trop souvent de dangereuses irritations gastro-intestinales. Le disciple de Hahnemann, sans faire courir à ses patients les moindres chances fâcheuses, leur rend toute l'énergie des fonctions digestives avec quelques doses *d'antimonium crud. borax, ipeca. bryo. pulsat. natrum.*

« Sous le rapport des doses, je suis resté fidèle aux premiers errements de ma pratique : je fais usage, suivant les cas, du remède en substance ou de la 30me dilut. et de tous les degrés intermédiaires. Rarement j'administre les deux préparations extrêmes. Je m'en tiens, de préférence, de la 3e à la 18e. C'est cette méthode qui me donne les meilleurs résultats.

« Dans les affections chroniques, je ne débute jamais par les basses dilutions.

« Il est rare que je procède de bas en haut. Depuis plusieurs années, j'ai fait des essais pour chercher à reconnaître s'il valait mieux commencer par donner les préparations inférieures pour monter ensuite, que d'employer d'abord les plus hautes pour descendre graduellement. Ce dernier procédé m'a paru le plus efficace, bien qu'il soit en contradiction avec l'opinion que plusieurs ont émise et que j'ai partagée moi-même autrefois sur le développement de la vertu médicamenteuse par l'opération du diluement. Suivant cette

doctrine, lorsque la dilution 6ᵉ, par exemple, n'avait pas agi
suffisamment, il fallait en venir à la 12ᵉ. On ne peut nier
que cette manière de faire ne soit quelquefois utile ; mais le
plus souvent il faut suivre la marche opposée et descendre
successivement jusqu'à la 3ᵉ trituration ou 6ᵉ dilution. Lorsque ces doses n'ont pas agi — supposé la substance de bonne
qualité et l'absence de circonstances neutralisantes, — c'est,
à mon avis, que le remède était mal indiqué. Il est inutile de
recourir alors aux préparations inférieures, elles ne seraient
pas plus efficaces. A ces divisions (3ᵉ tritur., 6ᵉ dilut.) le
médicament homœopathique développe tous les effets qu'il est
susceptible de produire. » (Wahle ne nie pourtant point qu'en
certains cas les dilutions très-élevées ne jouissent d'une plus
grande efficacité thérapeutique ; il soutient seulement que
dans la thérapie homœopathique, les substances ou teintures
n'ont aucune propriété que ne possède à un degré égal et
même supérieur les premières divisions. Cette opinion est
aujourd'hui généralement admise).

« Après avoir administré un remède avec succès, il n'est
pas rare de voir survenir un état de *statu quo* où l'affection
morbide ne change ni en bien ni en mal ; il convient alors
d'administrer une dose d'une dilution très-élevée. Il en résulte
d'ordinaire une stimulation favorable, une plus grande impressionnabilité à l'action des préparations basses et moyennes.
Autrefois, en pareil cas, nous étions dans l'habitude d'attendre patiemment l'effet thérapeutique, et nous perdions
ainsi un temps précieux. On avait des préjugés analogues
sur la répétition ; depuis plusieurs années je répète indistinctement tous les remèdes très-fréquemment, et j'en obtiens
plus de succès. Suivant les circonstances, je répète de une à
quatre fois par jour, ou seulement tous les deux ou quatre
jours (cela dépend en grande partie de l'acuité du mal).

« Depuis que je suis à Rome (quatre ans), je ne me suis vu qu'une seule fois dans la nécessité d'employer les teintures-mères : c'était dans un cas d'hydropisie des plèvres et du péricarde avec des indices d'hémiplégie chez un sujet torpide qui guérit.

« Le plus grand nombre de mes malades sont des gens atteints d'affections invétérées contre lesquelles l'art ancien a épuisé ses ressources. Toutes les fois que les altérations organiques n'étaient pas trop prononcées, j'ai été assez heureux pour obtenir la guérison, quoique je les ai tous traités avec des *globules* imbibés des dilutions moyennes (de 3 à 18) ; rarement j'administre une à deux gouttes sur du sucre ou dans une cuillerée d'eau. Quant aux globules, ils n'ont pas d'avantage propre, mais ils sont fort commodes : il faut qu'ils soient fraîchement préparés, récemment imbibés et friables. Les globules durs, préparés avec une trop forte proportion de farine, ne se laissent pas humecter et pénétrer facilement. Ils sont entièrement à rejeter ; il ne faut pas être scrupuleux pour le nombre, peu importe qu'on en donne deux ou trois, ou une douzaine *pro dosi* ; le malade n'en éprouve pas de fatigue. On a échoué dans bien des cas où la guérison eût été possible, et nui considérablement à notre méthode par l'usage de globules mal préparés, durs, vieux et rances. »

Naples.

J'arrivai à Naples dans la première semaine d'avril. Un ciel d'Ecosse, un air brumeux, le froid, la pluie m'accueillirent, et jusqu'à la fin de mon séjour, couvrirent ce beau pays d'un voile sombre. Il y avait harmonie avec le but sérieux de mon voyage. Je pus donc m'y consacrer sans distraction, et voir sans impatience le Vésuve mêler tristement aux brouillards sa fumée blanchâtre, un ciel gris se confondre avec une mer opaque et les collines de Pausilippe encore dépouillées de verdure, se détremper dans les eaux de la pluie.

Naples, sous le rapport de l'homœopathie, est à l'Italie, ce que Leipsig est à l'Allemagne. C'est la première des villes italiennes où cette méthode ait été introduite ; c'est dans son sein qu'elle a pris d'abord une position solide, et c'est de là qu'elle s'est propagée dans toutes les contrées de la presqu'île. Ses praticiens zélés ont vigoureusement secondé l'impulsion donnée par les circonstances et se sont acquis un beau titre de gloire pour l'époque où la réforme médicale triomphante de ses adversaires apparaîtra au monde comme une des plus importantes découvertes des temps modernes.

Naples est aujourd'hui bien pourvue de praticiens homœopathes, et leur nombre va croissant avec les besoins de la population. Mais ce n'est point tout d'abord que cet état prospère s'est établi, et ceux qui en jouissent maintenant en paix ont eu de pénibles luttes à soutenir.

De l'invasion du royaume de Naples par l'armée autrichienne, en l'année 1821, date l'introduction de l'homœopathie dans ce pays. Les baïonnettes allemandes amenèrent, par compensation, la réforme médicale avec le rétablissement du *statu quo* politique. La nouvelle méthode a toujours compté, parmi les médecins militaires au service de l'Autriche, un grand nombre de partisans : partisans secrets, il est vrai, réduits au silence et à l'inaction par la surveillance et l'opposition du conseil médical supérieur. Mais cette armée d'invasion était, jusqu'à un certain point, hors de l'atteinte de ce conseil hostile ; elle était d'ailleurs commandée par le baron Köller, protecteur éclairé de l'homœopathie. Les disciples de Hahnemann ne rencontrant plus d'obstacles à la libre manifestation de leur opinion cherchèrent à la faire prévaloir avec l'ardeur d'un zèle longtemps contenu, mais ils avaient peu de succès au milieu de populations étrangères et malveillantes à leur égard.

Une impulsion plus efficace fut donnée bientôt par l'arrivée de Necker de Melnick, médecin du général en chef. Necker avait l'avantage de ne pas appartenir à l'armée et de posséder la langue du pays. C'était un esprit calme et réfléchi, qui laissait voir le praticien observateur plutôt que le propagateur de système. Ses qualités personnelles et sa haute position captivèrent la confiance de plusieurs familles napolitaines ; la nouveauté des procédés thérapeutiques et la guérison de plusieurs malades laissés comme incurables lui valurent, en peu de temps, une immense popularité. Pour justifier cette confiance publique il se fit alors recevoir docteur à la faculté de Naples, et ouvrit un dispensaire où affluèrent bientôt les gens de toutes classes et bon nombre de praticiens civils et militaires.

Vers cette époque, le prince royal de Wurtemberg, voyageant en Italie, pour cause de santé, réclama les soins de Necker qui le délivra complètement de l'affection chronique dont il était atteint. Ce prince voulant avoir dès lors un médecin homœopathe attaché à sa maison, emmena avec lui un des élèves de Necker, le docteur Schmidt.

Avant l'arrivée de l'heureux praticien de Melnick, le docteur napolitain *Romano* suivait les leçons d'un autre disciple de Hahnemann : Odry de Fribourg. Il lisait, commentait avec lui l'Organon, de l'art de guérir, et commençait alors ces études sérieuses qui devaient le rendre l'homœopathe le plus illustre de son pays. Affecté de souffrances chroniques dont il n'avait pu se délivrer, il va trouver Necker pour essayer sur lui-même les effets de la méthode dont la théorie lui avait paru si attrayante et si logique.

Il s'établit chez lui et « là , dit Romano, j'eus toute facilité d'observer ses malades et d'obtenir de leur bouche des renseignements exacts sur leur état antérieur et les résultats du traitement homœopathique. Tous, plus ou moins, en étaient satisfaits, et deux mois à peine s'étaient écoulés en études·de ce genre, que des guérisons complètes de plusieurs affections rebelles à l'art ancien , m'affermirent dans la pensée que l'homœopathie était une méthode digne d'un sérieux examen. Je l'adoptai dès lors dans ma pratique, continuant à suivre les visites de Necker, et le priant de venir m'assister de ses conseils auprès des malades soumis à mes soins. Je cherchais des faits et rien que des faits. Mais bientôt je reconnus qu'ils étaient insuffisants, qu'on ne se passait pas en vain de l'étude des livres et de l'esprit scientifique qui coordonne et généralise, que sans lui le grossier empirisme finit par dominer. » Dès ce moment Romano s'occupa de traduire en italien les œuvres de Hahnemann et débuta dans la carrière littéraire qu'il devait parcourir avec éclat.

De son côté le général Köller avait fait don à l'académie bourbonnienne de l'Organon et de la Matière médicale pure , en l'engageant à les faire traduire pour vulgariser la connaissance des nouveaux procédés. L'académie chargea un de ses membres, le chevalier de Schoenberg, de faire un extrait de ces livres, qui parut, en 1823, sous le titre : *Il systema medico del doctor Samuel Hahnemann esposto alla reale academia delle scienzie di Napoli.* En même temps le docteur Quaranta publia une traduction de l'Organon.

Ces idées ainsi répandues devaient germer dans quelques têtes sérieuses et porter leur fruit. On vit bientôt le chevalier Cosmo de Horatiis , président de l'académie médico-chirur-

gicale et médecin du roi, se déclarer ouvertement pour
notre méthode et se remettre à l'étude, comme un jeune
débutant dans la carrière médicale. Il exposa à ses confrères
les motifs scientifiques de son adhésion à la réforme hahnemannienne dans un mémoire latin, le premier écrit original
sur l'homœopathie qui ait été publié en Italie. Cette conversion fut suivie de près, de celle d'un praticien âgé également
connu et estimé, le docteur Mauro, qui n'ayant plus qu'à as-
pirer à la jouissance d'un repos mérité par une vie laborieuse,
entreprit cependant avec zèle une étude dont la difficulté a
souvent découragé des hommes dans la force de l'âge. Son
exemple entraîna bientôt le docteur Belluomini, dont nous
avons parlé à l'article d'Angleterre et plusieurs autres praticiens moins connus.

L'académie, qui s'était d'abord occupée volontiers de ces
questions médicales comme d'un objet de curiosité et pour
plaire au chef des troupes autrichiennes, ne vit pas sans un
vif dépit qu'elles prenaient un caractère sérieux. Quoi! des
Allemands sans nom dans la science et quelques-uns de ses
membres influencés par eux, prétendraient réformer l'art
médical, cet art ancien comme le monde! Ils prétendraient
faire connaître une loi thérapeutique nouvelle, et donner des
leçons de pratique à cette société savante, mère des Severino,
des Cirillo, des Sarcones, des Bagni (¹) dont elle s'énor-
gueillit de suivre les traces! L'académie cessa dès lors la
bienveillante participation qu'elle avait prise à la diffusion
des doctrines homœopathiques, et le fit d'autant plus volontiers que le général Köller venait de quitter le royaume de
Naples. Le projet de traduire les œuvres complètes de Hahnemann fut, comme on pense bien, abandonné sans retour. On

____

(¹) Célèbres médecins napolitains.

s'efforça d'ensevelir dans un silence absolu les *excentricités tudesques*. La vénérable salle des réunions ne retentit plus que des discours apologétiques sur les illustrations de l'école et les grands noms de la Grèce et de Rome.

Au commencement de l'année 1826, le célèbre médecin Taglianini vint à Naples et y observa, sous la conduite de Romano, les résultats du traitement homœopathique ; il quitta cette ville plein d'admiration pour une méthode qui, encore au berceau, laissait déjà loin derrière elle l'efficacité des anciens procédés.

Le professeur bolonais Tomassini vint ensuite et dit à Romano : je connais la probité des homœopathes napolitains et je me fie complètement à vos assertions. Romano le conduisit chez quelques-uns de ses clients et entre autre dans la maison du prince de Torella, dont l'épouse et la fille avaient été guéries, l'une d'un vomissement quotidien, datant de trois ans, et celle-ci de crises épileptiques, suite d'une frayeur qu'elle éprouva étant enfant. Tomassini a déja fait connaître son opinion favorable sur la nouvelle méthode, opinion purement théorique, il est vrai. Le monde savant attend de lui un jugement plus important, basé sur des expérimentations cliniques. Mais depuis que j'ai écrit ces lignes, Tomassini a changé plusieurs fois de résidence, comme il est d'usage parmi les professeurs italiens en renom. Cette circonstance l'a sans doute empêché de se livrer à des expériences suivies et concluantes dont il puisse publier le résultat.

Sur la fin de cette même année le docteur Necker, introducteur de l'homœopathie à Naples, quitta cette capitale pour se rendre auprès du duc de Lucques, dont il est encore aujourd'hui le médecin et le conseiller intime ; il laissait une clientèle nombreuse et de dignes successeurs dans la carrière qu'il avait ouverte avec de si brillants succès.

Cependant les partis s'étaient dessinés : d'un côté, la petite phalange de Romano , Mauro , de Horatiis , Janneli , Baldi, etc. ; de l'autre, toute l'école allopathique flanquée des deux académies bourbonienne et médico-chirurgicale. Ceux-là tout occupés de propager les découvertes thérapeutiques , ceux-ci cherchant à s'en mettre à l'abri pour ne pas être troublés dans la paisible jouissance de leur doctrine.

Le docteur Pezzillo essaya cependant de se poser en conciliateur, mais son livre, *De tentativo academico per conciliare gli discordi opinioni sui principii contraria contrariis e similia similibus*, resta sans effet et tomba bientôt dans l'oubli. Le fait suivant , bien propre , sinon à gagner les convictions , au moins à exciter l'intérêt, n'eut pas un meilleur résultat :

Le docteur Cimone , praticien de Pouzzol près Naples, avait souvent eu l'occasion de suivre des traitements dirigés par Romano, et de s'assurer par lui-même de l'efficacité de la nouvelle méthode. Il était ainsi en suspens entre les deux procédés, lorsqu'il se manifesta dans la population de Pouzzol, une violente constitution pleurétique. Ce lui était une occasion très-favorable de mettre à l'épreuve la loi des semblables, et de faire cesser de pénibles indécisions. Il laissa de côté la lancette, et administra en tremblant l'*aconit* d'après les prescriptions de Hahnemann , qu'il fit alterner avec *ipécacuanha* également dilué. Tous les malades confiés à ses soins se rétablirent complètement et promptement, sans en excepter un seul. Cependant les médecins allopathes de Naples suivaient attentivement les résultats de cette médication, et le docteur Quadri , membre de l'académie et professeur d'ophtalmiatrique vint sur les lieux pour en prendre connaissance. Ce praticien , en homme loyal et consciencieux, voulut publier ces résultats tels qu'il les avait observés. En mars 1829, il lut devant ses collègues un mémoire sur l'efficacité de l'aconit dans les inflammations de poitrine, en ayant soin toutefois de passer sous silence le principe et la doctrine qui avaient fourni l'indication de ce remède efficace.

Ces guérisons de Pouzzol firent grand bruit et ajoutèrent à la popularité des nouveaux procédés. Cimone vint définitivement grossir les rangs des défenseurs de la jeune école. Girolomo, Caravelli, Romagna, suivirent son exemple dans d'autres villes, et Tranchina alla porter en Sicile les germes de la réforme médicale qui devaient attendre encore dix ans environ pour s'y développer par la propagande enthousiaste de M. Mure.

Cependant les homœopathes napolitains se concertèrent pour aviser au moyen de propager plus rapidement leur nouvelle école et de lui procurer une popularité durable. Ils pensèrent que son introduction dans un hôpital public serait le plus puissant système de propagation, en permettant à chacun de juger aisément la valeur relative des deux méthodes. Ils demandèrent donc au gouvernement qu'on leur cédât une ou plusieurs salles d'un des grands hôpitaux. Dès que l'académie allopathique eut connaissance de cette pétition, elle s'empressa de nommer une commission chargée d'exposer au roi tous les inconvénients qu'il y aurait à accéder à la demande de nos confrères. Le roi, qui depuis le commencement de son règne avait regardé favorablement l'homœopathie, son développement calme et pratique, le caractère honorable des médecins qui l'avaient adoptée, ne crut pouvoir mieux répondre aux injustes réclamations des allopathes, qu'en renvoyant la commission et en accordant sans formalité une des salles de l'hôpital *della Trinita*. Le docteur Cosmo de Horatiis fut chargé de la direction de cette clinique ; mais la démarche malveillante de nos adversaires avait fait naître une irritation extrême entre les deux partis. Tout fut mis en œuvre pour contrarier l'exécution du décret royal et la retarder le plus possible. De leur côté les homœo- pathes étaient loin de ménager l'amour-propre de la docte faculté, et sollicitèrent vivement l'ouverture de la clinique. Le gouvernement fut obligé d'interveuir pour que les choses se passassent avec calme et convenance.

De Horatiis s'adjoignit Romano , Grossi et quelques au- tres confrères, et il fut permis à la faculté d'envoyer un nombre égal des siens pour suivre le traitement et en faire son rapport. Le 14 mars 1828 commença cette clinique qui eut un si grand retentissement en Italie, et dont les résultats nous sont parvenus défigurés de toutes manières. Les in- trigues , les cris, les réclamations des corps médicaux cons- titués, avaient réussi à enlever à la concession royale une partie des avantages que la nouvelle école pouvait en re- tirer. Les homœopathes comptaient sur une clinique per- manente et tranquille quoique publique, et les manœuvres de leurs adversaires la changèrent en une épreuve bruyante, en une espèce d'expérimentation qui attirait, comme un spec- tacle nouveau, la foule des curieux. Mais il n'était plus temps de protester ou de réclamer sans paraître craindre l'exa- men et le contrôle. Au milieu de ces circonstances défa- vorables , nos confrères surent conserver le calme de la ré- flexion qu'exige l'emploi de notre méthode, et ils veil- laient avec soin à ce qu'aucune négligence ne vînt infirmer les résultats qu'ils attendaient du traitement. Cependant on répandit le bruit dans la ville, que les malades de la cli- nique homœopathique étaient dans le plus pitoyable état , qu'il y avait beaucoup de morts et de mourants. Ce bruit absurde parvint jusqu'aux oreilles du roi, qui en fut d'autant plus effrayé qu'il devait se considérer comme l'auteur de ce désastre. Il se hâta d'envoyer le prince royal lui-même pour s'informer de l'état des choses et lui rapporter des renseignements exacts. Le prince se rendit aussitôt à la clinique, et d'abord demanda la liste des victimes. Le surveillant de la salle auquel il s'adressa, lui répondit qu'il était bien empêché de satisfaire à sa demande, attendu qu'on n'avait pas encore à regretter la perte d'un seul malade. Donc tous ceux que je vois ici sont des morts ressuscités, dit le prince en plaisantant.

Les délégués de la faculté médicale, voyant échouer leurs tentatives et désirant à tout prix entraver cette clinique, vinrent brusquement exiger de C. de Horatiis le compte-rendu de son traitement. Cosmo répondit qu'il n'avait aucun compte à leur rendre, et que les résultats du traitement ne seraient publiés que sur la demande du roi. Les délégués se montrèrent offensés de cette réponse, et ne voulurent plus assister à la clinique. De Horatiis dut lui-même peu après en abandonner la direction pour accompagner son souverain en Espagne. Romano, d'une santé trop délicate pour continuer longtemps le service de la salle et la surveillance pénible qu'il exigeait, se disposait à le confier à de plus jeunes praticiens. En même temps les invectives et les discussions continuaient. Le roi jugea convenable de faire cesser cette cause de troubles, et profitant du départ de De Horatiis et de la retraite de Romano, ordonna la cloture de la clinique, tout en témoignant son estime aux praticiens homœopathes et en les assurant de sa bienveillante protection, La clinique avait duré du 14 mars au 10 août.

Ainsi, nos adversaires avaient pu étouffer, dès sa naissance, une institution qui promettait de bons résultats pour la science. Ils étaient parvenus, par une constante opposition, à empêcher l'application publique d'une méthode qu'ils avaient pu juger préférable à la leur (¹). Quel ignoble triomphe ! Tout commentaire serait au-dessous du simple exposé de ces faits.

Cependant on chercha à défigurer des faits si accablants, pour donner le change à l'opinion publique à l'étranger : ainsi on reçut en France, par la voie des journaux allopathiques, une relation toute différente de ce que je viens de rapporter. On se prévalut beaucoup de ce prétendu insuccès de notre méthode, et lorsqu'en 1836, à la sollicitation du ministre de l'instruction publique, l'académie de médecine se réunit pour apprécier la valeur pratique de l'homœopathie, nous voyons le docteur Esquirol s'appuyer contre elle de ces faux renseignements, et pousser l'académie à publier un rapport défavorable.

« Il y a quelques années, dit Esquirol, que M. de Horatiis
« avait obtenu du gouvernement napolitain la permission de
« faire des essais homœopatiques dans l'hôpital de Naples.
« Ils durèrent quarante-cinq jours et ne présentèrent aucuns
« résultats favorables. Depuis, l'homœopathie a cessé de
« compter des partisans dans cette ville. De Horatiis même
« a renoncé à s'en occuper ; le docteur Pauverini a écrit sur
« ces expérimentations un livre curieux. » (Extrait des rapports de l'académie).

Un ecclésiastique de Naples, M. *Dilazio*, qui suivit attentivement les cliniques de De Horatiis, a écrit à l'un de nos confrères, le docteur Griesslich, de Carlsruhe, que l'opuscule de Pauverini est un mauvais libelle, tissu de mensonges ; que la salle affectée au traitement homœopathique fut transformée par les allopathes en un lieu de tumulte, où les querelles, les moqueries, les rires, les cris troublèrent

(¹) Voyez plus bas.

constamment le service ; que par ce système de vexations l'on força Romano à la retraite. Schoenberg, le zélé défenseur de nos doctrines, qu'il fit connaître un des premiers à Naples, fut aussi l'un des propagateurs de ces calomnies. Évincé de la maison du baron Köller par le docteur Necker, qui lui enleva une partie de sa clientèle ; réduit à un rang inférieur parmi les homœopathes, il se mit du côté de leurs opposants ; mais ce rôle ne lui réussit point, et il se vit contraint de se retirer en Allemagne. Là il écrivit contre Necker et notre école un pamphlet intitulé : *de l'Introduction, des progrès et de la chute de l'Homœopathie à Naples*, qu'il envoya aux *Annales d'Heidelberg* et au *Journal d'Hufeland*. Cette dernière feuille, par un sentiment de dignité, et de justice refusa de publier ces calomnies.

A son retour d'Espagne, De Horatiis publia les résultats de la clinique dans un mémoire dédié au roi, et sous le titre : *Saggio di clinica omiopatica, la prima volta publicamente tentata in Napoli, nell' ospedale generale della Trinità*. Du 14 mars au 10 août, la clinique reçut environ deux cents malades atteints d'affections fort diverses, aiguës et chroniques, graves et bénignes. Un seul est mort à la suite d'une variole confluente ; tous ont éprouvé du soulagement ; un grand nombre a guéri. Ce beau résultat est rare, nous l'avouons, et il semblerait qu'il eût été obtenu dans cette épreuve solennelle pour ôter toute excuse à l'opposition acharnée des partisans de l'ancienne école. Le mémoire de De Horatiis termine ainsi ses considérations générales : « la diminution, dans la durée des périodes morbides, la rapidité et presque l'absence de convalescence dans les graves maladies aiguës qui en ont ordinairement de si longues, la simplicité des agents thérapeutiques, l'absence des dégoûts et des douleurs produits par les prescriptions de tisanes, potions, pilules, les

émissions sanguines, les vésicatoires, les cautérisations, etc.
sont choses de grande valeur et bien dignes d'être prises en
considération. Nous espérons que les préventions, les sar-
casmes, les invectives cesseront enfin et feront place à l'impartialité du jugement. Nous serons toujours opposé à la
logique de ces gens qui demandent des faits pour croire à
l'efficacité de notre méthode, et qui évitent l'observation de
ces faits. S'ils ferment les yeux, qui pourra les convaincre ? »

Ce fut vers cette époque (1828) que M. Desguidi, inspecteur honoraire de l'académie de Lyon, arriva à Naples pour
des affaires de famille. Il y fit la connaissance du docteur
Romano qui délivra sa femme d'une affection jusque-là rebelle à toutes les ressources de la médecine ordinaire ; Desguidi s'adonna aussitôt à l'étude de la nouvelle méthode
qu'il eut l'honneur d'introduire le premier dans notre patrie, en 1830.

Les médecins de Naples ne pouvaient rester longtemps
dans la situation violente d'une animosité réciproque, où les
avaient placés les débats concernant la clinique. Les passions
se calmèrent peu à peu ; les rapports se rétablirent avec un
caractère de froideur et de réserve, gage d'une tranquillité
durable. Les homœopathes n'étaient plus des *enthousiastes*,
des *dupes*, des *charlatans*, mais des confrères dissidents dont
on respectait les opinions. A cette période de développement
rapide succéda, pour notre école, un progrès lent, mais continu, peu apparent, mais solide et assuré. Les procédés allopathiques s'y modifient peu à peu sous l'influence des doctrines nouvelles : le régime, les doses, les prescriptions pharmaceutiques s'y rapprochent des nôtres, et l'esprit le moins
attentif reconnaît qu'il s'opère dans tout le domaine de l'ancienne médecine une profonde et salutaire réforme. Romano
a eu soin de publier cet heureux résultat dans la première

apologétique qu'il fit paraître en faveur des nouveaux procédés (¹). D'abord, adoptée exclusivement par les personnes d'un rang élevé, l'homœopathie commence à se répandre dans le peuple et à envahir toutes les classes sans trouble et sans obstacle. Et lorsque, dans la suite des temps, elle possèdera définitivement la confiance générale, plusieurs s'étonneront qu'on n'ait pas créé dès 1821 une clinique homœopathique.

Les laïcs ne restèrent point étrangers au mouvement intellectuel qu'avait imprimé l'introduction de l'homœopathie à Naples. Le baron G. Quanciali publia en 1842 un poème en vers latins sur la découverte hahnemanienne, intitulé : *Hahnemanus seu de Homœopathia nova medica scientia*. Les vers sont beaux, et le plan de l'ouvrage expose d'une manière intéressante cet aride sujet. L'académie française des sciences et belles-lettres adressa à l'auteur une lettre d'éloge pour le talent qu'il déploya dans la confection de ce singulier poème. Le napolitain Rafaël Ortensio en donna une traduction en 1844.

Les médecins de Naples avec lesquels j'eus le plus de rapports sont les docteurs *Mauro*, *Romano* et *Severin*. Il me reste à dire un mot des opinions et des travaux de ces praticiens : nous passerons ensuite en Sicile, où j'aurai à faire l'exposé d'une propagation enthousiaste de notre méthode, qui laisse loin derrière elle toutes celles dont j'ai déjà donné quelques aperçus.

(¹) Molti spettabili medici che danno onorata fama a questa fiorentissima, e cara metropoli sentono oggimai con dotta curiosità ragionare di cure omiopatiche, e con disappassionato e attento animo assistono ai cammini ed ai riuscimenti di esse..... Tutti da ultimo hanno già grandemente dimagrato le dosi dei rimedi allopathici e vannosi accostando pian piano alla preziosa simplicita del medicare di Hahneman. E per questi due risguardi la pratica medica napolitana gode omai di una bella e proficua riforma.

Mauro, le doyen des médecins de Naples (il a pratiqué l'allopathie pendant trente-six ans), supporte avec vigueur le poids de quatre-vingts ans qui n'ôte presque rien à son activité. A cet âge avancé, il n'a pas reculé devant les difficultés de la langue allemande, qu'il surmonta avec succès dans le seul but de posséder les richesses de la littérature homœopathique. Il a fait des travaux immenses de traductions, de compilations, de résumés et de tableaux pathogénétiques, dont les cahiers empilés dans son cabinet pour son usage particulier ne seront sans doute jamais publiés. Il a fait cependant paraître, de concert avec le docteur Belluomini, une traduction des *maladies chroniques*. Chaque matin il tient un dispensaire où j'ai assisté plusieurs fois : sa douceur de caractère, son extrême obligeance et toutes les vertus du chrétien, qui brillent en lui, l'ont mis à l'abri de toutes les acrimonieuses invectives dont les homœopathes furent longtemps l'objet.

Romano est un écrivain habile et chaleureux auquel notre école doit en grande partie la position honorable qu'elle occupe aujourd'hui dans le royaume des Deux-Siciles. Il prit la sage résolution d'abandonner à nos adversaires le domaine de la polémique blessante, et ne leur répondit que par une éloquente apologie de nos doctrines.

Cette brillante et noble réfutation forme un exposé à peu près complet de la nouvelle doctrine, qui fut publié sous le titre : *Discorsi sulla omiopatia*. Romano ne s'arrêta pas à cette défense de principe, mais s'occupa aussi de faciliter l'étude pratique de la méthode ; dans ce but, il traduisit la pathogénésie d'une vingtaine de médicaments polychrestes, et publia un recueil de ses observations cliniques accompagnées de tous les détails propres à éclairer et diriger le jeune praticien. Ces écrits ne sont cependant pas à l'abri de tout reproche fondé, et l'étudiant pourrait choisir un guide plus sûr. Par un esprit de bienveillance et de conciliation mal entendu, Romano semble sacrifier en maints endroits ses nouvelles convictions et se laisser aller à de larges concessions, pour ménager l'amour-propre et les susceptibilités de ses confrères allopathes (¹); il est vrai que, dans la partie pratique de ses ouvrages, il se montre homœopathe exact; mais cette contradiction n'en reste pas moins, pour le débutant, une source d'indécision, de tâtonnement et d'erreurs.

Romano se tient strictement aux préceptes de Hahnemann. Il emploie fréquemment les dilutions au-delà de la 30ᵉ. Il cite à ce sujet le cas d'un enfant qui était affecté, quoique depuis longtemps, d'une *glossite aiguë* idiopathique et chez lequel deux globules de *belladon.* 40 aggravèrent tellement l'inflammation, que les parents du petit malade crurent devoir crier à l'empoisonnement. Au bout de peu de jours l'irritation se calma et disparut complètement. Il n'est pas partisan de la répétition des doses, suivant en cela les premiers errements de Hahnemann. Il alterne plutôt un remède analogue que de répéter le même. C'est surtout lorsqu'un médicament a produit une modification salutaire qu'on commettrait, dit-il, une grave faute en le répétant. L'état normal est la tendance naturelle; toute amélioration tend d'elle-même à faire des progrès, à moins qu'elle ne soit arrêtée par des obstacles nouveaux qu'il s'agit de lever autrement que par la répétition du même médicament. Il a plusieurs fois observé qu'en laissant agir une dose de remède aussi longtemps qu'Hahnemann le prescrit, on voyait se manifester quelques-uns des symptômes caractéristiques de sa pathogénésie. L'*aggravation médicamenteuse* est presque toujours suivie de la guérison. Il importe beau-

---

(¹) Voyez *I discorssi*, page 295 et ailleurs.

coup de distinguer cette aggravation de celle qui est un progrès réel du mal ; ce qu'on peut faire par l'examen attentif du pouls, lorsque la maladie est accompagnée d'un état fébrile, ce qui est le cas le plus ordinaire. Est-il moins fréquent ou pas davantage qu'auparavant, l'exacerbation est un effet de l'action thérapeutique ; dans le cas contraire c'est le mal qui empire. Notre confrère Dessaix avait fait la même remarque.

Severin est un praticien allemand, qui, pendant la mauvaise saison se fixe en Italie pour cause de santé. Cette année, il s'était établi à Naples où il jouissait d'une grande réputation et possédait une clientèle fort étendue. Je fus assez heureux pour pouvoir lui dérober quelques instants que j'employai à élucider diverses questions de pratique. Severin fait usage de toute l'échelle des dilutions. Il administre de préférence les basses dans les maladies aiguës et les hautes dans les maladies chroniques. Voici sa méthode pour la répétition des remèdes : dans les maux aigus, il répète à des intervalles réguliers, de quelques heures ou moins, jusqu'à ce que le mieux paraisse. Dans les cas chroniques, il fait prendre, à plusieurs reprises et comme coup sur coup, le même médicament, par exemple, deux ou trois fois en 24 heures et cela pendant plusieurs jours de suite ; de manière, dit-il, à éperonner la force vitale et à exciter vivement sa réaction. (C'est un procédé employé souvent et avec avantage, par Attomyr et Bakody, célèbres homœopathes hongrois). Si le remède employé n'a pas produit d'effet, au bout du temps reconnu à sa durée d'action, il administre, sans tarder, la substance qui s'en rapproche le plus par ses effets pathogénétiques. Si les symptômes sont aggravés, il faut chercher à reconnaître si c'est par l'effet du remède ou par le progrès du mal. Cette distinction très-difficile à faire, dans les cas aigus (Romano indique un moyen fort simple qui suffit le plus souvent), est en général assez facile dans les affections chroniques, dont les manifestations constantes, peu variables, lentes à se modifier, permettent très-bien d'attribuer au remède les changements subits, les phénomènes insolites qui suivent son administration. A l'exemple de la plupart des praticiens allemands, il attache fort peu d'importance à l'emploi des antidotes, l'expérience lui ayant, depuis longtemps, appris l'innocuité des aggravations homœopathiques.

CHAPITRE V.

DE L'HOMŒOPATHIE EN SICILE ET EN ESPAGNE.

SOMMAIRE. — Arrivée à Palerme. — Le docteur Morello. — Introduction de l'homœopathie par M. Mure, d'abord à Malte, puis en Sicile. — Propagande enthousiaste. — Des principaux médecins homœopathes, de leur caractère et de leurs ouvrages. — Thérapie des fièvres intermittentes. — De l'action et de la réaction produites par les substances médicamenteuses. — Nature spéciale de la syphilis et de la sycosis. — Lutte des praticiens homœopathes avec l'académie de Palerme. — *Annali di medicina omiopatica*, dispensaire homœopathique. — Triomphe de notre Ecole. — Etablissement d'une académie royale homœopathique. — Considérations sur le pays et ses habitants. — De l'homœopathie en Espagne. — Iriarte de Cadix. — Docteur Folck. — Badajos. — Madrid. — Barcelone.

Sicile.

Le 14 avril je quittai le port de Naples sur le même bateau à vapeur que sa majesté le roi de Bavière, qui se délassait alors des fatigues du trône par un voyage d'amateur dans la presqu'île italique et ses dépendances. Si je n'avais craint d'aborder un monarque, et monarque atteint

du mal de mer, peut-être me serais-je permis, au nom de
la science outragée, de lui demander les motifs de sa conduite envers les praticiens homœopathes de ses états, procédé peu digne d'un roi qui vise à la gloire de protecteur
des sciences et des arts (Voyez le chapitre de la Bavière).

Le lendemain, le soleil se leva pour nous derrière les
montagnes rocheuses de Palerme qui paraissaient dans tout
l'éclat de leurs vives couleurs et de leur forme pittoresque.
Nous les dépassâmes bientôt et entrâmes à pleine vapeur dans
le vaste port qu'elles embrassent.

Celui qui n'a pas vu la Sicile ne connaît pas la plus
délicieuse contrée d'Europe. Les frimats de l'hiver ne l'atteignent jamais et les feux de son ciel africain sont tempérés
par les brises attiédies de la mer ambiante. Les fleurs et les
fruits s'y succèdent dans une verdure permanente ; une
herbe odorante, nette et courte, couvre, comme un tapis, les
collines, et dans les vallons et les plaines, se renouvellent
deux fois l'année les moissons et le parfum des bois d'o-
rangers. Combien j'eus désiré, oubliant le but de mon
voyage, me jeter dans l'intérieur de ce beau pays ; mais je
gagnai en soupirant l'intérieur de la ville, me disant à la
vue des lazzaroni siciliens : *ô fortunatos nimium sua si bona
nôrint* !

Je me hâtai d'aller porter la lettre que Romano m'avait
remise pour le docteur Morello, secrétaire de la Société
homœopathique de Palerme. Il n'était pas chez lui, mais,
du balcon de son logis, quelques femmes vives et accortes
me descendirent une jolie petite corbeille, accompagnant
cette opération d'une allocution qui dérouta tout mon savoir
en italien. Que répondre d'un côté, et que mettre de l'autre ?
Enfin l'on s'entend, et ma carte et ma lettre remontent ba-
lancées dans les airs. Tel est l'usage en ce pays. On traite

ces choses à la façon des assiégés dans une ville menacée d'être prise d'assaut. C'est moins commode, mais c'est plus gentil que le pourparler à travers la fenêtre crasseuse d'un portier.

Sur le soir, j'eus le plaisir de rencontrer Morello. C'est un homme dans la fleur de l'âge, mais délicat et maladif, dont le regard expressif, les traits fins et un peu contractés, portent l'empreinte d'une imagination ardente et d'un travail trop assidu. Il est à la tête du petit nombre de gens éclairés qui entretiennent en Sicile quelque mouvement intellectuel. Fécond tributaire de la presse périodique (non politique, bien entendu), il sait répandre sur toutes les questions une chaleur vivifiante par la poésie des idées et du style. Mais aujourd'hui l'art médical l'absorbe entièrement.

Morello obtint très-jeune encore le titre de docteur, et, comme tant d'autres, il prit au sérieux les théories de l'école, et demanda à la clinique la réalisation des belles promesses faites par les divers systèmes allopathiques. Dégoûté des déceptions de la pratique, il abandonna la médecine pour se livrer tout entier aux travaux littéraires. Cependant le choléra envahissait la Sicile ; Palerme perdit le quart de sa population, et la plupart de ceux qui échappèrent au fléau en ressentirent l'influence délétère par des symptômes morbides qui se manifestaient différemment chez les divers individus, avec une singulière variété. Notre confrère Morello eut en partage une affection névralgique convulsive qui compliqua une forte et fréquente hémoptysie dont il souffrait déjà depuis plusieurs années. Les procédés violents et indirects de l'allopathie avaient souvent arrêté cette hémorrhagie, mais pour un temps ; ces moyens n'ayant pas d'action durable ni aucune prise sur les symptômes nerveux, il résolut de se confier aux soins d'un praticien homœopathe, le docteur Diblasi. Sous l'action d'*aconit* disparut complètement l'hémoptysie, les malaises survenus sous l'influence épidémique cédèrent à la *nux*. Dès-lors Morello fut acquis à notre école. Mais avant de le considérer comme praticien et écrivain, il convient que je me reporte en arrière pour exposer quand et comment notre doctrine médicale fut introduite en Sicile : c'est un événement dans lequel un enthousiasme exalté eut plus de part que l'exercice de la froide et saine raison. Je rapporte les faits comme ils se sont passés.

L'homœopathie fut apportée en Sicile vers 1835, par un négociant français, M. Mure, qui avait déjà séjourné quelque temps dans cette île pour arrêter les progrès d'une phthisie pulmonaire très-avancée. Son état empirant chaque jour, il se décida à revenir à Lyon sa patrie. Il eut recours à l'homœopathie et recouvra, par les soins de notre honorable confrère Desguidi, une santé qu'il n'avait pu obtenir d'un plus beau climat. Plein de reconnaissance envers cet art qui le rendait à la vie, il résolut de se livrer avec zèle à sa propagation. Dans ce but, il renonça au commerce, et obtint à Montpellier un titre médical. Cela fait, il s'élança en Sicile, mû par une imagination exaltée et par un enthousiasme outré et bien naturel du reste chez un nouveau disciple d'Esculape encore *inconscius* des difficultés et des déceptions de la pratique.

La Sicile et Malte furent les théâtres successifs de son ardent prosélytisme. Celle-ci devint le foyer d'une active propagande, les idées nouvelles devaient se répandre au loin, transportées par la foule toujours renouvelée des étrangers de toutes nations qui abordent dans cette île. L'étendart de la nouvelle école fut noblement déployé et glorieusement défendu à la cité Valette, » dit le docteur Calandra (¹), narrateur des hauts faits de M. Mure et son digne émule. « Les maltais n'oublieront de longtemps cette exposition publique, où Malte entière semblait s'être donné rendez-vous, défi chevaleresque jeté à l'allopathie.... »

Notre école fut ainsi mise en scène à la façon du mesmérisme ou du magnétisme animal. Amateurs laïques, gens incompétents, chacun est appelé à prendre part à ce tournoi scientifique.

La nouvelle de l'invasion du choléra à Palerme vint arracher le docteur Mure du théâtre de ses exploits. Mais retenu par des mesures tracassières de police, il ne parvint en cette ville que lorsque le fléau y avait déjà frappé ses victimes. Cependant il s'y fixa. Malte était pourvue d'un praticien homœopathe, le docteur *Hennech*, il fallait que Palerme en possédât un aussi. Voilà notre enthousiaste de nouveau à l'œuvre, mais agissant cette fois avec une convenance et une justesse de vue qn'on ne peut assez louer. Les livres élémentaires sur la nouvelle doctrine manquaient, et il traduisit lui-même de l'allemand en italien le plus indispensable, le *Manuel pathogénétique de Jahr*. Après avoir achevé cet aride travail, il porta ses soins sur la préparation des remèdes. Il confectionna lui-même d'ingénieuses machines pour la succusion et trituration des médicaments, fit venir de France des tubes de verre et organisa une fabrique de flacons. La préparation de toutes les substances médicamenteuses fut soumise à un procédé plus simple et plus uniforme que le mode généralement adopté. Mure se vit ainsi, au bout de quelques mois, en possession d'une excellente pharmacie, où tous les médecins pouvaient se

____

(¹) Voyez Bibliothèque de Genève.

pourvoir gratuitement. Alors il appela à lui, à la *nouvelle lumière*, les allopathes étonnés. Laissons parler son ami le docteur sicilien Calandra, qui fut son coopérateur dans cette introduction bruyante de l'homœopathie en Sicile.

« Dès les premiers mois de 1838, *Mure* avait ouvert un dispensaire, peu fréquenté d'abord, presque ignoré, mais, comme toutes les choses promises à une longue durée, doué d'une progression constante..... Bientôt les malades, affluant de plus en plus, il choisit un local plus vaste au centre de Palerme et le meubla magnifiquement. Des affiches annoncèrent l'existence de cette bienfaisante institution, jusque-là sans modèle en Sicile. Les journaux en parlèrent, enfin tous les moyens de publicité furent employés. Dès-lors nous eûmes une suite non interrompues de succès.

« Les amis de l'homœopathie découragés par une trop longue lutte ou endormis dans une fatale indifférence, sentirent se ranimer leur espoir et leur zèle à la vue de l'efficacité des moyens mis au service de la cause sacrée. Oui, nous tous qui avions douté, nous ouvrîmes enfin les yeux. Si, pendant, six mois, nous avions à peine reçu de 20 à 25 malades par jour, en janvier 1829 nous en comptions de 60 à 80, en avril nous étions arrivés à 150 ; à l'heure qu'il est, il surpasse toujours 200, et plus de six médecins sont occupés à leur réception. Le peuple, frappé d'un désintéressement sans exemple, comprit bientôt que c'était pour lui que combattait l'homme, qui, loin de tirer profit de la science nouvelle, faisait de si grands sacrifices pour la population. Il apprit de plus en plus la route de ce dispensaire, monument grandiose de charité (1) et de

---

(1) Je ne réponds point des expressions, je ne fais que citer.

philanthropie. Des médecins, des étudiants, des avocats, des littérateurs vinrent vérifier les prodiges qu'on leur annonçait, et écouter de la bouche de nos malades les cures étonnantes que nous opérions. Il se forma ainsi un centre de réunion toujours ouvert, où se discutaient à chaque instant des points de pratique et de théorie homœopathiques ; foyer d'ardentes propagation qui rayonnait sans cesse dans toutes les classes de la société...... Palerme était conquis à nos idées ; mais l'intérieur de l'île n'était pas oublié non plus, et l'imagination infatigable de Mure a trouvé un moyen aussi puissant que neuf, d'y répandre la pratique du nouvel art.

« Une collection de médicaments homœopathiques polychrestes les plus fréquemment employés, fut adressée à chacun des médecins siciliens sous une invitation circulaire, que j'ai rédigée, et où je les invite à se convaincre par eux-mêmes de l'efficacité de nos moyens thérapeutiques..... Les circulaires répandues dans l'intérieur produisirent le meilleur effet. Vingt-cinq médecins nous répondirent immédiatement dans le sens le plus favorable et n'attendaient qu'un moyen pour se mettre en rapport avec nous... Parmi les vingt-cinq docteurs qui ont adhéré, trois, celui de *Montreal*, celui de *Pietraperzia* et celui de *Mistretta* se trouvant médecins en chef de l'hôpital de la ville où ils résident, ont introduit immédiatement la pratique de l'homœopathie dans ces trois établissements..... Parmi les médecins de l'intérieur, je pourrais vous citer, *Cinirella*, de *Caltanisetta*, *Perez*, de *Favarotta*, *Evola*, de *Balestrata* ; *Naufria* qui a fondé, à *Castelvetrano*, un dispensaire à l'imitation du nôtre, et une foule d'autres qui depuis peu se sont mis en rapport avec nous ; mais je dois m'arrêter de crainte d'être trop long.

« Je ne puis non plus vous citer tous les gens du monde qui coopèrent à nos travaux, aujourd'hui surtout que l'entraînement devient universel. Le barreau nous fournirait toutes ses illustrations. Le clergé est aussi très-bien disposé pour nous..... Que de zèle, que de dévouement je dois passer sous silence ; il est des hommes, comme *Jacques Maglienti*, qui depuis deux ans consacrent leur temps, toute leur vie, à nous assister dans nos travaux, à nous amener des malades, à proclamer en tous lieux la vérité. Le marquis *Inguagiento*, doué d'un feu, d'une ardeur si rare, même chez des hommes bien plus jeunes que lui, propage depuis plusieurs années l'homœopathie, non seulement à Palerme, où il jouit, par son rang et ses qualités personnelles, d'une haute considération, mais encore dans l'intérieur de l'île, où il a fait diverses conversions, entre autres celle du docteur *Selvaggio de Salaparata*, qui jouit d'une influence méritée dans une grande partie de la Sicile. La duchesse *Davata*, de Modène, convertie depuis longues années à l'homœopathie par son plus grand propagateur dans le royaume de Naples, le marquis *Careffa di Noja*, est aussi l'un de nos correspondants les plus zélés.... M. *Lipomi*, imprimeur à *Caltanisetta*, y a fondé, depuis trois ans, un dispensaire où il sacrifie généreusement son temps et son argent.... Il reproduit habituellement les imprimés et les affiches dont nous inondons Palerme, et propage au loin le mouvement dont nous avons donné le signal. »

Nous serions bien ingrat et bien injuste si nous avions la pensée de vouloir jeter le moindre blâme sur celui qui fut l'instigateur de ce mouvement ; loin de là, nous lui offrons le témoignage de notre estime pour un zèle entretenu par de si louables intentions. Seulement l'on regrette que cette importation et diffusion de l'homœopathie en

Sicile n'ait pas été faite, comme partout ailleurs. avec calme et dignité, sous la direction de praticiens expérimentés, ainsi qu'il convient à la plus noble des sciences.

Cette grande agitation ne pouvait durer ; elle a cessé depuis longtemps, son premier moteur l'ayant laissée à elle-même pour aller à Paris, exercer sur une plus vaste échelle son système de propagation. Là, de froids praticiens ont paralysé ses efforts. Les têtes exaltées du Midi pouvaient seules sympathiser avec cette imagination ardente. Mal compris des médecins français, Mure se décida à porter sa propagande dans l'Amérique du Sud, où il travaille aujourd'hui les esprits comme il le fit en Sicile. J'ai entre les mains une feuille imprimée qu'il adressa de Rio-Janeiro à notre confrère Croserio de Paris dans laquelle il expose son introduction de l'homœopathie au Brésil et l'état actuel des institutions médicales qu'il y a fondées.

Cependant l'œuvre de Mure, en Sicile, n'a point péri. Quelque chose de moins brillant, mais de plus positif et de plus durable, en est resté. Plusieurs médecins judicieux et de bonne foi, rendus par lui attentifs aux doctrines nouvelles, les ont étudiées et adoptées. Ils s'occupent avec convenance et dignité à triompher des difficultés de la pratique, des imperfections de l'art et des attaques de leurs confrères dissidents.

Le docteur Tranchina fut le premier médecin sicilien, qui adopta la méthode homœopathique, et longtemps avant la propagande de Mure. Il eut le mérite d'ouvrir la voie au milieu des circonstances les moins favorables, dépourvu de la plupart des moyens de traitement. Il commença avec quelques substances médicamenteuses et des manuscrits qu'il tenait des médecins de l'armée autrichienne. Il eut pour maître, le docteur de régiment J. Bärtle qui, pendant son séjour en Sicile, traita homœopathiquement tous les vénériens du grand hôpital de Palerme.

L'abbé Bandiera (¹) suivit de près l'exemple de Tranchina. C'était un praticien d'un grand âge. Il est mort depuis peu d'années, vivement regretté de la petite société des homœopathes palermitains. Il avait introduit notre méthode dans l'hôpital des frères de Saint-Jean-de Dieu, dont il était médecin en chef.

Ces deux honorables praticiens ne sont plus; mais ceux qui leur succèdent aujourd'hui ont hérité de leur zélé dévouement aux intérêts de notre école. Leur nombre, à Palerme, ne s'élève pas au-delà de dix, mais ils sont forts et influents par leur union et leur confraternité (²). Quatre d'entre eux entretiennent, avec l'académie homœopathique, une discussion permanente et prennent l'initiative en toute chose : ce sont les docteurs *Bartholi*, *Di-Blasi*, *Morello* et *Tripi*.

Bartholi, qu'ils ont choisi pour président de leur société, est un praticien de vieille date, qui jouissait d'une grande considération parmi ses confrères, avant qu'il eut adopté les doctrines hahnemanniennes. C'est un homme d'un extérieur très-froid ; on le dirait natif de quelque grasse plaine germanique, et la tournure de son esprit répond à cette apparence allemande. Amis et adversaires attribuèrent à de sérieuses réflexions son changement d'opinions médicales ; aussi est-il resté en faveur auprès des classes élevées dont il possède toute la confiance.

Di-Blasi, ex-président de la société royale de vaccine,

(¹) En Sicile il n'est pas rare de voir des prêtres étudier la médecine et obtenir le diplôme de docteur.

(²) Ce nombre de médecins est celui qu'on comptait en 1842.

médecin nommé d'office *delle morte repentine*, ex-secrétaire de l'académie des sciences médicales de Palerme, est le principal promoteur et soutien de notre école. Il était à peine initié aux connaissances homœopathiques, lorsque le choléra envahit la Sicile, de 1836 à 1837. Terrible épreuve pour de premières armes. De brillants succès couronnèrent ses travaux. Mais au point de vue historique, où je me suis placé, ce qui intéresse plus que ces guérisons mêmes, c'est l'heureuse influence qu'elles exercèrent sur la propagation de l'homœopathie. L'académie de Palerme s'efforça de les cacher, en refusant d'en faire mention, dans un rapport qu'elle devait publier sur le résultat des divers traitements employés contre le choléra. Elle eut même l'ignoble courage de rejeter Di-Blasi de son sein. Mais le gouvernement prit alors en main les intérêts de notre école ou plutôt du bon droit et ordonna de répandre dans toutes les provinces siciliennes la brochure qne venait de faire paraître notre confrère sous le titre : *Avviso al popolo sul trattamento omiopatico del cholera morbus.* Je cite, à ce sujet, la lettre qu'écrivit au lieutenant-général du roi, en Sicile, le ministre-secrétaire d'état aux affaires intérieures.

« Monsieur, l'an passé, le docteur Antonio Di–Blasi pu-
« blia un opuscule intitulé : *Avviso, etc., del cholera morbus.*
« Attendu que cette terrible contagion fournissait à Palerme
« un vaste champ d'étude et d'observation ; ce professeur
« (Di Blasi), ardent, infatigable, en a profité pour acquérir
« une grande expérience qu'il a su employer au salut des
« malades. Ses efforts ont été couronnés de résultats très-
« heureux. Il nous a demandé la permission de publier les
« nouvelles observations qu'il a faites depuis lors, à quoi nous
« avons volontiers consenti. Nous vous envoyons plusieurs
« exemplaires que vous aurez soin de répandre dans les

« communes où vous jugerez qu'elles seront le plus utiles
« dans la présente calamité. »

Pel ministro segretario di Stato, *il direttore Duca San-Martino.* »

Malgré l'évidence de ces bonnes dispositions du gouvernement les adversaires de Di-Blasi adressèrent une pétition à l'effet d'enlever à notre confrère sa place de président de la société royale de vaccine. Di-Blasi publia aussitôt une contre-pétition, dans laquelle il fit observer que le vaccin est un des agents de la médication homœopathique, que c'est d'après ses principes qu'elle préserve de la variole, que loin de repousser les homœopathes des sociétés qui ont pour but d'en propager l'emploi, on devait les y admettre à l'exclusion des partisans de la médication allopathique, lesquels, en employant la vaccine, agissent contrairement à leur manière de voir ou bien empiriquement, sans savoir ce qu'ils font. — Cette réponse inattendue déconcerta les savants académiciens, et Di-Blasi resta dans la société où, comme secrétaire, il exerce aujourd'hui une plus grande influence qu'autrefois. Ses manières graves, froides et réservées lui donnent aussi quelque chose de ce type allemand qui sied si bien aux hommes de science et qu'il est si rare de rencontrer dans ces pays méridionaux.

L'abbé *Tripi*, membre de la société de médecine de Palerme, docteur en médecine et en philosophie, est entré plus récemment dans la carrière homœopathique. J'ai de lui un mémoire sur le traitement allopathique du choléra écrit, en 1837. On y lit (à la p. 13) ce passage remarquable, où l'on voit déjà le futur disciple de Habnemann. « Il vomito
« or prende, or accompagna, or finisce col colera. L'arres-
« tarlo appena nato vi dava per prodotto crampi, refrigera-
« tioni, frequenti smanie, etc. Per il contrario curare il

« vomito per via di replicati vomitivi era il miglior metodo,
« che corrispose eggregiamente a quello del l'antica medi-
« cina dei greci : SIMILIA SIMILIBUS SÆPISSIMÈ CURANTUR. »

Tripi possède une vaste et brillante érudition médicale, qu'il a su utiliser pour notre méthode en faisant connaître les passage des auteurs qui ont trait à la loi des semblables ou à quelque autre point de la doctrine hahnemannienne. Ce goût pour les travaux d'érudition, de recherche, de classement, d'annotations lui a fait entreprendre un dictionnaire de pathologie homœopathique, où les maladies sont rangées sous les dénominations ordinaires pour plus de commodité. Les indications thérapeutiques y sont indiquées avec soin et tirées, soit des observations déjà faites à leur dispensaire, soit des ouvrages allemands qu'ils possèdent. Il est intitulé : *Guida alla pratica omiopatica.* Dans quelques années, il est probable que cet ouvrage, dépassé par l'expérience, sera devenu insuffisant ; mais il pourra toujours servir de cadre à des éditions subséquentes en rapport avec les progrès incessants de la clinique. Un autre petit écrit du même auteur qui eut un grand succès, fut celui qu'il publia peu après qu'il eut adopté notre méthode, sous ce titre : « *Saggio sulla medicina omiopatica, sua origine, progresso e ragioni che l'assistono.* » Il termine cet exposé théorique en disant qu'il avait pratiqué l'allopathie avec zèle pendant quatorze ans, tout en reconnaissant en elle une méthode essentiellement imparfaite incapable de perfectionnement ; que l'homœopathie lui apparut comme cet art véritable et perfectible qu'il avait souvent appelé de ses vœux, et que les succès pratiques l'ont depuis confirmé dans cette opinion.

Tripi est un homme ardent, d'une rare application au travail ; Palerme ne lui suffit pas pour l'exercice de son infatigable activité. Chaque année, à l'époque où se manitestent les fièvres intermittentes, il fait une excursion dans l'intérieur de l'île, surtout aux environs du *Fiume-Grande*, dont les eaux employées au rouissage du chanvre et à l'entretien des rivières laissent dégager de puissantes effluves pestilentielles. Aussitôt que l'endémie commence à se produire il quitte Palerme pour la combattre sur les lieux où elle sévit avec le plus de force, et revient toujours chargé de témoignages de reconnaissance et d'attestations de ses services, délivrées par les autorités civiles et religieuses des provinces qu'il a parcourues (¹).

L'expérience que Tripi a dû acquérir dans le traitement de ces maladies me porta à lui demander sur ces points, des renseignements détaillés. Voici quelques-unes de ces indications les plus importantes.

Lorsque les malaises gastriques sont très-prononcés, qu'il y a aversion pour les boissons et pour les aliments, bouche amère, vomissement ; comme aussi lorsque la sueur apparaît pendant la période de chaleur pour disparaître bientôt, laissant une chaleur sèche, il administre *Antim. Crudum.*

Le *china* convient dans les fièvres dont l'accès se manifeste avant midi, qui sont accompagnées de grandes anxiétés, vomissements bilieux, sensation de douleur à la région du foie ; ordinairement pas de soif, sueurs et affaiblissement, lassitude, découragement moral.

L'*ignatia* se montre efficace lorsqu'il y a soif de boissons fraîches pendant la période algide seulement, chaleur extérieure avec froid interne, rougeur des joues, impatience, tremblement nerveux.

Menyanthes est indiqué quand il y a prédominance d'une sensation de froid dans le bas-ventre.

____

(¹) J'ai lu quelques-unes de ces attestations.

Lorsque les symptômes gastriques sont très-prononcés, qu'il y a forte douleur de tête, chaleur en certains points et froid à d'autres parties, il donne avec avantage *nux v.*

L'*ipecacuanha* convient aux cas où les périodes de froid et de chaleur sont peu marqués, mal définis, chaleur et frissons fugaces qui alternent souvent ; malaises d'estomac.

Sepia s'emploie quand il y a soif pendant l'état algide seulement, avec hémicranie, odontalgie. *Staphysagria* est efficace contre les fièvres dont l'accès se manifeste le matin et dure 24 heures avec prédominence du froid et sueurs fétides.

Veratrum alb. dans les fièvres violentes avec froid extérieur et chaleur interne, vomissement, diarrhée, crampes, face hippocratique, et crainte de la mort.

Aranea diadema, lorsqu'il y a convulsions, tremblement, soubresauts des tendons, douleurs ostéocopes ; les accès viennent à heures fixes et s'accompagnent d'épistaxis.

La *sabadilla* est indiquée lorsque la fièvre est compliquée d'éructation, d'envie de vomir, et que la soif se manifeste entre les périodes de chaud et de froid.

L'*arsenic* est le plus puissant remède contre les fièvres intermittentes quartes invétérées, dans lesquelles la constitution est profondément affaiblie.

Lorsque la fièvre ne cède pas au remède homœopathique, il est à présumer que le quinquina a déja été administré inutilement et à haute dose. Alors on a ordinairement affaire à une diathèse médicamenteuse qui se montre le plus souvent sous forme de fièvre quarte, ou tierce récidivée. Les antidotes du quina sont : *ipecac., ferrum, nux,* quelquefois *arnica.*

La plupart des fièvres, aux environs du *fiume Grande,* revêtent le caractère propre aux pathogénésies de l'arsenic et de la noix vomique et ne cèdent qu'à l'emploi de ces deux médicaments.

On trouve dans le volume des *annali* de 1843 (page 277) une monographie des fièvres intermittentes, avec l'exposition détaillée du traitement par un de nos confrères siciliens, le docteur *Evola de Balestrata*.

Morello est l'auteur d'un ouvrage de longue haleine intitulé : *Esame del Organo*. Il l'entreprit dans un esprit de critique quelque peu malveillant pour donner cours à la mauvaise humeur que ce livre de génie excite toujours à première vue. Rien n'y prévient en effet le lecteur, point d'exposé préliminaire, d'explication conciliante. Les opinions généralement reçues y sont rudement froissées, et l'on est à chaque page choqué de l'assurance avec laquelle l'auteur émet, *à priori*, des assertions qui exigeraient des preuves expérimentales.

Dans les premiers chapitres de son *examen*, Morello attaque sans ménagement ce qu'il ne comprend pas bien encore. Mais à mesure qu'il approfondit son sujet, la nouvelle vérité médicale lui apparaît dans tout son jour ; il reconnaît la nécessité de la juger en dehors des mille théories enfantées par l'allopathie. «Toutes les doctrines précédentes, dit-il, « peuvent se réduire à une seule, et l'école créée par Hah- « nemann n'est pas la millième, mais la seconde. » C'est à ce point de vue qu'il se pose, et sans abdiquer sa liberté de jugement, il devient l'apologiste du livre de Hahnemann, dont il appuie la doctine sur maintes théories spécieuses que lui fournit sa riche imagination. Je ne veux pas émettre ici d'opinion sur la valeur réelle de ce travail ; je le signale seulement comme une œuvre originale, qui témoigne de la vie naissante de notre littérature italienne.

Morello s'occupe aujourd'hui avec prédilection de la question du *dynamisme médicamenteux*. C'était le sujet ordinaire de nos conversations.—Il y a, dans la manière d'agir des médicaments sur l'homme malade, deux effets qu'il importe de distinguer : l'*action* et la *réaction*. Celle-ci se manifeste par l'exacerbation momentanée des symptômes ou par leur diminution ; celle-là, lorsqu'elle ne dépasse pas un certain degré d'énergie, reste inaperçue derrière les phénomènes morbides qui nous la cachent. Si elle est au contraire très-forte, elle se montre par l'apparition de phénomènes nouveaux, étrangers à ceux du mal, c'est-à-dire par des effets pathogénétiques. L'exacerbation produite par la réaction est presque toujours salutaire, toujours momentanée, et ne revêt jamais un caractère différent de celui de la maladie; mais l'aggravation qui provient de l'action directe de la substance toxique, est toujours nuisible et persiste en général fort longtemps. La réaction seule guérit ; c'est elle seule que le praticien homœopathe doit chercher à produire, et pour amener ce résultat il faut que l'action soit modérée, sans quoi la réaction en est opprimée. Les allopathes qui n'ont aucune notion de ces effets et de leur différente valeur font ordinairement prédominer l'action primitive lorsqu'ils administrent des spécifiques. De là, les accidents graves qui accompagnent ou suivent la plupart de leurs médications spéciales.

Morello pense que les résultats cliniques permettent très-bien d'admettre les trois causes morbides indiquées par Hahnemann. La majorité des médecins italiens reconnaissent à la psore la valeur qu'il lui a donnée. On est moins d'accord sur la différence radicale qu'il a établie entre la *syphilis* et la *sycosis*. Presque tous les Allemands considèrent aujourd'hui ces deux vices comme n'en formant qu'un. Morello est d'avis que cette différence est un fait positif. — La sycosis se manifeste par les tubercules plats, les fics, les excroissances de diverses formes et par un écoulement gonorrhéique spécial. Tous phénomènes contre lesquels le mercure est impuissant et que dissipent généralement bien *le thuja* et *l'acid. nitri.* L'an dernier se développa à Palerme une épidémie d'affections sycosiques chez les enfants. Elle était caractérisée par des excroissances en forme de choux-fleurs sur la muqueuse buccale, ce qui permit de constater par la spécialité du traitement, l'existence d'une nature morbide, spéciale; le thuja seul en effet put faire disparaître promptement ces productions; un cas pourtant résista, mais il céda à l'emploi d'acid. nitri. Il y a des gonorrhées invétérées insensibles aux mercuriaux, au copahu, au cubèbe, etc., que le thuja guérit rapidement et radicalement; il me cita un cas de ce genre, qui persistait depuis six mois et qu'il réussit à dissiper en quelques jours avec une seule dose de ce remède à la 4e dilution. Il est bien rare cependant de rencontrer ces franches gonorrhées sycosiques. Le plus souvent, dit Morello, elles sont compliquées de psore, ce qui les rend extrêmement tenaces. Il faut alors alterner sulfur avec thuja, et malgré ce traitement approprié la guérison ne se produit jamais qu'au bout de deux ou trois mois.

Plusieurs faits observés dans la pratique de mon père me rangent de l'avis de Morello sur cette question si controversées de l'identité de la sycosis et de la syphilis. Nous avons vu d'énormes choux-fleurs sur les parties génitales d'individus qui ne s'étaient jamais exposés à l'infection vénérienne; des tubercules plats affectant l'enveloppe cutanée, survenus sans cause appréciable et cédant au traitement dirigé contre les éruptions verruqueuses. C'est le cas de prendre en considération l'aphorisme de Morgagni : *naturam morborum curationes ostendunt.*

Palerme possède une centaine de praticiens qu'une académie royale de médecine réunit quelquefois. Jusqu'à l'introduction de l'homœopathie, cette société était restée dans un état de torpeur qui aurait pu faire douter de son existence; mais à la nouvelle de l'invasion d'une doctrine rivale, le bâtiment s'est animé, la salle s'est remplie, et de là, comme d'une citadelle, le corps médical se prit à lancer contre les novateurs des pétitions pour la prohibition de la pratique homœopathique. Conformément aux lois de la guerre, il débuta par chasser de son sein les traîtres dévoués à l'ennemi et qui n'auraient pas manqué, tôt ou tard, de lui livrer la place.

La position des partisans de la nouvelle école était fort précaire, l'élan donné par Mure et ses frères en enthousiasme commençait à se ralentir. On avait construit sur le sol léger et mouvant de la passion du moment et de l'esprit de mode; il fallait en même temps résister aux manœuvres de l'académie, se créer un public solide et une clientèle permanente. *Des écrits populaires, la publication d'une feuille périodique, l'entretien du dispensaire et la création d'une académie rivale,* tels sont les moyens que nos confrères jugent propres à répondre à toutes les exigences de la situation, et dont ils poursuivent l'exécution avec une énergie et un désintéressement au dessus de tout éloge. L'union et l'harmonie doublent leurs forces, chacun se chargeant de la partie du travail qui convient le mieux à son caractère et à ses talents. Di-Blasi devient le rédacteur du journal; Bartholi, qui est le plus adonné à la pratique, dirige le dispensaire et l'ardent Tripi peut satisfaire son zèle en y restant plusieurs heures chaque jour, comme médecin assistant. Morello est l'organisateur, et sera le secrétaire de la société académique projetée. Les rôles sont ainsi distribués, et l'œuvre de propagation marche avec ensemble et vigueur.

Le journal publié sous le titre d'*Annali di medicina omio-*

patica en est à sa huitième année, paraissant tous les deux mois par gros cahier in-8°. Les premiers numéros sont, il faut l'avouer, presque entièrement remplis de traductions et de rapsodies dépourvues d'intérêt. On comprend que, manquant d'expérience propre et de matériaux préparés à l'avance, les rédacteurs durent, pendant les commencements, puiser à des sources étrangères. Leur feuille présente maintenant des dissertations théoriques originales, et un certain nombre de bonnes observations cliniques. Il est à regretter que ce journal homœopathique, le seul qui soit publié en langue italienne (¹), ne jouisse pas d'une publicité étendue : elle est à peu près restreinte au royaume des Deux-Siciles. Quelques mémoires vont à Rome, et je ne pense pas qu'il en pénètre au-delà (²); partout ailleurs on ignore l'existence de cette feuille nationale, et cependant elle serait accueillie avec faveur dans toute l'Italie du nord où le nombre des médecins homœopathes va toujours croissant. La société de Palerme ne se lasse pas de ce fardeau qu'elle porte seule; elle a prévu des sacrifices et les fait avec générosité.

Les écrits destinés plus particulièrement au public non médical reçurent par compensation toute la publicité désirable.

Le dispensaire établi par M. Mure s'était peu à peu désorganisé. Nos confrères mirent tous leurs soins à le rétablir et lui assurèrent une existence durable par le concours des nombreuses familles dévouées à la nouvelle méthode; grâce à ces généreuses contributions, cette institution acquit un développement beaucoup plus grand que celui qu'on espé-

----

(¹) Depuis cette époque il en paraît un autre dans les états romains.

(²) La distribution des prospectus et l'envoi régulier des journaux rencontrent une foule d'obstacles dans les divers états italiens.

rait lui donner : on l'a établi dans le palais Lorenzo, devenu disponible par la mort de son propriétaire. C'est un vieux, mais noble édifice, abandonné aux injures du temps, comme une foule d'autres à Palerme, ville que ses habitants ne suffisent plus à occuper. On y voit de larges escaliers, jadis peints; des lambeaux de riches tentures pendant encore aux murs, de vastes salons et de longues rangées de fenêtres dont les cadres détachés s'agitent au vent. Le dispensaire a apporté un peu de vie dans cette solitude ; sur ces mêmes lambris, mesurés jadis par les pieds légers de vives Siciliennes au son d'une musique gaie, de tristes malades viennent à pas lents raconter leurs maux.

Cet établissement est le mieux organisé que j'aie encore vu : ceux de Vienne et de Londres ne peuvent lui être comparés pour le nombre des malades reçus et celui des médecins traitants. Outre Bartholi et Tripi, il y a toujours deux ou trois jeunes docteurs (Tanchina neveu, Buffardeci, Magri, etc.) qui viennent les aider et se perfectionner dans la pratique. Les réceptions ont lieu tous les jours de dix heures à une heure. Le mercredi et le dimanche sont réservés aux maladies dites chirurgicales, qu'on soumet pour la plupart au traitement interne. Il en est cependant toujours un certain nombre auxquelles on applique les procédés chirurgicaux. Les maladies traitées dans ce dispensaire sont en grande partie de nature chronique, le rebut des hôpitaux ; néanmoins, les affections fébriles aiguës ne laissent pas que d'y recevoir des soins, et un médecin est chargé de faire les visites à domicile.

C'est ainsi qu'ils ont complété leurs moyens d'étude et suppléé au manque de clinique. Une attention longue et minutieuse donnée à l'examen symptomatique, le choix du remède motivé par chacun des médecins assistants, des considérations cliniques qu'un grand usage de la langue latine

leur permet de faire en présence du patient, sont des avantages qu'aucun autre établissement de ce genre ne présente
réunis au même degré, et qui en font le meilleur centre d'é-
tudes homœopathiques que nous possédions aujourd'hui. Il
est vrai que ces praticiens n'ont point encore acquis l'expérience des Allemands, mais ils l'obtiendront sûrement avec le
temps, car c'est une des prérogatives de la méthode homœopathique de pouvoir être étudiée et appliquée avec un succès
toujours croissant par l'individu livré sans guide à ses propres ressources. Dans la médecine nouvelle, il n'y a pas de
maîtres ni de théories variées, d'école de Montpellier ni d'é-
cole de Paris; il y a une loi thérapeutique et des conséquences nécessaires qu'on ne peut ni changer, ni modifier. Notre
doctrine est elle-même le guide de celui qui veut la mettre
en pratique; tandis qu'en allopathie, où les préceptes sont en
général *rationnels*, c'est-à-dire dictés par le raisonnement et
non point fondés sur les lois de la nature, l'élève doit être
initié par un maître à ces connaissances conventionnelles.
Ce qu'on devrait demander aux facultés de médecine actuelles, c'est de bonnes notions d'anatomie et de physiologie pour
servir au diagnostic (ce dont elles s'acquittent, en effet, très-
bien), cela fait, prendre en main la matière médicale, pure et
se livrer à la pratique en se guidant d'après la loi de similitude. Quand comprendra-t-on la nécessité de procéder de la
sorte ?

La société du dispensaire publie dans les *Annales homœopathiques* le compte-rendu des maladies traitées pendant
l'année. Les observations qui ne peuvent y trouver place,
restent consignées dans des archives où elles sont rangées
avec ordre, de manière à pouvoir être facilement consultées.
On en pourra tirer, plus tard, un bon ouvrage de clinique.

Le vieux J. Mauro, de Naples, n'a pu résister au désir de

venir s'établir en Sicile, son pays natal, et d'y consacrer ses dernières années à l'œuvre entreprise par ses confrères palermitains.

Sans espoir de modifier les dispositions hostiles de l'académie royale de médecine, on eut l'heureuse idée d'élever, comme on dit, autel contre autel, c'est-à-dire de créer une académie rivale ayant même droit, même privilége, même influence. Dès 1840, les homœopathes s'occupèrent du règlement de cette société et des moyens d'obtenir l'autorisation du gouvernement. A leur grande surprise, ils ne rencontrèrent aucun obstacle de ce côté; ce qui doit, en effet, étonner dans un état où règne une si forte répulsion pour tout ce qui peut troubler l'ordre de choses établi. Sans doute, les événements de Naples et les dispositions favorables du feu roi et de son successeur en faveur de la nouvelle méthode, furent pour beaucoup dans ce bon vouloir des autorités secondaires chargées de statuer sur la demande des homœopathes de Palerme. Leur pétition fut agréée et leur académie reconnue par une lettre officielle du ministre de l'intérieur, du mois de juin 1841. L'ordonnance pour la formation de cette société fut publiée le 12 juillet 1842 par le lieutenant-général de Sicile.

L'académie allopathique, qui avait mis tout en œuvre pour s'opposer à la reconnaissance de sa rivale par le gouvernement, se retrancha dans un système d'opposition tracassière lorsqu'il lui fallut donner son approbation à ses statuts. Cette approbation était une condition imposée aux homœopathes. L'ancienne académie avait droit de modifier leur règlement pour en éliminer tout ce qui aurait pu revêtir un caractère d'hostilité. Elle traîna sa révision en longueur, et ce ne fut que le 20 janvier 1844 qu'elle approuva définitivement ce règlement. Il avait été rédigé dans un esprit de justice et de réconciliation qui ne permit pas de lui faire subir de notables modifications. Le 21 mars de cette même année, le gouvernement ordonna d'imprimer ce règlement et de le rendre public. Aujourd'hui, la Sicile est en possession d'une académie royale homœopathique légalement constituée et pouvant conférer le diplôme de docteur. Le 23 juin 1844, Andrea Bartholi, élu président, en fit l'ouverture solennelle. De tous les pays italiens, des médecins s'empressèrent de demander à faire partie de ce corps savant. Le diplôme de membre correspondant fut remis à A. Schmidt, de Lucques, et aux principaux homœopathes d'Allemagne : Trinks, Bönninghausen, Mor. Müller, Rummel, Gross, Hartmann, etc.

Le but principal que nos confrères de Sicile se sont proposé dans cette institution, est de faciliter à la nouvelle génération la carrière médicale homœopathique, d'attirer à l'étude de cette méthode ceux qu'avait éloignés, jusqu'à ce jour, la crainte de se voir exclus des sociétés savantes du pays, privés de tout espoir de succès et de renommée. *L'académie homœopathique* leur offre désormais une compensation aux avantages qu'ils perdent, et leur permet d'obéir à leur conviction, sans faire de trop grands sacrifices. Cette société est ouverte aux partisans de tous les systèmes; chacun peut y prendre place, si toutefois il s'en est rendu digne par ses talents ou par quelque travail utile. Elle ne fait aucune exclusion, assurée que, là où toutes les opinions seront en présence et discutées de bonne foi, l'homœopathie l'emportera sur la vieille routine. Mauro a été chargé du cours de thérapeutique.

C'est par cet emploi habilement combiné des moyens d'attaques et de défense, de propagation par la voie de la presse et par la clinique, que ce petit nombre de médecins, est parvenu à donner à notre école une position assurée.

Mure et ses associés avaient allumé un feu de paille, en excitant un enthousiasme passager ; les graves praticiens qui vinrent ensuite, donnèrent à cette œuvre du moment les éléments solides d'une vie durable. Les uns et les autres ont également contribué à ce noble ouvrage. Mure a jeté l'étincelle; son rôle a été le plus brillant, mais non pas le plus difficile.

Dans les commencements la faculté médicale dut sourire de pitié aux efforts de ce nombre imperceptible de novateurs. Aujourd'hui elle envisage avec crainte son avenir. Ecoutons Morello lui dire dans la préface de son *Examen* : « Che ve ne pare, è una poverta daverro, una vergogna, e intento, ramentatelo benè, sono cotesti pocchissimi e se volete cotesti ignoranti che hanno rovinato dai fondamenti tutto il tempio dell'errore. »

Je voudrais, abandonnant le point de vue historique de notre méthode en Sicile, pouvoir m'étendre sur son côté pratique. Mais il faut avouer qu'elle est encore bien inférieure sous quelques rapports au moins, à ce qui se voit aujourd'hui en Allemagne. Les homœopathes siciliens débutent dans la carrière, leur littérature n'est pas riche, et beaucoup de livres très-importants à consulter pour la pratique, leur manquent. Ils sont obligés de rester fidèles aux doctrines hahnemanniennes; c'est leur seul guide, et ils ne sont pas en cela les plus mal partagés. Mieux vaut cent fois cette opinion exclusive , que cet esprit de polémique aveugle et de critique à tout prix, qui a poussé certaine nuance d'homœopathes allemands dans la routine allopathique où elle se débat en vain et meurt déjà de consomption.

Au sixième *congrès scientifique* italien, un prix de mille livres avait été offert à l'auteur du meilleur mémoire sur les *avantages et les défauts de la doctrine homœopathique*, mais le

bureau du congrès refusa d'admettre ce sujet (¹). L'académie de Palerme, sur la proposition de *Morello* son secrétaire et sur celle de *Bianchini* son président honoraire,
s'empressa de placer sous son patronage cette œuvre utile de
critique. Elle a invité tous ses membres à traiter ce sujet
dans le cours de l'année suivante. Le meilleur mémoire
sera publié et répandu aux frais de la société.

C'est un beau spectacle que celui d'hommes unis pour
entreprendre le bien, et puisant dans cette union un zèle
ardent et une constance inébranlable. L'heureuse impression
que j'en ai ressenti ne s'effacera jamais de mon souvenir.
Et qu'on ne dise point qu'il entre un élément d'intérêt
égoïste dans ce rare désintéressement. Quel motif poussait
le vieux Bandiera, médecin en chef d'un hôpital, en possession de la considération et du bien-être, fruits d'une vie
utilement employée, quel motif le poussait à cette réforme
médicale, lui et son neveu qui abandonnait ainsi un avenir assuré, une route toute battue pour une carrière de
contradiction, de fatigue et de dégoût? Quel motif poussait
Di-Blasi, dont la position était faite et qui pouvait perdre un
emploi fructueux qu'il faillit perdre en effet? Quel motif
poussait Bartholi et Tripi dont la clientèle était depuis
longtemps formée. Je ne parle pas de Morello, il était
devenu trop indifférent à la médecine pour avoir du mérite
à adopter la nouvelle méthode. Les généreux confrères de
Palerme ont su montrer ce qu'un petit nombre d'hommes
déterminés à faire triompher une doctrine vraie, peut entreprendre et exécuter en dépit d'une foule de contradicteurs.

Telle est autant que j'ai pu l'observer, la situation de
notre école sur cette terre classique de Sicile. Je n'ai parlé

____

¹) Voyez le 13ᵐᵉ numéro du *journal du* 6ᵐᵉ *Congrès italien.*

que de Palerme, parce qu'il fut le point de départ de la
réforme et qu'il en est encore le foyer principal. Cependant
la plupart des villes du littoral, et Messine entre autres,
voient fleurir la nouvelle méthode que les incursions de Tripi
vulgarisent dans l'intérieur des provinces.

On quitte à regret un si beau pays où l'air embaumé, le
ciel toujours pur, les tièdes et délicieuses nuits, répandent
sur l'existence un charme inconnu aux habitants de nos
contrées brumeuses. L'aspect de Palerme offre par sa
nouveauté une autre source d'impressions agréables. Ce
n'est plus la fraîche apparence des constructions italiennes;
une sombre teinte de vétusté est répandue sur les édifices
publics et les palais de la noblesse. Les ogives et les flè-
ches ne s'élèvent point sur ce fond grisâtre, comme au nord
de l'Europe ; mais les lourds piliers et les pleins cintres des
normands y sont posés immobiles, et témoignent des rud es
mains qui les ont façonnés. Ce genre d'architecture donne à
Palerme un caractère original, bien digne d'attirer les
artistes touristes qui ont jusqu'à présent tout-à-fait délaissé
ces lieux. Dans les rues étroites fourmille une foule au teint
basané, à la démarche inquiète, au langage prompt et facile,
dont les yeux noirs et vifs contrastent avec les haillons qui la
recouvrent. Il n'est pas de peuple doué par la nature, de plus
précieuses faveurs. Avec un climat superbe, un sol fécond,
qui nourrit en pleine terre , dans les provinces intérieures ,
la canne à sucre et le caféier, dans une position admirable
entre l'Italie, la France et l'Espagne , il ne possède ni industrie, ni commerce , ni agriculture. Chez lui tout languit
et se meurt : l'activité morale presque éteinte : point de
sentiment national , point de vie publique , point d'idée
générale qui y réunisse et anime les intelligences. C'est une

torpeur universelle qui fait végéter au jour le jour. Pourvu que la noblesse consomme le maigre revenu de ses terres qu'elle ne songe jamais à améliorer; pourvu que le gouvernement napolitanise le pays ; pourvu que le peuple trouve aux portes des couvents de quoi suppléer à son manque de travail, les choses vont et les années se suivent.

Cependant du milieu de ces automates a surgi un petit nombre d'homme de cœur qui cherchent à faire naître la vie autour d'eux. Ils ont créé et entretiennent la presse littéraire, excitent aux discussions philosophico-sociales et s'opposent énergiquement à l'envahissement de cette gangrène morale, triste et inévitable résultat des gouvernements absolus, qui paralysent l'action de l'Eglise en comprimant la liberté du peuple.

A la tête de ce mouvement vivifiant s'est placé notre confrère Morello avec tous ses collègues homœopathes. Ces hommes d'intelligence et de vigueur, en excitant l'intérêt public pour une question scientifique, viennent de déposer dans le sein de cette société apathique les germes d'une activité nouvelle, propre à être dirigée sur d'autres points.

L'introduction de l'homœopathie, grâce à l'opposition des praticiens de l'ancienne école, amena cette lutte animée que nous avons décrite, et qui, fixant l'attention générale, produisit une excitation salutaire dans les esprits. Elle aura peut-être contribué à rappeler la vie intellectuelle dans ce pays; car il suffit souvent d'une étincelle pour allumer un vaste embrasement. Au milieu de ces réflexions, je pris congé de Morello qui m'accompagnait sur le rivage, et la barque qui me portait se balançait déjà, qu'il me serrait encore la main.

Espagne.

Du royaume des Deux-Siciles, l'homœopathie a été importée en Espagne, aussi me semble-t-il convenable de dire ici quelques mots sur la situation de notre doctrine au-delà des Pyrénées.

M. Benitua Iriarte, riche négociant de Cadix, se trouvait à Rome, pour cause de santé, à l'époque de l'invasion autrichienne, et des brillants débuts du docteur Necker dans le royaume de Naples. Il prit un vif intérêt à ce nouveau système médical, et après un long séjour en Italie, il résolut d'aller l'étudier à sa source et même de se confier aux soins de son fondateur. Il se rendit en effet à Cöthen auprès de Hahnemann, accompagné de son ami Villalba, qui fut nommé l'année suivante ambassadeur d'Espagne auprès du roi de Naples (¹). Mais le séjour de la pauvre et chétive cité ducale devenait insupportable aux opulents Espagnols accoutumés à toutes les aisances et à tous les agréments de la vie. D'après les conseils de Hahnemann, Iriarte vint à Lyon pour continuer auprès du docteur Desguidi un traitement commencé déjà avec succès. Il y recouvra en effet une santé passable qui ne s'est jamais démentie depuis. Dans le premier mouvement de sa reconnaissance, Iriarte déposa aux mains du docteur Desguidi la somme de 12,000 francs, destinés au traitement gratuit des cholériques, dans le cas où notre cité serait envahie par

---

(¹) M. de Villalba pendant son séjour à Naples et au milieu des préoccupations de son ambassade, publia une traduction espagnole de la *lettre aux médecins français* de notre honorable confrère Desguidi qu'il fit précéder d'une introduction à l'usage des gens du monde.

le fléau pestilentiel. Il résolut ensuite de se consacrer d'une manière efficace à la propagation de l'homœopathie en Espagne. Il acheta un grand nombre d'exemplaires des *maladies chroniques* de Hahnemann traduites par Bigel, et de la *Lettre aux médecins français* qu'il distribua aux principaux praticiens de son pays. Il envoya en Allemagne un jeune médecin espagnol, le neveu de son ami Villalba, M. Pallacios, qu'il fit voyager à ses frais, entretint pendant quatre ans, à Leipsig, auprès des plus habiles homœopathes, et qu'il établit à Madrid pour être le guide sûr de ceux qui voudraient se livrer à l'étude de la nouvelle méthode (¹). Dès lors notre école qui était complètement inconnue en Espagne, y prit une extension rapide, malgré les préoccupations incessantes de la guerre civile. Au généreux citoyen de Cadix revient l'honneur de cet œuvre, dont l'immense importance ne sera bien appréciée qu'au jour où l'on aura compris là vanité, l'insuffisance et le danger des systèmes qui constituent la médecine allopathique.

A l'époque de notre premier séjour en Allemagne, sur la fin de 1831, mon père et moi nous fîmes connaissance, au congrès scientifique de Vienne, d'un médecin espagnol, le docteur Folch, qui faisait partie de la commission envoyée par son gouvernement pour étudier le choléra et ses divers traitements. Le docteur Folch est un médecin instruit, un esprit judicieux, d'un caractère facile et agréable; nous vécûmes avec lui dans une sorte d'intimité pendant tout le temps que nous restâmes dans la capitale de l'Autriche. Il aimait à plaisanter mon père sur ses études homœopathiques et, bien que promettant de ne pas juger sans connaître, il

---

(¹) Il y avait déjà en cette ville un ardent propagateur de la nouvelle doctrine, le docteur Lopez de Pinciano traducteur de l'Organon.

resta jusqu'à notre séparation imbu des préjugés ordinaires contre cette doctrine.

En 1844 nous apprîmes que le docteur Folch avait été nommé professeur de pathologie à la faculté médicale de Barcelone, et qu'il s'adonnait à la pratique de l'homœopathie. Mon père s'empressa de lui écrire en lui demandant quelques détails sur l'état actuel de notre école en Espagne. Voici les renseignements que nous a donnés notre bon ami de Barcelone; quoique fort incomplets, ils le sont moins que ceux qui nous sont parvenus jusqu'à présent.

« L'introduction de la doctrine homœopathique en Espagne s'est effectuée d'une manière lente et sourde ; elle a été plutôt le résultat de l'intime conviction de plusieurs médecins isolés, disséminés dans différentes villes, que de l'esprit d'imitation et du goût des choses nouvelles. Il n'y eut non plus rien de semblable à la propagation d'une méthode par voie d'expérimentation et de succès cliniques ; car l'Espagnol n'est point porté à faire ses actions en public et il est mal pourvu de feuille périodique scientifique et surtout médicale. Il manque aussi de l'esprit d'association qui chez les autres peuples réunit les partisans d'une même opinion, les engage à se rechercher, à se connaître, à se communiquer leurs idées, à s'aider mutuellement, et en constitue une véritable phalange. Dans ce pays les médecins homœopathes se connaissent à peine d'une ville à l'autre, et souvent il arrive que dans une même ville plusieurs pratiquent l'homœopathie sans que leurs confrères le sachent.

« Toutes ces circonstances réunies me mettent dans l'impossibilité de vous donner une idée exacte de l'état actuel de la nouvelle école dans ces contrées, et de vous fournir une statistique complète de ses principaux adhérents.

« L'homœopathie fut pratiquée pour la première fois, en

1835, dans la ville de Badajos, province d'Estramadure par un médecin distingué, docteur Pedro Rino y Huntado ('), qui se mit à publier une espèce de revue intitulé *Archivos de la médicina homœopatica* , formant aujourd'hui deux gros volumes. Docteur Raphaël Caseres de la même ville, ainsi que plusieurs autres de la province, suivirent son exemple, et entre autres Florencio Gomez, médecin en chef de l'armée d'Estramadure.

« Peu de temps après, la ville et la province de Séville devinrent un foyer actif de la pratique nouvelle, qu'adoptèrent plusieurs des principaux médecins parmi lesquels on peut citer l'ex-député des cortès, docteur Don Augustin Lopez del Baño, l'ancien médecin militaire, membre de l'Académie nationale, Joseph Nostenchi et Jean Lorenzo Velez.

« De Séville la réforme médicale s'étendit à Grenade et dans les autres villes de l'Andalousie, par les efforts des docteurs Antonio Rajas, Felipe Bassas, Felipe Gil, Francisco Caldas, etc.

« Mais le lieu où elle s'est développée le plus complètement et avec le moins de lenteur, c'est dans la capitale où la professent avec enthousiasme deux professeurs de la faculté des sciences médicales, Joaquin de Hisean et Bartholomé Obrador. Parmi les médecins qui ne sont point attachés à la faculté, on compte les docteurs Joseph Sébastien Coll, Joaquin Lario, Eduardo Garcia, Ramon Fernandez del Rio, et beaucoup d'autres qui ne sont pas aussi connus. Ces praticiens ont obtenu de brillants succès qui leur ont valu l'admiration et les sympathies de toutes les

____

(1) Il paraît que Folch n'a pas eu connaissance de la propagande entreprise par Iriarte.

classes de la société. On a déjà établi un dispensaire à Madrid. Les principes de la nouvelle méthode ont été exposés et discutés dans la salle de clinique de la faculté et à l'académie dite d'Esculape ; enfin on a publié un journal mensuel intitulé *Boletin oficial de la sociedad hahnemaniana matritense.* Le docteur Coll s'adonne d'une manière spéciale à ces travaux littéraires. Il a fait paraître un *Examen critique et comparatif des deux écoles*, et s'occupe avec ardeur de la traduction et de l'impression des principaux ouvrages homœopathiques dont il constitue une bibliothèque médicale choisie. Ce grand travail est déjà très-avancé.

« Mais la nouvelle méthode dans ses rapides progrès a dû soulever les haines et l'opposition qui l'accompagnent partout. C'est à la cour que ce mauvais esprit se manifesta le plus vivement. Il s'attaqua particulièrement au docteur Joseph Nuñez (¹) qui s'y était fait remarquer par de beaux succès. Les divers organes de la presse ouvrirent leurs colonnes à toutes les diatribes critiques, fausses et malveillantes, par lesquelles on pensait pouvoir arrêter dans son origine la réforme redoutée. Mais rien ne prévalut contre la vue de guérisons nombreuses, patentes, journalières et bien avérées. Le public embrassa avec zèle la cause des homœopathes, et il serait impossible de compter aujourd'hui le nombre des médecins et des élèves en médecine qui se livrent à l'étude de la doctrine nouvelle. »

Depuis la communication de notre ami Folch, il a surgi à Madrid de nouveaux homœopathes qui unissent le zèle au talent, entre autres, *Manuel Rolan, Juan Suarez Monge, Fr. Tejero y Cano, don Vitoriano de Torrecilla.*

(¹) Le Docteur Nuñies a pratiqué pendant plusieurs années et avec beaucoup de succès la médecine homœopathique à Bordeaux, avant de se fixer à Madrid.

La ville de Barcelone fut une des dernières à recevoir le bienfait de la pratique homœopathique. C'est vers la fin de 1844, qu'on commença à y publier quelques observations de guérisons obtenues par cette méthode. Cependant Francisco de Paula-Folch, actuellement professeur de pathologie générale à la faculté des sciences médicales de cette ville, et qui y exerce depuis 1832, connaissait alors théoriquement la doctrine homœopathique, dont il avait fréquenté, à Vienne, les principaux praticiens. Mais il repoussait cette doctrine à cause de la théorie de petites doses, il ne l'avait d'ailleurs jamais vu appliquer au malade, comme il conste des pages 151 et 152 du *Rapport général de la commission envoyée par le gouvernement espagnol pour observer le choléra morbus en pays étranger.* Voyant que cette méthode se répandait autour de lui, et qu'elle était adoptée par plusieurs médecins en réputation et d'une probité connue, il crut de son devoir d'en faire un examen pratique, pour adopter à cet égard une opinion définitive basée sur l'expérience. Dans ce but, il fit venir de Milan une collection de remèdes homœopathiques, préparés par le pharmacien Caroffatti, avec lesquels il commença ses expérimentation sur lui-même d'abord, puis sur quelques membres de sa famille. Dans cette petite sphère, il eut plusieurs cas qui le convainquirent de l'efficacité thérapeutique de nos préparations médicinales. Il fit promptement disparaître une cardialgie avec *camomil.*, une ictère simple avec *quina*, deux angines tonsillaires avec *acon. et belladon.*, une forte dyssenterie avec *sublime*, et une teigne amiantacée avec *rhus tox.* Dès lors il mit l'homœopathie en pratique, toutefois avec réserve, car il se croyait être le seul qui la conùnt dans Barcelone. Mais il apprit bientôt que son ami le directeur et doyen de la faculté de Barcelone, professeur de clinique médicale, docteur Félix Janer, était, depuis longtemps, initié à la nouvelle doctrine. Ils résolurent ensemble d'en faire une application sérieuse. Mais avant de commencer, Janer, depuis plusieurs années atteint de maux chroniques qui le retenaient souvent plusieurs mois au lit, se rendit à Madrid pour se confier aux soins du docteur homœopathe Joseph Nuñez. Il recouvra, par ce traitement, une santé parfaite. De retour à Barcelone, Janer adopta la méthode dans la clinique de l'hôpital comme dans sa pratique particulière, sans renoncer toutefois absolument aux divers procédés de l'ancienne école.

Outre les deux professeurs de la faculté, on compte aujourd'hui à Barcelone, comme praticiens homœopathes, les docteurs Porta, Plana, Rode et Saulteri. Chacun pense que le nombre s'en accroîtra rapidement, et dans cette opinion plusieurs pharmaciens se sont déjà pourvus de collections de remèdes homœopathiques. Le journal homœopathique d'Espagne, dont les trois premiers numéros nous sont parvenus (en septembre 1846), fait connaître plusieurs nouveaux praticiens homœopathes, dont il serait trop long de citer ici les noms. Nous y apprenons la formation d'une *société hahnemanienne de Madrid*. Quelques professeurs de la faculté se sont empressés de se faire aggréger à cette société et de lui apporter le tribut de leurs talents. Le président, docteur Nuñez, a reçu du général Narvaës les encouragements les plus flatteurs.

Au commencement de leur pratique homœopathique, nos confrères de Barcelone, ne pouvant d'abord renoncer complètement aux moyens de la médecine ordinaire, avaient adopté une sorte d'eclectisme, ce que leur position d'alors explique et justifie. En effet, livrés à eux-mêmes, n'ayant parmi eux aucun praticien de grande expérience, capable de les guider à travers les difficultés des traitements, ils ont été obligés d'adopter une prudente réserve. Il n'est pas d'ailleurs d'homœopathe débutant, si nous en exceptons quelques enthousiastes irréfléchis, qui n'ait hésité longtemps avant de quitter la lancette dans ces phlogoses violentes où l'émission d'un sang bouillonnant paraît être l'unique ressource. L'on n'y renonce que pas à pas, et seulement alors que l'expérience a prononcé son jugement sans appel. Il en est ainsi, plus ou moins, pour les divers autres procédés allopathiques, dont on finit peu à peu par reconnaître l'insuffisance et la défectuosité et qu'on n'emploie plus alors que très exceptionnellement.

A Mataro exerce le docteur Malga, à Palma-de-Mayorque le docteur Halrrich ; et sans pouvoir nous en dire les noms, Folch nous assure qu'il en existe dans une foule d'autres localités, et que le mouvement de réforme homœopathique est général en ce moment dans la péninsule.

CHAPITRE VI.

DE L'HOMŒOPATHIE DANS LE NORD DE L'ITALIE ET EN ILLYRIE.

SOMMAIRE. De la population napolitaine. — Description de Naples et de ses environs. — Pompeï. — Ascension au Vésuve. — Le mont Cassin et les Bénédictins. — Comparaison de Rome et de Naples. — Les Catacombes. — Visite au Saint Père. — Situation de l'homœopathie à Florence, — à Lucques, — dans la Romagne, — à Nice, — à Gênes, — à Turin, — à Milan. — Dr Hartung et guérison du maréchal Radeski. — L'homœopathie au *Congrès scientifique* de Milan. — Venise. — Le professeur Brera et son apologie de la doctrine homœopathique. — Histoire de l'homœopathie dans les provinces Illyriennes. — Docteur Wolf et le crétinisme. — Traitement homœopathique des fièvres typhoïdes.

Nord de l'Italie.

De retour à Naples, je fis trève à mes études médicales pour mener la vie de touriste..... Tant de gens de tant de sorte ont parcouru ces pays pour y puiser des *impressions de voyages*, qu'il devient malséant de produire les siennes lorsqu'on n'a rien de neuf à dire. Cependant il convient aussi de quitter parfois le sujet sérieux qui nous occupe et de reposer son esprit sur des objets d'un autre genre.

Grace aux exagérations de nos modernes promeneurs et à ce fameux adage : voir Naples et mourir, cette ville est devenue un objet de déception pour tout nouvel arrivant. Qui ne se figure, en effet, une délicieuse cité, dont les édifices gracieux épanouissent leurs fraîches terrasses sous un ciel toujours pur, séjour de folâtre gaîté, patrie du *dolce far niente*, où toutes les classes se laissent aller plus doucement qu'ailleurs aux charmes de la vie, où jusqu'à l'ignoble misère se poétise sous le type du *lazzaroni*. Ces jolies choses sont loin de s'offrir aux regards du simple voyageur qui ne tient pas à ramener avec lui matière à feuilleton. Ces peintures animées ne feront point de Naples ce qu'elle fut sans doute jadis, ce qu'elle n'est assurément plus aujourd'hui, le siége d'une civilisation brillante de gaîté et de luxe. Elle a perdu jusqu'à cette empreinte caractéristique que revêtent les grandes villes qui trouvent en elles-mêmes leurs éléments de vie. Il n'y a jamais à l'ordre du jour une seule question d'intérêt général, soit philosophique, soit politique, soit industrielle. Si quelque chose occupe les classes instruites, c'est de savoir ce qui se passe en France, c'est de saisir le futile côté de la civilisation parisienne, et de calquer sur elle leurs mœurs, achevant ainsi de perdre ce qui peut rester de l'originalité napolitaine ; qu'est devenu le peuple de *Mazaniello*, ou seulement son type dégénéré, la bande des *lazzaroni?* Elle a perdu jusqu'aux traits saillants de ses vices, pour se transformer en une population voleuse, lâchement courbée sous le poids de la misère. Les théâtres sont tristes et délaissés, et si le petit *Carlo* voit encore son *Polichinello* applaudi de la multitude, c'est un reste de vieille habitude qui s'efface aussi peu à peu. Si le gouvernement ne résidait pas en cette ville, si de nombreux étrangers n'y étaient attirés par la beauté des environs, elle ne tarderait pas à tomber dans cet état de dépérissement où nous voyons Palerme et Venise.

Les environs de Naples sont, en effet, d'une rare beauté. La masse centrale de la ville n'offre, à l'exception de la rue de Tolède, qu'un labyrinthe de noires et étroites ruelles, et son appendice si vanté, si gracieux en peinture, le faubourg de la *Chiaja*, ne présente qu'une suite de maisonnettes qui défilent mesquinement devant une longue plantation d'arbustes rabougris, décorée du nom de jardin. Pour jouir de l'aspect général de la contrée, on monte au couvent des Chartreux qui couronne le mamelon contre lequel Naples appuie le milieu de sa forme semi-lunaire. Là se déroule sous les yeux un magnifique panorama. Le mamelon du couvent se continue à droite et à gauche par une série de collines inégales qui embrassent un golfe de trois lieues de profondeur sur autant de largeur. A droite, les éminences de Pausilippe vont, en baissant, se perdre dans les eaux, après avoir donné place, sur leurs dos et leurs flancs arrondis, à une multitude de jardins et de maisons de plaisance. Derrière elles on observe la ville de Pouzzole, remarquable par ses antiquités, le lac aux eaux bouillonnantes, la Solfatare dont le sol brûlant et fendillé laisse échapper d'épaisses vapeurs; la Grotte du Chien, depuis longtemps en possession d'exciter l'intérêt du jeune étudiant en physique par sa propriété d'asphyxier l'animal qui s'y rend tête basse, tout en épargnant l'homme à la stature ovidienne. A côté cette grotte, on peut voir celle où la Sybille rendait ses oracles, et le lac Averne, célébré par Virgile comme l'entrée des Enfers. Il paraît que, sinon ces objets, au moins la contrée qu'ils occupent, avaient dû plaire infiniment aux premiers habitants de Naples; car pour s'y rendre plus aisément, ils traversèrent la montagne de Pausilippe, par une gigantesque percée de cinquante pieds de haut et de neuf cents pas de long. On ignore l'époque de ce travail, qui est antérieur à la domination romaine, et se perd, comme on dit, dans la nuit des temps. Au dessus de l'entrée, du côté de Naples, on peut admirer le tombeau de Virgile, ombragé du laurier qui naquit de ses cendres. Toujours placés sur la terrasse des Chartreux, si nous portons à gauche nos regards, nous voyons un autre cercle de collines qui se termine brusquement, pour laisser saillir deux monts isolés, noirs, désolés et nus. L'un élève une tête anguleuse, l'autre présente la figure d'un cône échancré au sommet ; il s'en échappe une masse épaisse de fumée blanchâtre. Ce volcan et le gracieux Pausilippe forment comme l'entrée du golfe sur les bords duquel Naples est assise. Avant que la vue ne se perde au-delà de ce large bassin, elle s'arrête sur les îles Ischia et Procida, qui renferment de larges cavernes où pénètrent l'eau de la mer et l'azur reflété de sa surface. Tout cet ensemble forme un tableau enchanteur qui excite à juste titre l'admiration des étrangers qu'il attire.

J'allai à Pompéï me laisser impressionner par la vue de cette ville enterrée vivante. Au milieu des turpitudes de sa vie dissolue, les flots de cendres vésuviennes la cachèrent à la lumière du jour. Grâce aux fouilles habilement dirigées, on peut aujourd'hui parcourir la plus grande partie de cette silencieuse cité, ses places, ses rues, son forum, entrer sans cérémonie dans ses temples ouverts. La plupart des habitations sont réduites aux gros murs ; quelques-unes cependant sont mieux conservées, et l'on peut y reconnaître l'arrangement des pièces du logis, qu'on voit disposées à l'entour d'une cour carrée, pavée de belles mosaïques et pourvue dans le milieu d'un bassin en marbre. Les parois intérieures de ces maisons sont recouvertes de stuc, et plusieurs même laissent apercevoir des peintures assez bien conservées ; mais la source des plus vives impressions qu'on aurait pu ressentir en ces lieux, est tarie par l'enlèvement de tous les objets de détail qu'on y trouva. Les meubles, ustensiles, ornements de toute espèce ont été transportés à Naples et emmagasinés dans le musée royal, où ils figurent dépourvus du chaud intérêt qu'auraient inspiré, en leur place naturelle, les restes de Pompéï. Au sortir de ces lieux, je gravis les flancs décharnés du Vésuve, sans guide, afin d'errer librement dans cette mer de cendres et de laves amoncelées. Le cratère a la forme d'un entonnoir, au fond duquel s'agitent des flammes livides au milieu d'une épaisse fumée. Je pus y descendre avec la précaution de ne pas être sous le vent. On est là au milieu d'un appareil terrible ; le sol brûle sous les pieds, on le voit se fendiller incessamment et des vapeurs sulfureuses s'échapper de ces crevasses. On descend le mamelon du cratère avec rapidité et facilité, en ayant soin, en courant, d'enfoncer les talons dans la cendre pour prévenir la chute en avant.

Après ces excursions dans les environs de Naples, je quittai cette ville en compagnie dé deux peintres français qui m'avaient suivi depuis mon départ de Marseille ; ils allaient à l'abbaye du Mont-Cassin, où je m'arrêtai aussi pour prendre un peu de repos.

Le Mont-Cassin, cette illustre retraite de saint Benoît, maison-mère des couvents Bénédictins, fut aussi le lieu d'origine de l'école de Salerne et le berceau de la médecine en Italie. Ces titres le recommandent à l'attention du voyageur. Sur une éminence conique très-élevée, est assis un immense édifice qui domine de tous les côtés une riche vallée circulaire, propriété du couvent avant l'invasion des Français sous Murat. Aujourd'hui les religieux, dépouillés des terres qu'ils ont défrichées, en sont réduits aux flancs arides de leur montagne. Au nombre de quarante, ils continuent de se livrer à l'éducation de la jeunesse, conformément à la règle de leur fondateur. Mais il semble que la vie les abandonne ; ils sont presque ignorés dans le royaume de Naples, eux dont les prédécesseurs aux premiers siècles de la barbarie, couvrirent l'Europe d'un réseau civilisateur étendu sur la France par saint Maur ; en Sicile et en Sardaigne, par saint Placide ; en Angleterre, par saint Augustin ; sur toute la Germanie, par saint Boniface. C'est qu'alors, tel était le besoin des nations, et l'Église répondait à cet immense besoin de lumières par un système immense d'instruction. Auparavant, le monde avait besoin de preuves, et des milliers de *martyrs* rendirent témoignage de la vérité. Plus tard, la nature des besoins a changé : les anciennes chrétientés instruites et civilisées se voient dominées par l'esprit de révolte. De l'Orient à l'Occident, elles protestent audacieusement, sous mille formes, contre l'autorité divine ; alors sort du sein de l'Église la société fameuse qui doit venger sa doctrine et repousser le flot envahissant de l'erreur. Aujourd'hui, les ténèbres sont répandues au-delà des mers, et la société des missions grandit ; des apôtres plus nombreux sillonnent l'Océan et en parcourent les îles.

Ainsi, l'Église divine offre au monde le spectacle de la variété dans l'unité, du mouvement dans l'immutabilité ; toujours en harmonie avec les circonstances qui surgissent devant elle, elle ne perd jamais rien de la vigueur de sa jeunesse', et si elle abandonne un instrument, c'est qu'un autre lui devient plus convenable. Il faut le prodigieux aveuglement de ses adversaires pour l'accuser d'affaiblissement, de décadence, parce qu'elle ne manifeste pas son action là et de la même manière qu'elle le faisait aux temps passés.

L'abbaye du Mont-Cassin témoigne encore, par son majestueux édifice, de la primitive grandeur dont elle est déchue. Je n'ai jamais vu d'intérieur de couvent qui puisse lui être comparé pour le grandiose des distributions et les ornements d'architecture. L'église surtout est surprenante par le bon goût et la profusion de ses décors, la variété et la rare qualité des marbres et la perfection des sculptures sur bois. Je m'étonne que cette abbaye, si digne d'exciter l'intérêt, soit à peu près délaissée des touristes. Une des deux grandes routes de Rome à Naples, et la plus fréquentée, passe cependant au pied du mont, dans le village de San-Germano. J'y fis un dernier adieu à mes deux compagnons de voyage, et me retrouvai le lendemain à Rome.

J'éprouvai un si vif plaisir à revoir cette ville, que j'y prolongeai mon séjour, malgré mon impatience extrême d'être en Autriche. Que je trouvai sa population aimable, tranquille, vraiment pieuse, d'un commerce agréable, au sortir du milieu de ce peuple napolitain inquiet, vagabond, immoral, bigot et superstitieux. Je ne pense pas qu'il existe au monde deux villes placées comme Naples et Rome, dans les mêmes conditions de température et de langage, qui aient entre elles autant de dissemblance. Le contraste est frappant, et ce serait un sujet intéressant que d'en étudier les causes. A Naples on vise sans succès au genre parisien, à Rome la vie coule douce et calme, tout y revêt un caractère *sui generis*. L'aspect matériel des deux cités n'est pas moins différent. Qui a vu les vieux quartiers de Paris ou de Lyon, peut se faire une idée de l'intérieur de Naples. Rome reste à l'aise sur une vaste surface, tenant à peu de valeur cette agglomération de logis qui favorisent les rapports prompts entre les citoyens, et ne trouve guère d'utilité que chez une population commerçante. Ici le passé

et ses souvenirs dominent les choses de la vie présente,
matérielle. Pendant que les autres cités s'admirent dans ce
qu'elles sont aujourd'hui, Rome tend à rester ce qu'elle
était aux époques les plus reculées de l'histoire, et s'admire
dans cette vétusté qui lui a valu le titre de *ville éternelle*.
Tandis qu'ailleurs le bourgeois flâneur va chaque jour
suivre les progrès d'une percée, d'un alignement, d'une
construction nouvelle ; ici, des quatre parties du monde,
les étrangers viennent rechercher les lieux et les monuments
témoins des hauts faits de Rome païenne et des merveilles
de l'Eglise primitive. Ils les trouvent conservés et protégés
contre les injures du temps et des hommes ; ailleurs, de
larges avenues, de belles lignes de maisons ; ici, les habitations situées sur les lieux qu'elles occupaient autrefois,
les rues et les places disposées pour la plupart sans ordre, ni
régularité, à la manière des anciens, laissent apercevoir,
par leurs détours multipliés, les objets curieux çà et là
disséminés, que des lignes droites et longues auraient cachés à la vue. De près, rien ne distrait les regards du
touriste. La médiocrité des habitations particulières fait
ressortir les palais et les monuments qui se trouvent au milieu
d'elles. De loin, cet ensemble de petites maisons grisâtres
fait une surface basse, uniforme, au-dessus de laquelle s'é-
lèvent, avec plus de majesté, quelques vieilles ruines, les
dômes nombreux des églises et pardessus tout, l'immense
coupole de Saint-Pierre, emblème de la puissance catholique, qui domine le monde actuel sur les débris de l'antiquité. Si vous ajoutez à ce tableau quelques grands pins
maritimes, à large cîme touffue et les ondulations des sept
collines, vous avez un coup d'œil, dont nos quais et nos gracieux boulevards ne pourraient que détruire la grandeur et
l'originalité. Cependant combien de gens, s'acharnant à

chercher dans Rome le luxe extérieur et la fraîche beauté
des cités modernes, reviennent chez eux pleins de déceptions, faute de s'être placés au point de vue sous lequel
cette ville doit être envisagée. Rome tient à son passé, et
cette tendance se manifeste de toutes façons. Les lois et
règlements de municipalité sont en partie ceux de Rome
païenne ; les mœurs sont hospitalières, les manières préve-
nantes, et même adulatrices comme aux temps des Césars ;
les âmes pleines d'une foi vive comme aux premiers siècles
de l'Eglise ; les jeux populaires du républicain romain sont
encore en vigueur ; le *pilus* est en usage parmi les paysans
des environs, et la *toga*, transformée en large manteau,
drape le véritable Romain, c'est-à-dire l'homme du peuple,
alors même qu'il fait une chaleur de quinze degrés.

Il faudrait plus de pages que je ne puis disposer de lignes
ici, pour décrire sommairement les objets dignes d'intérêt
qui sont disséminés dans l'enceinte de Rome. Il n'est pas de
mon sujet de m'y arrêter. Cependant il y eut un de ces objets
dont je ressentis une impression si profonde, que volontiers
j'en reproduis le souvenir. S'il est quelque chose propre à
émouvoir le chrétien le plus indifférent, à le reporter d'esprit, de cœur, d'imagination aux premiers âges de l'Eglise,
c'est assurément les Catacombes de Rome. Ce n'est pas sans
un sentiment d'admiration mêlé de crainte respectueuse,
qu'on pénètre dans ces vastes régions souterraines, où
reposent, dans la paix du Seigneur, les restes de nos premiers frères morts dans la foi, les ossements de dix générations de fidèles, de martyrs et de saints pontifes. Ces
Catacombes sont immenses ; elles s'étendent sous toute la
ville, loin aux environs, et l'on dit même jusqu'à Civita-
Vecchia, sans qu'on ait encore pu en connaître les limites,
Qui oserait, en effet, s'engager librement et pénétrer tou-

jours en avant dans ce labyrinthe ténébreux, inextricable par son étendue, froid et silencieux comme la mort qui y séjourne depuis si longtemps. Chacun se rappelle l'anecdote horrible contée par Delille. Il n'y a pas plus de huit ans qu'une famille anglaise se perdit dans ces solitudes souterraines. Leur flambeau s'était éteint. Le guide se retrouva ; mais les malheureux étrangers s'égarèrent pour jamais. Sans doute, ils allèrent aussi longtemps que leurs membre fatigués obéirent à leur volonté ardente, jusqu'à ce qu'enfin accablés, ils tombèrent sur un tas d'ossements pour en augmenter la masse. Les infortunés faisaient un voyage d'agrément. Ce cas, qui n'est pas le seul, inspire beaucoup de prudence aux visiteurs et aux guides.

L'idée la plus exacte qu'on puisse se faire des Catacombes, c'est celle d'une ville religieuse souterraine, c'est-à dire d'un lieu destiné à l'exercice du culte et à la réunion de tous les objets qui s'y rapportent. Les chrétiens, persécutés alors, venaient y passer ensemble les instants de leur vie consacrés à la religion, retournant à la lumière du jour pour écouler dans le tumulte de Rome la partie mondaine de leur existence. Pendant qu'ici ils avaient leur lit, leur table, leurs portraits de famille, là ils possédaient leur tombe préparée, leurs autels, leurs peintures sacrées et les restes vénérés de leurs frères en Jésus-Christ. Au rapport des écrivains ecclésiastiques, les Catacombes servirent de sépulture à quatorze papes et à cent soixante-dix mille martyrs environ. Les corps de saint Pierre et de saint Paul y furent longtemps conservés. Cette ville souterraine est formée d'une multitude de passages voûtés, fort étroits, la plupart de hauteur d'homme ; quelques-uns, beaucoup plus élevés, atteignent la surface du sol , où ils aspirent, par un soupirail, des atomes d'air et de lumière ; leurs parois sont creusées horizontalement. Ces excavations isolées les unes des autres et superposées par étages, sont les fosses mortuaires. Elles offrent des dimensions différentes suivant la taille des sujets; on en voit de fort petites qui servirent à des enfants. La plupart ont été ouvertes par curiosité, et les ossements dont elles étaient remplies, gisent épars dans les passages. Mais, grâce à la surveillance et à la bonne direction de l'inspecteur de ces lieux, le vénérable P. Marqui, on conserve dans leur état primitif toutes celles qui n'ont pas été encore détruites. Elles sont fermées par une table de marbre ou de pierre, bien exactement lutée sur les bords, de manière à prévenir l'entrée de l'air et la sortie des exhalaisons fétides du cadavre. Celles qui renferment le corps d'un martyr ont une palme gravée sur l'enduit qui fixe la pierre, et plusieurs présentent une fiole ronde, de la grosseur d'un poing, pleine de sang et logée dans le mur.

En parcourant ces routes souterraines, on rencontre, de distance en distance, des chapelles en forme de niches à grandes dimensions, pratiquées dans l'intérieur des parois. Quelques-unes offrent encore des restes de peintures dont elles étaient sans doute autrefois abondamment décorées. Les plus communes sont des figures symboliques de Jésus, sous forme de colombe, et le bon pasteur portant sur ses épaules la brebis qu'il ramène au bercail. De toutes ces gracieuses images, celle qui me fit la plus douce impression, est un portrait de la vierge Marie tenant sur son sein l'enfant Jésus. Ainsi, nous voyons nos premiers frères dans la foi rendre à notre commune mère le même hommage que nous lui rendons aujourd'hui. Que nos frères dissidents déclament donc contre notre usage d'honorer cette sainte image, nous suivons en cela l'exemple des premiers chrétiens. Au dire des savants antiquaires, cette image est du deuxième siècle. Après avoir passé devant un certain nombre de ces chapelles, on ne tarde pas à rencontrer de plus hautes ouvertures par où l'on pénètre dans des excavations comparativement spacieuses. On en connaît aujourd'hui une soixantaine; elles sont toutes sur le plan de nos églises sans bas côtés. Le chœur est séparé de la nef par l'avancement de gros piliers, l'autel est au fond. Le cours des siècles n'a pas apporté de modifications essentielles à la forme de nos édifices sacrés. L'immutabilité de notre foi se manifeste par celle des objets consacrés au culte. Ces lieux augustes crient avec éloquence : « Catholiques, aujourd'hui vous êtes ce que nous étions alors, c'est à vous seuls que s'est transmis notre héritage de doctrine , de foi et d'espérance! » On trouve une foule d'inscriptions tumulaires où sont gravées des prières pour les morts, des invocations aux saints, l'expression des croyances aux peines du purgatoire. Il est sorti, il sortira de ces régions souterraines qu'on creuse et fouille incessamment, des témoignages accablants contre les sectes protestantes. Les restes de nos premiers frères vont paraître pour nous justifier aux yeux du monde, et montrer de quel côté s'est perpétuée la primitive Eglise.

Je ne quittai point Rome sans avoir présenté mes très-respectueux hommages au père commun des fidèles et reçu sa sainte bénédiction. Nous étions plusieurs Français; chacun fut touché de ses manières affables et bienveillantes qui font régner auprès de lui la douce familiarité des enfants. Son apparence de vigoureuse santé donnait à l'Eglise l'espoir de le conserver longtemps encore !

Je quittai Rome pour me rendre directement à Vienne; cependant je fus contraint de séjourner un peu dans plusieurs villes d'Italie. Il y avait alors à Florence un médecin homœopathe hongrois, docteur Grop, qui y jouissait d'une grande réputation. Ce médecin avait entrepris, dans les premiers mois de 1842, un voyage d'agrément en Italie. Passant à Florence, il eut occasion d'y traiter quelques malades ; pris et retenu par un grand nombre de clients, il se vit dans l'impossibilité de poursuivre sa route, et résolut de se fixer pour un temps au milieu de cette clientèle improvisée. Ce fait curieux prouve les progrès immenses de nos doctrines dans l'opinion publique. Malheureusement le docteur Grop n'a pu se décider à s'établir définitivement à Florence et a quitté cette ville sans songer à mettre à sa place un praticien digne de lui succéder. Un médicastre vénitien s'y est posé comme son remplaçant et y laissa tomber notre méthode en discrédit. Mais il n'est pas probable que cette situation fâcheuse dure longtemps ; car sur les frontières de Toscane notre école possède, dans la petite cour de Lucques, un foyer actif de propagation. Il y a plusieurs années que le duc de Lucques s'est déclaré le protecteur de l'homœopathie ; c'est lui qui fournit un asile au jeune docteur Attomyr, pourchassé par les colères de la faculté médicale de Vienne, lui encore qui offrit une position honorable aux docteurs Necker et Antoine Schmidt en les fixant auprès de sa personne.

Nous apprenons que notre confrère Convers, du canton de Vaud, a remplacé à Florence le docteur Grop.

De toutes les contrées d'Italie, c'est la Romagne où l'homœopathie fait les progrès les plus marqués. Les médecins allopathes en renom s'en occupent avec zèle. Le docteur Placci y a fondé, en septembre 1844, un journal homœopathique ouvert aux opinions adverses et destiné à rapprocher les partisans des deux écoles.

A *Padoue* figurent à la tête des médecins homœopathes les docteurs *Lambrecht*, professeur d'obstétrique à la faculté, et *Sonnenberg*, médecin en chef de l'hôpital militaire. Celui-ci combat par de beaux succès le mauvais vouloir de quelques officiers supérieurs. Le professeur Lambrecht s'efforce d'établir et de propager nos doctrines au sein de la faculté. A Bologne, pratique le docteur Placci, fondateur du journal homœopathique.

L'introduction de notre méthode à Milan est d'une date fort récente. On y voit le docteur Lunghi, jadis un de nos plus fougueux adversaires, mais homme consciencieux et droit, qui ne crut pas devoir attaquer nos doctrines avant de les connaître. En les étudiant, ses préjugés se dissipèrent. Il devint partisan du système qu'il examinait en vue de le critiquer et convaincu de sa supériorité thérapeutique il abandonna, pour le mieux étudier, sa clientèle et son service à l'hôpital général, dont il est médecin. Il séjourna à Vienne, puis à Leipsig. Il pratique maintenant l'homœopathie à Milan, au milieu de mille contradicteurs, avec l'énergie d'un homme de cœur, de talent et de conviction.

Vers 1840, le docteur Porro avait fait un voyage en Allemagne dans le même but et avec les mêmes résultats que son confrère Lunghi. Le docteur Hartung vint se joindre à ces deux praticiens ; il s'acquit une haute réputation par la guérison du commandant en chef des troupes d'Italie, général comte *Radesky*. Ce personnage, affecté d'un fongus hématode de l'œil, avait été abandonné comme incurable par les plus habiles chirurgiens et médecins allopathes de Milan et de Vienne. Il eut recours au docteur Hartung qui fit disparaître le fongus en peu de mois. Au chapitre de Vienne, je donnerai quelques détails sur ce fait qui faisait grand bruit pendant mon premier voyage en Allemagne. Malgré cet éclatant succès Hartung ne fut pas à l'abri des vexations de l'école allopathique ; trop sensible à ces misérables tracasseries, il vient de quitter Milan et de s'établir à Parme, laissant sa clientèle à un de ses confrères homœopathes le docteur Taubes, médecin de régiment. En Lombardie, la majeure partie des praticiens homœopathes sont des médecins militaires autrichiens, circonstance fâcheuse qui fut un grand obstacle à la popularisation de notre méthode, à cause de l'invincible antipathie des Italiens pour les Allemands. Nous trouvons un autre obstacle dans le système rasorien encore en usage, et dont la posologie donne à nos prescriptions quelque chose de fort étrange.

Le fait suivant, rapporté par la *Gazette des hôpitaux* (n° du 12 juillet 1844), donnera une idée de la haine furieuse que les médecins milanais ont vouée à notre doctrine :

« Dans la séance du 27 septembre 1844, de la section de
« médecine du congrès scientifique italien tenu à Milan, une
« lettre adressée à la présidence annonçait qu'un particulier
« de Milan proposait un prix de mille francs à l'auteur du
« meilleur mémoire *sur les avantages et les inconvénients de*
« *l'homœopathie*, prix qui serait décerné par le prochain
« congrès de Naples.

« Parmi le grand nombre de ceux qui se levèrent pour
« combattre une pareille proposition, le docteur Frédéric
« Castiglioni, de Milan, fit remarquer combien une pareille
« proposition était déshonorante et indigne du corps médical
« italien, et laissait en même temps entrevoir la bassesse des
« vues de celui qui proposait un pareil prix. La répulsion en
« fut mise aux voix, et instantanément tous les membres
« présents, au nombre de plus de mille, se levèrent pour
« voter le rejet de la proposition du prix au sujet de l'homœo-
« pathie. L'assemblée voulut ainsi prouver, d'une manière
« unanime, que la médecine de ce siècle n'avait et ne pour-

« rait jamais transiger avec l'imposture, avec le mystère et
« avec la fable effrontée de ces derniers temps (¹). »

L'introduction de l'homœopathie dans le Piémont est d'une
date relativement récente ; mais un ensemble de circonstances favorables lui donna une impulsion très-efficace. Plusieurs
familles influentes et quelques employés supérieurs l'ayant
adoptée prirent une part active à sa propagation. Le chanoine de Cessoles, directeur de l'*Hospice de la Providence* à
Nice, ayant été témoin de quelques belles cures opérées par
le docteur homœopathe Flores, lui confia en 1838 la direction médicale exclusive de cet établissement. M. de Cessoles
eut bientôt à se féliciter de sa courageuse initiative : dès le
moment où notre méthode fut introduite dans son hospice, le
nombre des malades diminua d'une manière sensible, ainsi que
les frais de pharmacie qui, s'étant élevés jusqu'alors annuellement à une somme relativement considérable, se réduisi-
rent à 80 francs en 1838, pour achat des substances premières, et à zéro pour les années subséquentes.

Notre confrère et ami, le docteur Peschier, de Genève,
qui visita avec soin cette clinique et qui en fit un rapport
détaillé dans sa *Bibliothèque* (4ᵉ volume), a fait, à ce sujet,
les réflexions suivantes : « Si par bonheur pour l'humanité
« pauvre et souffrante, cette note tombe sous les yeux de
« quelque administrateur consciencieux d'hospice, il y aura
« vraiment crime de sa part à ne pas faire tous ses efforts
« pour que les traitements allopathiques soient changés en
« homœopathiques. C'est en particulier le gouvernement
« sarde qui est appelé à ouvrir les yeux sur ce fait si re-
« marquable. En Piémont, les hospices sont nombreux, les
« médecins homœopathes le sont aussi ; que la direction des

____

(1) Annali universali di medicina, novembre 1844.

« hospices et hôpitaux soit confiée, quant à la santé, à ces
« derniers, et l'on verra en très-peu de temps surgir une
« économie, dont les résultats pourront être avantageuse-
« ment reportés au comfort des malheureux, au soulage-
« ment desquels ces établissements sont destinés. »

Le clergé piémontais est en général très-favorable à notre
système médical, et l'on sait l'influence qu'il exerce dans ce
religieux pays.

Une autre cause de propagation est l'affluence des étrangers de distinction, des Anglais surtout, qui viennent passer
l'hiver à Nice. Nous avons vu qu'une grande partie des nobles et riches familles anglaises ont adopté la méthode homœopathique. Ils continuent d'y recourir pendant leur séjour
à Nice et contribuent puissamment à la mettre en faveur auprès de la population italienne.

Cette petite ville, séjour habituel de nombreux malades,
possède dans le docteur Flores un praticien plein d'activité,
de zèle, de dévouement, et dans le docteur Torneri un médecin expérimenté, qui a vieilli dans la pratique de l'allopathie dont il connaît tous les vices. Torneri est un fidèle
hahnemannien, partisan des doses très-minimes, dont il
obtient des succès nombreux et incontestables.

Le chanoine de Cessoles auquel notre école a dû la cession
d'une clinique, s'est acquis notre reconnaissance à d'autres
titres encore. On lui doit l'expérimentation d'une nouvelle
substance médicamenteuse, *l'heliantus* (*tournesol*), dont il a
éprouvé de bons effets dans le coryza chronique et certaines
épistaxis. Nous l'avons employé avec succès à Lyon contre les
contusions et autres suites de lésions mécaniques où l'arnica est
indiqué. Nous avons tout lieu de penser qu'une étude pathogénétique et clinique plus complète fera connaître une grande
analogie toxique et thérapeutique entre ces deux substances.

Pour l'usage homœopathique, on prend la fleur du tournesol un peu avant son éclosion, on la fait sécher, puis macérer dans l'alcool, jusqu'à ce qu'on obtienne une teinture d'un brun foncé.

J'ai eu l'avantage de faire la connaissance d'un des plus actifs propagateurs de l'homœopathie à Gênes, le docteur Gatti. Ce jeune praticien débuta dans la carrière par un voyage médical d'où il rapporta une enthousiaste conviction de la supériorité absolue de la nouvelle méthode, qu'il applique rigoureusement à l'exclusion de toute espèce de procédés rationnels. Il est depuis quelque temps en instance auprès du gouvernement pour obtenir la permission d'ériger un dispensaire sur une vaste échelle.

On compte à Gênes trois autres médecins homœopathes, les docteurs Soleri, agrégé au collège de l'université ; Cambiazo, Polleri ; Marenco, chirurgien, et Massa, vétérinaire.

Le docteur Botto, professeur de clinique à la faculté, fut le premier qui attira sur la doctrine homœopathique l'attention des savants génois par un opuscule sur la médecine spécifique publié en 1839. Un homme de loisir et de talent, le chevalier d'Onis, commissaire des guerres, prit à cœur le développement de cette idée de spécificité, qui le conduisit à l'étude de l'homœopathie dont il se fit le chaleureux promoteur. Il se procura, par trois ans de soins assidus, la pharmacie la plus complète et la mieux organisée que possède le Piémont ; et avant qu'il n'y eût à Gênes des praticiens homœopathes, il accueillit tous ceux qui désiraient faire usage des nouveaux procédés et les traita avec succès.

A Turin, notre école est encore en meilleure voie. Elle y a été adoptée par un membre de la faculté, praticien en renom, le docteur Chio, qui écrivait en 1837 à la *Bibliothèque de Genève* : « Depuis le peu de temps que je traite mes malades exclusivement par la méthode homœopathique, j'ai obtenu plus de beaux résultats que pendant les dix-sept années de ma pratique allopathique (1). »

Aujourd'hui on compte à Turin onze médecins homœopathes, dont les plus connus sont *Poeti*, auteur de plusieurs écrits théoriques et pratiques ; *Bertolini*, *Porta*, *Bava*, *Bruno*, *Demichelis* et *Granetti*. Le libraire du roi, Bocca, s'est signalé par son dévouement à notre école : il s'est offert d'imprimer à ses frais tous les ouvrages originaux que voudraient publier nos confrères.

Les homœopathes ont trouvé dans l'ex-syndic des pharmaciens de Turin un auxiliaire très-utile, M. Blengini, qui passe pour le premier pharmacien chimiste de la capitale. Une ordonnance royale ayant autorisé l'ouverture d'une pharmacie homœopathique, M. Blengini se chargea de l'organiser dans un local différent de son officine, et ne recula devant aucune dépense pour donner toute la perfection possible à ses préparations. A cause de son dévouement à une méthode qu'il proclame préférable aux procédés ordinaires, ses collègues se sont séparés de lui et ont nommé à sa place un autre syndic.

Le chanoine Cottolengo a fondé à Turin un hôpital qui porte son nom et dont les malades sont soumis exclusivement au traitement homœopathique. Là, comme dans les autres hôpitaux de ce genre, on peut observer la supériorité incontestable de notre méthode. Il est sous la direction du docteur Demichelis et de Granetti, chirurgien habile.

Le 15 août 1845, on a ouvert un autre hôpital de quarante lits (aux frais de la comtesse Barolo), dont une salle de quatorze lits est concédée aux praticiens homœopathes.

____

(1) Je viens de recevoir la triste nouvelle de la mort de Chio.

La nouvelle école est, on le voit, en Piémont, dans une ère de prospérité ; mais ne comptons pas trop cependant sur ces heureux débuts : la vérité doit lutter ; elle ne peut marcher au triomphe que lentement et à travers mille obstacles : une intrigue de cour, ourdie par nos constants adversaires, peut arrêter bientôt ce développement régulier et paisible, et y substituer cette période de persécutions que nos doctrines ont dû subir dans tous les pays de monopole enseignant.

Notre méthode ne comptait pas alors un seul praticien homœopathe à Venise. C'est pourtant dans cette ville que le docteur Brera a publié un ouvrage en 1834 ([1]), dans lequel ce célèbre professeur établit la haute valeur de la doctrine homœopathique et condamne vivement l'indifférence et la répulsion aveugle qu'elle rencontre parmi la plupart des praticiens. Je ne crois pouvoir mieux terminer la relation de mon voyage en Italie, qu'en présentant à nos confrères dissidents les sérieuses réflexions d'un des plus illustres médecins de ce pays.

Après avoir parlé des progrès toujours croissants de cette doctrine, qui compte, « non moins de 500 médecins (c'était alors en 1834) ([2]) qui, avec franchise et courage la pratiquent exclusivement, » il dit : « L'homœopathie, encore qu'elle puisse sembler vaine aux uns, singulière aux autres, et extravagante au plus grand nombre, règne actuellement dans le monde scientifique à l'instar de toute autre école, car elle a chaires, livres, journaux, hôpitaux cliniques, professeurs qui enseignent et un public qui écoute. Elle est par

______

([1]) Dans l'*Ontologie médicale*, journal publié à Venise par le docteur Brera, n° de septembre.

([2]) Depuis ces douze dernières années le nombre en a plus que décuplé, là établie aussi bien que tout autre système, et sa position actuelle l'a fait déjà, bon gré, mal gré, appartenir à l'histoire de la médecine. Arrivée à ce rang, elle mérite non plus le mépris, mais cet examen calme et cette sévérité de jugement avec lesquels ont été successivement appréciés tous les systèmes médicaux, et d'autant plus, à dire le vrai, que les homœopathes ont pour principe de se rendre compte de ce qu'ils font et de ce qu'ils prescrivent. Si l'homœopathie annonce des faits et des théories hors du cercle de nos connaissances actuelles, ce n'est pas un motif pour nous de la dédaigner et de la reléguer parmi les illusions absolues. Malheureux le médecin qui croit ne pouvoir apprendre demain des choses qu'il ignore aujourd'hui ! N'accuse-t-on pas chaque jour l'insuffisance et l'incertitude de la médecine ? Et les médecins les plus savants et les plus profonds dans la pratique ne sont-ils pas ceux qui savent douter de la solidité de leurs connaissances ? C'est à ces sentiments qu'il faut sans doute attribuer la détermination prise par un assez grand nombre de médecins renommés, surtout au-delà des monts, de consacrer un examen impartial aux nouveaux procédés, dût leur antique foi médicale en être ébranlée. N'oublions pas quelles vives contestations s'élevèrent avant l'admission des plus grandes découvertes, etc.

« Quant à la dose, en apparence minime, prescrite par des homœopathes, il n'y a pas un médecin, consommé dans la pratique, qui ne doive admettre leur efficacité dans quelques cas. Nous ne devons pas perdre de vue que plus les substances sont diluées et subtilisées, plus leurs effets sur l'organisme vivant sont marqués. La lumière, le calorique, l'électricité, le magnétisme, etc. (Brera s'appuie encore des faits tirés de l'action des contagions, des virus, des expériences de Spallenzzani sur la fécondation des œufs de grenouilles)... Les sympathies et antipathies semblent aussi devoir être rapportées aux modifications les plus vives, et elles sont excitées par des causes d'essence matérielle certainement imperceptible, et sans doute plus subtilisée qu'aucun remède aux préparations homœopathiques. Et combien de réactifs chimiques n'agissent, que portés à un deuxième degré de dilution par l'addition d'une immense quantité de menstrue. » (Extrait de la bibliothèque homœopathique de Genève, tom. V.).

Brera cite le cas d'une personne atteinte depuis plusieurs années de gastralgie hystérique qui résista à toutes les médications allopathiques et à l'emploi du bismuth, et qui céda, dit-il, comme par enchantement à ce dernier remède administré à dose homœopathique ; il prouve également l'admissibilité de la loi des semblables, en apportant à l'appui de cette opinion un certain nombre de faits pratiques qu'il serait du reste inutile de citer.

Brera a entrevu l'homœopathie au milieu des préoccupations de son professorat ; il a été frappé des vérités fécondes qui brillent dans cette doctrine, et de l'opposition aveugle qu'on apporte à sa propagation ; se plaçant dans la sphère supérieure de la science, au-dessus des dispositions injustes de l'esprit de parti, il a noblement défendu une découverte naissante, bien qu'elle contredisît sur plus d'un point les opinions qu'il professe. Que ce généreux exemple ait de nombreux imitateurs !

Dans ces derniers temps le mouvement de réforme homœopathique, si marqué dans la Romagne, commença à gagner Venise. J'ai lieu de croire que le récent voyage que fit en cette ville le praticien homœopathe Lœderer, de Vienne, n'est pas étranger à cette heureuse modification des opinions médicales. Lœderer, fut en effet, autrefois en l'absence de Boër le professeur de plusieurs étudiants qui occupent aujourd'hui des places dans les établissements de Padoue et de Venise. Ces Messieurs s'empressèrent de rendre visite à leur ancien maître, qui les entretint longuement de l'homœopathie, dont il leur donna une idée aussi précise que solide. Surpris et satisfaits de cette lumière nouvelle qui dissipait des préjugés bien enracinés, ils résolurent de s'adonner à l'étude de la nouvelle méthode; mais combien de circonstances ont pu étouffer ces germes déposés à la hâte dans un pays d'arbitraire gouvernemental et de torpeur intellectuelle !

A mesure que les barques gondoliennes s'éloignent de l'embouchure de la *Trenta*, on voit Venise s'élever au-dessus des eaux et découper l'horizon de ses dômes nombreux.

> She looks a sea Cybele, fresh from ocean
> Rising with her tiara of proud towers,
> At airy distance.....   (BYRON, Child Harold.)

C'est un spectacle magique que l'imagination se plaît à embellir. On se représente ces scènes de tumulte et de joie à la rentrée triomphale du lion de Saint-Marc. On recouvre cette cité de ce flot agité de peuples divers, que le commerce y fait passer comme un flux et reflux incessant. On croit déjà voir ces canaux sillonnés de barques élégantes, où les dames vénitiennes bercent leurs jours heureux, et le gondolier mêlant ses fraîches chansons au bruit cadencé de ses rames. On approche, on entre; mais quel est ce silence, d'où vient cet air de deuil répandu sur cette ville entière ? On s'insinue dans de profonds canaux aux eaux verdâtres et tranquilles. On circule entre une ligne de palais dont les formes

gracieuses sourient tristement à travers leurs ruines. Où
donc est Venise ?

> The pleasant place of all festivity,
> The revel of the earth, the masque of Italy ?

Cependant on pénètre dans le *Canal Grande* qui baigne
comme un large fleuve une longue suite de jadis somptueux
édifices. C'est là qu'autrefois les navires chargés des trésors
de l'Orient venaient déposer leurs précieux fardeaux, de là
qu'ils repartaient couverts des produits industriels d'Europe.
C'était là qu'aboutissait ce mouvement d'échange, source de
richesse, de puissance et de gloire ; aujourd'hui cette activité
commerciale n'est plus qu'un souvenir, il n'en reste pas
vestige. On n'entend plus que des bateliers brutaux, dispu-
tant sur le prix de leur salaire ; et si quelque chose agite la
face unie des canaux, ce sont leurs gondoles basses et voûtées
peintes en noir. O ville de délices et de débauches ! ville
orgueilleuse et cruelle ! combien amèrement tu expies
aujourd'hui tes longues années d'intrigues et de vanité. Une
rivale s'est élevée de l'autre côté de l'Adriatique, qui attire
vers elle toutes les voiles et tarit pour toi la source des pros-
pérités dont tu ne sus jamais qu'abuser. Déjà même les flots
azurés sur lesquels tu es fièrement posée se changent en
une onde verdâtre et trouble, qui, s'abaissant peu à peu, te
laisseront au milieu de marécages aux exhalaisons funestes.
Si le souvenir de ta grandeur passée ne conduisait encore
dans ton sein la foule des étrangers touristes, on n'entendrait
plus chez toi que le bruit monotone des patrouilles autrichiennes, qui rappelle à chaque instant le dur esclavage où
tu languis sans espoir.

Illyrie.

La route de Trieste à Vienne passe par les provinces Illyriennes et la jolie petite ville de Laybach qui en est la capitale. On traverse ensuite le montagneux Steyermark, pays sauvage couvert de forêts, qui recèle cependant en son sein, au milieu d'une plaine fertile, le poste avancé de la société viennoise, l'élégante et luxueuse Grätz.

La nouvelle doctrine médicale est déjà très-florissante dans ces contrées où l'on commence à sentir l'influence vivifiante des grands centres homœopathiques allemands, tandis qu'en Italie cette doctrine est connue seulement des classes instruites et comme renfermée dans les villes, en Illyrie et en Steyermark, on la voit déjà se répandre dans les campagnes et partager la popularité de la médecine ordinaire. Si je n'avais pas adopté pour plan de cet ouvrage la marche même de mon itinéraire, je placerais, après les chapitres de Vienne, ce que j'ai à dire ici de la nouvelle méthode; car elle y fut une expansion, une conséquence des événements qui eurent lieu dans la capitale. Néanmoins je resterai fidèle au plan que je me suis tracé.

Vers 1818, arriva, dans ces pays, l'illustre horticulteur baron Antoine de Moscon, venant de Leipsig où il avait été témoin des cures remarquables opérées par Hahnemann. Son zèle, à répandre autour de lui la connaissance de cette doctrine, prépara heureusement les voies aux travaux des hommes de l'art. Le docteur Schucklitsch, praticien très-connu, y entra le premier. Ainsi que nous l'avons vu et le verrons souvent encore dans la suite de cet ouvrage, ce fut encore ici par le fait de la guérison d'une maladie dont il était atteint et qui avait été rebelle aux traitemeuts allopathiques que ce médecin embrassa la nouvelle méthode. Je crois devoir rapporter ici cette observation qui n'est point dépourvue d'intérêt pratique.

C'était en 1805, vers l'âge de 30 ans, qu'il fut pris d'une névralgie céphalique intermittente, dont les accès irréguliers paraissaient une ou deux fois chaque semaine. Une douleur pressive extrêmement vive commençait à se développer à la tempe droite, de là s'étendait au front, puis à la tête entière, qu'il lui était alors impossible de remuer. Les membres devenaient glacés; au plus fort du mal ils s'agitaient de mouvements convulsifs, et des vomissements violents survenaient. L'opium seul, à haute dose, produisait quelque soulagement à ces souffrances, et tous les médecins, loin aux environs, avaient épuisé toutes leurs ressources. Dans ce triste état, privé d'espérance, Schucklitsch, qui est membre de la société royale d'agriculture, fut mis en rapport avec le baron de Moscon. Les chaudes convictions et les instances de cet admirateur d'Hahnemann le décidèrent à rechercher dans son système une guérison à laquelle il avait cru devoir renoncer. Il se livra avec ardeur à l'étude des cinq premières parties de la matière médicale pure, les seuls qui eussent alors paru. Après un an de ce travail, il commença à se traiter et d'une manière qui fait honneur à ses nouvelles connaissances en homœopathie. Il débuta par s'administrer *nux vomica* une dose tous les huit jours et au bout de six semaines les accès perdirent toute leur énergie; *Bryona* pris ensuite à même dose et même intervalle dissipa les malaises sympathiques d'estomac; enfin *cocculus* acheva de guérir radicalement la névralgie de la tête et un tremblement nerveux des membres qui persistait encore.

Depuis 1819, le docteur Schucklitsch ne ressentit plus vestiges de ce mal, et se montra dès lors le plus infatigable promoteur de notre méthode. Retiré dans ses propriétés et renonçant au bénéfice mais non aux travaux de la pratique, il passa ses journées entières à répandre les bienfaits du nouvel art sur la foule des malades que sa réputation attirait vers lui. Le vénérable Schucklistch fut ainsi le propagateur de l'homœopathie dans les provinces illyriennes et pays circonvoisins. Honneur lui soit rendu pour cette belle œuvre ! L'impulsion qu'il avait donnée ne se ralentit pas : en 1831, un jeune docteur, chassé de l'école Joséphine, à Vienne, pour crime d'homœopathicité, vint se retirer en ces lieux et acheva d'y vulgariser la médecine nouvelle. Laybach devint le foyer de la réforme. Mayerhoffer, élève de l'illustre Veith et qui introduisit l'homœopathie à l'hôpital de Gunpendorf, fut bientôt appelé en cette ville et avantageusement placé, grâce à de généreuses souscriptions des habitants, et à la protection puissante de Son Excellence, le gouverneur. Bientôt se joignirent au mouvement le *protomedicus* Rogel, le médecin d'arrondissement docteur Koss et le pasteur Potoschnig. Mais le personnage, dont l'adhésion au nouveau système exerça la plus grande influence, fut un respectable vieillard jadis médecin très-occupé, qui est retiré, non loin de Laybach, dans un ermitage dit *Faustulanum ;* objet de la vénération universelle, plein de lumière, de talent, de vertus, on ne le désigne que sous le nom de l'Ermite. Une seule pensée l'afflige dans la paix de son âme, c'est la crainte que son âge avancé ne lui empêche d'être témoin de la ruine de l'allopathie. Sa retraite est sans cesse assiégée par la foule des malades.

Dans les campagnes, qui sont en grande partie dépourvues de toute espèce de médecins, l'homœopathie a trouvé un accueil extrêmement favorable de la part du clergé, qui s'empresse de l'étudier pour pouvoir distribuer les secours du corps avec ceux de l'âme. C'est en vain qu'on les a accusés de ce fait auprès de leur évêque ; ils n'en ont reçu que de nouveaux encouragements à persister dans cette voie. La noblesse ne reste pas non plus en arrière ; elle aussi veut payer son tribut, qui consiste en un puissant protectorat. Parmi ces seigneurs dévoués on remarque les comtes de Hohenwart, Auersperg, Lichtemberg, Barbo. Cependant le pouvoir médical constitué, c'est-à-dire tout le corps des praticiens allopathes, résistait vigoureusement à ce flot envahissant des nouvelles doctrines. Ils s'étaient fait une dernière mais forte position en se retranchant derrière les ordonnances émanées de la cour aulique portant défense de pratiquer l'homœopathie. Cette prohibition légale leur était une planche de salut bien précieuse, sur un terrain qui, de toutes parts, manquait sous leurs pas. Mais cette ressource ultime ne tarda pas à leur être enlevée, lorsque l'empereur François, passant par Laybach, répondit aux pétitions qui lui furent adressées pour et contre l'homœopathie « que jamais il n'en prohiberait l'emploi (¹), que tout médecin était libre de traiter consciencieusement ses malades de la manière qui lui semblerait la meilleure. » Depuis lors rien n'arrêta l'enthousiasme public pour la nouvelle méthode. Elle prit, dès ce jour, une position définitivement stable en présence de l'école ancienne, avec laquelle elle continue aujourd'hui de guerroyer sourdement, et continuera, sans doute, jusqu'à ce qu'elle l'ait tout-à-fait vaincue.

Le *crétinisme* se montre dans le pays de Steyermark sous ses plus hideuses formes. Le tiers au moins des habitants en est affecté. Il est même des villages où l'on trouve à peine deux individus qui n'en présentent quelques traces. Pour

______

(¹) Il se repentait de l'avoir déjà fait en Autriche.

les vrais crétins, on les abandonne, sans traitement, à leur infirmité ; les uns errent autour des habitations, les autres restent confinés dans les hospices, où ils sont nourris jusqu'à la fin de leurs jours. Quant au goître et au scrofule les trois quarts de la population en sont atteints. Les hôpitaux regorgent de cette espèce de malades, dont on guérit, terme moyen, à peu près 20 pour cent. Ces cures effectuées avec de l'iode furent d'abord chèrement achetées par des marasmes effrayants, qui portaient leur action destructive sur le système musculaire, comme sur les engorgements glanduleux. Souvent il en résultait une cachexie mortelle; chez les femmes, des menstruations profuses et autres graves accidents utérins. Depuis lors, on a renoncé à l'administration interne de ce médicament qu'on se contente d'appliquer en friction sur la peau. On ne sait encore à quelle cause attribuer cette maladie endémique, et toutes les conjectures sont renversées par ce qui se voit au Tyrol, contrée limitrophe, placée dans les mêmes circonstances topographiques et atmosphériques que Steyermark, et dont la population est aussi forte, robuste, saine, de haute taille, que celle de ce dernier pays est rabougrie, pâle, contrefaite. Cependant on croit pouvoir rapporter cette endémie à la nature des eaux, et l'on pense être sur les traces de cette découverte, car on vient de trouver, dans le haut Steyermark, une source riche en iode. C'est ce que dirent les internes de l'hôpital de Gratz au célèbre homœopathe Wolf, qui faisait une tournée médicale en ces pays, sans faire connaître la doctrine à laquelle il appartenait. Ce fait amena, entre les étudiants et le voyageur, la curieuse conversation que je vais rapporter,

WOLF. Et vous croyez qu'on peut attribuer ce goître endémique à la nature iodeuse de ces eaux ?

ELÈVES. Telle est au moins l'opinion de nos professeurs. En doutez-vous ?

WOLF. Tout autant que je mets en doute la vérité du principe homœopathique.

ELÈVES. Et quel rapport cela a-t-il avec l'homœopathie ?

WOLF. Ne voyez-vous pas qu'on donne raison à cette méthode, d'une part en accusant l'iode de causer la maladie, et de l'autre en faisant usage de cette substance pour la guérir (¹) (grand embarras et étonnement général).

ELÈVES. Mais nous ne la donnons pas à doses homœopathiques.

WOLF. Cela ne change rien à la chose, dès que les homœopathes peuvent dire que ce fait parle en faveur du principe *similia similibus*. Du reste, on peut dire que vos doses sont beaucoup trop fortes, puisque vous ne pouvez plus les administrer à l'intérieur (redoublement d'embarras dans l'auditoire). Vous savez bien comment les homœopathes savent profiter de tout pour donner une apparence de vérité à leurs balivernes. C'est ainsi que par leurs sophismes ils se sont approprié l'emploi de nos principaux spécifiques, du soufre dans la gale, du mercure dans la syphilis, du quina dans la fièvre, et ainsi feront-ils de l'iode dans le goître, si l'on avoue que les sources d'eaux iodeuses peuvent être la cause de cette maladie.

ELÈVES. Vous nous semblez très-versé en homœopathie.

WOLF. Pas extrêmement, mais cependant autant qu'il est nécessaire pour apprendre à connaître les ruses de ses par-

---

(¹) C'est un fait très-remarquable dont nous chercherons à donner une explication satisfaisante à savoir : que l'iode préparé homœopathiquement, c'est-à-dire soumis à la trituration et à la dilution , est le meilleur antidote de l'iode administré en substance.

tisans; car , soit dit entre nous, j'écris maintenant un livre contre cette méthode, où je compte prendre la défense de votre protomedicus Von Vort auquel les disciples de Hahnemann ne peuvent pardonner de vous avoir démontré *mathématiquement* l'absurdité de leur doctrine. Je désirerais voir ce digne protomedicus pour m'entendre avec lui sur cet objet.

ELÈVES. Excusez nous ; notre protomedicus est absent pour quelques semaines.

WOLF. J'en ai grand regret ; veuillez au moins, à son retour, lui présenter mes hommages.

Il y a 13 ans environ (1832), que le docteur Mathias Stöger introduisit la nouvelle doctrine médicale à Grätz dans le Steyermark. Aujourd'hui y exercent : les docteurs Franz Mayer professeur d'anatomie à l'école de médecine, J. Maly professeur de diététique, et Zaruba que je connus ensuite à l'hôpital homœopathique de Vienne. Vers 1842, Stöger quitta Grätz, se retira à Karlstadt en Croatie, où il trouva les médecins homœopathes Mossbauer et Steindl qui avaient déjà popularisé notre méthode dans ces provinces de la Sclavonie et Croatie. A Karlstadt tous les employés publics sans exception se confient aux soins des praticiens homœopathes. Son Excellence le baron Hallerkoï, gouverneur des provinces réunies de Sclavonie, Dalmatie, Croatie, est un partisan zélé de notre méthode, qu'il étudie lui-même et dont il favorise la propagation. A Dugosello est le docteur Franz Gladnnig, à Agram le docteur Raûtt et Martin de Laug, inspecteur des haras, homœopathe vétérinaire. Dans le comitat Marasdin nous comptons le protomedicus, Mathaüs Schaubauer. Il est probable que dans ces provinces comme dans l'Illyrie et la Hongrie , l'absence de corps allopathique puissant permettra à notre école d'y prendre une grande extension et d'y dominer sur l'ancienne médecine, d'autant plus que le clergé dont l'influence est grande en Croatie et en Illyrie, porte un vif intérêt à notre méthode et s'efforce de la propager. A Laybach nous avons le protomédicus Kik , le chirurgien Koss et le médecin de régiment J. Bärtle , celui qui appliqua l'homœopathie, il y a plus de 24 ans, au traitement des vénériens dans l'hôpital de Palerme. Bärtle pratique la médecine dans les hôpitaux, circonstance malheureusement trop rare parmi les médecins homœopathes, et qui donne une valeur toute particulière aux observations qu'il publie (¹).

L'an passé Bärtle fit paraître un travail fort étendu sur le traitement homœopathique de la fièvre typhoïde. C'est le seul traité *ex professo* que notre école possède sur ce point important de thérapeutique ; il était vivement désiré, aussi vais-je en extraire les principales conclusions pratiques, pour les porter à la connaissance de ceux de nos confrères qui ne lisent pas l'allemand.

Je passe sous silence les articles consacrés à l'étiologie, au diagnostic, au pronostic et à la nécropsie ; les recherches d'Andral et de Louis ont suffisamment ressassé cette matière. Sous le rapport thérapeutique Bärtle divise l'affection typhoïde en trois périodes, et les décrit chacune avec l'exactitude et le complet que notre méthode exige.

La première, qu'il appelle *période végétative* ou des *prodromes*, réclame, d'après l'appareil symptomatique, les remèdes suivants : *pulsat. nux v. mercur. dulcam. bryon. rhus. ipecac. veratrum, digital* et *china*. Il a trouvé dans *pulsat.* l'agent le plus efficace chez les constitutions flasques, lympha-

---

(¹) Le docteur Müller de Pesth, médecin de régiment, a été dans la même position que Bartle. Il a traité avec succès les fièvres typhoïdes des hôpitaux, mais il n'a rien publié à ce sujet.

tiques , lorsqu'il y a prédominance de frissons, absence de soif et d'appétit, bouche mauvaise, langue blanche, nausées, vomissements de mucosités, selles muqueuses, disposition morale chagrine, pleureuse ; il l'administre à la 6e dilution, une goutte dans de l'eau distillée toutes les douze, six ou trois heures.

Lorsque les symptômes bilieux ou gastriques prédominent avec ténesme ou constipation, il fait usage du *nux v.* de la 3e à la 12e dilution, toutes les douze heures, en globules ou en gouttes indifféremment.

Mercure se montra particulièrement efficace chez les individus à constitution nerveuse-lymphatique , délicats et affaiblis, avec mine pâle, jaunâtre , langue chargée d'un enduit très-épais, goût putride , fade , peu de soif, sensibilité douloureuse de l'épigastre et de la région hépatique, *selles copieuses , liquides , floconneuses, quelque peu sanguinolentes* , agitation , anxiété , insomnie et violente céphalalgie. Il administre un grain de la première ou seconde trituration, toutes les deux ou trois heures. Sous l'influence de ce médicament (c'est le plus ordinairement mercure doux) les selles diminuent de fréquence , deviennent bilieuses, moins aqueuses ; la sensibilité douloureuse de l'abdomen disparaît peu à peu, et avec elle tous les autres symptômes morbides. Bärtle attache une grande importance à ce médicament dans les cas qui le réclament. Il pense qu'il prévient la formation des ulcérations intestinales.

Dulcamara se montre efficace dans le cas où la maladie a été précédée d'un refroidissement avec langue nette , pas d'état gastrique, selles jaunâtres, fluides, accompagnées de borborygmes, torsions, tranchées, pression dans le ventre, abdomen douloureux, surtout à la région du nombril. Ce médicament donné à la 1re dilution, une goutte toutes les trois ou six heures, fait bientôt cesser les douleurs abdominales, rend les selles moins fréquentes et plus consistantes, provoque une sueur générale pendant laquelle la fièvre se dissipe.

Bryon est indiqué lorsque la maladie menace de passer au 2ᵉ degré, et qu'il y a déjà quelques manifestations nerveuses ; céphalalgie déchirante, battante, élançante ; dégoût, nausées, renvois, langue blanchâtre, bouche amère, sécheresse de la gorge, soif, éruptions vésiculeuses aux lèvres et dans la bouche, tension crampoïde à l'estomac, sensibilité de l'épigastre à la pression, ventre douloureux, émission de vents, constipation, urine rare et trouble, voix faible et rauque, toux matinale, élancées et points de côtés en toussant et respirant profondément, douleurs dans les jointures et les membres, lassitude accablante ; il la donne de la 3ᵉ à la 12ᵉ dilution, une goutte toutes les trois heures.

Rhus convient lorsqu'il y a embarras de la tête, élancées dans le cerveau ; chaleur sèche, brûlante, élancements dans la tête, tension et raideur dans la nuque aggravées le soir et par le mouvement. Ce médicament convient encore lorsqu'il y a douleurs erratiques dans la nuque et les reins avec fatigue et lassitude des membres, à l'état le plus aigu de la 1ʳᵉ période, lorsque les symptômes nerveux commencent à se manifester, lorsqu'il y a langue couverte d'un enduit, diarrhée avec borborygmes, frissons, vertiges avec occlusion des paupières, alternation des colorations de la face, sécheresse de la gorge, vomissement des ingesta, bâillement, tête entreprise et lourde, pression sur les yeux, impressionnabilité douloureuse par le bruit et la lumière, somnolence, affaiblissement de la mémoire, tendance au délire, lèvre inférieure et langue noirâtres : de la 3ᵉ à la 12ᵉ dilution 1 goutte toutes les 2 ou 3 heures.

Ipecacuanha réussit dans les cas qui revêtent un caractère très-gastrique avec état cholériforme , déjections fluides d'un vert clair : de la 1ᵉ à la 3ᵉ dilution , 1 goutte souvent répétée.

Veratrum alb. s'est toujours montré d'une grande efficacité lorsque l'affection débute par des vomissements et déjections fluides avec froid des membres et sueurs froides. Dans un cas qui appartenait à la seconde période où les extrémités, jusqu'aux coudes et aux genoux, étaient froides comme le marbre et recouvertes de pétéchies, le pouls à peine sensible, le ventre extrêmement douloureux, avec selles et mictions involontaires, ce médicament fut le seul efficace. Il fut administré à la 6ᵉ et à la 12ᵉ dilution en globule, d'abord toutes les deux heures, puis à une et deux heures d'intervalle. Ce fâcheux appareil symptomatique se modifia promptement; les pétéchies persistèrent, il est vrai, pendant une quinzaine de jours.

La *digitale* trouve son application chez les constitutions nerveuses lymphatiques, lorsqu'il y a dilatation des pupilles, langue tout-à-fait nette, pouls lent et régulier, dépression des forces, pression et plénitude à l'épigastre, dégoût, mal de cœur et même vomissements : de la 1ʳᵉ à la 3ᵉ trituration, 1 grain toutes les trois heures.

China est indiqué lorsque la maladie prend l'apparence d'une fièvre lente (Schleichende), pâleur de la face, céphalalgie, trouble de la vue, bourdonnement d'oreille, faiblesse de l'ouïe, langue enduite, sécheresse et mauvais goût de la bouche, soif, nausées, pression à l'épigastre qui est sensible au toucher; ballonnement et sensibilité du ventre; selles aqueuses, lienterie, urines rares, gêne de la respiration, pression sur la poitrine; douleurs élançantes, déchirantes dans les membres ; anxiété, insomnie, frissons, froid sur-

tout aux mains et aux pieds. De la tincture à la 3ᵉ dilution, il fait prendre une goutte toutes les trois heures.

Dans la *seconde période*, que Bärtle décrit longuement et
qu'il désigne par le nom de période animale (¹) ou gastrique
inflammatoire, l'on doit avoir recours aux moyens suivants :
*pulsatil. mercurius dulcis, bryonia, Rhus. acid. phosph.
camomil. belladon. aconit. calcar. carb., coccul., hyosciam.
sulfur*, et à l'application des *procédés hydrothérapiques*.

Pulsatil. Chez les constitutions molles et relâchées avec
peu ou pas de soif, malaises gastriques, teint pâle ou jaunâtre, tempérament phlegmatique, disposition morale inquiète, chagrine ; bouche amère, langue couverte d'un enduit blanchâtre ou verdâtre, anorexie ; vomissements glai-
reux : de la 3ᵉ à la 6ᵉ dilution, une goutte (dans de l'eau
distillée) trois ou quatre fois pendant les 24 heures.

Mercurius dulcis convient dans les états gastriques mal déterminés, sensibilité douloureuse de tout l'abdomen, selles aqueuses, presque incolores ou mêlées de matières floconneuses ou
comme de la lavure de chair, et ayant lieu le plus ordinairement la nuit. Il faut cesser son emploi lorsque la langue
devient sèche et que le délire se manifeste ; il faut donner
des premières triturations, un grain toutes les deux ou trois
heures. Sous l'influence de ce médicament, les selles deviennent bilieuses, plus consistantes, moins fréquentes ; la sensibilité douloureuse de l'abdomen se dissipe, et avec elle tous
les autres symptômes morbides.

Les cas où *bryon*. se montre le plus efficace, sont ceux
qui revêtent le caractère de *febris nervosa versatilis* ou du

____

(¹) Cette expression est particulière aux théories physiologiques des Allemands ; ils s'en servent par opposition à l'épithète de *végétatif* que Bärtle a
donné à la période des prodromes.

typhus cérébral, lorsqu'un fort délire est accompagné de chaleur fébrile intense, soif vive avec sécheresse de la bouche et éruption vésiculeuse dans l'intérieur de cette cavité ; epigastre sensible à la pression : ballonnement du ventre ; urine foncée, élancées dans les côtés de la poitrine en toussant et respirant fort : somnolence pendant le jour, agitation nocturne ; pouls petit, mou ; sueurs visqueuses ; tremblement des mains (de la 3e à la 12e dilution, une goutte dans de l'eau distillée, toutes les deux à trois heures).

Rhus convient dans toutes les périodes de la maladie. Il est surtout indiqué, lorsque l'ensemble symptomatique revêt le caractère de *febris nervosa stupida*, comme aussi lorsque les déjections alvines sont extrêmement copieuses. C'est un des plus puissants médicaments ; il relève les forces en arrêtant ou modérant la funeste diarrhée colliquative, et diminue l'intensité de la congestion cérébrale. On l'administre comme la bryonia, avec laquelle il a la plus grande analogie.

L'état de prostration avec demi perte de connaissance, altération scorbutique de la muqueuse buccale, extrême lenteur dans les réponses et les mouvements, diarrhée aqueuse, colliquative, réclament l'*acidum phosphor.* (de la 1re à la 3e dilution, une goutte toutes les deux heures, dans de l'eau distillée). Il est avantageux quelquefois de l'alterner avec *rhus.* (Ce médicament nous a fourni à mon père et à moi les plus belles cures de fièvres typhoïdes ; nous devons ajouter aux indications données par Bärtle : le grand nombre de pétéchies (¹), les sueurs profuses, constitution blonde, délicate, peau blanche).

(¹) Taches plates, saillantes, d'un brun clair, et bien différentes des pétéchies proprement dites.

Les divers groupes symptomatiques suivants déterminent l'emploi de la *camomilla* : rougeur et chaleur fébrile des joues vers l'après-midi avec gonflement des parotides, rougeur et sécheresse de la muqueuse buccale, langue fendillée, couverte d'un enduit, goût putride et amer, haleine fétide, soif vive d'eau fraîche ; lorsqu'il y a nausées, vomissements amers, pression sur l'estomac, coliques, sensibilité très-vive de l'abdomen à la pression, selles aqueuses jaune-verdâtre, urines avec dépôt floconneux jaunâtre ; lorsqu'il y a raucité catarrhale, râle muqueux dans la poitrine, chatouillement dans la trachée qui provoque la toux, oppression, pression sur le sternum, élancées, brûlement dans la poitrine ; insomnie, état soporeux avec soubresauts, rêves vifs, subdelirium, chaleur sèche fébrile, anxiété, irritation nerveuse, soupirs, gémissements (6° dilution, deux à quatre fois dans les vingt-quatre heures).

Belladonne est indiquée dans les cas inflammatoires où le pouls est plein, dur, fréquent, le battement des carotides sensible, la face animée, vultueuse, la peau chaude et sèche, la langue rouge sèche, la soif vive, le ventre météorisé, l'urine trouble, foncée. Lorsque le malade se plaint du mal de tête ou lorsqu'il est étendu délirant, les yeux brillants et fixes ; cris, agitations pendant le sommeil, rêves effrayants, carus : (de la 3° à la 12 dilution). C'est très-avantageux d'alterner avec l'aconit (3ᵉ) toutes les 2 à 3 heures, lorsque persiste la chaleur fébrile intense, accompagnée de selles fluides involontaires. Ces médicaments provoquent d'ordinaire une transpiration qui est le prélude d'une amélioration générale.

Bärtle emploie volontiers *calcarea carb.* à la fin de la seconde période ou au commencement de la troisième, lorsque les ulcères intestinaux paraissent se former, et que la diarrhée ne cède point aux substances homœopathiquement indiquées. Il administre ce remède, tantôt seul (à la 30ᵉ dilution, une goutte, deux ou quatre fois dans les vingt quatre heures), tantôt alterné avec le médicament qui répond le mieux à l'ensemble des symptômes ; la répétition est alors plus fréquente (six à huit fois dans le jour). C'est l'alternation avec la *belladon.* qui a donné les meilleurs résultats. Il débute par la 30ᵉ dilution. S'il n'y a pas d'amélioration dans les vingt-quatre heures , il descend jusqu'à la 24ᵉ, 18ᵉ, 12ᵉ, et quelquefois même à la 6ᵉ. Le mieux se manifeste par une diminution dans la sensibilité de l'abdomen, dans le météorisme, l'agitation et l'anxiété ; les selles deviennent plus consistantes et plus rares.

Le *phosphore* fut employé avec succès vers la fin de la 2ᵉ période, lorsqu'il y avait des engorgements sanguins des poumons (hépatisation) avec oppression et anxiété. Dans les pneumonies typhoïdes, lorsque l'*aconit* (3) répété n'amène aucune amélioration, que l'expectoration devient sanieuse, fétide , le *phosphore* est parfaitement indiqué. La dose qui convient est de la 6ᵉ à la 12ᵉ dilution, une demi goutte, cinq à six fois par jour.

Bärtle a souvent obtenu du *sulfur* des effets prompts et très-heureux dans les cas où rhus, bryone, acidum phosphoricum avaient été administrés sans résultat. Les indications de ce remède sont : mine pâle avec yeux ternes, éruption aux lèvres démangeante, brûlante, sécheresse de la bouche, selles aqueuses le plus souvent nocturnes, toux sèche, plus marquée le soir et la nuit, élancées dans la poitrine, oppression, insomnie, sommeil inquiet, agité, chaleur sèche de la peau avec pouls tranquille. De la 2ᵉ trituration, un grain, une ou deux fois par jour.

Pulsatil. 12ᵉ dilution et *cannabis* de 1 à 3, se sont montrés efficaces dans la rétention d'urine ou dans l'émission douloureuse et pénible.

Hyosciamus fait cesser, soit le fréquent besoin d'uriner, soit l'impossibilité de le satisfaire. Il faut l'administrer de la 3e à la 9e dilution.

Aconit et *belladona* conviennent très-bien dans le début de la fièvre, lorsque se manifeste l'inflammation des parotides. Toutes les fois que Bärtle a eu affaire à des gonflements inflammatoires des parotides qui ne tendaient pas à se résoudre, il est parvenu à opérer cette résolution au moyen de *belladon.* (12 à 6 dilution) et dans certains cas réfractaires par *bellad.* (12) alterné avec *calcarea carbon* (12 à 30 dilut.). La résolution des glandes suivie de la convalescence a toujours été le résultat de ce traitement.

Acon., et *bellad.* soit seuls, soit alternés, ont amené la résolution des amygdalites, surtout lorsque l'inflammation était phlegmoneuse et la rougeur foncée. Lorsque la rougeur était plus pâle et les tonsilles recouvertes de petits ulcères blafards, la *bryone* se montre plus efficace.

La *belladon.* à la 6e dilution, procure en général le sommeil et mieux que toute autre substance.

Pulsat., *rhus* et *sulfur.* furent employés avec succès dans les saignements de nez, chacun dans l'ensemble symptomatique qui le réclame ou concurremment avec le remède approprié à l'ensemble des symptomes. Bärtle employa les dilutions les plus basses contre cet indice de la dissolution du sang.

Pour ce qui concerne le *traitement par l'eau froide* l'extension qu'a prise aujourd'hui ce procédé thérapeutique, m'engage à rapporter textuellement ce qu'en dit le docteur Bärtle ([1]).

[1] Voyez dans le tome II, le chapitre consacré à la méthode hydrothérapique.

« ..... L'eau pure, froide produit une meilleure sangui-
fication, et administrée comme boisson, elle procure aux fiévreux le plus agréable rafraichissement ; employée modérément à l'extérieur, elle vivifie et reconforte le système nerveux, elle favorise la réaction, elle rend l'économie plus
sensible à l'action des remèdes homœopathiques, elle provoque les crises par les urines, et surtout par les sueurs ; elle
aide, puissamment à l'action des médicaments administrés
dans ce but. Il arrive souvent que vers la fin de la seconde
période, les substances les mieux indiquées n'amènent aucun
changement favorable, et produisent même des aggravations (¹) fàcheuses, alors on obtient de l'emploi de l'eau frai-
che intérieurement et extérieurement des mouvements critiques salutaires, et sous cette influence, l'aggravation médicamenteuse fait place aux effets curatifs.

« L'emploi des procédés hydrothérapiques non seulement
ne nuit pas à l'action des remèdes homœopathiques en général, mais il lui est un très-utile auxiliaire dans le traitement
des fièvres typhoïdes graves. L'application simultanée des
deux méthodes détermine d'abondantes sueurs qui délivrent
l'organisme des fluides altérés et morbides, et rétablit par là
l'équilibre des fonctions.

« Le malade peut, depuis le commencement de la maladie
jusqu'à la fin, se désaltérer aussi souvent qu'il lui plaît avec
de petites quantités d'eau fraîche, en gargariser sa bouche
sèche et brûlante, recouvrir de compresses mouillées sa tête
chaude et souffrante, laisser sur le ventre météorisé et douloureux des linges trempés et bien exprimés qu'il doit renouveler souvent. Dans la constipation et la diarrhée, il peut
faire usage de clystères froids ; lorsqu'il se plaint d'une forte

____

(¹) Pour ce qui concerne l'*aggravation*, voyez la fin du second volume.

chaleur, sèche, générale, il se fait faire des lotions et frictions rapides sur tout le corps, et quand cela ne suffit pas, il doit se laisser emmaillotter dans un drap mouillé.

« Aussi longtemps qu'il ne se manifeste pas de diarrhée, le malade peut ingurgiter de l'eau en aussi grande quantité qu'il lui plaît, mais aussitôt que le dévoiement survient, il faut en modérer l'usage de peur d'augmenter les déjections. Il faut alors apaiser la soif, la sécheresse et chaleur du gosier par de fréquents gargarismes. Les fortes congestions cérébrales avec céphalalgie et sécheresse de l'enveloppe cutanée réclament l'application souvent renouvelée de compresses faiblement exprimées. Il en résulte toujours pour le malade un très-grand soulagement. La déperdition considérable de chaleur prévient les réactions cérébrales énergiques et par là dangereuses. Dans le météorisme avec sensibilité douloureuse de l'abdomen, on recouvre tout le bas ventre de compresses mouillées; on les exprime fortement et on ne les renouvelle que lorsqu'elles sont près d'être sèches. Il faut les recouvrir exactement d'un linge sec ou même d'une large bande de toile cirée. Il en résulte une condensation des gaz abdominaux, par conséquent diminution du météorisme, et une amélioration marquée dans la sensibilité douloureuse de la partie.

« Contre la constipation opiniâtre, on commence par faire usage de lavements d'eau tiède, puis d'eau fraîche, lesquels n'ont jamais manqué de produire l'effet désiré. S'il survient du dévoiement, on mêle de l'amidon au liquide du lavement, la valeur d'un drachme par deux onces d'eau qu'on administre après chaque déjection. On diminue ainsi d'une manière très-appréciable l'irritation du gros intestin. Ainsi que je l'ai déjà dit, si vers la fin de la seconde période les remèdes homœopathiquement indiqués n'amènent pas de réaction favorable, si l'intensité de la chaleur sèche ne diminue pas, et si les exacerbations du soir deviennent plus fortes, j'ai recours à l'emploi extérieur de l'eau froide pour provoquer des sueurs critiques. A cet effet je choisis le moment de la plus grande chaleur, je fais déshabiller complètement le malade, puis frotter vivement avec une éponge imbibée d'eau tiède d'abord, et ensuite d'eau fraîche. On l'essuie aussitôt après et on le remet au lit. Ce procédé n'est pas toujours suffisant : alors je fais mettre le patient dans une cuve ordinaire où on l'asperge, à plusieurs reprises, avec de l'eau dégourdie, puis avec de l'eau tout à fait froide, en même temps qu'on lui frictionne tout le corps avec la paume des mains (moyen plus doux et plus efficace que les frictions avec le linge, et recommandé par Priestnitz). L'amélioration se manifeste par une diminution permanente de la chaleur, la respiration devient plus facile, la circulation plus libre, le pouls normal, le sommeil paisible. Dans cet état, on enveloppe le patient d'un drap mouillé bien exprimé, doublé d'une couverture sèche ; on le recouvre chaudement, et l'on attend patiemment l'apparition de la sueur. Si au bout d'une heure elle ne se produit pas, on renouvelle l'application du drap mouillé et l'on attend une heure encore ; alors, au cas où la sueur ne vient pas et que la chaleur augmente, on renouvelle les aspersions froides suivies de l'emmaillottage jusqu'a ce qu'on ait déterminé la sudation. Elle est ordinairement abondante, et répand une odeur forte. Cette hypersécrétion amène en général la solution de la maladie. On a soin, pendant l'emmaillottage, d'entretenir des compresses fraîches sur la tête, tandis que les pieds n'ont que des enveloppes sèches. Le drap mouillé ne doit pas dépasser les chevilles.

« Lorsque la chaleur est intense, il faut renouveler les lotions et l'emmaillottage toutes les deux heures, quelquefois toutes les heures. Lorsque le météorisme est très-fort, il faut combiner les compresses froides sur le ventre avec l'enveloppe générale de drap mouillé. Quand la sueur est produite, il faut l'entretenir par de fréquentes boissons de crêmes claires, de bouillon, et d'eau qui a séjourné quelque temps dans l'appartement. Aussitôt que les sueurs diminuent ou qu'on juge à propos de les faire cesser, on doit laver et frictionner tout le corps avec de l'eau tiède, mettre le malade dans un lit propre, le couvrir modérément et cesser tout à fait l'usage des procédés hydrothérapiques. Il faut renouveler souvent l'air de la chambre comme aussi l'appareil du lit. »

Dans la troisième période de la maladie sont indiqués les remèdes suivants : *Bryon.*, *rhus*, *acid. phosphor.*, *opium*, *calcarea carb.*, *nux vom.*, *hep. sulf.*, *acon. phosph.*, *china*, *arsenic*, *camom.*, *arnica*, *acid. nitr.* et les moyens hydropathiques.

Bryon. se montre efficace dans les cas de violent délire, forte chaleur fébrile, soif vive, grande sécheresse, petites vésicules et ulcères dans la bouche et sur les lèvres, gonflement douloureux de l'épigastre, ventre sensible au toucher, émission involontaire des urines et des matières fécales, accablement, dépression morale, somnolence sans sommeil, plaintes, marmottements, subdelirium, agitation, éruption milliaire . (de la 3e à la 12e dilut. une goutte dans de l'eau distillée, toutes les trois heures).

Le *rhus* s'administre ordinairement avec la *bryon.*, on les alterne de deux jours l'un. Il convient surtout lorsque le malade est dans un état de sopor et d'anéantissement, avec faiblesse extrême qui lui empêche de faire le moindre mouvement, diarrhée aqueuse très-abondante, selles et urines involontaires. Il convient encore, lorsque la dissolution du sang fait de rapides progrès qui se manifestent par des épistaxis et des éruptions pétéchiales. On le donne depuis la 3ᵉ jusqu'à la 15ᵉ dilution.

Acid. phosphor. alterné avec le *rhus* dans la stupeur générale de tous les organes, lorsque la langue est sèche et fendillée, les dents couvertes d'un enduit, les lèvres noirâtres, la toux fréquente et sèche; décubitus constant, délire continu ou marmottement sourd, carpologie, regard fixe, envie de s'enfuir, peau sèche, brûlante, selles aqueuses, abondantes, involontaires; pouls fréquent, faible, intermittent. La dose habituelle est une goutte des premières dilutions administrée huit ou dix fois dans les vingt-quatre heures. Dans les cas désespérés, où la prostration approche de l'agonie, Bärtle prescrit *l'acid. phosphor.* en concentration, de deux à six gouttes dans quelques onces d'eau distillée à prendre par cuillerées à café. Il administre cette préparation en lavement contre les hémorrhagies intestinales.

La *belladone* jouit de la propriété spéciale d'imprimer souvent à la maladie une modification profonde, une direction différente et favorable. On l'administre ordinairement à la 6ᵉ dilut, quelquefois à la 12ᵉ, plus rarement à la 1ʳᵉ; ce médicament est, du reste, indiqué par l'éréthisme général, le délire violent, une forte chaleur interne et externe, rougeur et gonflement de la face, langue sèche, absence de sommeil; il convient encore, lorsque le malade est dans un état soporeux, sans plaintes, sans besoins, si ce n'est celui de boire, gêne et quelquefois impossibilité de la déglutition, yeux fixes, brillants, bouche ouverte par relâchement de la mâchoire inférieure, langue coriace qu'il ne peut sortir de la bouche, surdité, boit avidement et peu à la fois, ventre tendu, selles et urines involontaires, tendance à glisser au bas du lit, à se découvrir, à sortir les jambes, carpologie, somnolence sans sommeil, pouls intermittent. *Belladone* s'est toujours montrée, dans ces cas, un des plus puissants agents médicamenteux.

L'opium est donné avec beaucoup de succès dans le coma profond, avec pouls lent, plein, mais dépressible, léger marmottement, carpologie, regard fixe, peau rugueuse, langue sèche, selles fétides et involontaires : (2e et 3e dilut.).

La *calcarea carb.* est indiquée dans le commencement de cette période, pendant la formation des ulcérations intestinales. Il est souvent utile de l'alterner avec *rhus* ou *belladone*, suivant les cas. Elle convient dans les fréquentes hémoptysies. Bärtle débute par la 30e dilut., et descend progressivement jusqu'à la 6e. Si *calcar.* ne fait pas cesser les épistaxis, il recourt à *hepar sulfuris calcar* aux premières dilutions.

On administre la *noix vomique* lorsqu'il y a crampes intestinales, constipation opiniâtre qui détermine des congestions vers la tête ou vers la poitrine.

Dans la surexcitation du système artériel, il obtient de très-bons effets de l'*aconit.* Il l'alterne avec *belladone* dans les parotidites, et *belladone* avec *calcarea* lorsque la réaction fébrile a cessé. Dans les points de côté avec fièvre, il alterne l'*aconit* avec *arnica* (3e dilution).

Vers la fin de la troisième période, lorsque le siége de la maladie semble être fixé sur la poitrine, qu'il y a congestion sanguine pulmonaire, hépatisation, par suite dyspnée, points de côté, râle muqueux, expectoration abondante de mucosités sanguinolentes et même de sanie fétide, *phosphor.* se montre très-efficace (c'est, avec *bryon.*, le meilleur médicament contre la pneumonie typhoïque). De la 4e à la 12e dilut., une goutte dans de l'eau distillée, plusieurs fois le jour.

China réussit, dans la dernière période, à dissiper un état de sueurs nocturnes accompagné d'un affaiblissement progressif, constipation tenace, avec langue nette et indolence de l'abdomen.

L'arsenic, ce puissant modificateur que plusieurs praticiens ont préconisé dans le traitement des fièvres typhoïdes, n'a presque jamais été employé avec avantage par notre docteur Bärtle : nouvelle preuve que les affections réunies sous la même dénomination pathologique sont loin d'être toujours identiques, que des nuances insignifiantes dans l'expression symptômatique peuvent être l'indice d'une différence profonde dans la nature du mal et indiquer l'emploi de médicaments différents, d'où l'on doit conclure à la nécessité de prendre en considération tout l'ensemble des symptômes. Voici ce que dit Bärtle à propos de l'arsenic : « L'emploi de cette substance dans les cas que j'ai traités ici n'a pas fourni en général de beaux résultats, bien que je l'ai administrée aux diverses dilutions et à dose répétée. Une fois seulement, où la fièvre devint lente (schleichende), et s'accompagna de copieuses selles liquides précédées d'une sensation d'extrême faiblesse (¹), douleur dans le ventre et soif vive, arsenic (9ᵉ dilution) alterné avec *camomille* (6ᵉ) produisit un effet promptement efficace. Sous son influence il se fit un gonflement dur dans le mollet, accompagné de vives douleurs, et qui mit fin à l'affection typhoïque. Le sujet ayant souffert autrefois du scrofule, je lui administrai chaque jour une goutte d'iode 2ᵉ dilution, qui fit disparaître le gonflement dur et la douleur. »

Lorsqu'*acide phosphor*. n'améne point d'amélioration dans les hémorrhagies intestinales, il faut employer *acide nitrique* seul, ou alterné avec un autre remède homœopathiquement indiqué à la dose d'une goutte des premières dilutions. On y

---

(⁶) Ce phénomène est un symptôme caractéristique de l'arsenic.

joint l'application des compresses froides sur le bas-ventre. Si l'on n'obtient pas encore par ce moyen le résultat désiré, il faut administrer l'*acide nitrique* en lavement (quatre à six gouttes pour deux à trois onces d'eau) ; il est rare que les hémorrhagies intestinales ne cessent pas sous l'action de ce moyen ; mais lorsqu'on est obligé d'en venir au lavement, le cas est fort grave et presque toujours mortel. Dans les contusions du sacrum, on combine avantageusement les lotions d'eau alcoolisée ou les applications de cérat simple avec l'emploi des remèdes homœopathiques indiqués, qui sont le plus ordinairement, rhus, bryon. bellad. acid. nitri.

L'eau froide a produit de bons effets, même à la 3e période de cette maladie, dans les cas où les médicaments ne pouvaient amener une réaction favorable. On en fait boire fréquemment par petites gorgées. Dans la congestion cérébrale et dans la tympanite douloureuse, on applique des compresses froides sur la tête et sur l'abdomen, qu'on renouvelle jusqu'à la disparition des symptômes et à l'apparition de la sueur. Contre la diarrhée tenace, on emploie des lavements amylacés que l'on fait suivre de l'emmalliotage dans le drap froid, lorsque la peau est sèche, brûlante, ce qui est le cas le plus ordinaire. Si ce procédé ne suffit pas à produire la réaction désirée et que le malade reste dans un état de stupeur et d'insensibilité, on le met dans une cuve vide où on l'asperge d'eau fraîche en même temps que plusieurs personnes le frottent avec les mains. On voit souvent survenir, pendant cette médication, des urines ou des sueurs abondantes ; la connaissance revient, la langue se dépouille et s'humecte, les selles deviennent plus consistantes et moins fréquentes, tous prodromes d'une terminaison favorable. Dès-lors il faut cesser entièrement l'application des procédés hydrothérapiques et favoriser l'exhalation cutanée en couvrant chaudement le malade. S'il y a toux avec expectoration épaisse, il faut s'abstenir d'eau froide, mais l'employer à une température tiède.

Divers états morbldes persistent après la guérison de l'affection typhoïde et réclament un traitement spécial, ce sont : les hémorrhagies pétéchiales sous-cutanées, la contusion ou ulcération de la peau du dos et surtout du sacrum par suite du *decubitus*, les parotides, la surdité, les furoncles, les abcès métastatiques, la miliaire, une éruption analogue à la gale, la diarrhée, la toux avec ou sans expectoration, des sueurs nocturnes , l'œdème des extrémités inférieures, et enfin la phthisie abdominale.

Il est rarement utile d'administrer des médicaments contre les épanchements sanguins cellulaires. Ils se dissipent d'eux-mêmes sous l'influence d'un bon régime et du rétablissement des forces. Cependant lorsque la résorption traîne en langueur on peut l'activer beaucoup par l'administration de quelques doses d'*arnica*.

La *bellad*. répétée à de basses dilutions modifie promptement l'inflammation de la peau du sacrum produite par le long décubitus. Si la partie affectée tombe en gangrène, il faut recourir à *carbo. veget.* donné intérieurement, aux dilutions élevées, en même temps qu'on saupoudre la plaie avec les premières triturations. *China* et *arsenic* à l'intérieur conviennent aussi dans la gangrène, lorsque *carbo. veget.* ne suffit pas à en arrêter les progrès. *Sulfur* et *china* favorisent la formation des bourgeons charnus et la cicatrisation. *Silicia* est indiquée lorsque l'altération s'étend jusqu'au tissu osseux. Il faut joindre à l'usage de ces diverses substances médicamenteuses, des lotions fréquentes, le renouvellement de l'air et des linges.

Les parotides se résolvent sous l'influence de *belladona* et de *calcarea* alternés. Dans *belladona* alternée, suivant les cas, avec *sulfur, lycopod.* ou *silicea*, on a un moyen efficace pour mettre un terme aux productions interminables des furoncles. *Belladona, hepar-sulfuris* conduisent à bonne fin les abcès métastatiques.

L'éruption miliairiforme réclame *rhus, bryon.* et *sulfur*. Il faut éviter l'emploi de l'eau, même tiède, qui produit souvent de funestes métastases. Dans l'éruption analogue à la gale, les lotions et les bains tièdes sont, au contraire, favorables. On administre alors suivant les cas. *sulfur, mercure, carbo. veg. caustic., rhus, acid. nitri, lycopod.*

La diarrhée persistante qui survient en général après la constipation et qui ne tient pas à un état saburral, ni à un refroidissement, réclame l'emploi du *china* répété de la 1re à la 6e dilution.

La toux persistante accompagnée ou non d'expectoration, cède ordinairement à *ipecac* 3e et si elle survient la nuit, à *sulfur*, 2e et 3e trituration, un ou deux globules par jour. Ce médicament à la même dose, fait cesser les sueurs nocturnes, que n'arrêtent pas le régime fortifiant de la convalescence.

La diarrhèe qui survient pendant la convalescence après une constipation de longue durée est le plus souvent d'un très-mauvaise augure et indique ordinairement le développement d'une phthisie intestinale. Les malades atteints de cstte redoutable affection se plaignent de coliques périodiques et d'une sensation de brûlement dans le ventre, surtout sur le trajet du colon transverse. L'appétit est bon, la langue nette, d'un rouge foncé, le ventre mou, rarement ballonné; en pressant avec la main sur la région du cœcum, on y perçoit un bruit comme de liquide agité, et le malade éprouve alors une vive douleur ; il y a beaucoup de borborygmes et de gargouillements dans le ventre, surtout la nuit, semblable, au glou-glou d'une bouteille qu'on vide. Dans le commencement du mal, la diarrhée ne se manifeste que dans la nuit ; elle a lieu ensuite pendant le jour, mais elle reste toujours plus fréquente la nuit. Les selles sont d'abord d'un brun clair, puis on y remarque des stries sanguines, enfin elles paraissent composées d'une sanie purulente mêlée de sang noirâtre et fétide ; urines rares, rouges et troubles ; fièvre hectique avec accès le soir. Enfin, sueurs nocturnes, colliquatives, amaigrissement excessif, mort.

On réussit quelquefois à arrêter les progrès de cette redoutable affection par l'emploi de *pulsat.*, puis de *belladona* et *calcarea carb.* données alternativement. Dans les premières épidémies qu'il eut à traiter, Bärtle obtint quelques succès avec *arsen.* et *sulfur.* aux dilutions élevées, et alternés. Dans les épidémies plus récentes *carbo. veget.*, de la 30ᵉ à la 12° dilution administré par goutte dans de l'eau distillée toutes les trois ou six heures, s'est montré beaucoup plus efficace. C'est de ces dernières dont il s'agit dans cet article.

Pendant les deux premières périodes, il convient d'administrer plusieurs fois en 24 heures, quelques cuillerées de légers potages maigres ou de crèmes d'orge.

L'eau fraîche est préférable à toute autre boisson, cependant, lorsque la diarrhée existe, il est prudent d'en faire un usage modéré et de tromper la soif par de fréquents gargarismes d'eau froide.

Il faut renouveler souvent l'air de la chambre, changer les linges, couvrir modérément les malades, et entretenir autour d'eux une température moyenne.

Dans la 3ᵉ période, on devra chercher à nourrir un peu plus. On tâchera de faire prendre plusieurs fois dans le jour de la crème d'orge, de la panade ou du lait. On ne permettra le bouillon gras et les viandes (blanches : veau, volaille) que lorsque la convalescence est bien établie. L'usage du bœuf et du mouton, du vin et de la bière exigent un certain degré de force qui ne s'obtient que lentement.

Les fruits sont complètement interdits à cause de la disposition constante à la diarrhée.

La moyenne de la mortalité a été d'un douzième.

« Cette proportion, dit Bartle, paraîtra encore plus avantageuse si l'on considère que la plus grande partie des typhoïques reçus à l'hôpital, étaient déjà à la seconde période du mal et très-débilités par la diarrhée. Quant à ceux qui ne présentèrent que les prodromes de la maladie, ils furent presque tous promptement rétablis, et ne figurent pas au nombre des individus traités. Ainsi la méthode homœopathique se montre également efficace pour prévenir cette redoutable affection, pour arrêter ses progrès. et pour la conduire à bonne fin lorsqu'elle est complètement développée. Les résultats avantageux de cette médication surpassent de beaucoup ceux de toutes les autres méthodes en usage. »

CHAPITRE VII.

DE L'HOMŒOPATHIE A VIENNE (AUTRICHE) DEPUIS SON INTRODUCTION JUSQU'EN 1832.

SOMMAIRE. Pays héréditaires d'Autriche : situation politique, mœurs du peuple. — Introduction de l'homœopathie à Vienne. — Expérimentation publique de Marenzeller. — Le proto-médicus dénature les faits — Disgrâce de Marenzeller. — Publication des résultats cliniques en Italie. — Premiers praticiens homœopathes — Le docteur Wrecha ; il adopte notre méthode après avoir obtenu la guérison d'une hernie étranglée. — Réflexion sur le traitement des hernies. — Wrecha introduit l'homœopathie dans le dispensaire général. — Le docteur Antoine Schmidt. — Opposition des corps médicaux aux progrès de la nouvelle méthode. — De l'académie Josephine. — Ses élèves s'adonnent à l'étude de l'homœopathie.—*Attomyr* les stimule. — Adhésion du professeur *Zimmermann* ; opposition du professeur Tœltenny ; dissensions intestines. — Expulsion des partisans d'Hahnemann. — Attomyr à Munich. — Vexations de l'école établie. — Résistance des homœopathes ; pétitions à l'Empereur. — Le choléra à Vienne. — Les deux écoles aux prises avec le fléau. — Triomphe du traitement homœopathique. — Congrès scientifique. — Nouveaux praticiens homœopathes. — Le père Veith. — L'homœopathie clandestinement pratiquée à l'hôpital de Gumpendorf. — Mort de l'empereur François et de l'archiduc Antoine. — Guérison homœopathique de l'archiduc Jean. — Seconde invasion du choléra. — L'hôpital de Gumpendorf, dépôt de cholériques. — Il est reconnu par le gouvernement hôpital homœopathique. — Résultat général du traitement du choléra. — L'empereur rapporte les arrêts prohibitifs de l'homœopathie publiés par son père. — Arrivée à Vienne. — Description du nouvel hôpital homœopathique de Gumpendorf. — Situation de la nouvelle école en 1842. - La lutte avec l'école allopathique se ranime au sujet de la libre dispensation des remèdes. — Les homœopathes sollicitent une chaire de clinique. — Décadence de la médecine viennoise. — Scoda et Rockitansky.

Après un long trajet à travers les montagnes de Carniole, on descend dans le terrain plat de l'Autriche proprement dite, fidèle pays qui n'a jamais abandonné son maître dans ses revers, et qui est couché comme un chien caressant autour du clocher national de Saint-Stéphane, dont la flèche élancée fixe au loin les regards de ses loyaux habitants. Là, on quitte le *wagen* pour entrer dans le *wagon*, mais sans gagner beaucoup au change, car les locomotives vont en ce pays avec la rapidité des progrès politiques et sociaux. En toutes manières s'y révèle cet esprit de conservation, qui est le principe vital de cet assemblage de parties mal jointes, de ce grand corps déhanché qu'on appelle l'empire d'Autriche. Il craint instinctivement ce qui agite, ce qui secoue, ce qui modifie ; il redoute les rapports commerciaux et surtout intellectuels avec les nations voisines. Volontiers il se constituerait pour ses sujets la seule terre habitable du globe. Rien ne lui manque, en effet, sur sa large surface, depuis les frontières moscovites et ottomanes jusqu'à nos portes. Il a les soies d'Italie, les belles toiles de Bohême, les grains, les vins, les métaux, les laines de Hongrie, et ces produits à profusion. Et qui mieux que les heureux habitants des provinces héréditaires sauraient jouir de ces biens de la terre : manger, boire et se bien vêtir, voilà l'essence constitutive de leur existence et de leur bonheur. Le Viennois, surtout, est profondément abîmé dans cette vie sensuelle ; depuis le bas peuple , les prolétaires en haillons qui se parquent , s'entassent, pressés dans de longues files de guinguettes en plein vent jusqu'aux honnêtes bourgeois , zélés clients du Prater, ce grand pandemonium sans égal en Europe. On ne saurait dire si le *gouvernement paternel* d'Autriche a formé ces mœurs, ou s'il en est lui-même une conséquence ; quoi qu'il en soit, ils sont dans la plus parfaite harmonie. Le *statu quo* politique et social, la paisible, la douce jouissance de la vie animale, s'y donnent mutuellement la main. Mais cet élément autrichien, bien pensant et bien vivant, conservateur et loyal, ne constitue point , à beaucoup près , l'élément dominant dans l'empire. — L'esprit indépendant des Hongrois, le sourd mécontentement de la Bohême et des races slaves, le flot envahissant de *l'Union commerciale Allemande*, menacent de refouler , d'anéantir bientôt ce système politico-philanthropique, et de le reléguer dans l'histoire à côté de ces nombreuses modifications sociales qui naissent des rapports variables entre le gouvernement et les mœurs des peuples.

J'avais accompagné mon père à Vienne en 1832, tout occupé, pour ma part, des fêtes splendides données par l'empereur et ses ministres aux membres du congrès scientifique allemand dont nous faisions partie. Aujourd'hui je venais à mon tour aux sérieuses études ; retrouverais-je les éléments d'instruction que mon père a rencontrés dans cette ville? Sous un gouvernement arbitraire, sous un régime de *protomedicus*, la nouvelle méthode n'aurait-elle pas été étouffée dans sa naissance? Ces appréhensions se dissipèrent bientôt : je trouvai notre école, sous tous les rapports, en progrès ; mais avant de faire connaître son état actuel, il convient d'exposer l'histoire de son introduction et de sa propagation dans cette capitale.

Il y a vingt-deux ans environ que l'homœopathie fut pra_ tiquée à Vienne pour la première fois. Si d'autres villes ont joui plus tôt des bienfaits de cette méthode, il n'en est aucune qui se soit montrée aussi favorable à son développement que cette terre classique de la médecine allopathique, patrie des *Dehaen, Stoll, Hildenbrand, Frank*. C'est dans ce sanctuaire des vieilles doctrines, dans ce foyer des études hippocratiques, que notre jeune école a livré ses combats les plus animés et les plus heureux, et porté à l'ancien édifice médical les coups les plus funestes.

L'introduction patente, définitive de l'homœopathie dans les états autrichiens est due au célèbre praticien Marenzeller, alors médecin en chef des troupes de Bohême, et exerçant à Prague en cette qualité. Le comte Gyulay, commandant-général et maréchal de camp, vint y réclamer ses soins pour une cardialgie réputée incurable, dont il était tourmenté depuis plusieurs années. Cette maladie céda promptement au traitement homœopathique. Marenzeller, voulant faire servir ce beau succès aux intérêts généraux de notre école, refusa noblement les généreux honoraires du maréchal, lui demandant pour toute récompense de solliciter auprès de l'empereur le libre exercice de l'homœopathie ; car cette méthode était alors sévèrement interdite et traquée non moins rudement qu'une propagande carbonarique.

L'empereur, frappé de la prompte guérison du comte Gyulay, comme aussi de sa pétition et de la conduite de son médecin, résolut de faire déterminer la valeur de ce nouveau système en le soumettant à une expérimentation publique. Le choix du praticien homœopathe à employer tomba naturellement sur Marenzeller. Du reste, personne n'offrait plus de garantie sous le rapport du savoir et de l'expérience : quarante ans de pratique (il fut reçu docteur en 1788), pendant tout ce temps à la tête des grands hôpitaux, exercé depuis dix ans à la médication homœopathique, il présentait toutes les conditions requises pour la fonction qui lui était confiée ; fonction importante, car du succès de l'épreuve dépendait l'avenir de la nouvelle école dans l'empire ; fonction difficile et délicate, car il fallait ménager les passions et concilier la bienveillance des autorités universitaires.

L'empereur, trop confiant, ayant laissé à nos adversaires l'inspection de la clinique et le soin d'en faire le compte-rendu, Marenzeller ne put réussir à obtenir l'impartialité de ces inspecteurs. Les éclaircissements que l'empereur cherchait lui furent enlevés : le véritable résultat lui fut caché, comme il n'arrive que trop ordinairement aux monarques absolus, entourés de gens intéressés à les induire en erreur. C'est la répétition, avec variantes, des expérimentations de Naples. Nous trouvons et retrouverons partout ailleurs cette même opposition aveugle, cette haine instinctive, spontanée, contre la méthode qui menace de modifier profondément l'art médical ancien et de renverser les systèmes artificiels qui le composent.

Le protomédicus Isfordink prescrivit lui-même le mode d'expérimentation : la salle contenait douze lits ; plusieurs chirurgiens de régiments devaient assister Marenzeller ; deux professeurs de l'académie Joséphine devaient être présents aux visites du matin et du soir. Leur inspection durait dix jours, passé lesquels ils étaient remplacés par deux autres collègues ; à cette salle étaient affectés un cuisinier et des infirmiers spéciaux ; enfin le choix des cas à admettre était laissé en tiers à Isfordink, à Marenzeller, et au sort. Ces conditions, parfaitement équitables, étaient de nature à rendre l'épreuve aussi décisive que possible.

La clinique s'ouvrit le 2 avril 1828 et fut close vers le

milieu du mois suivant, à l'instigation de Stift, médecin de l'empereur. Sur quarante-six malades traités homœopathiquement pendant ces quarante jours, trente-neuf furent guéris ; deux, tenus pour incurables furent, transférés dans une salle allopathique où ils moururent peu après ; cinq étaient en traitement dans une situation indéterminée à la clôture de la clinique. Les cas les plus nombreux furent des affections aiguës de poitrine, des typhus, des fièvres intermittentes quartes. Marenzeller se plut à choisir des pleurésies et des pneumonies, et si l'on aime à croire que son choix porta sur des cas bénins, au moins paraîtra-t-il peu probable que le tiers d'Isfordink ne fût radicalement maladif. Isfordink et les divers inspecteurs avaient signé le compte-rendu général et celui de chaque jour ; mais ces messieurs refusèrent de les livrer à la publicité comme on en était convenu. Stift se contenta de faire à l'empereur un rapport verbal. De quelle nature a-t-il été? on l'ignore ; mais en définitive, l'interdiction de la pratique homœopathique ne fut pas levée, et la salle permanente promise à Marenzeller, en cas de succès, ne fut pas accordée. Bien plus, le gouvernement lui fit intimer l'ordre de partir aussitôt pour se rendre à son poste de Prague. Heureusement Marenzeller pouvait se soustraire alors à tout acte arbitraire ; son heureuse expérimentation, parvenue à la connaissance de tout Vienne, lui avait déjà procuré une belle clientèle. Il refusa de quitter la capitale, où il était encore en 1842 le médecin le plus occupé et le plus heureux en pratique.

Malgré les soins d'Isfordink et de ses confrères de l'académie Joséphine, les résultats de l'expérimentation homœopathique ne purent rester étrangers à la presse. La censure interdisait leur insertion dans les feuilles d'Autriche ; mais on en publia une relation dans les numéros des 27 mai et

6 juin 1828 de *l'Allgemeine-Zeitung*, un des journaux politiques allemands les plus répandus. A Naples, où l'on s'occupait encore des essais qu'avait fait de Horatiis, on prit
grand intérêt à l'expérimentation de Marenzeller. Romano les
publia en annonçant le prochain compte-rendu de l'académie
Joséphine, croyant bonnement à plus d'impartialité sur les
rives du Danube que sur les bords de la mer Thyrrénéenne. Le
journal italien, *Osservatore medico*, fit connaître ces résultats
dans son numéro d'août 1828. Ainsi, malgré les efforts de
nos adversaires, les succès dont ils avaient été les malveillants
témoins, furent proclamés depuis Naples jusqu'à Berlin.

Cependant on attendait toujours en Italie le rapport imprimé de l'académie Joséphine. Le général duc Luigi Caraffa,
ami intime de Romano, en écrivit enfin au comte de Fickelmont, ambassadeur d'Autriche auprès de Sa Majesté le roi
des Deux-Siciles, et qui se trouvait alors à Vienne. Le comte
répondit de la sorte : « Vienne, le 1er septembre 1828. — Si
« j'ai tardé, Monsieur, de répondre à la lettre que vous m'a-
« vez fait l'honneur de m'écrire en date du 18 juillet, c'est
« uniquement par le désir de vous envoyer ce que vous dé-
« sirez avoir sur le résultat de l'épreuve faite à l'académie
« Joséphine de la méthode homœopathique. Mais mon at-
« tente est vaine, et je ne veux pas la prolonger davantage,
« ni tarder à vous assurer que vous aurez ce rapport dès
« qu'il paraîtra. La méthode a subi de la manière la plus
« brillante l'épreuve à laquelle elle a été soumise. Cela ex-
« plique pourquoi les antagonistes apportent des difficultés
« à la publication du rapport.

« J'ai trouvé que depuis mon dernier voyage à Vienne,
« qui date de cinq ans, l'homœopathie y a fait d'immenses
« progrès, malgré ce qu'elle a d'incompréhensible (on voit
« que c'est un laïc qui parle). Il finira cependant par de-

« venir impossible de se refuser à l'évidence des faits : les
« malades guéris sont une preuve parlante, qui fait néces-
« sairement des prosélytes.

« Veuillez agréer, etc. FICKELMONT. »

D'après cette lettre, nous voyons que l'homœopathie ne
débuta pas à Vienne par les expériences de Marenzeller.
Déjà en 1824, Wrecha, Lœderer et plusieurs autres médecins, la mettaient en pratique ; et vers 1820, un certain docteur Franz, secrétaire de Hahnemann, et le célèbre Necker,
avaient attiré l'attention publique sur la nouvelle méthode.
Cependant on peut dire qu'elle ne devint populaire et n'acquit une position solide qu'à partir des événements de 1828.

Le docteur Wrecha, élève du professeur Hildenbrand, sous
lequel il fit pendant longtemps le service des syphilitiques,
entra dans la carrière médicale avec la spécialité de chirurgien, qui lui valut une réputation méritée. La lecture de
l'Organon, qui lui tomba par hasard entre les mains en 1824,
devait changer la direction de ses travaux. La première édition de la *Matière médicale pure* venait d'être épuisée ; la seconde n'avait pas encore paru ; il la copia lui-même sur un
ouvrage prêté. Son premier essai, et qui le gagna définitivement à la pratique de l'homœopathie, fut une hernie étranglée, pour laquelle les principaux chirurgiens de Vienne
l'appelèrent en consultation. C'était une hernie inguinale,
existant depuis une douzaine d'années chez un homme de
soixante ans ; quelques jours auparavant, à la suite d'efforts,
cette hernie s'était étranglée ; de là vomissement de matières
fécales, boursouflement infflammatoire de tout l'abdomen.
L'extrême faiblesse du patient et le diagnostic, portant adhé-
rence du sac intestinal à ses enveloppes, dissuadèrent de
l'opération. Le cas déclaré désespéré, il était loisible à Wrecha
d'employer la méthode qu'il étudiait en ce moment, et ses

confrères n'y mirent aucune opposition. D'après les indications de la matière médicale, il administra une goutte d'une dilution élevée de *nux vom.* A la suite de ce remède le malade éprouva des douleurs abdominales encore plus vives, mais qui durèrent peu ; puis la tumeur disparut en partie, laissant un noyau de consistance fibrineuse.

La pratique de mon père lui a fourni trois observations de ce genre. L'efficacité de la noix vomique et de quelques autres agents spécifiques, la *belladone* entre autres, dans les hernies incarcérées, est un fait très-remarquable que tous les praticiens homœopathes expérimentés ont eu occasion de constater. Leur accord sur ce point m'a singulièrement frappé, surtout de la part de ceux qui s'adonnent à la chirurgie dans les grands hôpitaux, tels que le docteur Braun, à Comorn (Hongrie). L'action du remède est prompte à se faire sentir, et commence déjà à se manifester au bout d'une heure. La noix vomique agit-elle en faisant contracter les fibres intestinales, en opérant une traction vers l'abdomen ? On trouvera cette explication plausible, si l'on réfléchit à l'action de cette substance sur la moelle épinière et le système nerveux splanchnique.

Avant de pratiquer l'homœopathie, Wrecha exerçait les fonctions de chirurgien des classes pauvres de la ville intérieure (¹). Pour ce qu'il y a de médical en chirurgie, il adopta dans ce service public les procédés nouveaux, au détriment des pharmaciens, qui portèrent plainte à la direction du dispensaire. Heureusement notre confrère avait affaire à des administrateurs laïcs, pour lesquels la question pécuniaire était d'une haute importance. Il fit valoir en sa

---

(¹) Vienne extérieure est constituée par les nombreux faubourgs qui forment une ceinture non interrompue à l'extrémité des larges boulevards qui entourent la vieille ville.

faveur ce fait prépondérant, que les frais de pharmacie allopathique se montaient par année à plusieurs milliers de florins bon argent (¹), tandis que le traitement homœopathique ne réclamait que des dépenses tout-à-fait insignifiantes, auxquelles il se chargeait de faire face de ses propres deniers ; que d'ailleurs les malades se trouvaient fort bien de l'emploi de ces nouveaux moyens. Les administrateurs furent profondément convaincus de l'avantage de garder le docteur Wrecha et sa méthode. Depuis lors il n'a cessé de remplir ces fonctions, au grand bénéfice de la classe pauvre, de l'administration des secours publics, et de l'homœopathie qui acquiert ainsi une base solide dans le peuple.

Vers cette époque, la haute société de Vienne avait pris en faveur un médecin, émule de Marenzeller, moins expérimenté peut-être, mais aussi moins enthousiaste, moins tranchant, et mieux fait pour se concilier nos adversaires, et les gagner à nos doctrines. C'était Antoine Schmidt, médecin ordinaire du duc de Lucques. Ainsi notre méthode, se répandant dans la population viennoise par le peuple et par l'aristocratie, devait être bientôt d'un usage général, habituel et définitif, résultat dont nous sommes aujourd'hui témoins.

L'illustre académie Joséphine et la vénérable faculté médicale ne voyaient pas d'un œil favorable les progrès d'une doctrine qui osait porter une main téméraire sur l'arche sainte des anciennes traditions. La notion de la spécificité unie à la loi des semblables, est sur le terrain scientifique une doctrine trop importante pour que l'école établie puisse

(¹) Il y a en Autriche deux espèces de monnaie : le *bon argent* qui a sa valeur nominale , l'*argent d'apparence* (*sckeingeld*) qui vaut les trois cinquièmes de sa valeur primitive. A l'époque des guerres de Napoléon, l'Autriche fut réduite à faire cette banqueroute.

attribuer sa vogue à un engouement irréfléchi et passager. Elle vit clairement la portée de la découverte hahnemannienne, et, incapable de la combattre victorieusement sur le théâtre de la pratique, elle résolut de se tenir à l'écart, de se garder intacte, à l'abri de la réforme, et de lui faire une guerre à outrance, si elle tentait de s'introduire dans son sein. L'occasion lui fut bientôt donnée de se défendre dans ses propres retranchements.

L'académie Joséphine est une institution modèle pour l'instruction médicale, organisée sur le plan de notre école polytechnique. Elle renferme un nombre déterminé d'élèves choisis, entretenus aux frais de l'état, et formant un corps d'élite d'où l'on tire de préférence des sujets pour les hôpitaux et les armées. Des examens fréquents tiennent en haleine l'activité des élèves ; car de ces examens bien ou mal soutenus dépend leur maintien à l'école, ou leur expulsion. Il y a donc là des études profondes et sérieuses; c'est la seule école qu'il ne soit pas permis d'appeler une fabrique de docteurs. Ces jeunes gens, ayant autre chose à faire qu'à préparer un doctorat, étudiant la science pour elle-même et encore éloignés des dispositions que fait naître la pensée d'une prochaine clientèle, devaient prendre un vif intérêt aux nouvelles théories médicales.

Le premier amené à l'étude de l'homœopathie fut un des élèves les plus estimés, J. Attomyr, alors (1825) aide-médecin dans le régiment des cuirassiers *Auersperg* (¹). La critique de cette doctrine venait d'être publiée par Meckisch et faisait quelque bruit dans le monde médical. Attomyr en prit connaissance, et, contrairement sans doute aux intentions du critique, il en conçut un vif désir d'approfondir notre

____

(¹) Auersperg fut un des premiers protecteurs de l'homœopathie.

méthode ; sachant qu'un médecin de régiment, le docteur J. Müller, la pratiquait avec succès dans un hôpital militaire, il sollicita et obtint un congé de l'administration académique, pour se rendre auprès de lui, afin d'étudier sous sa direction. Il resta six mois avec cet habile maître, et obtint une connaissance précise de la théorie et une certaine habitude dans le maniement des remèdes. A son retour à l'académie Joséphine, il trouva une foule de condisciples empressés à suivre ses traces. L'homœopathie devint l'objet favori d'étude.

Les élèves organisèrent des expérimentations pathogénétiques et des séances de discussions théoriques. Un des professeurs, le docteur Zimmermann se joignit à eux et accrut l'importance de ce mouvement qui aurait pu avancer d'un demi-siècle la réforme médicale en Allemagne. Attomyr dirigeait les travaux avec zèle, mais par suite de vives discussions avec ses condisciples dissidents, il tomba malade, atteint d'une fréquente et dangereuse hémoptysie, pour laquelle on le fit passer à l'infirmerie, où il subit le traitement allopathique qu'on sait. Malgré ce repos, il restait malade, et il se décida à se faire transporter chez son cher maître, le docteur Müller. De retour à l'académie, il y acheva sa guérison avec une dose de sépia que lui administra le professeur Zimmermann, d'après les indications du livre des *maladies chroniques* qu'Hahnemann venait de publier. Ce traitement suivi de guérison et la part qu'y avait prise Zimmermann montraient assez aux doctes professeurs de l'académie que les élèves ne faisaient pas un jeu de leurs expérimentations et visaient sérieusement à la réforme de la thérapeutique reçue. Comment s'opposer à cette tendance ? il fallait à tout prix étouffer cet esprit de dangereuse innovation. Les professeurs prirent d'abord le parti maladroit de critiquer dans leurs cours le nouveau système, en le représentant comme un assemblage de conceptions absurdes et mal fondées. Ils comptaient sur l'autorité de la parole professorale; mais ils ne firent que se compromettre en dénotant une complète ignorance de l'objet de leur attaque ; d'ailleurs les élèves, tout préoccupés des justes et vives critiques de Hahnemann, étaient moins disposés que jamais à se prononcer *in verba magistri*. Ils furent très-irrités de cette intervention malveillante, et plusieurs d'entre eux adressèrent en commun une lettre au professeur de pathologie, Töltenny, par laquelle ils se plaignaient de lui voir prendre parti contre des travaux purement scientifiques qu'ils avaient jugé convenable d'entreprendre, indépendamment des études exigées par les règlements ; que lui et ses confrères auraient dû prendre une connaissance exacte de la doctrine homœopathique avant de porter une condamnation sur tous ses principes. Töltenny se hâta de porter plainte à Isfordink de ce qu'il appelait un attentat à la dignité professorale.

Pendant que ces messieurs délibéraient sur les moyens de sortir convenablement de cette fâcheuse situation, une nouvelle agression vint mettre un terme à leurs incertitudes. Dans le 9ᵐᵉ volume des *Archives homœopathiques* venaient de paraître les *dissonances*, pamphlet mordant sur les vices de la thérapeutique ancienne. A l'académie Joséphine on accusa Attomyr d'en être l'auteur, et il fut aussitôt décidé de ne pas souffrir plus longtemps la présence de ce perturbateur et de ses adhérents au sein de l'institution. Pour donner une apparence légale à cet acte inique, on attendit l'époque des examens qui était proche. Bien que cette décision fût tenue secrète, le bruit se répandit que le conseil militaire aulique voulait se charger de la réparation due aux professeurs et allait, à cet effet, chasser de l'académie tous les partisans des idées nouvelles. Ce fut alors parmi les élèves un

sauve qui peut général ; chacun s'empressa de cacher ses
remèdes, de vendre ses livres, d'effacer d'autour de lui
toute trace d'*homœopathisme*. Les amis et collaborateurs
d'Attomyr l'évitèrent avec autant de soin qu'ils l'avaient
recherché la veille. Chacun se tint à l'écart, craignant d'être
compromis, et dans cette conduite peu noble, ces pauvres
jeunes gens avaient bien quelque excuse : il eût été dur
pour eux, en effet, de sacrifier leur avenir à des opinions,
dont ils devaient avoir tout le loisir de s'occuper plus tard.
Attomyr resta donc abandonné aux colères des académiciens,
soutenu seulement de deux ou trois camarades qui préfé-
rèrent partager son sort que de renoncer à l'expression
franche et libre de leur opinion.

Le conseil académique débuta dans ses mesures hostiles
par faire exécuter une visite domiciliaire chez Attomyr et
ses adhérents, afin de s'assurer de toutes nouvelles produc-
ductions critiques. Le jour des examens arrivé, cet élève,
un des meilleurs (¹), dut nécessairement avoir de mauvaises
notes, et quitter l'établissement où il avait joui pendant cinq
ans de l'estime de ses maîtres. Son ami Franz Melicher eut
le même sort ; un troisième, qui y était également destiné,
n'y échappa que par un malentendu des examinateurs (²).

(¹) Je possède le texte officiel des notes de tous ses examens antérieurs.

(²) Pour donner une idée de la fureur qui animait alors les membres de
l'académie, il me suffira de citer ce fait : Lorsque Melicher eut connaissance
de son rejet, il se retira auprès d'un de ses condisciples, Conrad Römer, qui
avait un frère professeur à l'académie. Dès que celui-ci apprit que Conrad
partageait son logement avec le proscrit, il le menaça de la colère de Zang
(un des académiciens les plus hostiles à nos doctrines), et voyant que son
jeune frère persistait dans ce généreux dévouement, il se disposa à requérir
contre lui les agents de police. Pour lui épargner ces désagréments, Melicher
se retira auprès d'Attomyr. Le frère ne craignait pas d'attaquer son frère
pour vexer un partisan de nos doctrines !

Melicher alla recevoir le titre de docteur dans une autre faculté, et prendre place comme médecin dans les rangs des populations polonaises, qui combattaient alors. Il y obtint une décoration honorable, et vint s'établir à Berlin, où il est aujourd'hui un des praticiens homœopathes les plus connus. Attomyr, sans ressource pécuniaire, chassé de l'institution qui devait pourvoir à son existence, aurait été sans doute perdu pour l'art, si le docteur Ant. Schmidt, et son bon maître le médecin de régiment, docteur Müller, ne se fussent empressés de venir à son aide. Avec ces secours, le jeune athelète se rendit à Munich, où le directeur des études médicales, professeur de clinique, Ringseiss, le prit en amitié. A l'instigation d'Attomyr, ce médecin se livra à des expérimentations homœopathiques qui ont eu quelque retentissement.

C'est ainsi que l'académie Joséphine débuta dans sa lutte avec notre école. Elle est restée maîtresse chez elle, et de longtemps assurément ses élèves n'oseront sortir de l'orthodoxie médicale. Mais l'attaque viendra du dehors, et déjà nous en avons le spectacle. Elle s'est fait, dans Attomyr, un ennemi redoutable qui lui ménage de temps à autre de nouvelles *dissonances*.

Cependant les décrets, de 1819 et 1825, contre la pratique de l'homœopathie, n'avaient pas été abrogés, et les adversaires de cette méthode usaient avec rigueur du droit qu'ils leur conféraient : visites domiciliaires, confiscations des remèdes, vexations de tout genre étaient mises en usage pour décourager les partisans du nouveau système. Maintenant que cet état de choses est passé, et qu'il ne peut plus inspirer de colère, il devient intéressant d'observer en notre siècle cet emploi de la force brutale pour comprimer une opinion scientifique, à l'instigation des professeurs d'une faculté justement célèbre.

Les homœopathes, outrés de ces procédés, se décidèrent à envoyer à l'empereur une députation chargée de lui présenter leurs griefs et de le supplier d'y mettre fin. On leur répondit (contrairement aux décrets publiés à ce sujet) « qu'on « ne pouvait interdire la pratique de l'hemœopathie, attendu « que chacun est libre de choisir le mode de traitement qui « lui convient. » Les homœopathes triomphants s'empressèrent de faire connaître la réponse du souverain et ses bienveillantes dispositions ; ils allèrent même jusqu'à solliciter la cession d'un hôpital, mais cette demande rencontra la phalange serrée de la bureaucratie médicale, qui l'empêcha de parvenir aux régions supérieures de l'administration. Bien plus, on ne tint aucun compte des récentes paroles de l'empereur, et l'on maintint l'ancien système de vexations.

C'est ainsi que notre école se débattait en vain contre l'arbitraire et sans espoir fondé d'un avenir meilleur, lorsqu'éclata le choléra. Ce terrible fléau leva tous les obstacles soulevés contre la propagation de cette méthode, et fit pour elle en peu d'années ce que les efforts combinés de nos confrères n'avaient pu obtenir jusqu'alors. Il y eut une certaine compensation à ses ravages, dans l'influence heureuse qu'il exerça sur le progrès et la diffusion de l'homœopathie.

Le choléra fut attaqué vigoureusement, sur tous les points de l'empire, par les disciples de Hahnemann, pendant que les allopathes se perdaient en mille conjectures savantes sur la nature du mal, et variaient à plaisir leurs procédés nombreux. Les homœopathes, guidés par l'ensemble des symptômes morbides, administraient, sans frais d'imagination, les remèdes indiqués par la loi des semblables. Les caractères du mal, dont la relation précédait l'arrivée du fléan, déterminaient eux-mêmes les indications thérapeutiques. Dans toute l'histoire de l'homœopathie, je ne trouve pas de fait plus glorieux pour elle, plus capable de démontrer sa valeur, que cette attitude des disciples de Hahnemann dans l'attente du choléra. Il y avait déduction d'un principe qui leur faisait annoncer la guérison d'une affection morbide (non d'un cas particulier), tout comme les calculs de l'astronome lui permettent de déterminer à l'avance l'apparition d'un phénomène céleste. Notre doctrine se montrait ainsi dans toute la majesté d'une science, tandis que l'allopathie, tombée sur le fléau avec ses mille théories, frappant en aveugle, saignant, purgeant, émétisant, réfrigérant, réchauffant, débilitant, fortifiant, frictionnant, révulsant, *altérant,* etc., mettait en évidence ce qu'elle est, un ensemble de préceptes incohérens, un fantôme de science.

Le traitement homœopathique eut un brillant succès comparatif : La médecine ordinaire perdit plus de monde que lorsqu'on abandonnait les malades à la seule nature. Voici les résultats extraits d'un ouvrage récent, où l'on trouve l'indication de toutes les sources où il a puisé ([1]). Sur 14,014 cholériques traités par la nouvelle méthode, et sur lesquels on a pu obtenir des renseignements authentiques, 12,748 ont guéri, 1,266 sont morts. Sur 457,536 traités allopathiquement, 222,342 sont morts, 184,044 ont guéri; sur 42,056 on n'a pu obtenir d'indications positives, les uns ayant été atteints d'autres maladies, les autres étant en traitement à l'époque où les comptes-rendus avaient été publiés. Ce qui fait, pour notre méthode une mortalité d'à peine 9 p. 0/0, et pour l'allopathie de près de 52 p. 0/0.

Plusieurs de ces faits, proclamés avec enthousiasme par les partisans de notre école, firent alors une impression pro-

[1] Fortschritte und Leistungen der homœopati. Von c. h. Rosenberg. Leipsig. 1843, page 56 et suivantes.

fonde surtout dans les pays de l'ouest où le choléra n'avait pas encore pénétré. Le gouvernement de Bavière se hâta d'envoyer en Autriche le docteur Roth, professeur de pathologie à l'université de Munich, pour étudier comparativement les résultats cliniques des deux méthodes. Roth, à son retour, publia un rapport volumineux et circonstancié qui établit la haute supériorité de nos moyens contre la redoutable épidémie (¹).

Ce fut pour notre école, en Autriche, un triomphe moral, si l'on peut s'exprimer ainsi, mais rien de plus. Il fallut une seconde attaque du choléra, qui reparut en 1836, pour lui obtenir la liberté de la pratique et la cession d'un hôpital. Forte de ces avantages acquis par une glorieuse lutte, elle pourra désormais combattre son adversaire à arme égale et marcher rapidement à de nouvelles conquêtes.

L'année 1832 et la première invasion du choléra touchaient à leur fin lorsque se forma, à Vienne, une de ces grandes réunions, devenues à la mode aujourd'hui sous le nom de Congrès scientifique. Les deux écoles se présentèrent ardentes à lutter dans cette arène ouverte à tous les genres de polémique ; et la grande scission qui partage en deux camps le monde médical, se produisit aux regards des littérateurs et des savants accourus des divers pays d'Allemagne. L'impartial exposé du système hahnemanien, fait par le professeur Hermann, ne put dominer les fougueuses diatribes d'Oberstein et du professeur Saxe, venu de Königsberg, pour attaquer nos doctrines. Ant. Schmidt essaya, en vain, d'en prendre la défense. Un membre du congrès, irrité de

(¹) Die homœop. Heilkunst in ihrer auwendung gegen die asiatische Brechruhr. Leipsig. 1833.

cette témérité, alla même jusqu'à proposer de le rayer de la
liste des médecins. Il est vrai qu'à cette proposition s'éleva,
dans l'assemblée des spectateurs, un houra d'indignation auquel les élèves de l'académie Joséphine eurent, sans doute,
le plus de part ; car déjà contraints, comme étudiants, de
taire le mot d'homœopathie, ils ne devaient supporter l'idée
de ne pouvoir s'en occuper plus tard avec les franchises du
diplôme. Mon père et moi fûmes témoins de ces scènes qui
font bien connaître où en étaient, à cette époque, les rapports
des deux écoles.

Vienne possédait alors de douze à quinze médecins homœopathes, dont plusieurs se sont acquis un nom célèbre
dans la pratique de cette méthode. Le père Veith se distingue, entre tous, par l'universalité de ses connaissances et
la popularité dont il jouit. Sans autre ressource que son talent, il parvint au poste de directeur de l'école vétérinaire
et fit paraître, pendant qu'il en remplissait les fonctions, un
des meilleurs traités de médecine vétérinaire qu'on possède,
traité devenu classique aujourd'hui. Las d'occuper cette
place, il se voua à l'état ecclésiastique où son génie perça
aussi promptement. Il devint prédicateur officiel de la cour,
sans cependant renoncer à faire, au peuple, des sermons
qui attirent encore (1842) autour de lui la foule empressée.
Enfin il dirigea sa puissante intelligence sur l'étude de
l'homœopathie, obtint le diplôme de docteur, et se livra avec
zèle et grand succès à la pratique de cet art ; sa clientèle
devint immense. L'épidémie du choléra sévissait alors ; ce
fut lui qui la combattit avec le plus de bonheur. Sa réputation, sous ce rapport, s'étendit au loin, et beaucoup ne le
connaissent, en Allemagne, que comme un des plus habiles
guérisseurs du choléra.

Cependant l'archevêque de Vienne crut devoir lui interdire

la pratique médicale, dont les préoccupations incessantes ne concordaient pas avec les fonctions du ministère. Aujourd'hui le père Veith ne fait plus de la médecine qu'en amateur, et s'est résigné à abdiquer toute influence sur notre école qu'il a fécondée par ses trop courtes années de travaux.

L'épidémie touchait à sa fin, en Autriche, lorsque mon père fit la connaissance de cet homme remarquable, dont il reçut d'excellents préceptes de pratique, surtout en ce qui concernait le traitement du choléra. Il compléta ces notions par l'étude comparative du résultat des deux méthodes sur les dernières victimes du fléau, ayant pour cela une très-bonne occasion que je dois mentionner ici.

Dans un des nombreux faubourgs de Vienne, celui de Gumpendorf, existe un petit hôpital qui fut alors transformé en un dépôt de cholériques. Le médecin traitant, docteur Mayerhoffer en perdait, comme ses confrères, les deux tiers pour cent environ, lorsque l'aumônier de l'établissement, grand partisan de la nouvelle méthode, lui conseilla d'en faire usage (¹). Cet aumônier était le chanoine comte de Guttenhof, homme influent auprès de l'autorité, aimé et estimé de la population. Mayerhoffer se laissa facilement persuader, et après s'être renseigné auprès des homœopathes sur les diverses particularités du traitement, il l'appliqua à tous ses malades. Mon père fut recommandé par Veith au comte de Guttenhof, qui lui procura une libre entrée dans la clinique à la condition d'être discret ; car la pratique de l'homœopathie était alors sévèrement interdite, et son introduction dans un établissement public eût provoqué encore plus de colère. Il fit des observations comparatives

____

(¹) En Allemagne comme en Italie, il n'est pas rare de voir des ecclésiastiques qui ont fait d'assez bonnes études médicales.

dans les hôpitaux allopathiques', et trouva la supériorité curative de beaucoup à l'avantage de l'homœopathie. Il prit à ce sujet des notes exactes qui ont paru dans son opuscule intitulé : *seul traitement du choléra.*

De cette époque à celle où je revins dans ce pays sur les traces de mon père, s'écoula une période de dix ans, dont je présente ici un exposé très-succinct, pour relier l'état des choses antérieur à 1832 à celui que j'observai moi-même.

De la première à la seconde invasion du choléra (de 1832 à 1836), la lutte des deux écoles, au sujet du libre exercice, se continue avec autant de vivacité qu'auparavant. L'empereur, toujours poursuivi de pétitions, aurait pu mettre une prompte fin aux débats ; mais cet esprit sévère, entêté, était trop imbu de la doctrine d'infaillibilité gourvernementale pour revenir sur un décret antérieur et avouer officiellement une faute ; il rendait ainsi vaines ses dispositions favorables ; car l'ordonnance prohibitive de l'homœopathie persistant, donnait force de loi à la tyrannie des corps médicaux. Cependant, en 1835, l'empereur mourut, et l'on crut généralement et plusieurs médecins allopathes publièrent qu'il avait été tué par des émissions sanguines imprudentes. Peu de temps après, un de ses frères, l'archiduc Antoine, le suivit dans la tombe. Même affection inflammatoire, même traitement par les émissions sanguines. Presque en même temps, par une fatalité singulière, l'archiduc Jean, le Nemrod du Steyermark (¹), se vit atteint aussi d'une violente inflammation ; instruit par le sort de ses frères, il repoussa la dangereuse lancette et réclama les soins d'un praticien de l'école qui enseigne à guérir sans répandre le fluide vital. Il fit donc

____

(¹) C'est un habile chasseur qui se livre avec passion à cet exercice, dans les vastes forêts qui recouvrent sa province.

venir le docteur Marenzeller, qui le mit bientôt en état de courir le chevreul sur les montagnes boisées de sa résidence archiducale. Le contraste de ce traitement avec celui des deux augustes décédés, fit une grande impression à la cour. Les progrès de notre méthode en reçurent une nouvelle impulsion, et le nombre de ses praticiens augmenta sensiblement.

Il était à propos que les rangs des homœopathes se grossissent, car le fléau indien, après un long circuit, venait frapper de nouveau la capitale autrichienne, sans avoir rien perdu de sa rage. Les querelles allopatico-homœopathiques cessèrent tout-à-fait sous l'impression profonde produite par le danger et l'impuissance reconnue de l'art médical. Cependant notre école pouvait se poser fièrement, faire valoir ses succès antérieurs et ses prétentions actuelles. Elle fit connaître qu'elle s'était emparée, depuis quatre ans, de l'hôpital de Gumpendorf. Mayerhoffer avait quitté ce poste pour aller exercer l'homœopathie hors de Vienne. Le docteur Fleischmann lui succéda et fit savoir aux autorités compétentes, qu'il s'engageait à ne recevoir dans ses salles que des cholériques, à condition qu'on garantirait à cet hôpital et pour toujours le libre exercice de la nouvelle méthode. Les inquiétudes et les préoccupations du moment firent accepter cette proposition, qui eût paru plus qu'étrange à toute autre époque. Les cholériques présentaient une maladie odieuse, dépourvue alors d'intérêt pratique et que chaque hôpital renvoyait volontiers à son voisin. Celui de Gumpendorf en reçut 732, dont 488 recouvrèrent la santé, 244 moururent, ce qui fait une mortalité de 33 p. %, tandis que pour les établissements allopathiques les rapports officiels établirent le chiffre de la mortalité à 70 p. %. Ce résultat, relativement bon, était cependant très-inférieur à ceux obtenus par les autres homœopathes de Bohême et de Hongrie, ce qu'on peut attribuer au défaut d'expérience de Fleischmann, qui n'avait pas traité l'épidémie de 1832, et ne s'occupait d'homœopathie que depuis fort peu de temps.

Plusieurs médecins allopathes, entre autres le protomedicus Knoltz, suivirent la clinique de Fleischmann et lui en témoignèrent leur satisfaction. Le choléra, en humiliant l'ancienne médecine, a sauvé la liberté médicale. Notre confrère reçut bientôt l'ordre de publier un rapport sur son traitement du choléra, rapport qu'il remit en audience particulière aux mains du ministre de l'intérieur comte Colowrath, en le priant de vouloir en disposer pour le plus grand avantage de la nouvelle méthode. Le ministre prit la chose à cœur et parvint à déterminer l'empereur à annuler l'ordonnance de son père, concernant la prohibition de l'homœopathie, et lui fit publier le décret suivant :
« Je casse les dispositions prises par mon père, en 1819 et
« 1825, pour l'abolition de l'homœopathie, dont la pratique
« est désormais permise. J'établis en outre un conseil com-
« posé de praticiens homœopathes expérimentés, dans le but
« de régler la dispensation des remèdes et d'aviser aux mo-
« yens de prévenir le charlatanisme qui pourrait s'introduire
« dans l'art médical à la suite de la nouvelle méthode. »

Cette ordonnance, délivrant l'homœopathie de ses entraves, lui ouvrit une ère de libre expansion, de développement régulier, que rien n'est capable d'arrêter désormais. Elle constituera le plus juste titre de Ferdinand à la reconnaissance de ses sujets et peut-être l'événement le plus heureux de son règne. Notre école, sortie victorieuse de tant d'épreuves, peut espérer de refouler enfin les médications soidisant rationnelles, dans les limites qu'elles n'auraient jamais dû dépasser, et d'élever le drapeau de la médecine spécifique sur les murs de la vénérable université viennoise ; son court passé lui répond de son long avenir.

J'arrivai à Vienne vers le milieu du mois de mai. La vue de ces lieux rappelait vivement à ma mémoire les études que fit mon père, les bons confrères qui l'avaient reçu, les hôpitaux qu'ils visitaient ensemble, leurs fréquents entretiens médicaux. Je me hâtai de rechercher les divers membres de ce petit cercle de connaissances, mais le temps les avait renouvelés ou dispersés, et cette amicale société ne devait plus être pour moi qu'un souvenir. Mayerhoffer, comme je l'ai déjà dit, avait quitté la capitale ; Veith avait cessé tout rapport avec le monde médical ; le comte de Guttenhof était mort. Antoine Schmidt résidait auprès du duc de Lucque, etc. D'autres hommes, une autre génération médicale, s'étaient élevés. Cependant je trouvai peu à peu quelques anciens praticiens qui se souvenaient de mon père ; ils me reçurent avec amitié et me firent part du trésor de leur vieille expérience.

L'hôpital homœopathique de Gumpendorf devint l'objet principal de mes visites. J'y allais deux fois le jour. Le matin, j'assistais à la clinique, mêlé à la foule des étudiants ; le soir, j'examinais avec l'interne, les malades entrant et je prenais sur tous les cas des notes exactes, complétant ainsi les renseignements que Fleischmann ne pouvait nous donner dans sa trop courte visite.

Je trouvai cet hôpital en effet bien changé depuis l'époque où il servait d'asile précaire à notre méthode persécutée. Ses salles basses et étroites étaient alors en harmonie avec l'air mystérieux et inquiet du médecin traitant ; leur humble apparence semblait vouloir le mettre à l'abri de l'argus allopathique. Aujourd'hui un noble bâtiment s'élève entre une cour spacieuse et un jardin ; ses salles sont hautes et larges, ses escaliers grandioses, et si ce n'était l'absence de décoration, on reconnaîtrait là plutôt l'intérieur d'un palais qu'un refuge de pauvres malades servis par des sœurs dela Miséricorde.

C'est vers 1830 que le comte de Guttenhof, dont la vie était consacrée au soulagement spirituel des prisonniers et des malades, eut l'heureuse pensée d'appeler à Vienne les sœurs de Saint-Vincent-de-Paul. Il avait fallu 200 ans pour qu'on appréciât, en Autriche, la valeur de cette congrégation. Guttenhof fit part de son projet aux membres les plus influents de la noblesse qui l'accueillirent avec empressement. On fit venir du Tyrol, où cet ordre religieux existe depuis longtemps, quatre sœurs dont l'une, nommée supérieure, fut envoyée en France pour étudier en détail les règlements et se pénétrer de l'esprit de l'institut. Bientôt ces quelques sœurs en formèrent un grand nombre, et l'archiduc Maximilien d'Est, leur acheta, dans le faubourg de Gumpendorf, l'humble bâtiment où l'homœopathie alla d'abord se réfugier ; puis, avec l'aide de l'impératrice-mère et de la princesse de Metternich, on leur construisit le confortable édifice où notre méthode est pratiquée aujourd'hui sous la sauve-garde d'une haute protection et de l'opinion publique. J'aimais à considérer dans ce lieu la réunion de deux bienfaits qu'ont échangés entre elles deux grandes nations, la découverte hahnemanienne et l'institution des sœurs de charité, les meilleurs soins du corps unis aux plus douces consolations de l'âme. Puisse cette heureuse combinaison ne pas tarder à se faire dans notre cher pays !

La maison est située dans un des quartiers les plus élevés et les plus sains de la ville, et renferme tout ce qui peut servir à l'entretien d'un pareil établissement. On y voit quatre fontaines d'eau excellente, un jardin qui fournit des légumes, des étables, une laiterie, une boulangerie, etc. Les médicaments y sont préparés sous la direction de deux sœurs qui sont destinées à cette fonction après avoir fait des études pharmaceutiques et passé un examen légal. Le local spécialement affecté aux malades est un grand bâtiment carré, haut de deux étages, libre de toutes parts, dont le centre de la base percé largement en corridors fait communiquer le jardin potager avec la première cour, ornée de parterres fleuris et d'arbustes. D'un côté du passage au rez-de-chaussée est la chapelle, plus loin la pharmacie et le laboratoire, à l'autre extrémité la salle de bains fournie d'appareils hydrothérapiques. Les deux étages sont distribués de la même manière. Le premier est consacré aux femmes, et le second aux hommes. Un vaste escalier les divise en deux parties inégales, dont l'une est composée de trois petites pièces pour les payants, et l'autre contient deux grandes salles pour les malades ordinaires ; chacune de celles-ci renferme de 12 à 13 grands lits et 2 lits d'enfants, ce qui porte à 60 environ le nombre des lits, non compris ceux qui occupent les pièces réservées. Un calorifère, des ventilateurs, entretiennent un air toujours doux et renouvelé. Les planchers sont revêtus de parquets vernis et imperméables ; les murs recouverts d'une teinte agréable à la vue qu'on renouvelle tous les ans. Pour la facilité du nétoiement, les salles sont pourvues de conduits pour les eaux. Chaque semaine les lits sont renouvelés, et le matelas de crin défait et lavé lorsque l'occupant a été atteint d'une affection contagieuse. Mais ce qui contribue plus que toutes ces conditions à entretenir une propreté parfaite et à prévenir l'odeur particulière à tous les hôpitaux, c'est l'absence des moyens thérapeutiques de l'ancienne école. Là, point de sang répandu jaillissant aux alentours, en gouttes sous le fer de la lancette, ou coulant et bavant hors des bords de la palette, point de ces pommades salissantes ioduro-sulfuro-mercurielles, point de ces vésicatoires aux exhalaisons fades, de ces emplâtres tenaces, de ces lourds cataplasmes; rien de cet appareil nauséabonde dont le praticien allopathe sait entourer ses patients. Un simple flacon propre et net tient en dissolution dans de l'eau alcoolisée quelques gouttes de teinture ou de dilution médicamenteuse.

On n'admet, en général, que les affections aiguës qui offrent un certain degré de gravité et d'intérêt pratique. Les vieilles cachexies, les éruptions cutanées, toutes les maladies chroniques qui n'obligent pas à garder le lit, sont reçues certains jours dans un local annexé à l'hôpital. Ainsi sont complétés les moyens d'études cliniques.

Cet hôpital de Gumpendorf est petit. Il en est qui contiennent vingt fois plus de malades; cependant il n'en est aucun en Allemagne qui fixe au même degré l'attention des praticiens; tous reconnaissent son influence dans le mouvement réformateur qui doit, tôt ou tard, modifier profondément la médecine.

Jetons maintenant un coup-d'œil sur cette révolution médicale dans Vienne, qui, à défaut de passions politiques, y entretient depuis vingt ans une certaine activité intellectuelle.

Depuis l'ordonnance de Ferdinand II, la situation réciproque des deux écoles n'est plus la même : l'allopathie attaque pour se défendre, l'homœopathie se défend pour renverser; mais si la nouvelle école a conquis droit de cité, la citadelle académique la repousse encore, et c'est autour d'elle que la lutte va continuer. D'un côté, la puissance du nombre et de l'inertie, la priorité, les antécédents historiques, le droit de censure et le protomedicus ; de l'autre côté, la vigueur de la jeunesse, les succès pratiques, l'opinion publique et l'établissement de Gumpendorf.

La lutte recommença à propos de la distribution des médicaments, disposition qui a été jusqu'à présent, et sera peut-être longtemps encore, pour l'homœopathie, une question d'existence. Il y a nécessité pour les praticiens du nouvel art de confectionner et distribuer eux-mêmes les remèdes qu'ils prescrivent. A quoi serviraient les études les plus profondes et l'application exacte du principe thérapeutique, si à la place du remède indiqué, le pharmacien ou ses élèves débitaient une poudre inerte? et il n'y a aucune garantie, car il n'y a aucun contrôle possible. L'on verra se produire cette tromperie dans la plupart des cas ; aussi la possibilité de la pratique homœopathique est-elle intimement liée à cette liberté de dispensation. Hahnemann, s'exilant de son pays pour ne pas être privé de cette liberté, avait dit qu'une telle défense serait pour sa méthode un coup mortel. Ces paroles firent impression chez nos adversaires, ils surent en apprécier toute la valeur. Dans la plupart des états allemands, les tribunaux furent saisis de cette question, et un grand nombre d'ouvrages furent publiés, par des légistes habiles, en faveur de la libre dispensation. Les gouvernements de Bavière, de Saxe et de Prusse émirent alors à ce sujet des ordonnances provisoires, qui laissèrent sans solution cet objet d'une lutte animée entre les deux écoles : et à Vienne, lorsque l'homœopathie eut conquis son droit d'existence, sa rivale recourut à cette accusation juridique pour l'arrêter dans ses nouveaux développements.

Je ne ferai point ici la fastidieuse exposition des pétitions et contre-pétitions, et de tous les détails de cette querelle de famille. Le gouvernement, las de ces discussions, et l'empe-

reur instruit par les ennuis qu'elles avaient causés à son
père, laissèrent les choses suivre librement leur cours. Les
allopathes, déboutés de leurs plaintes, s'adressèrent directement aux très-accommodants docteurs Lichtenfels et Schäfer,
les invitant à entrer en compromis avec les pharmaciens pour
l'abandon de leur privilége anti-légal. On avait lieu d'espérer qu'ils céderaient facilement, s'étant toujours montrés
très indifférents à l'endroit de ce privilége. Si ces praticiens
se désistaient du droit de dispensation, on avait un argument
puissant contre la tolérance du gouvernement à cet égard.
Si ces deux médecins se conformaient aux lois sur la pharmacie, il n'y avait donc pas d'obstacle sérieux à ce que leurs
confrères s'y conformassent aussi; on les aurait amenés à
cette fatale concession qui livrait l'homœopathie à ses adver_
versaires; mais Lichtenfels et Schäfer reconnurent le piége,
et en ayant conféré avec leurs collègues, ils refusèrent posi-
tivement de satisfaire aux désirs du corps médical. Celui-ci
ne crut pas devoir insister, et les homœopathes, en sûreté
sur ce point important, firent tous leurs efforts pour conquérir les priviléges de l'école ancienne, vivre de sa vie
officielle, et se placer à ses côtés dans l'organisation universitaire.

Nous avons vu, dès 1830, l'académie Joséphine envahie
par la réforme médicale, et comment elle sut l'étouffer dans
son germe. Les élèves intimidés se turent, mais leur professeur Hermann, resté fidèle à ses premières convictions, con-
tinua, dans ses leçons, l'apologie de la doctrine hahnemanienne, surtout au sujet de l'expérimentation sur l'homme
en santé. Les élèves apprirent ainsi, au sein même de l'école, à
apprécier notre méthode; aussi vit-on, un an après l'expulsion
d'Attomyr (1832-33), entrer dans nos rangs un grand nombre de jeunes docteurs sortis de l'académie; malheureusement

Hermann eut pour successeur le professeur Töltenny, capacité fort médiocre, mais adversaire ardent de nos doctrines. Il fit de sa chaire l'instrument de sa critique passionnée et fut une des principales causes qui déterminèrent nos confrères à solliciter une chaire rivale ; d'ailleurs, les modifications profondes que subit l'école allopathique, surtout à Vienne, préparent naturellement les voies à cette importante concession. Le rationalisme médical s'use ; il cède la place à la vigoureuse doctrine de la spécificité scientifique, et le rameau chirurgical absorbe tout ce qui lui reste de vie propre. La thérapie externe, soit générale, soit spéciale, a acquis à Vienne un haut degré de perfectionnement, et l'ophthalmiatrique y est aux mains de praticiens qui ont peu de rivaux : Wattman, Jäger, Rosas représentent cette école chirurgicale. Quant à la médecine proprement dite, elle y est tombée dans un discrédit complet.

Les professeurs de clinique médicale sont : un certain Lippitz, broussaisien pratique à une époque éminemment typhoïque et grand pharmacophile par surcroît, et le vieux Hildenbrand, qui vient de renoncer à débiter d'une voix presque inintelligible les quelques bons préceptes de pratique que lui a légués son père. Il a repoussé l'homœopathie, comme l'auscultation et toutes les découvertes nouvelles. Les élèves, à propos de médecine interne, ne parlent que de deux professeurs, ne tarissent pas d'éloges à leur sujet, et pensent qu'avec eux ils marchent à la conquête de la vraie doctrine médicale. Les deux professeurs en possession d'une si grande popularité sont Scoda et Rockitanski. Le premier, percuteur et auscultateur habile, dévoué tout entier à son art, frappe à propos, écoute beaucoup et parle peu. Ce n'est point son éloquence qui a charmé les élèves, puisqu'il est extrêmement taciturne ; ce ne sont point ses succès de praticien, puisque ses salles offrent la plus forte mortalité (¹); mais c'est l'habileté qu'il déploie dans le diagnostic des affections thoraciques. Rockitansky est un anatomo-pathologiste déjà célèbre dans toute l'Allemagne par plusieurs découvertes et par un excellent livre classique sur la matière. Ainsi, diagnostic sans traitement, et anatomie pathologique, voilà ce qu'aujourd'hui les élèves de l'école de Vienne estiment et recherchent dans l'université au-dessus de toute autre étude médicale. On le voit : les vains systèmes passent ; ce qui a fait jusqu'à présent la gloire de l'allopathie répugne aujourd'hui aux maîtres habiles et aux élèves. Il ne restera bientôt à cette école que ce qui est vraiment son lot : physiologie, anatomie et diagnostic; tandis que la thérapeutique dépérira chez elle, ou finira par être abandonnée, malgré les ingénieuses théories mises au jour pour la retenir et la féconder. Aussi la plupart des bons élèves (¹) qui ne se consacrent pas à la florissante spécialité chirurgicale, se livrent à l'étude de l'homœopathie, seule doctrine qui leur paraisse destinée à combler efficacement les énormes lacunes de l'art médical. Les plus chauds admirateurs de Scoda et de Rockitansky peuplent la clinique de Gumpendorf. Ils y viennent apprendre à utiliser le diagnostic par la thérapeutique ; à reconnaître que les symptômes d'une pleurésie fournissent d'autres indications que ceux d'une pneumonie, que le premier degré de celle-ci réclame d'autres médicaments que le second degré, qu'une thérapie vraiment bonne doit suivre pas à pas le diagnostic ; qu'au cas contraire, celui-ci n'est plus qu'une vaine science, propre seulement à montrer dans tout son jour l'imperfec-

---

(¹) Dix-huit pour cent ; mais cela ne doit point étonner, puisque ses salles sont consacrées plus spécialement aux maladies de poitrine.

(²) Déjà nommés docteurs.

tion de l'art de guérir. Ils savent apprécier l'importance de
notre méthode, qui vient très à propos pour réhabiliter la
valeur curative de la médecine, déjà niée par un grand
nombre de ses adeptes, et mise en doute par la plupart des
laïcs instruits. Ils comprennent la nécessité d'ouvrir à cette
méthode les portes de l'académie, afin d'y compléter des
études très-défectueuses, et de rendre la médecine une science
positive. Mais ces opinions ne sont émises que par les jeunes
docteurs; car tout étudiant s'interdit la clinique de Gumpendorf, pour éviter des obstacles sérieux à son admission
au doctorat. Mais l'opinion de cette petite phalange qui suit
Fleischmann, et réunit l'indépendance morale à la science,
fait assez connaître l'influence que les idées nouvelles ont
dû exercer sur l'école allopathique à Vienne. Il y a là un
foyer d'opposition à la tyranie et au monopole de l'académie.

Cette révolution des esprits aurait été moins sensible, si
Scoda lui-même n'y avait contribué directement en se mettant dès le début de son professorat en opposition avec ses
confrères, dont il dénigrait le mode de traitement sans rapport avec son diagnostic. Il dévoilait leurs contradictions
pratiques, l'incertitude des indications, le fatras de leur matière médicale. Ses confrères le traitèrent mal, et l'honnête
Scoda, apprenant trop tard les inconvénients de la franchise,
devint extrêmement taciturne, et n'ouvrit plus la bouche
que pour exprimer brièvement le résultat de ses observations. Mais les premiers débats firent impression sur les
élèves; leur confiance en la valeur de la médecine fut singulièrement ébranlée et au sortir des bancs de l'école, les
esprits réfléchis se portèrent naturellement à l'étude de notre méthode.

Profondément émus des attaques parties de la chaire professorale, les homœopates résolurent d'y répondre du haut

d'une chaire rivale. Ils s'adressèrent au ministre Colowrath, qui leur promit son puissant concours. Mais la crainte d'humilier, de froisser trop vivement la noble faculté, arrêta l'autorité supérieure dans le témoignage de son dévouement à nos intérêts. Pendant longtemps elle répondit aux pétitionnaires par de vagues promesses. Mais le moment devait nécessairement venir où l'appui du gouvernement allait être, sur ce point encore, assuré à notre école. Ce fut à l'époque de mon second séjour à Vienne. Fleischmann reçut alors du ministre de l'intérieur l'assurance positive que l'on songeait sérieusement à l'établissement d'une chaire de clinique homœopathique, qui lui serait confiée pour prix de ses services à l'hôpital de Gumpendorf.

A la nouvelle de cette future concession, la faculté jeta les hauts cris, et forma aussitôt un comité (ausschuss) dans le but de s'opposer plus énergiquement qu'on ne l'avait fait jusqu'alors au progrès de notre méthode, et d'empêcher particulièrement l'érection de la chaire homœopathique. Ce comité se hâta de rédiger une pétition signée par tous les membres de la faculté, pour signaler au gouvernement toute l'inconvenance de la création projetée. « Donner une chaire à l'homœopathie, c'était vouloir en accorder une à chacun des nombreux systèmes qui, à différentes époques, ont surgi dans le monde médical ; ce serait tomber dans un chaos effroyable. » Comme si l'homœopathie était une des modifications diverses du génie allopathique, et non pas une doctrine entièrement étrangère à celles qui l'ont précédée et placée en dehors de leur vie éphémère.

Cette opposition unanime de la faculté, dont les membres n'avaient jusqu'alors protesté qu'isolément, aurait peut-être fait avorter le projet du gouvernement, si le comité n'avait trouvé dans son sein un dissident plein d'énergie et de loyauté. C'était le hongrois Rosas, professeur d'ophthalmiatrique, qui, témoin plusieurs fois dans sa spécialité, de belles cures homœopathiques, avait appris à apprécier la valeur de cette méthode. Il déclara ne point reconnaître l'homœopathie comme un système, mais bien comme la base, le principe fondamental de l'art de guérir, et qu'il était fort éloigné de vouloir mettre opposition à la création de la chaire de clinique. La pétition ne fut pas présentée par la résistance de cet homme loyal. La faculté chargea alors le professeur Tœltenny de publier dans l'*Œsterreichische medicinische Jahrbücher* (¹), une protestation longuement motivée, contre les prétentions de l'école nouvelle. Aussitôt plusieurs praticiens homœopathes réclamèrent vivement le droit de répondre dans la même feuille aux attaques de Tœltenny. Le rédacteur du journal, Rosas ne fit aucune difficulté, et la réponse du docteur Nœrer parut dans le numéro suivant. Elle fut bientôt suivie d'un pamphlet de Griesslich, empreint d'une satyre mordante et d'un sens judicieux qui montre la question dans tout son jour, et frappe rudement l'imprudent Tœltenny et les défenseurs de l'ancienne école. J'assistai à ces premières scènes du dernier acte de cette longue lutte. Le dénouement ne peut manquer d'être favorable au triomphe de la vérité et si la victoire n'a été obtenue qu'au prix d'une persévérance souvent pénible, elle n'en sera que plus glorieuse.

(1) Le plus important des journaux de médecine en Autriche.

CHAPITRE VIII.

DE L'HOMŒOPATHIE A VIENNE (AUTRICHE) DEPUIS 1832 JUSQU'EN 1842.

SOMMAIRE. Nouveaux praticiens homœopathes. — Dissensions intestines dans l'école homœopathique. — Les *spécificiens* et les *puristes*.
— Pratique de Marenzeller. — Pratique de Wrecha. — Plique polonaise. — Du traitement homœopathique des affections chirurgicales.
— Observations cliniques du docteur Mends. — Isopathie et psoricum.
— Machines à diluer et à triturer. — Docteur Pleyel. — Docteur
Lœderer ; conversations médicales, critiques. — Des femmes en couche
au grand hôpital de Vienne en 1810. — Loi des semblables. — Dynamisme. — Doses infinitésimales. — Spécialisation et généralisation.
— Médecine symptomatique. — L'homœopathie et les maladies organiques. — Docteur George Schmidt. — Du *spécificisme*. — Traitement radial et radical. — De l'importance de la clinique. — Des
médicaments administrés en substance. — Professeur Veith ; son
dispensaire. — Docteur Fleischmann médecin de l'hôpital homœopathique. — Indications cliniques ; fièvres typhoïdes, pneumonie. —
Opinions et manière de Fleischmann. — Critique de sa méthode. —
Résultats généraux du traitement à l'hôpital depuis sa fondation jusqu'en 1846. — Dispensaire annexe. — Observations cliniques sur
les affections vénériennes. — Visite à la princesse de Metternich. —
Le maréchal Radeski guérit d'une tumeur fongueuse. — Exsursion à
Baden.

Vienne possède aujourd'hui quarante médecins homœopathes. Comme ils sont tous très - occupés, leur nombre
indique assez exactement les progrès de notre méthode dans

l'opinion publique, et je puis dire, sans exagération, que la clientèle homœopathique y a plus que doublé depuis 1832. Mais, il faut l'avouer, en croissant en nombre et en influence, nos confrères perdirent cet esprit de fraternité qu'on admirait entre eux autrefois. Le besoin de défense commune, une situation précaire, avaient cimenté cet accord. Leur position devenant assurée et la lutte allopathique moins énergique, les partisans de notre école laissèrent peu à peu se relâcher les liens qui les unissaient ; l'on vit disparaître même l'unité scientifique. Des divergences d'opinion, de nombreuses dissidences, se produisirent dans le domaine de la théorie et de la pratique , et l'on n'eut bientôt plus d'autre point de ralliement que l'admisssion de la *simi-litude* comme loi thérapeutique générale. Les doses, leur répétition, les limites à l'emploi des procédés *rationnels*, furent autant de sujets de vives discussions qui créèrent entre les homœopathes des divisions tranchées. Un fait analogue se manifestait alors dans toute l'Allemagne ; produit dans le duché de Bade, il s'était developpé dans les pays voisins, et n'avait rien moins que la prétention de réformer l'école homœopathique. Quelques médecins allopathes, devenus trop précipitamment partisans de notre méthode pour en avoir pu saisir convenablement l'esprit, résolus à rejeter tel principe pour admettre tel autre ; quelques homœopathes trop peu intruits en pathogénésie pour obtenir des succès cliniques satisfaisants et désireux d'unir les procédés anciens aux agents spécifiques : tous ces éléments de dissolution doctrinale se rencontrèrent dans ces contrées, et y formèrent une espèce d'école à tendances diverses, qui visa à une transformation plus ou moins complète de l'homœopathie. Ces opinions dissidentes se résumèrent d'abord en une seule, par des concessions réciproques et momentanées. On protesta contre ce qu'on appela le *système hahnemanien*, et tout en reconnaissant la similitude comme une loi thérapeutique, on laissa libre champ à la négation de tous les autres points de la doctrine. Un journal fut fondé pour être l'instrument de cette prétendue réforme. C'était en 1834. Les dissidents commencèrent leur œuvre avec une vigueur extrême. Les disciples de Hahnemann, les vieux praticiens, furent aussi surpris qu'affligés de ces attaques parties de lignes amies, et semblèrent vouloir céder sur plusieurs points établis par leur longue expérience. Mais peu à peu ils reprirent courage, et la lutte avec l'allopathie, fit place aux discussions intestines. La polémique devint vive et féconde, et donna, à la vie scientifique et littéraire de notre école, une activité que la vieille doctrine n'était plus capable d'entretenir. Cependant des adversaires déclarés de l'homœopathie s'étaient unis à ces réformateurs ; de là, division parmi ceux-ci. La majorité, sincèrement dévouée au principe homœopathique, signala ces ennemis, le danger de leur intervention, et témoigna vouloir se rapprocher de la doctrine primitive. Tels étaient le caractère de cette lutte et sa tendance conciliatrice lorsque je quittai l'Allemagne en 1842. Les deux partis ne semblaient plus séparés l'un de l'autre que par des mots et par l'aigreur personnelle, résultat inévitable d'une querelle si passionnée. Les opinions médicales des principaux praticiens viennois, se rattachant à cette grande polémique, acquirent une certaine importance ; c'est pourquoi, avant d'en faire l'exposition, j'ai cru devoir présenter quelques traits de cette discussion générale que je relaterai plus loin avec toute l'étendue qu'elle mérite.

Le vieux Marenzeller, que j'avais vu en 1832, est encore à Vienne le plus occupé, comme le plus heureux praticien. Ses forces n'ont pas encore trahi son zèle, et deux équipages dont le service alterne le même jour, suffisent à peine à le porter vers ses nombreux clients. Qui peut inspirer une telle ardeur à un homme depuis longtemps en possession de fortune, de réputation et d'honneurs, si ce n'est les charmes d'une vérité méconnue et persécutée? Car Marenzeller n'ignore point que sa longue expérience et son talent pratique ne forment le plus solide boulevard de l'homœopathie exacte. Il est resté fidèle aux anciens préceptes, sauf de légères modifications de détails. Tels il les a reçus de Hahnemann, tels il les a conservés. Il est resté étranger aux discussions soulevées par ses confrères ; mais son nom et ses opinions furent mis en avant et devinrent l'objet de l'âpre critique des prétendus réformateurs. On l'accusa de nuire au nouvel art en exagérant ses principes, de mettre obstacle à son développement en suivant avec servilité les traces de Hahnemann.

Marenzeller est cependant du petit nombre de ceux qui ne sont pas sortis de la sphère pratique. On n'a de lui aucun article, pas une ligne, si ce n'est au sujet des expérimentations faites à l'hôpital Joséphine. Sa réputation provient uniquement de ses succès comme praticien ; c'est un fait incontestable, attesté par toute une population. Que prouvent les *spécificiens* (¹) en accusant Marenzeller d'un aveugle *hahnemanisme*, sinon que la méthode homœopathique telle qu'Hahnemann l'a formulée fournit des résultats plus avantageux que la médecine ordinaire, des résultats que n'a pas encore fourni leur spécifisme tant vanté. Marenzeller ne s'est point posé comme défenseur d'une doctrine. Il a trouvé

(¹) Dénomination sous laquelle on désigne souvent les réformateurs Badois et dont nous expliquerons bientôt la signification.

dans les œuvres de Hahnemann une méthode logique dont il a fait une application exacte couronnée de brillants succès. Il importe de faire observer qu'il passa de l'ancienne à la nouvelle médecine par la *méthode expectante*, à laquelle il se tint exclusivement pendant cinq ans. *Il en obtint plus de succès que de la médication allopathique, et beaucoup moins que de l'homœopathie.* Pendant mon séjour à Vienne, Marenzeller fut nommé médecin *personnel* (Leibartz), de l'archiduc Jean, titre qui lui donne une position à la cour.

Wrecha, le médecin en chef du dispensaire général, peut être placé sous tous les rapports sur la même ligne que Marenzeller ; il fait un usage exclusif des doses dynamiques, et admet la théorie de la psore, d'après l'observation de faits nombreux. Il m'a dit avoir eu souvent à traiter des individus jadis atteints de gale ou autres éruptions analogues répercutées, dont les souffrances, rebelles aux remèdes indiqués par l'expression superficielle des symptômes, ne purent céder qu'à l'emploi du soufre et autres agents antipsoriques. Le *psoricum* est au nombre des médicaments qu'il apprécie le plus. C'est avec ce moyen et *tinctura sulfuris* qu'il a opéré une cure remarquable, dont tout Vienne a pu être témoin. Une riche dame de cette ville était affectée d'une plique polonaise dont le développement lent, mais progressif, n'avait pu être arrêté par les diverses médications allopathiques. Cette dégoûtante production avait atteint la hauteur de six pouces lorsque Wrecha entreprit de la traiter. Au bout d'un an, la calotte pliquée se détacha du cuir chevelu. C'était une masse pesant une livre et demie, conique, embrassant le crâne par une base ovale, formée d'un tissu inextricable feutré. Contrairement aux descriptions que l'on fait de la plique, les cheveux ne présentèrent jamais, même dans les commencements du mal, la sensibilité et le saignement de leurs racines.

Ils devinrent secs, se feutrèrent et présentèrent une couche d'apparence uniforme. La malade, jouissant d'ailleurs d'une bonne santé, se montrait souvent aux promenades publiques où chacun remarquait sa coiffure pyramidale. Cette guérison opérée par la méthode homœopathique eut quelque retentissement.

Wrecha s'adonne spécialement au traitement des affections chirurgicales. Il cherche à étendre la sphère d'action du nouvel art aux nombreuses altérations organiques réputées incurables par une médecine impuissante, et abandonnées par elle aux opérations de la chirurgie. En cela, il partage l'opinion des homœopathes, lesquels protestent contre cette extension, de jour en jour plus grande, donnée à la partie manuelle de l'art, qui resserre la thérapeutique interne dans des limites de plus en plus restreintes. Tout ce qui est produit par la vie est du ressort de la vie, une tumeur aussi bien qu'une fièvre. Seulement, dans les cas où les lésions organiques incompatibles avec le libre exercice des fonctions, persistent en dépit des opérations vitales, la médecine doit appeller *à son aide* la chirurgie, qui coupe le nœud gordien. Elle détruit, par le fer et le caustique, ce que les agents spécifiques n'ont pu atteindre. Ces cas d'*ultima ratio* deviendront plus rares avec les progrès de l'homœopathie, qui feront rentrer la chirurgie dans ses limites naturelles.

Le principe exclusif de la rationnalité, les déductions tirées des opérations physiologiques, des agents physiques, chimiques, mécaniques, qui ont été jusqu'à ce jour pour la médecine une source d'erreurs et la cause permanente de son imperfection, constituent au contraire l'élément essentiel de la chirurgie ; et l'on comprend pourquoi cette branche de l'art de guérir se développe vigoureusement par des progrès continus, et envahit peu à peu le stérile domaine de la thérapeutique interne. La doctrine spécifique détermine les vrais caractères différentiels de l'art manuel et de la médecine proprement dite ; elle fait cesser, à cet égard, les malentendus et la confusion qui ont régné jusqu'à présent dans la théorie et la pratique.

Wrecha a fait à ses convictions médicales des sacrifices généreux qui honorent son caractère : il adopta franchement et avec zèle une méthode qui était à Vienne sans partisans, et l'objet d'un profond mépris. Il y perdit les deux tiers de sa belle clientèle et l'amitié du protomedicus Stifft, qui mettait à sa disposition et laissait à son choix une place de professeur dans une des facultés de l'empire. Sa pratique fournit une preuve des plus convaincantes de l'importance de la dispensation de nos remèdes par le médecin. Pour se conformer aux lois établies, il prescrivait autrefois, chez un pharmacien de ses amis, homme très-consciencieux qui lui confectionnait ses remèdes dans un local séparé. Ce pharmacien fut nommé à l'armée, et chez son successeur les préparations homœopathiques n'eurent plus d'effet. Wrecha perdit une grande partie de ses nouveaux clients, et fut obligé de se charger lui-même, à tout périls, de la distribution des médicaments.

Wrecha est un exact hahnemanien et partisan déclaré des dilutions élevées. Aussi passe-t-il, avec Marenzeller, pour un adversaire des spécificiens viennois.

Un autre de ces homœopathes exacts, dont j'ai reçu les leçons, est le docteur Mends, qui exerce la médecine depuis cinquante-quatre ans, et qui fut en 1814 médecin de la famille Bonaparte exilée en Italie, de Louis, de Jérôme, de la princesse Hortense, puis successivement du duc de Bassano, de Savary, et de la famille Murat. Le docteur Mends réunit au talent du praticien les qualités aimables d'une personne de bon ton, et à la possession d'une grande fortune, beaucoup de zèle et de dévouement pour les intérêts de notre école à laquelle il consacre le temps qu'il pourrait employer en agréables distractions. Il a fondé et dirige régulièrement un dispensaire dans lequel les indigents sont tous les jours admis ; j'y assistai quelquefois, et je n'oublierai jamais l'obligeance avec laquelle cet estimable confrère le transformait alors, pour moi, en cours de clinique. Il attira mon attention sur l'efficacité du *causticum* dans les affections goutteuses, de la *nux moschata* dans les dyspepsies ou plutôt dans cet état de faiblesse et de délicatesse extrême de l'estomac qui ne peut supporter que les aliments légers et en petite quantité. Il administre avec succès le *lachesis* dans tous les ulcères invétérés, qui résistent à l'action des remèdes indiqués. *Arsenic* modifie plus heureusement que *mercure* les ulcérations syphilitiques fongueuses à teinte noirâtre et à douleur brûlante. Les gonorrhées chroniques cèdent, en général, facilement à *thuja*, lorsqu'elles sont compliquées d'indurations. *Sulfur* est le médicament le plus souvent efficace dans les rhumatismes, soit aigus, soit chroniques. Si l'on étudiait à fond la pathogénésie de ce polychreste, on en ferait un usage plus habituel contre ce genre d'affection.

Mends partage l'estime de Wrecha pour le *psoricum*, cet agent thérapeutique qui fut l'origine principale d'une méthode différenciée à tort de l'homœopathie et désignée sous le nom *d'Isopathie*. Il reconnaît, ainsi que Wrecha, qu'il existe les plus grands rapports entre l'action du psoricum et celle du soufre, observation que nous avons faite maintes fois à notre dispensaire de Lyon. Le soufre semblerait doué d'une action moins intime, moins énergique, et il convient de le faire suivre de l'emploi du psoricum toutes les fois qu'ayant été administré contre une maladie psorique il n'a pas produit les effets désirés. C'est ainsi que Mends a fait cesser une *impuissance*, suite de gale répercutée. Il n'admet que le psoricum préparé avec la sérosité des vésicules, et non celui qu'on obtient en triturant les squames ; il emploie ce remède exclusivement aux dilutions les plus élevées, et en cela nous le verrons d'accord avec tous les médecins homœopathes qui font usage de ce médicament. Ce praticien attache peu de valeur à la théorie de Hahnemann sur la psore, qu'il trouve fausse dans son extension démesurée, mais vraie et utile dans la pratique, lorsqu'on restreint de beaucoup les limites que lui donne le traité des maladies chroniques. Sous le rapport des doses, Mends diffère déjà de Marenzeller et de Wrecha, et adopte l'opinion qui est aujourd'hui celle de la majorité et qui paraît être le résultat de l'expérience générale. Ainsi, il est d'avis qu'on doit varier les dilutions suivant le genre de maladie, le climat, la constitution, le tempérament, l'idiosyncrasie et les employer depuis la 2e jusqu'à la 30e ; mais rarement au-dessous de la 6e, afin d'avoir la ressource d'en administrer de plus basses au cas où il faudrait répéter plusieurs fois le même remède. Il donne de préférence les basses dilutions dans les maladies aiguës, et les hautes dans les affections chroniques. Tout ce que notre école compte de praticiens habiles est d'accord sur ce point.

Depuis que les dilutions très-élevées, dites korsakoviennes, sont devenues d'un fréquent usage, il était à souhaiter que l'on inventât une machine qui pût effectuer ces préparations aussi pénibles que fastidieuses. Mends a résolu ce problème d'une manière qui ne laisse rien à désirer. Sa machine à diluer est aussi simple qu'efficace : une corde tendue par un poids suspendu est enroulée sur un axe que terminent à un bout un volan régulateur, et à l'autre une virole dentelée qui fait tourner une roue à engrenure. Cette roue est munie, sur une de ses faces, d'un certain nombre de dents contre lesquelles vient appuyer l'extrémité recourbée d'un levier, dont l'autre extrémité, formée en cylindre pour recevoir le flacon, est fortement appuyée contre une planche par un ressort d'acier qui la presse en s'arc-boutant contre une échancrure faite à la boîte de bois où la machine est contenue. Les dents de la roue viennent successivement abaisser le bout recourbé du levier, ce qui soulève l'extrémité cylindrique munie du flacon et le repousse violemment contre la planche par la résistance du ressort. Le nombre des dents (la machine de Mends en a huit) détermine celui des secousses, car la roue ne tourne qu'une fois sur elle-même, fixée qu'elle est, après son évolution, par un arrêt qu'on soulève chaque fois qu'on veut faire une dilution. La force des secousses dépend de celle du ressort. Le poids, élevé à un mètre seulement, permet de faire cent dilutions avant que d'être remonté. En deux heures et demie, on porte deux remèdes à deux cents, sans autre fatigue que celle d'une attention soutenue. Si cette simple et excellente machine était généralement adoptée par les praticiens homœopathes, on verrait cesser ces fâcheuses contestations sur la quantité des dilutions élevées, livrées par tel et tel pharmacien qui cherche à s'arroger le monopole de ces sortes de préparations.

Mends s'est aussi pourvu d'une machine à triturer, semblable à celle qu'il observa dans la fabrique impériale de porcelaine peinte, et qui sert au broiement des couleurs. Il s'agit tout simplement d'un poids qui presse le pilon contre le mortier ; ce poids est posé sur l'extrémité d'une planchette dont l'autre extrémité est fixée par une charnière horizontale ; le pilon est attaché en dessous, vers le milieu, de manière à pouvoir exécuter son mouvement de rotation conique. Il suffit donc de remuer le pilon sans appuyer, ce qui est une grande économie de force et de fatigue. L'aide de Mends, le docteur Streintz, chimiste habile et versé dans les observations microscopiques, a reconnu que l'état des molécules triturées de la sorte était, au bout d'un quart-d'heure, exactement semblable à celui qu'on remarque au bout d'une heure de broiement ordinaire à la main, effectué par un homme de force moyenne.

Mends vient d'être nommé membre correspondant de l'académie homœopathique de Palerme.

On peut placer sur la même ligne que ce praticien, le docteur Pleyel de Bleyburg, qui, avant d'entrer dans nos rangs, se fit connaître par quelques écrits sur les eaux minérales artificielles dont il condamne absolument l'emploi ; mais il a su payer un meilleur tribut à notre école, en dotant la matière médicale pure d'un médicament important, la *sabine*. Pleyel a pris chaudement parti dans la grande lutte avec le spécificisme. Il est de ceux qui veulent la réforme de la doctrine hahnemanienne ; mais sa réforme expérimentale, son perfectionnement par la voie de l'expérimentation. Quoique plus habile clinicien qu'écrivain, il n'a pas craint d'attaquer directement le satirique novateur de Carlsruhe.

Le docteur Lœderer, qui fut l'ami de P. Franck, et qui est aujourd'hui médecin de la famille Metternich, se distingue entre tous les homœopathes viennois, par son immense érudition et sa puissante intelligence. C'est le père Veith, avec plus de logique et de constance dans les idées ; c'est le fougueux Attomyr, avec une plus grande maturité d'expérience. C'est un esprit original et indépendant, qui rejette tout antécédent, qui récuse toute autorité, si ce n'est celle des faits, qui ne reçoit rien d'autrui, qui soumet toutes les opinions à sa critique pour en former son opinion personnelle.

Il vit isolé de ses confrères, sans prendre aucune part à la grande discussion médicale ; on le craint et on l'évite, car il ést ardent et expansif comme un Français, et rude comme un Allemand primitif. Il débuta fort jeune dans la carrière de la médecine ; mais l'absence de principes, le fatras de la matière médicale le dégoûtèrent bientôt de cette science hypothétique, et il s'engagea plus avant dans l'étude de l'histoire, de la philosophie et de la littérature. C'est au milieu de ces travaux qu'il eut connaissance de la spécificité et de la méthode homœopathique. Il s'identifia à cette notion, en développa toutes les conséquences ; sans égard pour les opinions d'Hahnemann et de ses élèves, il demanda à l'expérimentation clinique la solution des points douteux ; et avec le seul principe de la similitude, il refit pour lui-même toute la doctrine médicale homœopathique. Le résultat de ce procédé, si logique et si rarement en usage, fut la reconnaissance presque absolue des idées hahnemaniennes, touchant les points fondamentaux : la loi thérapeutique, les doses et l'individualisation.

Lœderer fut, pendant sept ans, le premier assistant de Boër, professeur d'accouchement et de maladies des femmes à l'hôpital-général. Il est peu d'établissements au monde où la pratique des accouchements se fasse sur une aussi vaste échelle ; on en fait, terme moyen, de deux mille cinq cents à trois mille par an. Boër, retenu le plus souvent chez lui par sa faible santé, laissait à Lœderer la charge de cette immense pratique et le soin de faire la clinique à sa place. Lœderer traitait comme son maître, et comme lui perdait par centaines, les femmes en couches atteintes de métro-péritonite et de fièvres puerpérales. Plus tard, il modifia le traitement, mais sans changer le chiffre de cette mortalité, qui même s'accrut sous l'influence d'une constitution typhoïque restée, depuis lors, endémique à Vienne. Il m'avoua qu'en 1819, il voyait périr, sous l'inflence du calomel à hautes doses, six cents femmes en couches par trimestre! De tels résultats se retrouvent dans tous les grands hôpitaux, aux époques de constitutions morbides. Que ne doit-on pas faire pour les éviter ?

Ce fut pendant ces déceptions de la pratique, dont il savait se distraire par des études littéraires, que Lœderer eut occasion de lire l'Organon de Hahnemann dont la doctrine commençait à faire bruit en Autriche. Il resta frappé de l'originalité de ce livre et des préfaces de la matière médicale, pages les plus belles que le génie de l'homme ait consacrées à la médecine? Il fut ramené par l'homœopathie à la croyance en un art de guérir, et aux études qui s'y rapportent. Après avoir commenté la nouvelle doctrine, il se hâta de l'appliquer à ces terribles maladies des femmes en couches, qui avaient fait son désespoir jusqu'à ce jour. Il jugea prudent de s'aider, à ce sujet, des conseils du docteur Franz, élève et suppléant de Hahnemann, qui se trouvait en ce moment à Vienne. Ce médecin, peu versé dans le traitement de ce genre de maladies, ne lui fournit que de vagues indications ; livré à lui-même, Lœderer ne se découragea point ; il parvint à diminuer de beaucoup le chiffre de la mortalité, et dès-lors il compta parmi les praticiens du nouvel art.

Lœderer est connu à Vienne comme un très-bon accoucheur, et réputé parmi ses confrères pour son habileté dans le traitement des maladies des femmes, témoignage d'autant moins suspect, qu'il a su indisposer contre lui la plupart de ses collègues par son parler tranchant, rude et satyrique. Il est dans l'intention de publier une thérapie des maladies des femmes ; ce qui serait un service éminent rendu à notre école, qui est dépourvue de traités spéciaux sur cette matière, excepté toutefois un mémoire de Gross, dont j'aurai occasion de parler ailleurs, mais qui laisse beaucoup à désirer.

Lœderer commença à pratiquer de 1809 à 1811, à l'âge de quinze à seize ans. Il fut alors choisi par le professeur Kern pour opérer devant Larrey et ses collègues, comme le plus capable de leur donner une haute idée du talent opératoire des jeunes chirurgiens allemands.

Je préférais la société de Lœderer à celle de la plupart de nos autres confrères. Son caractère franc et ouvert, une éloquence naturelle, la tournure originale de son esprit, une indépendance un peu sauvage, me plaisaient infiniment. C'est dans ces longues causeries qu'il me permettait obligeamment de changer en discussion, que je commençai à asseoir mes convictions et à me former une idée précise de la nouvelle doctrine. Nous parlions pendant des heures entières, soit après le dîner, lorsque s'éloignait sa nombreuse famille pour faire place au pot de bière et à la pipe, soit pendant ses visites rurales (¹), d'où nous revenions fort tard dans la nuit, nous laissant aller au plaisir de discourir, mollement transportés par une calèche ouverte, à travers la campagne boisée, sous un beau ciel du mois de juin. Ainsi, me disait-il, j'ai été élève de P. Frank, et lui ai souvent entendu proclamer que la thérapeutique n'existait pas, que c'était une science à refaire ou même à créer. Ce n'est, il est vrai, qu'une opinion individuelle ; mais en fait d'autorité, où en trouvera-t-on de plus imposante ? et que penser de cette foule d'esprits inférieurs qui ne craignent point de rejeter avec mépris l'école qui se propose pour objet la création de cette science, et qui publie le principe au moyen duquel on

----

(¹) Pendant l'été, tous les gens riches vont habiter de petites villas aux environs des faubourgs.

peut y arriver. Les allopathes ont de grands torts à se reprocher, et par leur aveuglement volontaire ils se préparent un
sévère jugement de la postérité. Ils repoussent le principe de
la similitude, et lequel d'entre eux a motivé ses objections
à cet égard? Où est le livre que nos adversaires ont publié
contre cette notion fondamentale? On ne voit rien de sérieux, mais une opposition sans limites comme sans raison.
Et cependant leur propre méthode fournit des arguments
pratiques en faveur de cette loi. L'action physiologique des
spécifiques qu'ils possèdent, n'est-elle pas analogue à leurs
propriétés thérapeutiques? Quoi ressemble le plus à la diathèse syphilitique que l'infection mercurielle; à l'anémie
hydropique, que l'abus des eaux ferrugineuses; aux fièvres
intermittentes avec gonflement splénique, que l'abus du
quinquina? Si cette loi thérapeutique se manifeste par l'action de quelques substances médicinales, dont les allopathes
connaissent encore mal les propriétés, elle doit se montrer
d'une manière bien plus évidente encore dans l'école qui
s'occupe spécialement de l'étude et de l'application des spécifiques.

Si nous considérons les théories pathologiques de l'allopathie, nous voyons qu'elles la conduiraient logiquement à
la loi des semblables, sans la funeste influence du galénisme,
qui s'exerce encore dans le choix et l'administration des
remèdes. Les plus célèbres pathologistes ont en effet reconnu
dans les symptômes de la maladie l'ensemble des efforts que
fait la nature pour recouvrer la santé. En conséquence l'indication est d'administrer au malade l'agent capable de produire sur l'homme sain les phénomènes les plus analogues
à ceux qu'il présente. Et qu'on ne croie pas ajouter du com-
bustible au foyer : cet agent qui vient exciter une réaction
semblable à celle du mal, partage l'impulsion vitale qui est

une. La réaction morbide est maintenue dans de justes limites par cette dérivation médicamenteuse ; la maladie se dissipe plus facilement, et avec elle l'action pathogénétique, qui
est toujours passagère, lorsqu'on emploie les remèdes aux
doses dynamiques.

L'homœopathie seule est un art ; elle ne commande point
à la nature, comme elle ne se laisse point dominer par elle ;
mais elle l'aide, la dirige en suivant ses lois, comme le jar-
dinier cultive, greffe, émonde l'arbre de son verger. L'homœopathie n'offrirait autre chose que la loi des semblables,
que, par cela seul , elle devrait faire l'admiration du monde
médical ; mais combien de vérités admirables ne se rattachent-
elles pas à ce premier principe ! Et d'abord la découverte
du dynanisme médicamenteux. Sur ce point , il est une remarque importante à faire, c'est que le résultat pratique pré-
céda les vues de la théorie ; que celle-ci vint expliquer ce que
les faits proclamaient ; qu'Hahnemann, débutant avec les doses
massives, fut conduit, par l'application de la loi des semblables , à l'administration des doses dynamiques. La série de
ses travaux fait preuve de cette marche expérimentale qui
était du reste dans la nature des choses ; car quelle intelligence humaine eût pu reconnaître, à priori, un fait si merveilleux ? Maintenant qu'il nous est dévoilé, nous l'expliquons
chacun à notre manière ; et de quel droit les allopathes vien-
nent-ils nous attaquer sur ces théories ? les faits sont là,
les interprète qui veut. Les explications divergentes ou
même contradictoires ne sauraient infirmer leur valeur.

Dans la nature, la matière est peu de chose, les forces sont
presque tout. Là où il s'agit d'action, la considération de la
matière est secondaire, c'est la force qui doit surtout nous
occuper. C'est par une grossière erreur d'analogie qu'on a
toujours conclu de la masse des aliments à la masse des remè-

des, car leur but est essentiellement distinct ; ceux-là doivent présenter de la matière pour reconstituer le corps; à ceux-ci l'on ne demande rien de leur matière, mais bien de la force qu'elle recèle. Cela posé, ce n'est pas la notion de matière qui doit guider dans l'administration des remèdes, et l'on ne doit pas chercher à modifier l'énergie de leur action par la diminution ou l'augmentation de leurs masses. Cette force médicamenteuse est soumise aux mêmes lois que les autres forces de la nature, et pour les unes comme pour les autres il est nécessaire de connaître ces lois pour les mettre en usage. La première chose à savoir est la manière de les produire, de les développer ; car à l'exception de l'attraction, toutes les autres forces sont plus ou moins latentes et susceptibles d'accroissement et de diminution sous l'influence de procédés artificiels. Or, celui de ces procédés , le plus généralement efficace , est le frottement , la division des molécules. Par ce moyen seul peuvent se manifester et croître en intensité les phénomènes électriques , caloriques , lumineux.

Ainsi sont développées ces forces, non par l'accumulation de la masse des substances qui les recèlent, mais par leur dégagement d'une portion de cette matière ; et cette portion quelque petite qu'elle soit, en présente davantage que la quantité la plus considérable, qui n'a été soumise à aucun procédé de développement. On voit combien est secondaire ici le rôle de la matière ; ce qui ne veut pas dire qu'il soit sans importance ; car la substance comme le support de la force permettra d'en produire d'autant plus qu'elle sera plus volumineuse. Conséquemment si nous voulons produire des effets avec des forces latentes, le problème le plus important à résoudre est leur dégagement ; vient ensuite la modification de l'énergie par celle de la masse, de telle sorte que celle-ci présuppose la première , ainsi la millionième partie d'un corps soumise seule au dégagement dynamique n'est plus, sous le rapport de l'action, la millionième partie de ce corps. Les rapports de quantité matérielle cessent alors entre eux.

Ces assertions diverses frappent par leur extrême évidence, eh bien, le précepte des petites doses n'invoque pas d'autre appui ; il en est l'application exacte, et l'on a lieu de s'étonner que certains esprits rejettent, sous un point de vue, les vérités qu'ils reconnaissent sous un autre. En effet l'action médicamenteuse spécifique, toujours identique à elle-même , indique une force latente à différents degrés dans les différentes substances, depuis le lycopode où elle est complètement cachée, jusqu'à l'aconit où elle est presque entièrement à nu. Au lieu donc de modifier leur énergie par le moyen des doses, de la masse, comme fait l'ancienne école, ce devra bien être plutôt par le mode de préparation propre à développer leur dynamisme, préparation d'autant plus longue que la force sera plus latente. C'est ainsi que l'homœopathe administrera utilement l'aconit par exemple à la première dilution et le lycopode vers la trentième, sans qu'on puisse dire qu'on donne plus de celui-ci ; matériellement parlant, oui, mais dynamiquement, non. Or, c'est là la qualité essentielle ; qu'importe la masse, c'est la spécialité d'action qu'il faut chercher. Sous le point de vue de la matière, la trentième dilution est en effet la décillionième partie du grain ou de la goutte primitive qui a servi à la former, et cependant il peut y avoir plus de force dans cette trentième dilution que dans la première ; car le support existe toujours et l'agent actif développe son énergie par une division successive, jusqu'au terme que l'expérience cherche à déterminer pour chaque remède. Ainsi une quantité d'hommes s'infectent successivement d'un miasme parti de l'un d'entre eux, sans qu'on puisse donner à la valeur miasmatique du dernier, un dividende marqué par le nombre de ceux qui se sont transmis l'infection avant lui. Ainsi une pierre d'aimant communique sa vertu sans rien perdre de sa puissance. Ces comparaisons ne sont pas complètement exactes, mais elles le sont cependant assez pour satisfaire les esprits judicieux.

Le dynamisme médicamenteux, quelque merveilleux qu'il soit, est un fait dorénavant acquis à la science et sûrement établi par l'expérience. Il a jeté sur la thérapeutique une clarté inconnue jusqu'à ce jour, accru sans limites les ressources du praticien, et ouvert un champ fertile à l'observation des sciences qui s'occupent de la vie.

Une autre vérité de premier ordre qui jaillit du sein fécond de l'homœopathie est l'individualisation, la spécialisation en pathologie. Pour l'application de tous les arts les généralités sont insuffisantes ; dès qu'on en vient à mettre la main à l'œuvre, les notions générales vous abandonnent à l'impuissance et les études à faire s'étendent à une multitude sans limite de faits de détails, que les livres ne sauraient consigner, que la mémoire ne saurait garder, que l'exercice seul et l'habitude enseignent. La science groupe et donne des vues d'ensemble, l'art n'existe qu'à la condition de détailler, parce qu'il est en rapport avec les actes qui concourent à la production et qu'il ne peut lui être fait remise d'aucun. Notre intelligence peut bien nous faire dévorer l'espace, mais pas un seul centimètre n'en est défalqué pour celui qui le parcourt. Un art, une application de la science, basé seulement sur des données générales est donc un non sens, une impossibilité. Et telle est cependant la base qui supporte toute la médecine allopathique. Elle est une science plus ou moins exacte, plus ou moins vraie, (ce qu'il ne nous importe pas d'examiner ici) puisqu'elle a des groupes, des classifications. Mais d'art, elle n'en possède pas la moindre apparence ; car pour la pratique elle reste sous la direction de ces généralités qui constituent l'unique source de ses indications thérapeutiques. Et cependant les faits pathologiques nous offrent la grande variété des phénomènes naturels; par l'action simultanée d'éléments divers, se produisent une foule de complications, qu'on ne peut toujours prévoir et dont il n'est pas au pouvoir de l'intelligence humaine de supputer le nombre possible. Ce n'est point à dire que chaque nuance symptomatique, chaque variété morbide doive modifier le traitement, qu'il faille tirer des indications diverses de chacune des semblables modifications pathologiques; un tel procédé, s'il était possible, serait aussi inconvenant que la généralisation la plus large.

Il y a dans toutes les sciences des groupes naturels au-dessous desquels on trouve l'infinie variété des individus qu'il est absolument inutile de prendre en considération. Ainsi dans la classe des pyrexies intermittentes on remarque un grand nombre de genres différents qui offrent, chacun, des phénomènes caractéristiques, et réclament, l'un le quinquina, l'autre l'arsenic, tel autre la noix v., etc., ou l'alternation de deux de ces remèdes. Tous les cas du même genre ne sont jamais parfaitement semblables entre eux, mais les différences secondaires ne sauraient modifier le traitement. Cette généralisation là est la seule légitime.

En présence de ces indications multiples, l'allopathie ne sort pas, dans l'application, de ses généralités théoriques, et sans reconnaître l'immense dissemblance des objets qu'elle a assimilés par sa synthèse, elle voit ses moyens échouer le plus souvent, parce qu'elle se dirige d'après des rapports incomplets et très-insuffisants. Ainsi deux névroses, deux affections inflammatoires, quelle que soit la différence de leur expression symptomatique, sont soumis à la même médication ; mais la nature ne se soumet point à cet arbitraire : de là les insuccès de la pratique ancienne. Mais au moins si ces notions générales étaient précises et bien déterminées, elles serviraient à ne pas s'éloigner trop des vraies indications. Il n'en est point ainsi ; elles sont elles-mêmes mal définies : tel praticien traite comme nerveux ce qu'un autre tient pour inflammatoire. Tel médecin des hôpitaux préconise à sa clinique la médication antiphlogistique, tel autre trouve les toniques plus souvent applicables, et cela dans le même établissement, dans les mêmes circonstances. Cette impossibilité où se trouve l'allopathie de sortir des notions générales et de s'appliquer efficacement à la pratique, est la preuve la plus convaincante de la fausseté du principe des contraires sur lequel elle repose. Il en est tout autrement dans la nouvelle école. Par la loi des semblables, elle est nécessairement conduite à spécialiser. « Cherchez, dit-elle, pour guérir, le remède qui produise sur l'homme sain les phénomènes les plus semblables à ceux de la maladie que vous avez à traiter. *Les plus semblables*, remarquez-le. On est donc obligé de se mettre en rapport avec la variété des modifications morbides. Cette méthode répond à toutes les exigences de la pratique, satisfait à toutes les indications. Plus de source d'incertitude et d'hypothèse : il s'agit d'observer la *ressemblance*. On possède un guide sûr dans la comparaison des phénomènes pathogénétiques aux symptômes morbides. Chaque remarque est utile, chaque étude est un progrès ; car le but est précis. Il n'y a plus de travaux perdus, ni de cercle vicieux à parcourir : Hahnemann a définitivement créé l'art médical.

La méthode homœopathique est impossible sans la spécialisation, les généralités l'annihilent. On doit donc prêter une extrême attention à l'expression symptomatique. Il faut la traduire exactement, car son langage est souvent obscur et même trompeur pour celui qui n'observe pas avec soin, aidé de toutes les lumières de la pathologie, de la physiologie et de l'étiologie. Le symptôme ne trompe jamais; il est ce qu'il est. Mais seulement l'observateur peut mal l'interpréter. On apporta un jour à Lœderer un enfant qui se plaignait de céphalalgie, produite par un coup de soleil, circonstance dont les parents ne parlèrent pas. Il aurait pu croire à l'existence d'une congestion cérébrale, telle qu'en produit quelquefois l'émission des dents, cas où se trouvait le petit malade. Mais, portant son observation au-delà des phénomènes généraux, il reconnut une céphalite par insolation, et administra le *rhus*, remède qui répond spécifiquement à cette cause, ou pour mieux dire au groupe de symptômes qu'elle produit. Il obtint une prompte guérison, résultat qu'il n'aurait sans doute pas obtenu avec la *belladone*, qui es tindiquée dans les congestions cérébrales simples, chez les enfants. L'allopathie, avec ses procédés généraux, n'a que faire de cette délicatesse d'observation. Que lui importe de spécifier avec soin le caractère d'une inflammation thoracique, par exemple, de savoir si ce sont les poumons ou les plèvres qui sont particulièrement affectés, puisque dans les deux cas on aura également recours aux émissions sanguines et à leurs accessoires. La perfection du diagnostic fait ressortir son impuissance et la pauvreté de ses ressources. Les progrès de la pathologie, soit symptomatique, soit anatomique, ont tellement outrepassé les bonnes indications thérapeutiques, que la médecine a, pour ainsi dire, disparu derrière eux. L'homœopathie seule sait établir un rapport exact entre les observations cliniques et les indications qui en naissent.

Lœderer a su attaquer avec audace et succès les maladies

dites organiques par le seul traitement spécifique, et contribua ainsi à faire disparaître la fâcheuse division de la pathologie en interne et chirurgicale. Il prétend réussir souvent à dissiper les dégénérescences de tissus, les fongosités, les kystes, etc., des plus énormes, et en particulier les lésions organiques de la matrice, induration squirrheuse, carcinome avec ulcération et hémorrhagie, lorsque le sujet possède encore assez de force pour se soutenir pendant le long espace de temps que ces traitements exigent. La nature, dit-il, poussée dans une direction vicieuse, a formé un tissu morbide ; nous la modifions par l'influence médicamenteuse, et la contraignons à détruire par les lois physiologiques ce qu'elle a produit dans un état d'aberration. Il n'y a là rien de plus surprenant que la guérison d'un ulcère, d'un exanthème.

Mais plusieurs causes se sont opposées jusqu'à ce jour à ce qu'on obtînt souvent ces beaux résultats. La plus commune est une fâcheuse timidité ; on n'a pas encore secoué complètement les préjugés allopathiques sur l'impuissance des agents médicamenteux en pareils cas, en sorte qu'on refuse ordinairement d'entreprendre le traitement homœopathique exact de ces lésions organiques, et l'on se borne à l'emploi des palliatifs rationnels. Pour lui il entreprend toujours ces cures lorsque le malade n'est pas trop épuisé, et surtout lorsque la lésion n'occupe pas un des organes essentiels à la vie, comme le cœur, le poumon. Il n'a pas de méthode particulière pour amener ces guérisons *merveilleuses*. Il s'efforce de procéder d'une manière exactement homœopathique. Les pathogénésies actuelles offrant peu de phénomènes anatomico-pathologiques, il tire tout le parti possible des symptômes dynamiques qui ont précédé et accompagnent la lésion morbide. Leur ensemble, parfaitement apprécié, lui fournit des indications suffisantes. L'exactitude du choix du remède est la chose essentielle ; un autre point important est de le répéter souvent, en ayant soin de changer de remède, lorsque l'expression symptomatique vient à se modifier d'une manière notable. Il poursuit ainsi le mal dans toutes ses phases, sous toutes ses formes, sans relâche, sans interruption, pendant quelquefois plus de deux ans, et des succès brillants, inespérés le récompensent assez souvent de ces persévérants efforts. C'est ainsi que, chez une femme affectée d'un carcinome utérin avec perte de substance, il ramena si complètement l'organe à son état normal, que cette personne put accoucher deux ans après d'un enfant bien portant. J'avoue ne pas avoir été témoin de cures pareilles ; mais il faut avouer aussi qu'elles n'ont rien que de très-vraisemblable pour celui qui se fait une juste idée du dynamisme vital et médicamenteux.

Lœderer n'a jamais pris aucune part à la lutte médicale, quoiqu'il possède un beau talent d'écrivain, dont il a fait preuve dans son livre sur l'hygiène, ouvrage assez estimé en Autriche. Il méprise trop pour les combattre ces innovations *à priori*, qu'on s'efforce d'introduire dans une méthode purement expérimentale. Il voudrait qu'on les laissât en partage à la médecine rationnelle, dont elles sont le lot naturel.

Lœderer est un homœopathe exact, mais trop entêté dans son exclusivisme. Il n'a voulu expérimenter ni les médicaments en substances, ni les hautes dilutions employées dans ces derniers temps.

Tels sont à Vienne les principaux partisans de l'homœopathie exacte. Je n'eus pas le loisir de me mettre en rapport avec tous les autres ni avec les spécificiens des diverses nuances. Cependant, tenant à connaître les opinions de ces derniers, je me rendis assez assidûment auprès de leur principal représentant, le docteur G. Schmidt.

George Schmidt est un fougueux défenseur du nouveau système d'homœopathie modifiée. Il s'est jeté avec passion dans la polémique ouverte avant lui, dont il est aujourd'hui un des principaux excitateurs. Voici quelques traits propres à donner une idée de cette doctrine dissidente : Le remède ne guérit pas par la réaction, ou en substituant une maladie à une autre, mais en frappant directement le mal, dont la nature est contraire à la sienne. Son mode d'agir est comparable aux actions antidotaires des substances toxiques. Il guérit parce que sa présence, dans l'organisme, est incompatible avec celle du principe morbide ; dans leur contact réciproque, ils se détruisent l'un l'autre, en sorte que le remède entre, et le mal cesse, sans qu'on puisse distinguer d'autre phénomène. Cette notion de l'action thérapeutique offre un des traits saillants de cette soit-disant école, en même temps qu'elle explique la singulière dénomination de *spécificienne* qui lui a été donnée. Car quoi de plus spécifique que l'homœopathie ? Mais dans cette doctrine, telle qu'Hahnemann l'a formulée et telle que l'a modifiée l'expérience de ses élèves, le principe des semblables domine tout, c'est la base fondamentale, c'est le point de départ de tous les préceptes. Suivant elle la spécificité est un fait abstrait, moins appréciable par lui-même que par son contraste avec les procédés rationnels, que chacun peut expliquer à sa manière, et d'où ne ressort aucune indication. Dans l'opinion des spécificiens, au contraire, le rapport antidotaire du remède au mal constitue la spécificité.

Ainsi définie, elle forme la pierre angulaire de leur édifice systématique. Cette propriété directe d'action du remède sur le mal, voilà la chose importante à chercher c la source des indications thérapeutiques. Qu'elle se produise le plus souvent sous les traits de la similitude, on ne saurait jusqu'à présent le nier; mais rien n'empêche de croire qu'elle ne puisse se produire sous d'autres conditions apparentes, qu'un spécifique ne puisse guérir par la voie des contraires.

G. Schmidt admet la *similitude* comme condition thérapeutique fondamentale, sinon absolue ; mais la majorité des spécificiens ne lui reconnaît pas même ce caractère, et ne l'adopte que comme un fait indiqué par l'expérience pour les spécifiques connus et la plupart des cas de leur application. Suivant eux, le positif c'est la spécificité ; le relatif, l'accessoire, c'est la similitude. Tandis que les homœopathes exacts ne tirent leurs indications que de celle-ci, à la connaissance de laquelle ils arrivent par l'expérimentation des remèdes sur l'homme sain, les prétendus réformateurs s'adonnent plus particulièrement à la détermination de la spécificité à l'aide de la clinique. De là la plus grande importance qu'elle a acquise auprès d'eux, car les homœopathes, sans la dédaigner, la subordonnent à la pathogénésie et en font le complément des indications tirées de la loi des semblables. Si cette loi n'a rien d'absolu, si toute guérison par les spécifiques ne la suppose pas nécessairement, alors s'affaiblissent les conséquences qu'Hahnemann en déduisait à l'appui de son précepte des petites doses.

Les spécificiens, loin d'agir dans le sens du mal, l'attaquent directement, lui *frappent sur la tête* selon leur expression. Une telle notion de l'acte thérapeutique diminue l'importance de la *dynamisation*. Enfin les petites doses rejetées, l'*aggravation homœopathique*, reconnue par tous les praticiens exacts, cesse de se montrer. Cette prétendue réforme, réduite au fait de la spécificité et au principe des *semblables* dépouillé de ses conséquences et de son caractère de loi générale, ne présente plus qu'une doctrine incomplète, acéphale, incapable d'exister par elle-même. Elle ne se soutient, en effet, aujourd'hui que par son opposition à notre méthode. Bientôt, sans doute, l'expérience en aura fait justice.

Quoique la spécificité, entendue de la sorte, conduise naturellement à la généralisation, G. Schmidt, par une contradiction bien pardonnable, est un des praticiens qui savent le mieux apprécier l'importance de spécialiser en thérapeutique. La spécialisation, me disait-il, est une conséquence nécessaire de la doctrine homœopathique, soit qu'on la considère sous le point de vue de la loi des semblables ou sous celui de la spécificité. Sans elle la pratique nouvelle perd les trois quarts de son utilité et diffère peu des procédés inexacts de la médecine rationnelle. La véritable cure spécifique est celle où l'on a attaqué directement le mal par un agent contraire à sa nature. J'appelle cela *traitement central* parce que le remède a atteint le mal dans son centre, à sa racine. Il y a par contre le traitement *radial* où l'agent thérapeutique ne s'adresse qu'aux irradiations de la maladie, à ses phénomènes apparents non essentiels, aux symptômes accessoires, sympathiques, non primitifs. Ce traitement radial devient extrêmement fréquent au grand détriment de notre art qui perd ainsi une des raisons de sa supériorité sur l'ancienne manière. Nos adversaires l'ont bien compris. Convaincus, malgré eux, de l'excellence de nos principes, ils frappent sans cesse sur ce défaut de la cuirasse, en accusant notre méthode d'être *symptomatique*. Ce reproche, qu'on ne peut adresser du reste qu'à des procédés individuels, est singulièrement placé dans la bouche des allopathes, qui, par la nature même de leur doctrine, sont obligés de tirer leurs indications des caractères généraux, c'est-à-dire de ce qu'on peut imaginer de moins direct et de plus symptomatique.

Il y a deux raisons principales de cette direction généralement suivie par certains homœopathes et cependant si contraire à l'esprit de leur méthode.

La première est une mauvaise interprétation du principe des semblables, qu'on applique trop à l'*ensemble symptomatique*, tandis que ce sont les phénomènes pathognomoniques qu'il importe surtout de distinguer. En additionnant, un à un, tous les symptômes, en notant avec soin tous les détails pour les ranger sur la même ligne, on obtiendra assurément un tableau assez complet de la maladie, mais d'image exacte, point. Ce qui forme les traits caractéristiques, la source des indications, manque. La valeur relative des symptômes disparaît et le langage de la nature est mal interprété. En procédant de la sorte, on a toutes les chances de se priver de l'action directe, de frapper à côté du mal sur un effet secondaire ou sympathique. De là ces traitements *radiateurs* que repousse la notion de spécificité et qui devraient rester le partage des médecins rationalistes.

Une autre raison de ce fait, c'est l'extrême difficulté de ces traitements directs centraux qui doivent atteindre le mal avec autant de sûreté que d'exactitude ; c'est aussi le temps, les investigations, l'attention soutenue qu'ils réclament. En vérité le découragement s'empare de nous en pensant aux difficultés qu'il faut surmonter, dans l'état actuel de la science, pour amener ces cures parfaitement spécifiques. Quelles connaissances approfondies, non seulement de l'homme malade, mais des effets médicamenteux, n'exigent-elles point! Quelle difficulté d'agir avec discernement parmi l'immense variété des expressions morbides! D'un autre côté, si nous considérons qu'après un demi-siècle à peine d'existence, l'homœopathie possède déjà de nombreuses sources de cures *directes* qui suffisent, à elles seules, pour lui donner l'avantage sur la vieille allopathie, qu'en outre les traitements radiateurs donnent des résultats encore préférables aux procédés rationnels, qu'enfin l'ancienne médecine fournit un grand nombre de connaissances précieuses et détaillées en pathologie et de bons moyens d'investigation que la nouvelle méthode peut utiliser dès à présent, alors nous reprenons courage et nous espérons en un brillant avenir.

G. Schmidt, comme tous les spécificiens, reconnaît à l'*expérimentation clinique* une très-haute valeur. Je crois devoir exposer ici les opinions que plusieurs d'entre eux partagent avec la majorité des homœopathes exacts.

Toutes les indications de la thérapie homœopathique doivent se tirer de la pathogénésie (résultat de l'expérimentation sur l'homme sain). Mais cette pathogénésie ne peut être rendue complète ou même suffisante par ce seul moyen. Car, qui oserait expérimenter une substance toxique jusqu'aux dernières limites de sa puissance d'action, jusqu'à produire des lésions organiques, des modifications incompatibles avec la vie? Réduits à l'expérimentation sur l'homme sain, nous ne pouvons arriver à une connaissance complète de cette sphère d'action. Reste les essais sur les animaux, entrepris depuis longtemps par plusieurs homœopathes, et les observations d'empoisonnement déjà utilisées par Hahnemann. Mais le premier moyen est restreint aux choses apparentes et laisse ignorer tout ce qui se rapporte aux sensations intimes ; d'ailleurs chaque donnée renferme un germe d'erreur par les différences d'organisation et de sensibilité qui distinguent l'homme de l'animal. Néanmoins, ce genre d'essais peut fournir d'assez bons résultats pour être repris et suivi plus avant qu'on ne l'a fait. Les cas fortuits d'intoxication ne

pourront jamais se rapporter qu'à un nombre fort limité
de substances, dont ils complèteront en effet la pathogénésie,
si on continue à les observer sous ce point de vue, comme
on le fait depuis quelque temps en Allemagne. Mais heureusement, pour l'avenir de notre art, nous ne sommes pas
réduits à ces moyens précaires et insuffisants.

Nous avons dans l'*usu in morbis*, la *clinique*, un vaste
champ, un champ sans bornes d'observations propres à combler les lacunes de l'*expérimentation pure*. Il est facile de procéder avec ce moyen. Un cas morbide donné présente quelques
phénomènes caractéristiques notés dans la pathogénésie d'un
remède et plusieurs autres symptômes qui n'y sont point
indiqués ; on peut leur supposer une commune origine.
Quoi qu'il en soit, on administre le médicament *homœopathi-*
que. La maladie guérit ; les deux espèces de symptômes
disparaissent, et par cette admirable loi des semblables qui
permet d'assimiler les effets thérapeutiques aux phénomènes
morbides, on inscrit dans la pathogénésie du remède les
symptômes qu'il a dissipés, et que, par conséquent il doit
pouvoir reproduire sur l'homme sain. Ainsi, par un procédé
d'équation toujours exact, nous pouvons enrichir indéfiniment nos connaissances de l'action médicamenteuse et même
espérer de les compléter un jour.

Ne pourrait-on pas faire à cette manière de procéder une
objection spécieuse, en disant que tous les symptômes étrangers à l'action du remède et qui ont disparu avec le groupe
des phénomènes pathogénétiques, ne constituaient point un
élément de cet état morbide, qu'ils existaient en vertu de
circonstances accessoires, d'excitations sympathiques, d'i-
diosyncrasies, etc., et ne sauraient, par conséquent,
se reproduire sur l'homme sain, sous l'action de la
substance médicinale? Cette objection serait applicable à l'ex-

périmentation pure, directe. Car on ne peut déterminer tout
d'abord, si tel phénomène est primitif, tel autre secondaire ;
si celui-ci est amené par le remède, celui-là par une influence
sympathique. Mais une expérience prolongée, faite dans les
conditions d'une bonne critique, est parfaitement capable de
dissiper le doute à ce sujet, et de fixer la valeur de tous les
signes pathogénétiques. Il en sera de même pour les données
indirectes fournies par la clinique. Aucune objection valable
ne peut être avancée contre l'emploi de ce moyen d'investigation ; il reste acquis à l'art, et chaque jour en fera mieux
connaître l'importance. On peut reprocher à Hahnemann
de l'avoir méconnu ou plutôt dénigré dans sa légitime ardeur à combattre l'opinion allopathique sur l'importance
exclusive de la clinique, comme source d'indication. Mais ses
élèves ont eu le bon esprit de ne pas adopter ses opinions
à cet égard, et déjà nos manuels de matière médicale présentent les résultats cliniques unis à ceux de l'expérimentation sur l'homme en santé.

En ce qui concerne les doses, G. Schmidt a mis de côté
la longue expérience de toute l'école homœopathique et
dépassé même en cela ses plus ultra coréformateurs. Pour
lui les quantités massives non dynamisées sont les doses
habituelles. Il administre la noix vomique en *grain* ou en
gouttes de teintures. De tels excès thérapeutiques l'ont éloigné de la plupart de ses confrères, qui évitent avec soin
tous rapports avec lui , pour prévenir d'inévitables et fâcheuses discussions. G. Schmidt, irrité de cette opposition,
semble embrasser avec plus d'ardeur encore les opinions qui
la lui suscitent.

Lors de mon dernier séjour à Vienne, en 1846, G. Schmidt
publia le résultat de ses études et de son expérience touchant
la préparation des remèdes et des doses auxquelles ils doivent

être administrés (¹). Je ne doute pas que ce livre ne fasse époque dans l'histoire de notre école, en contribuant puissamment à renverser le système exagéré de dynamisation médicamenteuse, dont quelques-uns des premiers disciples de Hahnemann font un dogme absolu. La question des doses est, en homœopathie, une question immense, et l'on doit savoir gré à Schmidt de s'en être préoccupé en praticien. Il l'a considérée sous une seule face, il est vrai, celle de l'action des médicaments en nature; mais ce côté de la question est d'autant plus important à étudier qu'on avait généralement cru pouvoir en faire abstraction complète.

Des faits nombreux, fournis par d'irrécusables autorités, ne permettent pas de révoquer en doute l'action thérapeutique efficace des médicaments administrés en substance, ou divisés, étendus dans un menstru, sans dilution successive. Que cette dilution répétée, cette dynamisation, comme on dit, soit une préparation utile, nécessaire même, pour donner au remède l'efficacité convenable contre un grand nombre d'états morbides, on ne saurait non plus le nier sans un insensé scepticisme, qui ne voudrait tenir aucun compte d'une expérience de quarante années, faite par des milliers de praticiens, parmi lesquels on compte plusieurs adversaires de la nouvelle méthode. Un fait s'élève aujourd'hui au-dessus de toutes les opinions personnelles, de tous les préjugés, de tous les partis pris, c'est que la propriété curatrice des médicaments se manifeste, suivant les cas, par l'administration de la substance en nature, ou bien par l'emploi de dilutions qui développent d'une manière particulière l'agent médicinal qu'elle recèle et font disparaître à nos sens la matière première qui en était le support.

(¹) Homœopatische Arzneibereitung und gabengrosse von Dr G. Schmidt Wien 1846.

La pharmacopée nouvelle doit nécessairement admettre ces divers modes de prescriptions et la perfection de talent pratique sera de savoir allier au choix exactement homœopathique du remède, l'emploi de la préparation à dose convenable. G. Schmidt émet ce dernier vœu ; mais il ne fait rien pour le réaliser. Sa thèse est de faire connaître l'action efficace des remèdes en nature ou faiblement dilués et de combattre les préjugés qui ont caché jusqu'à ce jour, à la plupart de ses confrères homœopathes, l'évidence de ce fait. Il s'attache à prouver que, dans bien des traitements, on a échoué par l'emploi exclusif des doses infinitésimales, alors même qu'on était dans l'homœopathicité; que les médicaments en substances ou aux premières dilutions et triturations, n'ont pas les inconvénients qu'on leur attribue généralement, que l'*aggravation* est bien plus souvent produite par les divisions élevées, qui, ne satisfaisant pas à l'appétit thérapeutique, surexcitent inutilement et péniblement la force vitale, comme une trop légère dose d'aliment aiguise quelquefois la faim bien loin de la calmer.

Tout préoccupé de sa thèse, Schmidt n'a pas su éviter l'exclusivisme qu'il reproche, avec trop peu de ménagement, à Hahnemann et à ses premiers et illustres disciples. Sans se prononcer cependant d'une manière bien évidente, on voit qu'il passe condamnation absolue sur l'emploi des dilutions élevées ou doses infinitésimales. Il s'est exposé par là aux critiques acerbes d'un grand nombre de ses confrères et des Viennois surtout. Ces critiques trop passionnées l'engagent encore plus avant dans son opinion, et achèvent de pervertir ses doctrines au sujet du dynamisme médicamenteux. Le livre qu'il vient de publier, sans aucun doute fera faire un grand pas à notre méthode, mais il a aussi son mauvais côté. Il ne convient pas à un débutant. Pour le parcourir avec fruit, il faut connaître l'histoire de notre école, les faits et les théories exposées dans sa littérature.

Je ne visitai aucun malade de sa clientèle, car il ne m'en fit pas la proposition. Là seulement, se trouvait la contre épreuve de ses théories et l'unique moyen de les comparer sans erreur avec celles des homœopathes exacts. Résolu de voir ces idées mises en pratique, surtout au sujet des doses, je me présentai chez le docteur Veith, professeur à l'école vétérinaire, médecin spécificien qui avait un dispensaire public, dirigé par un jeune médecin.

Veith, frère de l'abbé et son successeur à l'école vétérinaire, est à peu près sur la ligne de Schmidt, toutefois avec moins d'exagération dans la posologie. Il se rapproche beaucoup sur ce point de la manière ordinaire des spécificiens, de sorte que je pus conclure approximativement de son traitement à ceux de cette dissidence. Les résultats, pris dans leur ensemble, sont peu favorables et fort inférieurs à ceux du dispensaire de Mends, par exemple, comme de tous ceux où est employée l'homœopathie exacte et où j'ai pu l'observer moi-même à Londres, à Paris et à Lyon. Les diverses substances, la *calcarea carb.*, par exemple, que j'ai vue produire, le plus souvent, de puissants effets thérapeutiques aux dilutions élevées, ne me parut manifester ici aucun effet appréciable donné presque en nature, c'est-à-dire à la 1re trituration $(\frac{1}{100})$ de grain. Je sais que je ne puis conclure rigoureusement d'une observation de quelques jours, cependant dans un espace de temps aussi limité, je remarquai chez Mends comme à l'établissement d'Holborn-hill des résultats bien plus satisfaisants que ceux dont je fus témoin auprès du spécificien Veith.

Je ne m'étendrai pas davantage sur les opinions divergentes des médecins homœopathes de Vienne; car cet objet rentre dans l'histoire du spécificisme que je me propose d'exposer en détail lorsque je serai venu à parler des petits états de la Confédération germanique, où cette doctrine médicale compte ses plus nombreux et ses plus célèbres adhérents.

Entre les réformateurs et les homœopathes exacts, dans un juste milieu bien équilibré, s'est placé le docteur Fleischmann plutôt par goût que par une conviction née de l'expérience. Praticien allopathe et chaud adversaire de nos idées, il ne dut un peu d'humeur tolérante qu'à une longue et cruelle affection goutteuse contre laquelle son art le laissait sans ressource. Il finit par oser espérer que la méthode nouvelle pourrait bien apporter quelque soulagement à ses souffrances. Il en écrivit à Hahnemann qui s'était alors retiré auprès du duc d'Anhalt-Cöthen. Les remèdes qu'il en reçut, mirent une fin aussi prompte que radicale à sa maladie. On comprend qu'il dut voir dès lors d'un œil différent cette doctrine à laquelle il n'avait eu recours qu'en désespoir de cause ; il se mit à l'étudier et ne tarda pas à trouver la conviction dans la seule théorie. L'observation de son fait personnel de guérison et sa reconnaissance envers Hahnemann, le rattachaient aux opinions de ce chef d'école. D'un autre côté, une conversion si brusque, déterminée plutôt par une circonstance accessoire que par une suite de réflexions propres, ne pouvait détruire tout reste de tendance divergente. Aussi Fleischmann fut-il heureux de rencontrer dans le spécificisme un parti moins strictement opposé à toutes ses opinions antécédentes, plus conciliateur que n'était Hahnemann, parti dont il pouvait suivre de loin les idées, sans abandonner l'école homœopathique. Telles furent, je pense, les causes de ce mezzo-terminé qu'il adopta dès lors pour ne plus le quitter ; sorte d'éclectisme moins funeste que la progression continue dans un système erroné , mais aussi bien inférieur à la marche libre et dégagée vers le vrai ; méthode excellente dans une science hypothétique et conjecturale comme est l'allopathie, mais qui ne devrait jamais être mise en usage dans les sciences expérimentales auxquelles l'homœopathie appartient. Il est d'autant plus fâcheux que Fleischmann ait pris cette voie ingrate, que sa position de médecin en chef d'un important hôpital homœopathique, met en vue son mode de traitement et influe puissamment sur l'opinion d'un grand nombre de praticiens et de tous les débutants dans le nouvel art. Décrire sa méthode, c'est décrire le genre de traitement employé à Gumpendorf. Il me reste à faire cet exposé avant de terminer cet aperçu sur l'état de l'homœopathie à Vienne.

Il est digne d'intérêt de voir une méthode thérapeutique honnie et rejetée par la masse des praticiens, s'établir clandestinement dans un petit hospice de faubourg, y obtenir, par son efficacité contre une terrible épidémie, le droit de libre exercice, gagner par de constants succès les faveurs d'un gouvernement hostile, se poser en rivale heureuse de l'ancienne école, et fixer sur le modeste établissement qui la reçut d'abord, l'attention du monde médical.

La médication homœopathique y est employée sans mélange de procédés rationnels. Depuis l'embarras gastrique jusqu'à la fièvre typhoïde, depuis la bronchite bénigne jusqu'à la pneumonie sur-aiguë, toutes les maladies du cadre nosologique y sont soumises aux procédés nouveaux. Celles qui ne présentent aucune gravité, ou dont le caractère est mal déterminé, restent pendant les premiers jours l'objet de simples soins hygiéniques. Ainsi les véritables cures sont mises à l'abri d'une source féconde de doute et d'incertitude: l'on n'est presque jamais exposé à attribuer à l'action du remède l'acte guérisseur que la force vitale médicatrice dévrait seule revendiquer. Il était réservé à l'homœopathie , ce complément pratique de l'école vitaliste , d'enseigner à respecter les efforts de la réaction vitale , à la laisser seule sur le terrain thérapeutique, lorsqu'elle se suffit à elle-même. Aussi éloignée de la polypharmacie que de cet abandon de tout art , appelé médecine expectante , elle sait à propos venir en aide à la force médicatrice innée. Et ces sages ménagements sont bien plus importants encore dans la méthode allopathique , qui ne sait agir ordinairement sur l'économie que par des opérations, dont l'effet perturbateur est quelquefois plus pénible et plus tenace que le mal lui-même ; tandis que nos agents spécifiques , doués d'une action intime et passagère, modifient à peine la sensibilité physiologique. Du reste , ces maladies bénignes se voient rarement à Gumpendorf, car on a soin de n'y admettre que les plus graves, pour servir à l'instruction des élèves. Celles que j'observai le plus fréquemment furent des fièvres typhoïdes , et surtout celles qu'on désigne sous le nom de *typhus abdominal*. Cette affection est très-répandue à Vienne depuis les grandes guerres de l'Empire et le choléra est venu, par deux fois, lui communiquer un nouveau degré d'intensité. On pourrait dire qu'elle s'y partage presque le domaine morbide avec les maladies des voies respiratoires , qui sont aussi fort communes.

Pendant mon séjour à l'hôpital , on reçut environ une trentaine de fièvres typhoïdes, dont quatre seulement eurent une fâcheuse terminaison. Leur durée moyenne y fut de deux semaines, pendant lesquelles la maladie parcourut toutes ses périodes rapidement, mais sans en éviter une seule, et conduisant quelquefois le patient jusqu'au dernier degré d'exaltation cérébrale ou de marasme et de faiblesse. Ce qui forme le beau résultat du traitement, ce n'est point l'arrêt, la destruction du mal, son avortement forcé, mais la rapidité de sa marche, la proportion favorable des guérisons, la promptitude du rétablissement. Ce sont ces courtes convalescences que j'admirais le plus. Il est frappant de comparer les cures homœopathiques à celles qui sont effectuées par l'ancienne école, si lentes, si précaires, si pleines de complications. On peut ainsi se former une idée exacte de l'action thérapeutique des nouveaux moyens, et apprécier l'injustice du reproche que nous adressent nos adversaires, touchant nos prétentions antiphysiologiques de faire avorter les affections miasmatiques.

Lorsque le typhoïque présente : météorisme du ventre, douleur dans la fosse iliaque droite, sensation brûlante générale, sécheresse extrême de la peau, langue noire et sèche, enduit fulgineux foncé des dents, ce qui est la forme la plus ordinaire, Fleischmann administre *arsenic*. Sous l'influence de ce médicament, j'ai vu cet état morbide se modifier avec une remarquable promptitude. On voit cesser l'ardeur et la sécheresse de la peau, qui prend de la moiteur ; la langue se dépouille, le ventre devient indolent, et le malade ne tarde pas à entrer en convalescence. S'il y a prédominence des symptômes cérébraux, visage et regards animés, agitation des membres, grande loquacité, etc., on donne *stramonium*. Je vis un cas de ce genre, où une violente excitation cérébrale, qui nécessita l'emploi de la camisole de force, céda complètement, quatre jours après l'administration de ce remède, et où la guérison s'effectua sans convalescence. C'était chez un jeune homme de vingt ans. Lorsque la pneumonie typhoïque est le phénomène dominant : pommettes colorées, circulation ralentie, râle crépitant humide, crachats visqueux, difficiles à expectorer, le *senega* est le remède indiqué ; sous son action, les crachats deviennent coulants, faciles à rendre, et la pneumonie se résoud. Dans les cas de diarrhées débilitantes, colliquatives, *acide phosphor.* se montre presque toujours efficace, et il est rare que pendant son emploi, les selles ne reprennent leur consistance, couleur et fréquence normales.

C'est dans le traitement des pneumonies franchement inflammatoires qu'on peut le mieux apprécier à Gumpendorf la supériorité de notre méthode. Ces pneumonies franches y étaient rares à l'époque de mon séjour, par l'effet de la constitution typhoïque qui communiquait son caractère à la plupart de ces maladies. Je pus cependant en observer plusieurs cas, dont deux surtout me semblent particulièrement dignes de fixer l'attention. Un homme de 35 ans environ, fort, bien constitué, nous dit avoir été pris depuis quelques jours de sensation de plénitude et d'embarras douloureux dans la poitrine, après avoir bu frais ayant chaud. Il présentait, à son entrée à l'hôpital, une matité de tout le poumon droit, souffle bronchique, voix retentissante depuis le haut jusqu'en bas, pas de crachats; le pouls était petit, fréquent, la face pâle, la prostration très-forte. On lui administra de deux en deux heures le phosphor. 4ᵉ dilut. Le surlendemain on put observer le râle crépitant de retour; trois jours après, il y eut résolution complète. Le malade fut entièrement rétabli sept jours après son entrée à l'hôpital.

Une jeune femme de 25 ans, tempérament lymphatique sanguin, fortement constituée, fut apportée dans un état d'oppression des forces; pouls large et lent, visage rouge, bouffi; pas de toux ni de crachats, mais gros râle muqueux, sur toute l'étendue de la poitrine, et très-forte dyspnée. Il y avait là, d'après les opinions médicales ordinaires, une indication évidente et puissante d'émissions sanguines. Fleischmann prescrivit sans hésiter le phospor., et chacun de passer outre sans exprimer la moindre inquiétude. J'avoue que je fus très-surpris de cet aplomb, et que, malgré ma confiance dans les nouveaux procédés, je n'aurais pas hésité, en ce cas, à pratiquer une large saignée, soit pour aider à l'action du remède, soit pour prévenir un épanchement sanguin ou l'imminente suffocation. Je fis part de mes craintes à Fleischmann qui me répondit d'observer avec soin les résultats du traitement. Le lendemain, je trouvai, en effet, l'état de la malade grandement amélioré : il n'y avait plus d'oppression, le pouls et les forces s'étaient relevés, le visage était moins rouge ; toux avec expectoration de crachats rouillés, râle muqueux qui grossit peu à peu, puis cessa, la poitrine restant sonore; au quatrième jour le bruit respiratoire normal avait reparu. On garda la malade une semaine encore, au bout de laquelle elle sortit sans avoir rien perdu de son embonpoint ni de ses forces. Qu'on présente de pareils résultats avec la méthode antiphlogistique, cet ancre de salut de l'ancienne école. J'ai pu la comparer avec nos procédés, et mon opinion sur le meilleur traitement des affections inflammatoires est désormais bien arrêtée.

Les autres pneumonies présentèrent, en général, moins de gravité, ou furent moins franches ; quelques-unes débutèrent pendant l'excursion que je fis à Linz , en sorte que je les observai incomplètement. Toutes, sans exception, eurent une issue favorable.

Le médicament mis en usage contre ces pneumonies au second degré est le *phosphor*, substance déjà expérimentée par Hahnemann, mais d'un emploi récent contre ce genre d'affection. La simple lecture de sa pathogénésie aurait dû montrer cette indication; mais une certaine tendance à généraliser, dont les homœopathes eux-mêmes ne se mettent pas assez à l'abri, a fait confondre, sous le rapport pratique, la pneumonie franche et la fièvre angéioténique, et conduit à administrer contre la première le spécifique reconnu de celle-ci : *l'aconitum napellus*. Au dire de tous les praticiens, ce médicament, administré dès le début des pneumonies, prévient en général l'hépatisation ; mais lorsque la congestion pulmonaire s'est effectuée, et que la localisation l'emporte sur la réaction générale, alors change le tableau morbide, et *l'aconit* cesse d'être l'agent pathogénétique le plus semblable ; avec lui on s'attaque à des phénomènes accessoires, et le traitement devient incertain et symptomatique comme celui de la méthode rationnelle. On n'effectuait ainsi que des cures *indirectes, mal homœopathiques*, suivant Lœderer, mal spécifiques, *radiales* comme dirait G. Schmidt. L'emploi du *phosphor* dans les pneumonies confirmées se vulgarise aujourd'hui en Allemagne, et nous espérons qu'en France on ne tardera pas à admettre cette importante indication. Nous la devons à la secte homœopathique dissidente qui a mis le plus grand zèle à la propager. C'est un des services peu nombreux qu'elle aura rendus à l'art médical.

Pendant mon séjour à Vienne, je pus m'apercevoir que l'hôpital de Gumpendorf avait acquis déjà une certaine célébrité pour le traitement des inflammations pulmonaires. Je trouvai à la clinique plusieurs jeunes docteurs attirés seulement par la réputation que Fleischmann s'était faite par ses succès contre ce genre de maladies. En 1840, sur cinquante cas de pneumonies, on n'eut que deux morts à regretter ; en 1841, de trente-sept cas, tous eurent une terminaison favorable. Le traitement des autres affections de poitrine ne présente rien de neuf et qui ne soit connu de tous les médecins homœopathes. Ainsi la *bryon.* est employée dans les pleuropneumonies, lorsque les plèvres sont le siége principal de l'inflammation. Ce médicament est surtout efficace dans les pleurésies simples avec ou sans épanchement. Dans les bronchites avec expectoration abondante, on administre avec succès le *stannum*, plus rarement *sulfur*, suivant les indications. J'y ai vu donner, comme partout, *spigelia* pour diminuer les embarras de la circulation, dans les maladies organiques du cœur. *Drosera* et *ambra* y sont employés contre les toux convulsives, quinteuses, sans lésion de tissu ; contre les phthisies laryngées, *stannum*, *spongia*, *hepar*, suivant les symptômes. J'y vis très-peu d'inflammations gastriques-intestinales, genre d'affection proportionnellement rare à Vienne, où les maladies des voies respiratoires et le typhus se partagent le domaine pathologique.

Les fièvres intermittentes quotidiennes tierces y sont assez fréquentes, et celles qui ne se dissipent pas d'elles-mêmes après quelques jours de repos à l'hôpital, cèdent toujours promptement à l'emploi alterné d'*ipecacuanha* et de *nux*. Fleischmann citait avec prédilection ses succès dans ces cas et y ramenait souvent notre attention.

J'observai quelques rhumatismes aigus qu'il traita par des compresses, d'eau glacée, souvent renouvelées et combinées avec *aconit*, des érysipèles simples et phlegmoneux, contre lesquels il emploie avec succès la *belladone*. Quant à l'érysipèle gangréneux, il a toujours trouvé les remèdes impuissants et n'a jamais pu s'en rendre maître que par des applications d'eau glacée. Par ce moyen, il prévient la gangrène ou en arrête le développement et les suites.

Fleischmann ne tient aucun compte de l'infection psorique et rejette entièrement cette théorie hahnemanienne, généralement admise par les homœopathes. D'où vient cette dissidence sur un point où l'expérience seule est appelée à prononcer ? La clinique de Gumpendorf ne recevant aucun des états morbides, auxquels Hahnemann attribue plus particu-

lièrement une origine psorique, ne peut fournir aucun argument pour ou contre cette théorie, et n'autorise pas à se
prononcer d'une manière absolue.

La théorie de la psore, telle qu'Hahnemann l'a formulée,
apparut, dans la sphère médicale, basée sur un ouvrage im-
mortel (Traité des maladies chroniques). On l'admit avec enthousiasme ; on alla même jusqu'à l'élever au rang des vérités
fondamentales de notre doctrine. Mais l'expérience, par son
action incessante et impitoyable, ne tarda pas à la faire descendre de cette position usurpée, à lui faire perdre la plus grande
partie de sa valeur pratique, en la réduisant à une indication
étiologique restreinte. Ainsi limitée, c'était encore une belle
découverte. Mais la haine de savants, qui anime les spéci-
fiens contre Hahnemann, les porta à la rejeter entièrement.
Il est très-fâcheux que Fleischmann se soit laissé influencer
par ces critiques *à priori* ; car la position qu'il occupe donne
une grande importance à ses opinions. Trop d'observations
nous montrent la valeur étiologique de la gale, un trop
grand nombre de bons praticiens la proclament, pour qu'on
puisse la révoquer en doute, sans un examen approfondi.
Ce n'est point faire avancer la science que de nier des faits
pour mieux condamner les conséquences exagérées qu'on en
a déduites. Hahnemann a payé par cette théorie son tribut à
l'imperfection de l'intelligence humaine, car il dévia en cet
endroit du droit chemin de l'observation qu'il avait suivi
jusqu'alors ([1]). Mais cette faute a donné un chef-d'œuvre et
un très-utile précepte clinique. Il n'y a que les hautes intelligences qui sachent ainsi faillir. Tout n'est pas ruine à la
chute de leurs systèmes, quelques solides piliers restent de-

___

([1]) Hahnemann reconnut plus tard l'exagération de sa théorie, et en fit
l'aveu à notre confrère Lœvy de Prague.

bout et servent de base à un nouvel édifice mieux construit [1].
Qu'on applique à toutes les affections miasmatiques les études et les idées qu'Hahnemann a restreintes à la psore ; qu'on
traite de la sorte la syphilis, la sycosis, les diathèses cancéreuse, purulente, scrofuleuse, etc., et l'on portera bientôt à
un haut degré de perfection la thérapie homœopathique des
maladies chroniques.

Fleischmann a soumis l'administration des remèdes à un
mode uniforme. Ils sont tous donnés dans de l'eau alcoolisée ; une goutte de la dilution prescrite par once de véhicule. Le malade en prend une cuillerée à bouche plus ou
moins souvent dans la journée, suivant l'acuité de la maladie. Les doses tiennent le milieu entre celles des spécificiens et celles des homœopathes exacts, de la troisième
dilution à la sixième inclusivement. Il faut d'ailleurs observer que ces préparations sont dix fois plus fortes que celles
de Hahnemann, qu'elles ont un dixième de véhicule au
lieu d'un centième. Ce changement dans la confection des
dilutions est sorti de Gumpendorf pour se vulgariser dans
toute l'Allemagne, au détriment du nouvel art. Cette modification ne présente, en effet, aucun avantage ; car on peut
toujours remplacer la préparation décimale par une dilution
hahnemanienne inférieure ; tandis qu'elle offre plusieurs inconvénients : elle répand de la confusion dans les données
déjà acquises sur la dynamisation des remèdes et sur les
effets thérapeutiques des diverses atténuations, jusqu'à ce
qu'on ait pris l'habitude de mentionner celle de deux divisions dont on fait usage, ou jusqu'à ce que l'une d'elles ait
définitivement prévalu. Il y a plusieurs substances qui ne

[1] Je n'entends parler ainsi, que de la théorie de la psore, et non pas
des principes fondamentaux de l'homœopathie.

peuvent se dissoudre parfaitement dans neuf dixièmes de dissolvant. Ainsi, à la réorganisation de la pharmacie de l'hôpital homœopathique à Leipsig, on trouva plusieurs médicaments dont la première dilution présentait un liquide trouble, quelquefois putréfié ou en dépôt plus ou moins considérable. Ce résultat fut attribué à la trop faible proportion du menstrue, et l'on résolut de revenir à l'ancienne division centésimale, qui offrait tous les avantages désirables, sans inconvénients réels.

Il est fâcheux que Fleischmann ait fixé *à priori* le mode d'administration des remèdes. Sa clinique devient ainsi incapable de fournir des données pour la solution des deux importantes questions touchant les doses et leur répétition. Il devait à sa position de soumettre de nouveau au creuset de l'expérimentation tous les points de notre doctrine. Sa méthode routinière diminue le juste tribut de reconnaissance que nous lui devons pour la part qu'il a prise à l'érection de cet hôpital. Non seulement il aurait rendu à notre école en général un service éminent par la solution des divers problèmes de pratique, mais il aurait obtenu lui-même des succès plus marqués ; car je ne doute pas qu'avec ses fortes doses, il ne produise souvent de longues aggravations. Entre autres cas de ce genre, je me rappellerai toujours un rhumatisme articulaire aigu chez un jeune homme bien constitué, qui persista pendant quinze jours à un haut degré d'intensité. Le malade était sous l'action de *l'acon.* basse dilut. répété, et allait en dépérissant par la continuité de la fièvre. Une jeune fille qui entra pour un érysipèle vésiculeux à la nuque (genre d'érysipèle ordinairement fixe), fut mise à l'usage de *rhus* (préparation habituelle) ; l'érysipèle empira, envahit le col, puis la poitrine, puis le reste du tronc, et ne se dissipa qu'au bout de huit à dix jours, après avoir horriblement tourmenté la malade. Il est très-probable que Fleischmann obtiendrait de meilleurs résultats, s'il faisait usage, suivant les cas, de toute l'échelle des dilutions.

Un autre point de son traitement, non moins digne de critique, est l'usage immodéré qu'il fait des applications d'eau froide ; elles sont devenues entre ses mains le palliatif des maux les plus variés. Toutes les fois qu'il y a exaltation vitale, apparente ou réelle, dans le phlegmon et le rhumatisme, les congestions céphaliques, simples et typhoïdes, les névralgies, etc., il emploie ce moyen d'une manière continue, et comprime souvent de la sorte la réaction qu'il sollicite par la médication interne. S'il s'agissait d'un procédé rationnel, employé subsidiairement, palliativement, suivant les cas, on pourrait n'y voir aucun inconvénient, les deux méthodes se combinant quelquefois avec avantage ; mais il s'agit ici d'un moyen invariablement déterminé d'après des données générales, et qui doit nécessairement amener quelquefois des obstacles au travail curatif. Qui peut ignorer que la fluxion ou la surexcitation de tel organe, tissu, appareil, ne soit souvent la condition de la guérison? Qui peut révoquer en doute l'importance des mouvements critiques? Fleischmann devrait apporter plus d'attention à son emploi banal de l'eau froide et chercher prudemment à déterminer les cas qui le réclament, afin d'éviter de fâcheuses perturbations.

Le *régime alimentaire* de cet hôpital est celui qu'on appelle aujourd'hui *homœopathique* : abstinence dans les fièvres, les états pléthorique et inflammatoire; diète animale, fortifiante, dans les autres cas, exclusion de toute substance qui n'est pas purement alibile. Le vin est tout-à-fait interdit.

Le gouvernement s'est réservé la haute inspection de cet établissement, qu'il fait visiter à certaines époques par des membres de l'académie de médecine. Les inspecteurs, ou d'autres délégués à leur place, se font donner chaque année un compte-rendu du nombre de malades reçus, divisés par catégories de maladies, avec la proportion des morts et des guéris dans chacune d'elles. Ces comptes-rendus ont été régulièrement livrés depuis l'établissement de l'hôpital. J'ai cru convenable d'en faire une analyse qui présentât en raccourci le résultat général de chaque année.

Du 1er 9bre 1832 au 1er 9bre 1833, reçu 266, morts 23
   —   1833   —   1834 — 316 — 33
   —   1834   —   1835 — 473 — 31
   —   1835 au 1er juillet 1836 — 316 — 32

Du 1er juillet à novembre, furent traités des cholériques exclusivement, dont on reçut 732, et dont on perdit 244, ce qui donne la proportion de 33 p. 100 ; tandis qu'à l'hôpital général elle fut de 70 p. 100.

Du 1er 9bre 1836 au 1er janv. 1838, reçu 676, morts 51
1er janv. 1838   —   1839 — 573 — 33
   —   1839   —   1840 — 686 — 40
   —   1840   —   1841 — 916 — 70
   —   1841   —   1842 — 898   54(1)
   —   1842   —   1843 — 1056 — 59
   —   1843   —   1844 — 1404 — 50
   —   1844   —   1845 — 1076 — 56

Total. . . . reçu 7,600, morts 463
Mortalité, 6,09 pour 100.

Les détails de ce compte-rendu annuel sont insérés dans

____

(1) De ce nombre 925 sortirent guéris ; — 19 sortirent sans changement ; — 53 restèrent en traitement ; — de 48 pneumonies 2 moururent ; — de 12 péritonites 1 mourut ; — de 200 typhoïques 26 moururent ; — de 22 phthisiques 12 moururent, 8 sortirent sans avoir éprouvé d'amélioration.

le journal médical d'Autriche (1), à côté de ceux des principaux hôpitaux de l'empire, et figurent à leur tête comme offrant toujours les meilleurs résultats.

Un chirurgien, nommé par le conseil d'administration, prend soin des malades, qui, pendant leur séjour, viennent à être atteints d'affections chirurgicales, ou qui les présentaient à leur entrée. Ce chirurgien (docteur Breuning) est tout-à-fait indépendant dans son mode de traitement ; mais il est très-rare qu'on ait recours à ses soins.

A l'hôpital est annexé un dispensaire qui fonctionne deux fois la semaine. C'est un complément de la clinique, destiné d'une manière spéciale au traitement des affections chroniques. On y reçoit environ soixante personnes chaque fois, ce qui porte à près de 6,000 par an le nombre des prescriptions qui y sont délivrées. Vaste champ d'étude, où Fleischmann a malheureusement importé les éléments de stérilité de sa clinique. Il ne dirige pourtant point lui-même ce dispensaire ; mais il en a chargé quelques jeunes docteurs, de ses élèves, imbus de ses principes. Pour les doses, on ne va jamais au-delà de la sixième dilution. Les gouttes sont remplacées par des globules secs, comme il est d'usage général. Les applications hydrothérapiques y sont fort recommandées, mais à l'exclusion de tous les autres procédés rationnels. L'état psorique n'y est presque jamais pris en considération, et l'on ne fait rien pour étudier cette question importante, non plus que celles qui se rattachent à l'action du psoricum et à la valeur des agents isopathiques. Quant à ce qui concerne le choix des remèdes, je le trouvai peu différent de celui que j'avais observés aux dispensaires de Londres, de Paris et de Lyon. Sous ces différents climats, contre

____

(1) Aœterreichische medicinische Jahrbücher.

un cas donné et bien caractérisé, on administre le même médicament. J'admirais notre loi thérapeutique, qui sait entretenir l'harmonie d'opinions en présence de la variété infinie des états morbides qui échappent aux classifications nosologiques. J'y pris quelques notes sur le traitement des maladies syphilitiques. L'*arsenic* agit très-efficacement contre la forme ulcéreuse ; il cicatrise promptement les chancres, sans atteindre cependant l'infection vénérienne, qu'il laisse dans toute sa force. Le *sublimé* fait également cicatriser, mais beaucoup moins vite ; ce dernier médicament est mieux indiqué que *mercurius vivus* ou *solubilis*, lorsque les ulcères affectent la gorge. Dans les gonorrhées chroniques, maladies extrêmement rebelles, on obtient de bons résultats en intercalant *sepia*. Le *thuja* est indiqué dans tous les exanthèmes syphilitiques sans exception. Il n'y a rien de mieux pour obtenir la prompte disparition des condylomes et autres excroissances des parties génitales, que d'y appliquer la teinture de *thuja*, au moyen de compresses imbibées de ce liquide.

Ce dispensaire est privé d'un avantage important que possèdent plusieurs autres établissements de ce genre, celui d'être dirigé dans un but d'instruction. Rien n'est fait pour cela : pas de compte-rendu des travaux ni des résultats obtenus. Les patients sont passés le plus rapidement possible à travers l'interrogatoire du médecin ; à peine si l'étudiant qui assiste peut saisir au vol quelques mots, surtout s'il n'est point habitué au jargon du peuple viennois. Aussi ce dispensaire est-il peu connu dans Vienne même, et ignoré de la plupart de ceux qui suivent assidûement la clinique. C'est d'autant plus fâcheux, que cet établissement réunit toutes les conditions désirables de durée et de progrès.

D'une part, il puise, pour son entretien dans la caisse

bien fournie de l'hôpital sur lequel il est implanté ; d'autre part, il trouve de nombreux médecins dirigeants dans une foule de jeunes docteurs dévoués à l'homœopathie, deux conditions que ne pourrait offrir au même degré aucune ville d'Allemagne. Le nombre de malades reçus à ce dispensaire est dans une progression toujours croissante :

> En 1840 il fut de 4106
>   1841   —   4300
>   1842   —   4794
>   1843   —   6826
>   1844   —   7654.

Quelque temps avant mon arrivée à Vienne, les sœurs de Saint-Vincent-de-Paul, dont le nombre s'accroît rapidement, se trouvant trop à l'étroit dans l'établissement de Gumpendorf, obtinrent du gouvernement la cession d'un autre local au faubourg Léopold. Elles y organisèrent un petit hôpital de vingt-quatre lits, succursale de Gumpendorf ; mais le protomedicus Knolz se hâta d'intervenir et de refuser sa sanction (sans laquelle on ne pouvait rien entreprendre), si les homœopathes ne renonçaient au dessein qu'ils avaient formé d'y introduire leur mode de traitement. Ainsi ces pauvres sœurs, qui ne vivent que de la charité publique, sont obligées de dépenser annuellement pour leurs drogues plusieurs milliers de florins, tandis qu'à l'hôpital de la maison mère, deux fois plus considérable, on ne dépasse jamais quatre-vingts florins par année. Knolz n'ignore cependant pas les avantages du traitement homœopathique : médication douce, convalescence courte, mortalité moindre, frais insignifiants .Quel abus de pouvoir! Knolz s'est placé au nombre de nos plus modérés adversaires, qu'on juge par lui des plus fougueux ! Il est probable, cependant, qu'avec le temps, l'évidence des faits l'emportant sur les passions aveugles, l'homœopathie acquerra un second hôpital dans la capitale de l'Autriche, et même un troisième dans le faubourg de *Wieden*, qui est déja sous la direction des sœurs de Saint-Vincent-de-Paul.

Je ne voulus pas quitter Vienne sans avoir présenté mes hommages à la princesse de Metternich, de qui mon père et moi avions reçu le plus aimable accueil lors de notre premier voyage, à l'occasion du congrès scientifique. D'ailleurs, comme homœopathe étranger, je lui devais une visite, car elle s'est placée au nombre des protecteurs déclarés de notre école, et a porté à sa propagation un vif intérêt qui ne s'est jamais démenti. J'allai la voir dans son beau parc de Belvédère, résidence habituelle du premier ministre, pendant l'été. La conversation se porta d'elle-même sur l'homœopathie. Je parlai de mon voyage et des dispositions favorables du roi de Naples pour la nouvelle doctrine; sur quoi la princesse s'écria avec feu qu'il était temps que le gouvernement d'Autriche offrît une protection plus efficace à l'homœopathie, et la délivrât, par quelque loi bien formelle, de la tutelle de l'école établie; qu'elle était décidée pour sa part d'user de toute son influence pour amener ce résultat. Comme c'est une femme d'un caractère énergique, de telles paroles ne peuvent être vaines; j'y puise un nouvel espoir de voir couronner de succès les démarches de Colowrath pour la chaire de clinique. Madame de Metternich voulut bien aussi me donner la raison de son attachement à une doctrine médicale, chose si peu faite pour exciter l'intérêt d'une femme. Sous le régime des procédés anciens, sa santé, naturellement mauvaise, allait se détériorant de plus en plus, lorsqu'elle eut recours à l'homœopathie, qui lui rendit de l'embonpoint, des forces, de la fraîcheur et un bien-être général dont elle ne se serait pas cru susceptible. Elle avait reçu de cette méthode un bienfait plus grand encore. Ses deux premiers enfants moururent en bas âge de fièvre cérébrale, un troisième fut aussi atteint de cette terrible maladie et les médecins en désespérèrent : elle fit alors appeler l'homœopathe Lœderer qui lui conserva ce fils. Elle m'engagea à vérifier moi-même l'état de santé de son cher petit Lothard, enfant de cinq ans, joyeux et frais comme les parterres fleuris dans lesquels il gambadait.

Le prince de Metternich, qui a fait quelques études médicales dans sa jeunesse, aime parfois causer sur l'homœopathie ; il entre volontiers en discussion avec Lœderer, et défend, comme chacun peut le penser, les opinions de l'école établie, les intérêts du *statu quo.* Il paraît, néanmoins, qu'il est peu satisfait de ses arguments, puisqu'il abandonne si facilement sa famille aux raisons de la partie adversaire. Lui-même ne tient guère à l'école que par son cher Jäger, le professeur d'ophthalmologie, qui est plus encore son ami de cœur que son médecin. Il craindrait de le désobliger en se confiant à d'autres soins.

A propos de Jäger, je ne puis passer sous silence un fait qui eut un très-grand retentissement parmi la noblesse autrichienne comme aussi dans le monde homœopathique. Le maréchal comte Radesky, commandant en chef les troupes impériales en Lombardie, fut atteint, vers le mois de décembre 1840, d'une inflammation de l'angle interne de l'œil droit, qui se développa progressivement sous forme d'une tumeur fongueuse, mamelonnée, dure et bleuâtre : la sclérotique s'injecta fortement, les parties voisines devinrent tuméfiées, rouges et douloureuses ; les artères temporales grossirent, et le malade les sentait battre avec violence. Tout ce que Milan renfermait de chirurgiens et d'oculistes habiles se réunit en consultation et put exercer son art sur l'illustre patient; mais ce fut sans succès. L'empereur, instruit alors de la cruelle position de son noble serviteur, lui envoya son propre oculiste, le professeur Jäger. Celui-ci constata, avec tous ses confrères de Milan, l'existence d'une tumeur carcinomateuse, déclara le cas désespéré et repartit sans avoir prescrit de remède. Le professeur d'ophthalmologie à Pavie, docteur Flores, déclara également le cas incurable. Le malheureux maréchal se tourna alors vers l'homœopathie et s'y attacha avec un reste d'espoir qui ne fut point déçu. Un praticien homœopathe de Milan, le docteur Hartung, le guérit complètement dans l'espace de quatre mois, de décembre 1841 à mars 1842. La tumeur disparut entièrement, et avec elle toute trace de l'inflammation primitive, sous l'influence de *carbo veget.* et *thuja*. Ce brillant résultat fut bientôt connu; il eut à Vienne un grand retentissement, dû, moins à la position du noble comte, au nombre et à la dignité des personnes qui s'intéressaient à lui, qu'à l'emploi successivement fait des deux méthodes qui se disputent aujourd'hui le terrain de la clientèle et intéressent à leur lutte tous les hommes éclairés. Jäger, ses confrères et leur école recevaient par là un rude échec. Dans cette dure extrémité, le professeur aima mieux engager sa réputation que celle du système; à tout prix il ne devait pas être dit que l'homœopathie pût guérir, et surtout guérir ce qui est incurable pour la méthode allopathique. Il publia qu'il s'était trompé dans son diagnostic, que la tumeur était un simple produit de turgescence inflammatoire, qui n'avait rien de grave, et pouvait se dissiper de lui-même. A ce point avaient pu se tromper le célèbre oculiste et tous ses confrères consultants; mais personne ne se laissa prendre à ce singulier aveu, et la méthode homœopathique en reçut une nouvelle impulsion.

Vers le milieu de mon séjour à Vienne je fus agréablement surpris de recevoir la visite de mon compatriote et ami le docteur Bouchacourt, chirurgien en chef de l'hospice de la Charité de Lyon, qui parcourait alors l'Allemagne dans un but d'études médicales. Il y explorait un champ différent du mien, celui de la chirurgie et de l'obstétrique, terrain battu et rebattu, qui, à recherches égales, ne pouvait lui donner autant de résultat que le domaine fécond de la doctrine homœopathique. Il put cependant rassembler les matériaux d'un livre intéressant sous le point de vue pratique. Nous visitâmes les principaux établissements scientifiques et médicaux, notamment l'hôpital de Gumpendorf, dont il parut fort satisfait ; je le fis assister à la clinique de Fleischmann, au dispensaire homœopathique du professeur Veith et à nos causeries avec Lœderer. Mais il fut choqué des manières de ce Teuton primitif et ne sut pas apprécier le mérite caché sous cette rude écorce.

Nous employions les moments de loisirs que nous laissaient nos graves études à visiter ensemble les monuments et les environs de Vienne, qui méritent bien en effet d'attirer l'attention des étrangers : la belle résidence de Schœnbrunn, le Versaille de l'Autriche, le Belvédère et ses riches collections d'antiques et d'objets d'art, le monastère de Neubourg, remarquable par les proportions grandioses de l'édifice et sa précieuse collection de manuscrits, le *Volksgarten*, jardin donné au peuple par l'empereur François et qui attire chaque soir, pendant la belle saison, l'élite de la fashion viennoise, et surtout le Prater, le bruyant Prater, rendez-vous de toutes les classes.

Le prince de Joinville, pendant son séjour à Vienne, avait fait élection de domicile au Prater et y restait tout le temps qu'il pouvait dérober aux visites officielles. Il y a là un mouvement de joyeuse vie, dont les Champs-Elysés de Paris ne sauraient donner qu'une faible idée : des orchestres monstres, des quadrilles animés, des théâtres en plein air avec leurs personnages en costumes hongrois ou tyrolien, des farceurs italiens, des jongleurs bohémiens, des rôtisseurs ambulants ; tout cela s'agite, se presse sous l'ombre épaisse de grands arbres. Des équipages de toutes natures parcourent incessamment cette plaine boisée qui s'étend jusqu'au Danube et des troupes de cerfs apprivoisés errent à l'aventure, peuplant les immenses espaces que la multitude bruyante ne suffit pas à occuper.

Entre autres excursions, nous visitâmes la jolie petite ville de Baden, qui possède un établissement d'eaux thermales hydro-sulfureuses, assez renommé en Autriche.

La source sort, en bouillonnant, de la grosseur du bras d'une fissure de rocher à une chaleur de 30 degrés Réaumur sans jamais changer de température ni de volume. Les Romains en avaient fait usage et nous la trouvons décrite par eux sous le nom de *thermæ pannonicæ*. Ces antiques et vénérables eaux, qui ne cessent de couler humblement au fond d'un souterrain depuis plus de dix-huit siècles, n'ont cependant pas cessé de guérir ou de soulager, par voie homœopathique, les générations successives qui se sont plongées dans leurs chaudes ondes. C'est ce que viennent de démontrer les récentes expérimentations des eaux sulfureuses faites sur l'homme sain. Heureusement que les aberrations des théories humaines ne changent point l'ordre de choses établi par la Providence, et que la nature ne retire pas ses dons, bien que nous interprétions faussement leur manière d'agir.

Baden occupe l'entrée d'une vallée délicieuse parsemée de châteaux princiers, de parcs et de jardins. Cette vallée s'élève sans cesse sur une longueur de seize lieues et se termine au centre des Alpes Styriennes par le mont le plus culminant, le Schneeberg, rendez-vous de nombreux visiteurs. Arrivé là, la vue embrasse un horizon de 400 lieues carrées, que terminent au nord-est les monts Karpathes, au nord-ouest les montagnes de la Bohême, au sud-ouest les Alpes du Tyrol, et qui se perd au sud-est sur les vastes plaines de la Hongrie. Le Schneeberg produit d'excellents remèdes homœopathiques et le meilleur aconit d'Allemagne.

Baden et ses environs me rappelaient la magnifique fête que donnèrent, en 1832, les habitants de cette ville aux membres du congrès scientifique de Vienne dont nous faisions partie, et les promenades que nous y fîmes avec nos bons et inséparables compagnons les docteurs espagnols Rubio, actuellement médecin de la reine Dona Isabela, et Francesco Folch, aujourd'hui professeur à la faculté de Barcelone et devenu depuis zélé partisan de la nouvelle école. Un esprit droit, franc et loyal, ne résiste pas longtemps à l'évidence des vérités morales ou scientifiques et finit toujours par les adopter et les proclamer avec un généreux dévouement.

CHAPITRE IX.

DE L'HOMŒOPATHIE A VIENNE (AUTRICHE) DEPUIS 1842 JUSQU'EN 1846.

SOMMAIRE. — Décadence de l'école allopathique viennoise. — Conversion du professeur Zlatarowich. — Chaire de clinique sollicitée ; prévisions favorables. — L'Homœopathie dans l'armée autrichienne. — Situation de l'homœopathie en 1846. — Etablissement d'une société médicale anti-homœopathique. — Les sœurs de St-Vincent-de-Paule et la nouvelle méthode. — Notes sur le traitement de la fièvre typhoïde ; observations cliniques. — Nouveaux praticiens homœopathes. — Société pour l'expérimentation pure des remèdes ; résumé de ses travaux. — Indications thérapeutiques de *colocynthis, aconit, arsenic, argent* (métallique) et *nitrate d'argent.*

Extrait d'une lettre adressée de Vienne à mon père au mois de juin 1846.

. . . . Mais c'est à Vienne que l'homœopathie a pris, depuis mon dernier voyage, le développement le plus rapide. J'y ai trouvé un grand nombre de nouveaux praticiens, une société de médecine organisée pour l'expérimentation des remèdes sur l'homme sain, et un nouveau journal qui publie les résultats de ces recherches. Les trois quarts des habitants de la ville, une partie des habitants des faubourgs, et la presque totalité des familles nobles qui ne sont pas dépendantes du gouvernement par quelque emploi, ont adopté cette méthode. Tu te souviens, sans doute, de Bischoff, l'homme bien en cour, le *doctor magnificus*, qui, en 1832, prenait en pitié le but de tes études, et espérait de voir disparaître sous peu les aberrations hahnemanniennes. Eh bien! ce personnage reçut dernièrement notre collègue Wolf, de Dresde, et avoua en toute franchise, que, lui compris, il n'y avait pas maintenant à Vienne plus de trois ou quatre médecins allopathes qui eussent une clientèle passable, ce dont se plaint également, à Paris, le professeur Magendie avec beaucoup d'aigreur. Voilà donc ici cette vieille routine médicale, ce chaos d'opinions et de procédés qu'on appelle la médecine, la voilà donc, elle et ses aveugles partisans, pris par famine, nécessité impérieuse de mettre bas les armes sans protocole. Aussi les polémiques, pétitions, contre-pétitions, réclamations ont presque complètement cessé. Les homœopathes attendent tranquillement l'effet de l'opinion publique, qui suffira seule à renverser les derniers obstacles qu'apporte un gouvernement ombrageux. Les étudiants de l'Université et les jeunes docteurs reconnaissent déjà qu'ils ne peuvent plus songer à un avenir médical s'ils n'étudient l'homœopathie. L'intérêt dirige, on étudie, les préjugés se dissipent, et la transformation des opinions s'opère sur une vaste échelle. Ce qu'il y a de très-remarquable dans cette grande révolution, c'est qu'elle s'effectue au sein de l'école de médecine la plus célèbre d'Europe, et qui a produit le plus d'hommes illustres. Cela se comprend. La première dans la carrière médicale, elle en a parcouru, avant ses sœurs, tous les sentiers trompeurs, épuisé toutes les fausses doctrines et les ressources impuissantes. Aujourd'hui elle est tombée dans un état de décomposition, d'épuisement, de scepticisme et d'anarchie, dont l'école de Paris même, avec ses Magendie, Andral et Bouillaud, ne peut donner qu'une idée approximative. On ne croit plus à l'action des remèdes, et l'on en prescrit en masses *pour faire quelque chose*. Quoi qu'on fasse ou qu'on ne fasse pas, disent ces messieurs, c'est à peu près indifférent ; la guérison n'en dépend guère. Le professeur de clinique, Lippich, que je vis il y a quatre ans, saignait tous ses patients dans une constitution éminemment typhoïde. Il a suivi, depuis peu, dans la tombe, les innombrables malades qu'il y a poussés. Hier c'était le calomel, aujourd'hui les préparations d'iode, qu'on donne aveuglément à des salles entières. On drogue, on manipule sans savoir ce qu'on fait, et tout en proclamant que la pharmacie peut se réduire aux tisanes et aux potions calmantes. A Prague, on est plus conséquent, et l'on se fait gloire de laisser les malades aux mains de la nature, sous l'action des soins hygiéniques. Telle est la manière du professeur de clinique Opolster. Du reste, à Prague comme à Vienne, on répond aux élèves qui se récrient sur cette absence de méthode : Voyez ! les homœopathes ne guérissent-ils pas ? et pourtant ils laissent la nature agir seule. Les élèves se persuadent difficilement que notre école doive ses succès et la faveur dont elle jouit, à une recette aussi simple.

Mais tandis que la thérapeutique achève de dépérir, la chirurgie prospère, comme aussi le diagnostic et l'anatomie pathologique. Ces branches intéressantes achèvent, par leur prépondérance et leur extension, d'étouffer le goût des études médicales pratiques. Le professeur d'auscultation, Scoda, accuse ses confréres cliniciens de traiter sans avoir égard aux indications fournies par le diagnostic, et rapporte leurs in-succès à cet empirisme. Mais le professeur d'ophthalmologie, Rosas, attribue cette décadence de la médecine à la quantité de juifs qu'on admet au doctorat. Il a publié un mémoire à ce sujet. A côté de cette anarchie, en présence de cette des-truction rapide de l'édifice vermoulu de l'ancienne école, l'homœopathie se tient, comme la chaloupe auprès du vais-seau naufragé pour recueillir l'équipage. Elle sauvera et gar-dera aussi l'esprit hippocratique, l'esprit d'observation et quelques indications rationnelles. Pour ce qui est des médi-cations spécifiques en usage dans l'allopathie, c'est quelque chose de si restreint, de si mal conçu, de si imparfait, qu'elle le laissera couler bas avec la carcasse du bâtiment.

Malgré leur confiance dans la toute-puissance de l'opinion publique, nos confrères de Vienne continuent à insister acti-vement auprès de l'autorité pour l'érection d'une chaire de clinique homœopathique à la faculté. Mais comme ce serait le coup définitif porté à la doctrine admise, et qu'il en résul-terait une perturbation plus ou moins profonde de l'orga-nisation médicale actuelle, le gouvernement renvoie tou-jours et n'ose se prononcer. Il a bien pu permettre la création d'un journal, chose très-difficile à obtenir dans ce pays, l'établissement de plusieurs hôpitaux, tolérer même la pratique nouvelle dans les hôpitaux militaires ; mais entamer la vénérable université et y déposer les éléments d'une re-composition, je ne pense pas qu'il s'y décide bientôt, et je crains bien que les homœopathes de Vienne ne se flattent d'une espérance de longtemps irréalisable. Cependant ils ne sont pas sans intelligences dans la place. Par exemple, le professeur de pharmacologie, Zlatarowich, est un des plus zélés partisans de notre école : c'est un homme jeune encore, d'un caractère énergique et indépendant, qui, laissant de

côté toutes considérations, a adopté définitivement les procédés homœopathiques dans sa pratique particulière, et pro-
fite du sujet de ses leçons pour faire apprécier à ses élèves
la valeur de cette méthode. Il fut médecin à l'hôpital Joséphine, et son opinion exerça une certaine influence sur la
génération médicale qui se forme. Sa conversion doctrinale
est remarquable ; il me l'a contée lui-même. « Je traitais du
mercure et des effets physiologiques de cette substance,
lorsque tout-à-coup je m'aperçois que je fais la description
à peu près exacte de la maladie vénérienne. Cette idée me
traverse l'esprit comme un éclair, me frappe et m'interdit
au point que je suis forcé de plier mes notes et de terminer
brusquement la leçon, à la grande stupéfaction de mon auditoire. Rentré chez moi, je fais renvoyer tout visiteur, pour
ne pas être distrait, et, dans un état de vive agitation, je me
mets à réfléchir à la découverte importante que je venais de
faire. Je ne connaissais l'homœopathie que d'une manière
très-imparfaite, et j'avais contre elle les préventions commu-
nément partagées par ses adversaires. Cependant son principe des semblables me vint naturellement à l'esprit, et je
cherchai avidement dans cette doctrine l'explication et la vé-
rification générale de la particularité qui m'avait si vivement frappé dans les effets du mercure. Je vérifiai pour
toutes les substances médicamenteuses la réalité de cette merveilleuse loi des semblables, loi thérapeutique générale, et
fondement de l'art de guérir. J'ai adopté depuis lors, sans
restriction, la méthode homœopathique. » Combien sont
rares les gens qu'un rayon de vérité scientifique frappe si
vivement, et qui ne se reposent pas avant d'avoir adopté,
dans son ensemble, la doctrine que cette lumière leur révèle !

Quelque douteuse que me paraisse la prochaine concession

d'une chaire de clinique homœopathique à la faculté, toujours est-il certain que cette question a fait un grand pas depuis mon dernier voyage. La pétition a passé sans obstacle par la filière administrative; la grande majorité de la chancellerie d'état (staatskanzlei) et de la chancellerie de la cour (hofkanzlei) l'a accueillie favorablement; mais elle est arrêtée à la cour même par l'oncle de l'empereur, l'archiduc Louis, qui dirige toute chose et qui s'est montré jusqu'à présent un adversaire déclaré de notre école. Cependant, malgré cette mauvaise disposition du chef de l'état, Fleischmann fut appelé plusieurs fois à conférer à ce sujet, et la chaire de clinique allait probablement être octroyée, lorsque les praticiens homœopathes eurent l'idée de réclamer, par l'organe du docteur Wurmb, une autre chaire consacrée à la théorie, afin de compléter l'enseignement. Cette demande, très-bien fondée et très-convenable dans son objet, était cependant tout-à-fait intempestive dans les circonstances difficiles où l'on se trouvait; d'ailleurs, nos confrères ne furent pas tous d'accord sur la nécessité d'un professeur spécial de théorie. Les membres de la faculté s'empressèrent d'exploiter ces divisions, en proclamant que les partisans de la nouvelle école ne savaient précisément ce qu'ils voulaient, et que leurs prétentions n'auraient plus de bornes dès que le gouvernement se serait mis sur la voie des concessions. Voilà où nous en sommes. C'est en vain que Marenzeller prie son client l'archiduc Jean, frère de Louis, de solliciter une décision favorable; ce prince s'est éloigné des affaires gouvernementales, et il refuse d'intervenir même sur ce point. L'empereur n'a pas de volonté personnelle.

Pendant qu'on s'occupe de procurer à notre école une place dans le système universitaire, Zlatarowich a pris à tâche de lui faire concéder légalement la part d'influence qu'elle exerce déjà depuis longtemps dans la médecine militaire. L'ordonnance du 6 février 1837, proclamant le libre exercice de l'homœopathie et abolissant la peine portée contre ses praticiens (perte du diplôme), n'avait pas été rendue publique à l'armée; de sorte que les médecins militaires homœopathes, dont le nombre est considérable, ont toujours cru pratiquer illégalement et se sont toujours soumis, sans réclamation, aux décisions arbitraires de leurs supérieurs. Cependant l'empereur avait envoyé son ordonnance au conseil académique, dont Zlatarowich faisait partie, en lui enjoignant de déterminer le mode d'après lequel l'homœopathie pourrait être pratiquée à l'armée avec le moins de perturbation possible dans l'organisation médicale établie. L'ordre étant impératif, il ne s'agissait pas de critiquer ni de faire des remontrances; les professeurs durent donner leur avis dans le sens indiqué; mais cet avis et l'ordonnance impériale sont restés jusqu'à présent ensevelis dans les archives de la *direction militaire*. Zlatarowich, qui fait partie de cette direction, eut occasion de prendre connaissance de ces documents, et il pétitionna auprès du conseil de guerre (oberkriegsrath) afin qu'ils fussent publiés; mais on lui renvoya sa supplique en disant que l'état actuel des choses ne permettait pas d'y avoir égard. Il ne se découragea pas et porta lui-même sa pétition au ministre de la guerre, qui est un zélé partisan de la nouvelle méthode; voilà cependant plusieurs mois qu'il attend la réponse. Il faut avoir en Autriche un caractère bien souple et bien exercé à la patience.

C'est donc bien à tort que Bischoff, le médecin en chef de l'armée, proclame que l'exercice de l'homœopathie y est interdit. En fait oui, mais non pas en droit. Quoi qu'il en soit, la pratique nouvelle gagne la médecine militaire, grâce à l'influence des officiers supérieurs, dont un grand nombre lui est favorable. A l'hôpital Joséphine, le *Val de Grâce* de Vienne, il y a même toujours quelques médecins qui traitent homœopathiquement une partie de leurs malades ; le conseil allopathique ferme les yeux, à moins toutefois que le traitement ne devienne trop ouvertement et trop exclusivement homœopathique, comme il arriva l'an passé avec le médecin de régiment Hausnerr, qui traitait tous ses rangs par la nouvelle méthode. La direction médicale lui suscita de si vives contrariétés, qu'il fut obligé de quitter le poste et d'accepter une autre place en province.

On le voit, malgré les progrès incontestables qu'a faits notre école, la carrière qu'elle parcourt n'en est pas moins semée d'obstacles comme au premier jour ; seulement ces obstacles sont entremêlés d'un plus grand nombre de circonstances favorables, car le gouvernement se montre bien disposé ou hostile, selon que prédomine l'influence de tel personnage, partisan ou adversaire de la nouvelle méthode. Ce désaccord se manifeste par des contradictions bizarres : ainsi, pendant qu'on permet à nos confrères la publication d'une revue mensuelle, on défend, sous peine d'amende, aux libraires, d'exposer sur leur devanture des livres homœopathiques, et aux journaux de les faire connaître par les annonces. L'on accueille favorablement la demande pour la création d'une société médicale homœopathique, et l'on refuse à ceux de nos confrères, qui ont reçu le diplôme de l'académie de Palerme, le droit de faire usage de ce titre.

L'école allopathique viennoise ne peut se décider à périr sans combattre jusqu'à la fin. Aussi la lutte qui a déjà lassé la faculté vient-elle d'être reprise par une nouvelle société médicale, fondée dans le but spécial de s'opposer aux progrès de l'homœopathie, d'une manière plus efficace qu'on ne l'a fait jusqu'à ce jour. Elle dirige plus particulièrement ses efforts vers la suppression de la libre dispensation des remèdes. Heureusement il est à peu près impossible aujourd'hui qu'on puisse abolir ce privilége ; l'immense clientèle homœopathique se récrierait contre une ordonnance qui lui ferait changer, au profit de quelques pharmaciens, des remèdes sûrs, excellents et ne coûtant rien, contre des préparations équivoques et d'un prix élevé ; et quand bien même l'ordonnance prohibitive serait promulguée, le gouvernement, qui est vraiment paternel pour ces affaires domestiques, n'aurait jamais le courage de la faire mettre à exécution.

Tel est l'état de choses à Vienne et dans les principales villes d'Autriche, la Lombardie exceptée. La situation de l'école allopathique n'est pas aussi déplorable dans l'Allemagne proprement dite ; mais, pour être plus éloignée du moment de sa dissolution, elle n'en est pas moins minée, et d'une autre manière. Elle se modifie elle-même ; elle simplifie ses prescriptions, ouvre une large entrée aux médications spécifiques, étudie les effets des remèdes, et accapare toutes les découvertes homœopathiques, en s'en donnant toute la gloire. C'est ce qui s'appelle savoir se rendre à l'ennemi avec les honneurs de la guerre.

J'ai revu notre hôpital homœopathique de Vienne. C'est toujours le plus joli bijou d'hôpital qu'on puisse imaginer, avec ses jardins, ses salles élevées, parquetées, cirées, bien ventilées, et décorées de ce luxe de petits ornements dont les sœurs de la Charité se plaisent à embellir le séjour du pauvre. La visite du matin n'a pas cessé d'être fréquentée par un certain nombre de jeunes docteurs, qui viennent de terminer leurs études allopathiques et désirent s'instruire dans la nouvelle méthode. Cette assistance, sans cesse renouvelée, est une pépinière féconde et inépuisable de prati-

ciens homœopathes qui se répandent dans tout l'Empire (¹)
Mais les sœurs de Saint-Vincent-de-Paul, dont la maison-
mère est annexée à cet hôpital, contribuent peut-être plus
efficacement encore à l'extension de l'homœopathie. Car on
veut les avoir dans les hôpitaux qu'on fonde en province,
et les sœurs insistent pour qu'on y introduise notre méthode,
qui, disent-elles, guérit très-bien et presque sans frais de
pharmacie. Elles réussissent quelquefois, lorsque les influences gouvernementales ne sont pas trop prépondérantes.
C'est ainsi que notre école a obtenu les hôpitaux de Linz et
de Kremsir. Quelle heureuse et bienfaisante combinaison
est celle de la direction domestique des sœurs de Saint-Vincent-de-Paul et de la médication homœopathique, les meilleurs soins du corps et de l'âme! Ces nouveaux établissements ont un charme indicible de paix et de bien-être. Là,
le malade n'est point en proie à un traitement brutal. Les
sangsues, vésicatoires, cautères, moxa, purgations, potions
nauséeuses, toutes ces dégoûtantes et pénibles manipulations
sont inconnues. L'affection morbide parcourt régulièrement
et paisiblement ses périodes, presque toujours d'une manière favorable, sous l'action de médicaments simples, qui
ne révoltent aucun sens. Les maux naturels sont adoucis et
menés à bonne fin, sans y joindre de nouvelles souffrances.
La main dévouée de la sœur fait la couche si bonne, ses
douces paroles savent si bien calmer la douleur, qu'on vou-

____

(¹) Les praticiens allopathes ont réussi dans ces derniers temps à diminuer le nombre des visiteurs. Un des plus influents d'entre eux persuada
à l'archevêque qu'il y avait de graves inconvénients à laisser cette maison de
sœurs librement ouverte aux étudiants. Depuis lors l'entrée à l'hospice n'est
plus aussi facile ; il est interdit aux élèves d'assister au dispensaire et à la
visite du soir, qui était assurément la plus fructueuse. L'archevêque crut faire
bien en écoutant l'avis du grave et digne docteur.

drait faire en ces lieux sa dernière maladie, si l'on n'avait pas une mère. Et cependant combien de gens se sont posés les adversaires de cette heureuse combinaison d'une médecine simple, agréable, efficace, et des tendres soins que la religion seule sait donner! Que de tristes pensées s'emparent involontairement de l'esprit et du cœur, à la vue des obstacles qui s'opposent, en France surtout, à la réalisation d'un si grand bienfait! Qu'on dépense des centaines de mille francs pour droguer les malades, à leur plus grand détriment, cela est déplorable, mais on a pour excuse les aberrations scientifiques. Ce qui ne se comprend pas, c'est que Paris, la ville natale des sœurs de la Charité, leur préfère, dans les hôpitaux, des employés mercenaires, et les oblige d'aller exercer cette charité au milieu des Turcs de Constantinople et des Arabes de Syrie.

Les maladies qui dominent à l'hôpital homœopathique de Vienne sont toujours les pneumonies simples et la fièvre typhoïde. Celle-ci est endémique en Autriche depuis les grandes guerres de l'Empire, et surtout depuis le choléra. Les praticiens homœopathes de ce pays ont donc acquis une grande expérience dans le traitement de cette affection ; et comme j'apprends qu'elle s'est développée épidémiquement à Lyon, je t'envoie les renseignements que j'ai pris ici sur le mode de traitement en usage.

A Vienne règne le typhus abdominal simple; le cerveau, les poumons y sont moins souvent et moins fortement compromis que dans les cas qui se présentent en France; la dissolution du sang y est aussi moins prononcée, les pétéchies peu marquées, et le saignement de nez au début s'observe assez rarement. La maladie est donc l'évolution régulière de l'ulcération spéciale de l'intestin grêle avec les phénomènes morbides qui en résultent physiologiquement : fièvre, sécheresse âcre de la peau et de la langue, météorisme et sensibilité de l'abdomen au toucher, surtout dans la fosse iliaque droite, diarrhée colliquative ou fréquente, peu copieuse et très-fétide, fuliginosités de la bouche, faiblesse excessive, stupeur et mort dans plus de la moitié des cas.

Le traitement à l'hôpital homœopathique est fort simple, et couronné de succès neuf fois sur dix : le médecin dirigeant, le docteur Fleischmann, emploie d'abord *bryone* (de la 2ᵉ à la 6ᵉ dilution décimale, quelques gouttes dans trois ou quatre onces d'eau, à prendre par cuillerées à bouche six à huit fois dans la journée), si le malade a été apporté dès le début de l'affection, ce qui arrive très-rarement. Le plus souvent, l'état est avancé, et il prescrit de suite *arsenic* ou *acid. phosphor.*, celui-ci de la 2ᵉ à la 4ᵉ et le premier de la 4ᵉ à la 6ᵉ dilution, administrés comme la *bryone*, et en éloignant les répétitions à mesure que la maladie perd de son acuité. L'*acid. phosphor.* est employé de préférence chez les jeunes sujets blonds, à peau blanche et délicate, lorsque les selles diarrhéiques sont très-abondantes et peu fétides. Il se tient ordinairement à l'un ou l'autre de ces médicaments, sans en changer, jusqu'à terminaison de la maladie.

Dans cette clinique, l'arsenic est le remède de fond, le moyen administré dans les neuf dixièmes des cas. Tous les autres sont employés d'une manière accessoire pour répondre intercurremment à des indications secondaires.

Les praticiens homœopathes savent la grande ressemblance qui existe entre les effets toxiques de cette substance et les phénomènes caractéristiques du typhus abdominal. Mais ici la chose a été étudiée plus complètement. Il y a deux ans qu'a paru, dans le journal homœopathique de Vienne, un travail fort remarquable du docteur Hausmann, sur l'intoxication arsenicale, considérée sous le point de vue dynamico-physiologique et anatomo-pathologique. Il montre que cette intoxication constitue , sous ces divers rapports , un état morbide spécial, toujours semblable à lui-même , et ayant avec le typhus abdominal les mêmes traits de ressemblance que la dia thèse mercurielle avec la maladie vénérienne. Il termine ainsi son mémoire : « L'ileo-typhus arsénical et le typhus « abdominal sont, sous le rapport des phénomènes anatomi- « ques et physiologiques, deux états morbides remarqua- « blement semblables.

« L'arsenic, le producteur de l'ileo typhus arsenical, gué- « rit le typhus abdominal. A l'hôpital des sœurs de la Misé- « ricorde de Vienne, on reçut, en 1841, cent soixante-sept « cas, qui furent traités par ce remède aux doses homœopa- « thiques ; il y eut cent cinquante-six guérisons. » La proportion de neuf dixièmes est à peu près la moyenne des diverses années. Pendant les deux mois où je suivis la visite, en 1842, je n'ai pas été témoin d'une seule terminaison fâcheuse.

Pour faire mieux comprendre la manière de procéder, je vais rapporter quelques observations prises à cette clinique.

Theresia B., âgée de vingt ans , domestique, fortement constituée et habituellement bien portante, éprouva tout-à-coup, il y a deux semaines, sans cause appréciable, un violent frisson, suivi de chaleur, de céphalalgie et de lassitude générale. Cet état de malaise empirant malgré l'administration d'un purgatif, elle entra à l'hôpital le 15 janvier.

La malade se plaint d'avoir la tête embarrassée, de vertiges, de bourdonnements et d'une grande lassitude de tout le corps ; les yeux sont à demi-fermés, sensibles à la lumière ; la base de la langue chargée d'un enduit épais, sèche et rouge sur les bords ; le goût amer, l'haleine fétide, la soif vive ; la respiration accélérée, interrompue par de fréquenles tussitations; l'abdomen très-fortement météorisé, douloureux à la pression dans l'hypochondre droit; cinq à six selles par jour; la peau chaude, sèche; pouls plein, cent pulsations.

Prescription : *arsenic* 4e dil., une cuillerée toutes les trois heures.

Le jour suivant, même appareil symptomatique; de plus, délire; le pouls devient petit, cent vingt pulsations; la toux, plus fréquente; il y a un râle muqueux très-prononcé. Ce nouvel état indique *senega*, qu'on fait prendre alternativement avec *arsenic*. Sous l'influence de cette médication, il n'y eut pas de changement notable jusqu'au 20.

Le 21, la malade repose pendant quelques heures d'un sommeil non interrompu; le délire et la diarrhée cessent; la respiration devient plus libre; la toux, plus rare et accompagnée d'expectoration; la langue s'humecte; l'abdomen perd sa sensibilité, et le pouls tombe à quatre-vingts pulsations. De ce jour, l'amélioration fit des progrès rapides, sans qu'on discontinuât pourtant l'administration du remède. La malade fut renvoyée, le 30 du même mois, dans un parfait état de santé.

Cette observation présente une légère complication pulmonaire, de toutes la plus fréquente et contre laquelle Fleischmann donne toujours avec succès *senega*, qui est homœopathiquement indiqué.

Voici un cas tout à fait simple : Johann R...., vigoureux garçon de quatorze ans, fut atteint, il y a douze jours, à la suite d'une indigestion, de violents vomissements, diarrhée et céphalalgie. Les vomissements cessèrent au bout de deux jours, mais la diarrhée persista; il s'y joignit une grande lassitude, pesanteur des membres, dégoût de la nourriture. Il entra à l'hôpital le 23 janvier.

Tête entreprise, vertigineuse; la face est pâle, les traits sont déprimés; la langue, à la pointe et sur les bords, d'un rouge vif; la base sèche, fendillée; amertume, dégoût, soif vive, respiration accélérée; abdomen douloureux; selles, six à huit par jour; pouls, cent vingt; peau sèche et brûlante.

Prescription : arsenic 6ᵉ dilut. toutes les trois heures; pour boisson, de l'eau fraîche; lotions avec de l'eau froide sur tout le corps, matin et soir (on trempe une éponge, on l'exprime et on la promène promptement à plusieurs reprises, puis on sèche et l'on recouvre exactement le malade).

Le 26, insomnie nocturne, fort délire, météorisme plus considérable. Même prescription.

Le 30, la peau est moins sèche, légèrement moite; la langue humide; le pouls a quatre-vingt-dix; le ventre n'est plus sensible qu'à une forte pression; les selles sont moins fréquentes, et le sommeil revient. Le 2 février, le médicament n'est plus donné que deux fois le jour; et, le 10, le malade sort parfaitement rétabli.

Franciska K...., domestique, âgée de 18 ans, bien nourrie et bien constituée, fut apportée à l'hôpital, le 13 mars, dans l'état suivant :

Expression stupide de la face; yeux fixes, brillants; la figure rouge, bouffie. La malade accuse une pesanteur de tête, vertiges, bourdonnement d'oreille et dureté de l'ouïe. La voix est faible, tremblante; la langue noire, sèche et fendillée, avec un profond dégoût pour la nourriture, désir de boire de l'eau fraîche; respiration difficile, anxieuse, presque ronflante; ventre tendu, douloureux, selles involontaires et très-fétides; peau sèche comme du parchemin; pouls à cent pulsations.

Prescription : arsenic 4ᵉ dilut. toutes les trois heures, compresses froides sur la tête et lotions froides de tout le corps.

L'amélioration se manifesta aussitôt que ce traitement fut commencé. Sur la fin, il se produisit une toux sèche, qui céda bientôt à l'action de *tinct. sulfuris* (quelques gouttes dans plusieurs onces d'eau). La malade quitta l'hôpital au bout de trois semaines, en parfait état de santé.

Telle est la marche habituelle de ces terribles maladies sous l'action des remèdes homœopathiques. Cependant notre méthode pourrait fournir des résultats encore meilleurs, et la manière de faire de Fleischmann n'est pas à l'abri de reproches fondés. Ainsi, il n'attaque pas assez promptement l'affection au début par les médicaments indiqués, attendant qu'elle ait revêtu le caractère auquel l'arsenic convient. Il laisse ainsi grandir le mal, et s'expose à de longues et précaires convalescences. C'est ce qui arrrive quelquefois, et ce dont il se plaint lui-même. En second lieu, il a le tort de persister dans l'emploi du même médicament lorsque la maladie a changé de physionomie et pris cette forme hectique.

Voici des renseignements pris ailleurs :

Dans la pratique privée, surtout ici, où le praticien homœopathe est en général le médecin de la maison *(hausarzt)*, on est appelé dès les premiers malaises, longtemps avant que le mal ait passé à l'état qui réclame l'emploi d'arsenic. On débute ordinairement par *bryon.*, *bellad.*, ou *rhus.* — *Bryon.*, s'il y a prédominance de douleur élançante dans l'abdomen, les côtés de la poitrine et la tête, ce qui arrive assez souvent, toux sèche, bouche amère, douleurs aux jointures, exacerbation fébrile le soir, mêlée de chaleur et de frisson ; *bellad.*, lorsqu'il y a congestion cérébrale, figure rouge, bouffie, expectoration ou selles sanguinolentes ; *rhus* contre les symptômes ataxiques, variabilité du pouls, anomalie du système nerveux. Lorsque la maladie traîne en longueur et semble vouloir passer à l'état de fièvre hectique consomptive sans réaction favorable, on réussit presque toujours à amener une prompte et heureuse terminaison avec quelques doses répétées de *carbo veget.* 4e triturat., ou 5 à 6e dilut. Ce puissant agent fouette efficacement la force vitale. A plus haute dilution, son action serait peut-être plus entière, mais moins prompte.

Il est quelquefois nécessaire de chercher à relever l'activité fonctionnelle du canal intestinal fortement déprimée. Dans ce but, le docteur Georges Schmidt administre avec succès le mercure doux 1re triturat. (centésimale), et le rheum (même préparation.)

L'aspect de la fièvre typhoïde étant, à Vienne, presque toujours le même, les indications thérapeutiques sont loin de donner aux médecins allopathes une idée complète du traitement. Il convient de consulter les avis cliniques donnés sur ce point par le docteur Bartle, qui a traité cette affection dans les grands hôpitaux militaires de l'Autriche méridionale, où elle se présente sous des formes plus variées. Ces prescriptions ne diffèrent point de celles dont nous avons fait usage, avec succès, dans les cas sporadiques de notre clientèle.....

Les polémiques avec l'académie de médecine, suscitées et entretenues par le professeur Tœltenny, ont été définitivement terminées par une réponse du docteur Watske, chef-d'œuvre d'éloquence et de logique.

J'ai vu également avec plaisir que la prétendue réforme spécificienne avait perdu toute chance de succès auprès des praticiens viennois, et que les tendances dissolvantes des écrivains de l'Hygée sont condamnées par ceux-là mêmes qui y avaient applaudi autrefois. Mais cette cause de désunion n'a disparu que pour faire place à un autre élément de discorde, né des excentricités du père Veith, touchant le mode de prescription et la dose des remèdes. Des rivalités jalouses ont compliqué ces divergences accessoires, et une profonde division professionnelle, sinon doctrinale, sépare aujourd'hui, en plusieurs fractions hostiles, les partisans de la nouvelle école à Vienne. Il est pénible d'avoir à signaler cette absence d'harmonie et de confraternité, au moment même où par un effort commun, bien dirigé, notre école obtiendrait la position qu'elle s'efforce d'acquérir depuis tant d'années.

Cependant cette fâcheuse discorde ne s'est pas tellement emparée des esprits, qu'elle n'ait laissé subsister une société d'une trentaine de praticiens environ, tous unis et disposés à travailler de concert au perfectionnement de notre méthode. Cette société (dont la reconnaissance officielle est demandée depuis quelque temps au gouvernement) s'est déjà acquis un rang distingué dans la science, par ses expérimentations des remèdes sur l'homme en santé. Ce genre d'études forme son objet spécial ; elle se propose d'enrichir la matière médicale pure et de soumettre à une révision radicale ce qui a été publié jusqu'à ce jour. Ces travaux, entrepris dans un esprit de défiance envers Hahnemann, prouvent de plus en plus la justesse de ses observations sur les effets pathogénétiques des substances médicamenteuses, et contribuent efficacement à mettre un terme aux polémiques passionnées qui ont désolé notre école depuis quinze ans.

Cette société se réunit tous les mois et propose la substance à essayer. Chacun procède en cela de la manière qui lui plaît, en ayant soin toutefois d'indiquer son mode d'expérimentation dans le bulletin où il consigne journellement les effets médicamenteux qu'il éprouve ; à chaque réunion, on dépouille un certain nombre de ces bulletins, et l'ensemble des phénomènes observés est publié dans un journal spécial (¹), avec un exposé analytique des effets caractéristiques de la substance essayée, et des indications précises de son emploi. Il est à regretter que ces précieuses données ne soient pas portées à la connaissance des homœopathes de tous les pays par une traduction française.

Le résultat de ces expérimentations projette une vive lumière sur quelques points de doctrine encore obscurs, et prouve plusieurs assertions importantes qui manquaient de preuves directes (²). Ainsi on peut déjà en conclure que, pour connaître, sous toutes ses faces, l'action toxique d'un médicament, il faut l'administrer aux différents degrés de l'échelle des dilutions ; que cette action toxique ne se manifeste pas seulement par un certain nombre de phénomènes dynamiques isolés et passagers, qu'elle produit quelquefois aussi des états morbides, images fidèles des maladies naturelles. C'est ainsi que la bryone a développé chez un des expérimentateurs (docteur Reiss de Linz) une fièvre muqueuse (typhoïforme, mais bénigne), avec périodes régulières, et que l'aconit, chez un autre (Dr. Rotbanzel), a produit un rhumatisme articulaire aigu, avec endocardite et hémoptysie.

Un des membres les plus actifs de cette société d'expérimentation, est le docteur Wurmb, qu'on m'avait représenté, pendant mon précédent séjour en Allemagne, comme un ardent réformateur spécificien. Je trouvai, au contraire, en lui un admirateur et un fervent disciple de Hahnemann, qui se plaît à proclamer que les expériences de ses collègues et les siennes confirment pleinement les résultats consignés

(¹) OEsterreichische zeitschriftf ür homœopathie. Wien. Braumüller und Seidel.

(²) Hahnemann n'a pas fait connaître sa manière d'expérimenter les remèdes sur l'homme sain.

dans la matière médicale pure. Il est peu sensible à l'action des médicaments ; cependant le *natrum muriat.* (sel de cuisine), par exception, lui a fait éprouver des sensations morbides tellement pénibles, qu'il ne voudrait pas, dit-il, pour tout au monde, refaire l'essai de cette substance. Les résultats les plus marqués furent : une insomnie essentielle, radicale, qui persista pendant plusieurs nuits de suite, et des accès complets de fièvre intermittente quotidienne. Ce qu'il y a de remarquable, c'est qu'il n'obtint ces phénomènes pathogénétiques qu'avec les préparations élevées (de la 20° à la 30° trituration), les basses ne produisirent que les effets généraux de nausées, purgation, etc., tandis que le *soufre*, qu'il expérimente maintenant avec ses confrères, ne lui fait sentir son action qu'aux deux ou trois premières triturations.

Le professeur Zlatarowich, inspecteur au bureau central de la pharmacie militaire, est le plus intrépide des expérimentateurs : il n'a pas craint de prendre, dans l'espace de cent cinquante-cinq jours, plusieurs livres de teinture de *thuja* (42,000 gouttes), jusqu'à production de quelques phénomènes pathogénétiques ; trois mille gouttes de teinture d'aconit en moins d'un mois, et plusieurs onces de soufre trituré et de teinture soufrée en quelques jours. Je fis sa connaissance alors qu'il s'occupait de cette dernière expérimentation, dont il avait déjà retiré un ictère des plus foncés.

Le modeste et habile praticien suppléant de Fleischmann, à l'hôpital de Gumpendorf, docteur Rotanzel, a été arrêté, dès le début de ses essais, par la violence des effets médicamenteux. Cent cinq gouttes de teinture d'aconit, prises en dix jours, ont suffi pour développer promptement chez lui une fièvre inflammatoire intense, accompagnée de délire pendant trois nuits consécutives ; une bronchite aiguë avec hémoptysie, vives douleurs erratiques dans les membres, douleur fixe très-vive sur le bord orbitaire du frontal. Il est à peine remis des suites de cette expérimentation....

Je ne crois pouvoir mieux terminer ces chapitres sur Vienne, si pleins d'historique et de théorie, qu'en analysant les considérations essentiellement pratiques qui terminent l'énumération des effets propres aux quatre ou cinq substances étudiées jusqu'à ce jour.

Le fatras de propriétés médicamenteuses attribuées à la coloquinte par l'ancienne école, et qui s'appliquaient à la presque totalité des maladies, s'est réduit à un nombre bien limité d'indications, sous l'influence des nouvelles recherches physiologiques et des études cliniques dirigées dans un esprit de critique sévère. Mais cette petite série d'indications n'en est pas moins précieuse, en ce qu'elle constitue le domaine spécial, positif, incontestable de la coloquinthe, et fait, d'un polychreste négligé et méprisé, un agent thérapeutique indispensable contre certains états morbides. L'efficacité tant vantée de cette substance dans les hydropisies, épilepsies, apoplexies, paralysies, fièvres intermittentes, chlorose et ictère, ne s'est point confirmé et reste pour le moins fort problématique. Sa véritable sphère d'action spécifique est restreinte à quelques névralgies, irritations et surexcitation du *nerf trijumeau*, du *plexus cœliaque* des nerfs lombaires et du *sciatique*, et même encore dans cette sphère son efficacité ne se manifesta que contre certaines espèces déterminées d'hémicrânies, prosopalgies, cœlialgies, coliques et névralgie sciatique.

« 1° Les hémicrânies et prosopalgies, qui cèdent à la coloquinte, proviennent toujours d'une altération purement fonctionnelle, d'un accroissement d'irritabilité du nerf trijumeau quelle qu'en soit la cause, rhumatismale, goutteuse, gastrique, etc. Dès que le tissu nerveux est lésé, ou lorsque la névralgie résulte d'épanchement aqueux ou purulent, d'exostoses des os du crâne et de la face, d'épaississement des membranes du cerveau, de tumeurs fongueuses, squirrheuses, de lésion organique des dents, d'ossification, de dilatation des veines cérébrales, l'indication de ce remède cesse presque toujours (¹). C'est alors qu'il faut recourir aux remèdes suivants, qui dissipent quelquefois l'altération organique et qui apportent le plus souvent un soulagement marqué aux souffrances, tels sont : *arsenic, aurum, calcarea, causticum, graphites, magnesia, sepia, silicea, sulfur.*

Ordinairement l'hémicrânie de la coloquinte est fixée sur le trajet du nerf frontal, s'accompagne de vives douleurs dans les yeux et alterne avec des souffrances névralgiques du plexus cœliaque. *Bryonia* et *nux v.* se rapprochent beaucoup de l'action de coloquinte, dans ce cas spécial. Ce remède trouve des auxiliaires moins puissants, mais non pas toujours à dédaigner dans *pulsat., bellad., phosphor., valerian., chamo., agaric., veratr.*

Dans les prosopalgies de la coloquinte, on n'observe pas de convulsions partielles des muscles de la face, ni de sensation paralytique de la partie souffrante ; les douleurs suivent le trajet du nerf sous-orbitaire et se manifestent souvent d'une manière périodique, conjointement avec l'odontalgie dite *nevralgia infraorbito dentalis.* Les remèdes les plus voisins de coloquinte sont alors : *bellad.* et *capsicum,* viennent ensuite : *china, staphysagria, conium, nux v.*

2° Les névralgies du plexus cœliaque et de ses divisions du domaine de la coloquinte sont plus particulièrement celles qui proviennent d'excitation morale (chagrin, colère), qui

____

(¹) A l'exception de ces cas rares où la lésion organique , étant le résultat de l'altération fonctionnelle du nerf, peut disparaitre avec elle.

sont déterminées par la croissance, qui se compliquent d'irritation spinale, de douleur dans le nerf sciatique, de souffrance hémorrhoïdale, ou de symptômes vermineux. Les meilleurs auxiliaires de cette substance médicamenteuse sont, dans ce cas : *chamom.*, *bellad.*, *pulsatil.* Il est bon de consulter aussi *valerian.*, *cocculus, coffea, nux. secale, ignat. stannum.*

3° La coloquinte est indiquée dans les névralgies sciatiques (ischialgies), suite de refroidissement, de vives émotions morales, de suppression d'hémorrhoïdes, de croissance trop rapide. On peut administrer concurremment, avec avantage, *chamom.*, *rhus*, *pulsatilla.*

Les ischialgies qui proviennent d'une altération du tissu nerveux ou de lésions organiques des organes du bassin et des hanches, n'éprouvent aucune amélioration sous l'influence de la coloquinte. Il en est de même de la coxarthrocace, et Stapf se fait grandement illusion, lorsqu'il l'indique (Archiv, XVI. 1. 93) comme un des remèdes les plus puissants contre ce genre de maladie. Les deux cas de guérison de coxarthrocace publiés par Thorer et Lobethal [1] ne sont très-probablement que deux cas d'ischialgie ; car le changement dans la direction du pied et la position du trochanter s'observe aussi, exceptionnellement, il est vrai, dans cette dernière maladie. (Voyez Cantatt, Med. Klinik. B. 2. S. 30). On ne peut trouver de remède à la luxation spontanée que dans l'emploi des substances suivantes : *arsenic, calcarea, carb. veget. hepar. sulf. mercur.* et *sulfur.*

4° Coloquinte est encore spécialement indiquée dans les *dyssenteries*, où l'irritation des intestins l'emporte sur leur phlogose, lorsqu'il y a prédominance des douleurs sur les

---

[1] Thorer's Beiträge B. IV, § 9. Allgemein. homœop. zeit, XIII, 115.

autres phénomènes, selles rares, difficiles, coliques déchirantes soulagées par la pression. Vers les dernières périodes de la maladie, lorsque le caractère inflammatoire a pris le dessus, et qu'il s'accompagne de lésion de la muqueuse, la coloquinte a perdu la plus grande partie de son efficacité.

La durée moyenne de l'action d'une dose de coloquinte est de 2 à 6 heures; cependant il n'est pas rare de lui voir produire des effets qui persistent au-delà d'une semaine. Dans les cas aigus, nous répétons, toutes les une, deux, trois ou quatre heures, et dans les affections chroniques tous les un, deux, trois ou quatre jours. Nous avons cru reconnaître que chacune des six premières dilutions (à la division décimale) possédait l'efficacité thérapeutique de cette substance dans toute sa plénitude.

L'aconitum napellus est la seconde substance qui fut soumise à l'expérimentation pure et étudiée dans ses effets cliniques. Voici les résultats pratiques de ces travaux:

L'ancienne école emploie l'aconit dans les affections rhumatismales depuis les essais heureux de Störk, mais le manque d'indications sûres ne lui a pas permis d'en faire usage contre les autres espèces de maladies. Il appartenait à l'école homœopathique d'étendre considérablement la sphère d'application de cette substance, par la connaissance exacte et positive de ses effets sur l'homme sain. — Les affections aiguës de tout le système artériel, des diverses membranes (séreuse, muqueuse et cutanée), avec état d'éréthisme et fièvre synochale (dans laquelle nous comprenons aussi la fièvre traumatique), les congestions actives et les inflammations franches, tel est le domaine thérapeutique de l'aconit. Cette substance est encore spécifiquement indiquée dans les fièvres compliquées d'un élément rhumatismal ou de légers phénomènes bilieux.

L'irritabilité du système sanguin (hyperästhesien), telle qu'on l'observe ordinairement après l'abus des médicaments (du mercure surtout), ne trouve souvent son remède que dans l'aconit. De là provient la réputation d'anti-dyscrasique et d'anti-syphilitique, que Störk et Van-Swieten lui ont faite. Le docteur Arnold a confirmé depuis longtemps le résultat de notre expérience. Il dit à ce sujet : Les malades affaiblis et rendus excitables par l'usage immodéré des médicaments (allopathiques), ne supportent souvent pas, sans aggravation, de petites quantités de remèdes homœopathiques bien indiqués. Chaque nouvelle dose excite de vives douleurs, et l'on voit même, sous leur influence, des souffrances chroniques passer à l'état aigu, et se manifester par une véritable fièvre nerveuse consomptive. Dans de telles circonstances, l'administration de l'aconit est presque toujours suivie des meilleurs résultats : les douleurs se calment, les sueurs débilitantes cessent, et il survient un sommeil réparateur. Sous l'influence de ce remède, on peut reprendre l'usage des médicaments antipsoriques, et mener à bonne fin la guérison d'un mal désespéré (Hyg. 1. 64). Quant à la cessation de la maladie primitive, qui a lieu ordinairement après son emploi, il n'y contribue que d'une manière indirecte qu'on pourrait appeler rationnelle.

L'aconit est indiqué dans les état fébriles et irritatifs (eretisch) qui constituent le prodrome et le début des exanthèmes aigus. C'est le spécifique indispensable de la miliaire pourprée et de la rougeole. Il abrège l'évolution de la rougeole, en même temps qu'il ravive l'éruption languissante, la rappelle lorsqu'elle a été répercutée, et prévient ainsi des suites fâcheuses. Il s'est montré préservatif efficace dans les épidémies de rougeole.

Une propriété inestimable et spéciale de l'aconit est de

combattre efficacement toutes les espèces de congestions sanguines actives, principalement de la tête, des poumons et du cœur, avec tous leurs phénomènes secondaires (vertiges, suffocation, hémorrhagie, etc.).

La sphère éminemment spécifique de l'aconit est l'état inflammatoire avec plasticité.

Ce remède trouve plus particulièrement son indication chez les sujets d'un tempérament sanguin, vifs, déliés, colorés, chez les enfants, les jeunes gens et les femmes. Hahnemann y ajoute les constitutions cholériques avec raideur et sécheresse de la fibre (le strictum des anciens).

Voici les formes morbides auxquelles aconit convient le mieux :

1° Trouble moral avec crainte de mort prochaine, ou prévision vive, intense d'un malheur indéterminé, comme il arrive souvent chez les femmes en couches ;

2° La synocha pure (fièvre angéioténique) et la fièvre traumatique ;

3° L'éréthisme fébrile avec irritabilité douloureuse générale, telle qu'on l'observe dans les infections médicamenteuses, mercurielles surtout ;

4° Les fièvres rhumatismales ;

5° Les fièvres bilieuses légères, suite de colère ou de frayeur ;

6° La fièvre intermittente quotidienne qui tend à devenir continue et inflammatoire ;

7° Toute espèce de congestions sanguines actives, surtout chez les enfants à l'époque de la dentition, et chez les jeunes filles après interruption brusque des règles par suite d'émotions vives, subites, de frayeur.

8° Les hémorrhagies actives, surtout celles du nez et des organes respiratoires.

9° Les inflammations, spécialement lorsqu'il y a soif, pouls précipité, impatience anxieuse, agitation inquiète;

10° La prosopalgie qui a son siége dans le névrilème de la branche frontale du trijumeau ;

11° Le rhumatisme; surtout le rhumatisme articulaire aigu ;

12° Les fièvres exanthématiques, la période éruptive de la petite vérole.

Pour ce qui concerne les doses et la répétition, voici ce qu'on peut établir : plus la fièvre est forte et la réaction inflammatoire vive, plus les doses doivent être fortes et rapprochées (1/4, 1/2, 1, et 2 heures), dès que la rémission se manifeste, on diminue les doses et on les éloigne. Dans les cas aigus, il convient d'administrer depuis la 3ᵉ jusqu'à la 12ᵉ dilution; chez les sujets très-excitables, qui offrent un état morbide parfaitement semblable aux caractères pathogénétiques de l'aconit, il n'est pas rare de voir la 30ᵉ dilution produire des effets curatifs aussi prompts qu'efficaces; et dans les cas chroniques, où l'indication d'aconit est moins marquée, il vaut mieux employer les trois premières dilutions et quelquefois même la teinture (¹).

Les expérimentations de la gentiane croisée (gentiana cruciata) ont fourni peu de résultats, mais qui ne sont pas cependant à dédaigner. Les expérimentateurs ont cru pouvoir établir qu'elle ne modifiait spécifiquement que la partie moyenne stomacale du nerf pneumo-gastrique et sa branche pharyngienne. Ils regardent comme effet secondaire les modifications qu'elle a produites sur les plexus abdominaux.

(¹) D'après les expériences de plusieurs observateurs, l'extrait fait au bain de sable avec le suc fraichement exprimé est une très-bonne préparation. On l'administre ensuite, soit trituré, soit dilué.

Voici les indications de ce remède : 1° *gastricisme sans fièvre*: pesanteur, sensation de plénitude à l'estomac, renvois avec tête entreprise, pression sur le front, turgescence du bas-ventre avec sensation de gêne; sensation de pression de dehors en dedans à l'épigastre avec anxiété; nausées, renvois acides, vomissements de liquides aqueux aigres.

2° Dans *les irritations chroniques de la muqueuse du cou*: âpreté et raucité de la gorge, forçant à renâcler fréquemment des mucosités tenaces; teinte rouge uniforme du voile du palais, de la luette, des amygdales et du pharynx, avec élancées fugitives, sensation de resserrement du cou, déglutition difficile, excrétion salivaire augmentée.

3° Dans certaines *céphalalgies* : sensation de resserrement de la tête, sensibilité douloureuse du cuir chevelu, tension dans les tempes, pulsation des carotides.

4° Dans certains *accidents de menstruation* : par exemple, lorsque les règles avancent, avec sensation de gonflement et de resserrement au bas-ventre, qui empêche le sommeil et s'accroît par le mouvement.

Il est évident que ces diverses indications sont remplies par un grand nombre d'autres remèdes homœopathiques. Mais il faut remarquer qu'ils sont pour la plupart des poly-chrestes qui ne touchent à ces états morbides que par un côté de leur action, et cela souvent d'une manière secondaire, qu'ils ne sont pas tous capables de développer ces phénomènes sans exciter la réaction fébrile et par une influence purement nerveuse. Ils ne peuvent donc pas satisfaire, dans tous les cas, aux indications de la gentiane.

Le docteur J. O. Müller a publié la pharmaco-dynamique du nitrate d'argent, qu'il a cherché à compléter par des expérimentations sur les animaux. Voici les quelques indications résultant de ce travail : la sensation de *tête entreprise*

(Kopfangegriffenheit) *à l'occiput* se joint à la plupart des effets pathogénétiques de quelque importance ; plusieurs d'entre eux (surtout les troubles abdominaux) coexistent avec des vertiges et un embarras de la tête semblable à celui que produit l'ivresse. On observe une exaltation de l'activité nerveuse, sans localisation ni acuité, qui apparaît le plus souvent d'une manière périodique ; prostration extrême des forces, surtout dans les membres inférieurs, sans rapport avec l'état général des fonctions ; accès de fièvre avec frissons ; frilosité constante et nausées.

La chorée et l'épilepsie se sont modifiées dans leurs périodes d'apparition.

Ces études sur le nitrate d'argent sont exclusivement pathogénétiques, les praticiens homœopathes ne l'ayant encore que très-rarement administré aux malades. L'histoire thérapeutique de cette substance est encore à faire, ce qui sera, du reste, très-facile avec la description détaillée de ses effets sur l'homme sain que vient de publier le docteur Müller.

Les recherches sur l'*argent métallique* ont fourni des indications thérapeutiques plus précises et plus abondantes.

L'argent agit spécialement : 1° sur les jointures, et il est peu de substances qui possèdent cette propriété spécifique d'une manière aussi marquée.

2° Sur les cartilages, oreille externe, trompe d'Eustache, cartilage palpébral, nasal, fausses côtes, etc.

3° Sur les tendons, ligaments, petits muscles qui avoisinent ou constituent les articulations.

4° Sur les organes glanduleux, particulièrement sur les glandes salivaires et les testicules.

5° Sur le cœur (palpitations spasmodiques).

L'argent développe beaucoup de *douleurs* qu'on peut classer en trois catégories :

(*a*) Celles qui se manifestent seulement dans le repos, et disparaissent, en partie ou tout-à-fait, pendant le mouvement. Ces douleurs sont tiraillantes, déchirantes, élançantes, battantes, pressives, fouillantes, rongeantes, brûlantes. Elles ressemblent beaucoup aux douleurs produites par *mercur, rhus et pulsat.*; mais elles ont cela de particulier qu'elles changent souvent de place.

(*b*) Les douleurs qui se manifestent ou persistent, soit dans le repos, soit dans le mouvement. Telles sont les douleurs de brisement, de meurtrissure dans les articulations et les muscles qui les avoisinent. *Arnica* est dans ce cas son succédané le plus direct.

(*c*) Les douleurs qui sont produites par le mouvement, surtout lorsqu'il est violent, et qui diminuent ou cessent complètement par le repos. Telle est la douleur de luxation, d'entorse (Verrenkungsschmerz) à l'intérieur et à l'extérieur des jointures. Sous ce rapport l'argent a une remarquable analogie avec *rhus*. Mais ces trois catégories de douleurs ont cela de commun qu'elles s'accompagnent de sensation, de faiblesse paralytique de la partie affectée, de palpitations musculaires partielles au voisinage des articulations, et d'élancements, comme électriques, dans le tissu cutané.

Les muscles volontaires seuls sont affectés par l'argent. On observe des palpitations, des soubresauts qui se produisent sur une petite étendue au voisinage des articulations. En appuyant sur la partie, la palpitation cesse pour se manifester plus haut dans le même muscle et lorsqu'on garde le repos. Quelquefois ce sont des convulsions, de fortes agitations de membres entiers, qui se produisent le plus souvent quand on est endormi, et semblent toujours partir de l'articulation.

Les maladies qui rentrent dans la sphère d'action spécifi-

que de l'argent, sont : la *goutte articulaire*, l'arthralgie, l'arthritis, la coxalgie, les *affections inflammatoires des os*, *des
cartilages et de leurs membranes ;* l'inflammation des muscles
psoas, des glandes salivaires, des testicules ; certaines faims
canines ; les pertes nocturnes séminales avec affaiblissement
des fonctions sexuelles ; certaines insomnies ; convulsions
partielles des membres; les palpitations du cœur, qui ne sont
pas accompagnées de lésions organiques; la paralysie des
extrémités ; la cachexie mercurielle.

Les effets pathogénétiques de l'argent se manifestent de
préférence du côté gauche du corps ; ils ne développent pas
de réaction fébrile bien caractérisée , et persistent souvent
pendant plusieurs semaines (¹).

Les expérimentations du thuja sont déjà publiées, mais
l'exposé de ses indications cliniques n'a pas encore été fait.

Natrum. m. et *sulfur* ont été également étudiés, et leur
pathogénésie doit paraître dans le prochain numéro du
journal. J'aurai soin d'en rendre compte, dans cet ouvrage,
si elles arrivent à ma connaissance avant que l'impression du
second volume soit terminée.

Voilà des travaux précieux, bien dignes de fixer l'attention de tous ceux qui s'intéressent au perfectionnement de
l'art de guérir. Chaque recherche amène un résultat positif,
qui, lui-même, contribue à fournir une indication sûre
pour le traitement. La science thérapeutique se constitue
ainsi progressive ment, sur une base solide , à l'abri du

(¹) L'argent, remède trop négligé jusqu'à ce jour, a été aussi étudié par
Hahnemann et ses premiers disciples : Franz, Gross , Hermann, Langham-
mer et Wislicenus. Les résultats pathogénétiques, publiés dans le journal de
Vienne, coïncident parfaitement avec ceux qui furent obtenus par ces premiers expérimentateurs.

chaos doctrinal de l'ancienne médecine où elle a végété jusqu'à présent. Honneur donc soit rendu à l'école homœopathique viennoise qui s'est mise courageusement à l'œuvre pour continuer les travaux de Hahnemann , et pour étendre , par des recherches longues , laborieuses et pénibles , la sphère trop restreinte encore de la nouvelle méthode !

CHAPITRE X.

DE L'HOMŒOPATHIE A LINZ (HAUTE AUTRICHE).

SOMMAIRE. — Introduction de l'homœopathie à Linz. — Guérison du président du Conseil provincial. — Fondation d'un hôpital homœopathique. — Résultats généraux de la clinique de 1842 à 1845. — Fortifications de Linz. — Description du pays. — Endémie d'affections rhumatismales, et traitement homœopathique de ces maladies. — Traitement de l'endocardite rhumatismale. — Docteur Reiss et sa méthode. — Observations sur l'aggravation médicamenteuse. — Situation de la pratique homœopathique en 1846. — Additions au traitement des affections rhumatismales du cœur. — Docteur Hubert. —Recherches sur l'action des dilutions élevées, dites korsakoviennes.

Peu de temps avant mon arrivée en Allemagne, on fondait à Linz un hôpital homœopathique sur le modèle de celui de Gumpendorf, et sous la direction de l'un des élèves de Fleischmann. J'allai visiter cet établissement aussitôt après avoir pris congé de ce praticien.

L'homœopathie était pratiquée à Linz, capitale de l'Autriche supérieure, depuis plusieurs années, par deux ou trois médecins, d'une manière timide et presque clandestinement. Mais, à l'arrivée du docteur Reiss, médecin actuel de l'hôpital, les choses changèrent de face. Ce jeune praticien, par sa position indépendante, sa grande fermeté, ses connaissances solides, et surtout par de brillantes cures, sut gagner à notre méthode la confiance publique. Les anciens homœopathes reprirent courage, et plusieurs de leurs adversaires se rapprochèrent d'eux pour travailler de concert à l'étude d'un système en possession de la faveur générale. En dehors de l'influence personnelle du docteur Reiss, deux circonstances contribuèrent beaucoup à amener cette situation prospère, ce fut la guérison du premier magistrat du pays et l'établissement de l'hôpital homœopathique.

Mader, président du landsrath, fut atteint dans le mois de mai 1842 de douleurs rhumatismales aux hanches et aux poignets, à la suite desquelles apparut une éruption miliaire générale, accompagnée d'un sub-delirium avec carpologie. Au bout de quelques jours, la miliaire disparut, et la langue devint épaisse, sèche; l'abdomen météorisé, la faiblesse extrême, le pouls petit, la face hippocratique. Les médecins allopathes, qui avaient dirigé jusqu'alors le traitement avec sangsues, opium et vératrine, crurent reconnaître là une métastase goutteuse au-dessus des ressources de l'art, et déclarèrent le cas désespéré. L'entourage recourut alors à l'homœopathie, et confia le moribond aux soins du docteur Reiss. Celui-ci reconnut dans l'ensemble des symptômes, l'expression d'un état typhoïque pernicieux; quel que fut d'ailleurs son diagnostic, la loi de similitude indiquait, d'après les phénomènes morbides, l'emploi d'*arsenicum*, qu'il administra à la 3ᵉ dilution, dissout dans plusieurs onces d'eau, une cuillerée à bouche toutes les deux heures. Le lendemain, le délire et la carpologie cessèrent ; la figure reprit une expression naturelle. Trois jours après, l'éruption miliaire reparut, et les extrémités inférieures s'œdématièrent. En même temps le ventre restait ballonné, et sonore à la région ombilicale seulement. Ce phénomène, joint à un flux d'urine considérable, fit craindre une altération profonde de la sécrétion des reins et une hydropisie générale. L'indication homœopathique portait sur la *sepia*, dont l'emploi amena au bout de vingt-quatre heures la diminution du volume du ventre et de la quantité des urines. *Pulsatilla* acheva la cure en dissipant les douleurs pseudo-rhumatismales des jointures qui s'étaient manifestées de nouveau. Le président Mader jouit maintenant d'une santé plus florissante qu'avant sa maladie, et ceux qui le connaissent le félicitent d'avoir comme rajeuni et pris une nouvelle vigueur.

Tel est, en effet, le résultat ordinaire des cures homœopathiques ; elles n'effectuent pas la guérison au prix de souffrances *artificielles* ou de pertes débilitantes, dont l'action fâcheuse se fait toujours plus ou moins sentir par de longues et pénibles convalescences, par des infirmités durables, qui ne cessent quelquefois qu'avec la vie. La méthode homœopathique sollicite doucement l'économie à réagir contre le mal dans la direction qui lui est naturelle ; elle lui laisse toutes ses forces, qu'elle se contente de diriger. Bien plus, par l'action directe et intime des spécifiques, l'individu est non-seulement guéri, mais il est rendu moins impressionnable à cette influence morbide, moins sujet à contracter cette maladie. L'emploi des nouveaux procédés exerce toujours une certaine action prophylactique.

Cette cure fit d'autant plus d'impression, que déjà en peu de temps, étaient morts à Linz deux présidents du landsrath, et l'administration centrale de Vienne , qui perd toujours dans ces dignitaires des hommes d'un haut mérite, était dans une vive inquiétude à la menace de cette troisième perte. La nouvelle de cette guérison homœopathique y obtint presque autant de retentissement que celle du général Radesky. A Linz et dans l'Autriche supérieure, elle gagna à notre méthode la plus grande partie de la haute magistrature et des fonctionnaires publics. Nous voyons donc dans ce pays, comme nous l'avons vu en Italie et en Angleterre, l'homœopathie devoir en grande partie, à ses brillantes cures, ses progrès dans la clientèle et ses conquêtes parmi les médecins. On peut dire qu'ici, comme partout, elle a gagné sa position à la pointe de l'épée. Elle entre, jeune encore et à peine formée , sur le terrain difficile de la pratique, où les spéculations vaines sont renversées par la rudesse des faits. C'est dans ce domaine de la clinique que la nouvelle école montre avec le plus d'avantage sa supériorité sur les vieux systèmes de médecine.

L'établissement de l'hôpital homœopathique eut lieu après le traitement dont je viens de parler, et il en fut probablement la conséquence. Voici comment : l'archiduc Jean, qui habite la province, y dépense noblement, par d'utiles fondations de tous genres, une notable partie de sa fortune. L'hôpital de Linz étant insuffisant et mal construit, l'archiduc résolut d'en élever un second, et laissa aux habitants le choix de la méthode médicale et des infirmiers. La majorité des notables du pays se prononça pour les sœurs de Saint-Vincent-de-Paul et pour l'adoption de la méthode homœopathique. En conséquence, on fit demander à la maison-mère de Vienne quelques sujets expérimentés ; en même temps on pria Fleischmann d'envoyer un de ses élèves. Fleischmann confia ce poste à Reiss, qui avait pratiqué depuis plusieurs années sous sa direction, et qui, du reste, avait traité le président Mader; ce jeune médecin disposa toute chose à l'instar de Gumpendorf.

Mais dans ce calque du nouvel établissement sur l'ancien, on commettait, dès le principe, une faute grave, aux yeux de tous les partisans éclairés de notre école. Au lieu d'un nouveau centre de clinique, on n'obtenait qu'une extension de celle de Vienne; c'était un rejeton destiné à porter les mêmes fruits. Ainsi, toutes les défectuosités de la méthode suivie à Gumpendorf, allaient se reproduire à l'hôpital de Linz. Une manière de faire déterminée *à priori* devait aussi y tenir lieu d'expérimentation et lui enlever une grande partie des avantages que l'homœopathie aurait pu en retirer, pour la solution d'une foule de questions très-importantes au point de vue pratique. Cependant il est permis d'espérer que le jeune médecin de cet hôpital saura témoigner sa reconnaissance à son protecteur, autrement que par un servile attachement à ses procédés thérapeutiques; mais pour le moment, il n'en est pas ainsi, et les deux établissements dirigés dans le même esprit, peuvent être considérés comme n'en formant qu'un seul.

L'hôpital de Linz le cède à peine à celui de Vienne pour l'agrément de la position, la propreté et le confortable. Un jardin bien planté et touffu s'étend du côté du levant par une douce pente qui l'expose aux premiers rayons du soleil; sur le côté de ce jardin, regardant le midi, se développe le principal corps de bâtiment qui contient deux salles de dix-huit lits chacune, pour hommes et pour femmes. On s'est restreint, en commençant, à ce nombre de lits que l'on compte augmenter plus tard avec les dimensions de l'édifice.

La mise en activité de la clinique ne datait que de cinquante jours environ. La salle des hommes n'était occupée qu'à moitié ; on y avait reçu quinze malades. — Deux étaient sortis guéris ; deux qui avaient été apportés mourants succombèrent ; l'un, vieillard de 66 ans, atteint d'épanchement pleurétique général, l'autre affecté d'une variole confluente qui avait gagné le larynx et qui le fit périr par suffocation. Cet homme n'avait pas été vacciné.

La salle des femmes avait presque été toute renouvelée. Sur trente-deux malades, seize sortirent guéries ; aucune ne mourut, ce qui est d'autant plus remarquable, que ce sont les médecins de la ville, la plupart allopathes, qui envoient à cet hôpital leurs malades, et sans doute ceux atteints d'affections les plus graves. J'ai assisté plusieurs fois à la visite du docteur Reiss ; j'ai vu des typhus avec perte de connaissance et prostration extrême, déjà amendés à ma dernière visite, des affections du cœur et des phthisies caractérisées, les unes et les autres améliorées, au dire des malades eux-mêmes.

Voici les résultats du traitement pendant le second semestre de 1842 (publiés dans l'Allgemeine Zeitung) : Reçus 332 ; — guéris 270 ; — soulagés 11 ; — laissés sans guérison 2 ; — restés en traitement 38 ; — morts 11 ; dont 2 de faiblesse sénile, 2 de petite vérole, 1 de phthisie, 1 d'épanchement cérébral, 1 de squirrhe, 2 (sur 17) de typhus, 2 d'hydropisie ; la mortalité : 3 à 4 pour cent.

En 1843 : de la précédente année 38 ; — reçus 535 ; — guéris 481 ; — améliorés 16 ; — sans changement 9 ; — morts 30, dont 26 déclarés incurables ; — restants 37.

En 1844 : laissés en traitement 37 ; — reçus 555 ; — guéris 485 ; soulagés 27 ; — sans changement 16 ; — morts 27 ; — restés dans les rangs 37 ; — moyenne de la mortalité : 5,14 pour cent.

Le dispensaire annexé à l'hôpital marche également très-bien ; il date de deux mois, se tient trois fois par semaine, et a déjà inscrit 650 malades.

Le docteur Reiss me consacrait tout le temps qu'il pouvait dérober à sa clientèle, et la longueur des jours, à cette époque de l'année, nous permettait de faire quelques excursions hors de la ville. Le pays est magnifique et les objets intéressants des lieux que nous parcourions nous distrayaient souvent de nos causeries médicales. Nous y visitâmes une maison de jésuites, la seule qui existe aujourd'hui en Autriche. Ces religieux, persécutés par le gouvernement et expulsés de Vienne, ont trouvé dans cette province un lieu de refuge, sous la protection de l'archiduc Ferdinand. De grands personnages de la capitale, las du monde, ont pris les ordres pour venir se joindre à eux. Leur nombre augmente ainsi que leur influence dans le pays. Ils ont des professeurs habiles, des cours sur les diverses branches de sciences qui font déjà affluer la jeunesse du pays ; en même temps, s'organise, sous leur direction, une communauté de femmes, destinée à l'éducation des jeunes personnes.

On peut observer aux environs de Linz le système de fortifications le plus énergique peut-être qui soit en Europe, et, à coup sûr, le plus original et le moins connu. Il y a le barrage du Danube par lequel on interdit à l'ennemi le cours du fleuve, et un ensemble de citadelles répandues dans le pays qui se protègent les unes les autres ; ce sont d'énormes tours enfoncées dans le sol, dont elles sont séparées par un fossé circulaire, c'est-à-dire qu'on les a construites dans une vaste et profonde excavation cylindrique, dans un puits gigantesque dont, elles n'occupent pas tout le diamètre; en sorte que leurs parois sont à une certaine distance l'une de l'autre. Le sommet de l'édifice dépasse de quelques pieds en hauteur l'ouverture de l'excavation ; il est recouvert de terre sur laquelle on fait pousser du gazon, et qu'on met de niveau avec le sol environnant au moyen de talus également verdoyants, de manière que la tour se confond avec eux et qu'il devient imposssible d'en soupçonner l'existence à quelques pas. Mais ces talus, qui se perdent avec le terrain d'alentour, sont en plusieurs endroits échancrés jusqu'à leur base, pour livrer passages aux projectiles des grosses pièces de siége dont le sommet de la tour est couronné.

Ces constructions abondent en certains points destinés à répondre au feu de telle autre tour du voisinage. Alors donc que leur jeu est général, ce doit être une multitude de courants embrasés s'entrecoupant en tous sens et rasant le sol. Quel terrible moyen contre l'ennemi engagé entre ces meurtrières, qui ne peut reculer, ni avancer et ni voir même d'où vient le feu, et reste impuissant à y répondre ; car ces forts souterrains sont tout-à-fait à l'abri du boulet et, même, à l'épreuve de la bombe, qui est sans effet sur leur sommet, et en atteint difficilement la base en s'engageant dans l'étroit fossé circulaire. D'ailleurs, la base est solide, massive, et les éclats du projectil ne pourraient entamer la partie supérieure où est la garnison. J'ai pu descendre dans ces sombres forteresses pleines d'hommes en activité et de canons pointés, comme si l'ennemi était en vue. Entre ces fortifications, prend naissance un chemin de fer qui va s'engager jusqu'au centre de la Bohême, passant par monts et vallées sans s'inquiéter fort des inégalités du terrain, montant et descendant suivant les circonstances.

Les sauvages beautés du pays d'Ischel se prolongent jusque vers Linz pour s'y épanouir sous forme de gracieuses collines et en une plaine immense que les regards ne peuvent embrasser. C'est un océan de verdure nuancée qui se perd dans l'horizon, où le grand fleuve, aux larges sinuosités, serpente étendu comme un ruban argenté. Ce point de vue, peu connu des touristes , mérite cependant d'être mentionné pour ceux qui se plaisent au spectacle des paysages , et surtout , après avoir visité Ischel , on sera charmé de ce gracieux contraste.

Mais rien n'est parfait en ce monde, et ce beau pays de Linz est en proie á l'action nuisible d'une température extrêmement variable, qui entretient une endémie rhumatismale très-prononcée. Ce genre d'affection y règne sous toutes les formes et complique la plupart des autres maladies. Je ne laissai pas échapper cet intéressant sujet d'étude. Reiss me donna, sur ce point de pratique, d'utiles enseignements, ainsi qu'un laïc, professeur de philosophie au collége de la ville et très-versé dans la connaissance de la pathogénésie. Ce dernier s'était livré à cette étude en voyant les homœopathes de Linz, intimidés par leurs adversaires, cesser de pratiquer notre méthode. Le bien qu'il pouvait faire à ses concitoyens en devenant habile à guérir une maladie si répandue, et la facilité d'un diagnostic qui se réduit presque aux signes extérieurs ou sensibles, facilement appréciables sans notions préliminaires d'anatomie, l'engagèrent à consacrer ses loisirs au traitement des rhumatismes. Il y réussit. A l'arrivée de Reiss et lorsque les anciens homœopathes osèrent rentrer dans la carrière, il cessa de pratiquer et transmit à ces messieurs les résultats de son expérience sur cette spécialité pathologique.

La *pulsat.* convient généralement lorsque le rhumatisme est erratique on se manifeste par intermittence. Ce remède est encore très-indiqué lorsque la douleur affecte le nerf sciatique, les hanches, le bas-ventre, le bassin en général.

Lorsqu'il y a malaises gastriques, état bilieux, aggravation des douleurs par le mouvement, il faut donner *bryon.*

Belladon. est indiqué chez les personnes nerveuses, lorsqu'il y a congestion à la tête, comme aussi lorsque le rhumatisme occupe la tête, le devant et les côtés du cou. Lorsqu'il est à la nuque, *carbo veget.*

Dans le rhumatisme articulaire chronique, le remède le plus souvent efficace est le *rhododendron.*

Baryta convient dans les rhumatismes des muscles, chez les personnes faibles, cachectiques ou âgées, et aussi quand la douleur est fixée aux reins.

L'*arsenic* doit être administré dans les cas où les souffrances sont extrêmement vives et intermittentes.

Dans la podagre : *arnica, sabina,* tous deux à la première dilution.

En général, lorsque le rhumatisme affecte les genoux ou les extrémités inférieures, *arnica* et *sabina* se montrent très-efficaces. Les différences d'indications de ces deux remèdes ne sont pas encore bien précisées.

Le *rhus toxic.* n'a jamais réussi dans les cas même qui semblaient le mieux réclamer son emploi ; tandis que dans d'autres contrées, à Prague par exemple, c'est un des meilleurs moyens contre ce genre d'affection ; ce qui tient sans doute à une différence inappréciée dans l'expression symptomatique.

Lorsque, sous l'action d'un médicament, le rhumatisme s'est modifié, en changeant de caractère, il ne faut pas répéter le même médicament, mais en administrer un autre plus semblable au nouvel état.

Quelques praticiens, en France, ont révoqué en doute l'influence du rhumatisme aigu articulaire sur la production de la péricardite et des maladies du cœur qui en sont la suite. Ce que j'ai observé à Linz confirme l'opinion généralement admise. Dans aucun des pays que j'ai visités, je n'ai trouvé une aussi forte proportion de maladies du cœur. Reiss emploie dans ces cas les remèdes usités, *acon. spigel.*

Cl. *Müller*, fils du célèbre homœopathe de Leipsig, Moritz Müller, a fait paraître une monographie, (au point de vue nosologique seulement,) de l'*endocardite rhumatismale.* Un autre praticien de Leipsig, docteur *Hartmann*, s'est appliqué, dans ces derniers temps (1845), à compléter ce travail par des études spéciales sur le traitement des affections cardiaques. Hartmann n'admet ni ne rejette l'endocardite comme inflammation de la membrane interne du cœur ; ce qu'il admet, c'est l'existence d'un état morbide particulier, d'un groupe symptomatique tel que l'ont décrit Bouilleau et, après lui, plusieurs autres médecins français. Suivant lui, un des moyens les plus efficaces contre l'endocardite est la *belladonne* administrée de la 3e à la 6e dilut. plusieurs fois par jour et pendant plusieurs jours de suite. Par ce moyen , il a combattu avec succès les orgasmes les plus orageux du système circulatoire, accompagnés de vomissements, accès de défaillance, sueurs froides, soif inextinguible, selles involontaires, angoisses, pupilles dilatées, élancements à la région du cœur. La première dose arrête ordinairement les progrès du mal, qui diminue peu à peu d'intensité sous l'action des doses successives. Le premier jour , il faut répéter toutes les trois heures au moins, ensuite deux fois le jour seulement , matin et soir. Au bout de quatre semaines de ce traitement le cœur et ses battements reprennent en général leur état normal.

L'*endocardite rhumatismale*, c'est-à-dire celle qui est compliquée ou précédée d'un rhumatisme aigu, ou qui vient à la suite de névralgie rhumatismale chez les jeunes gens, à l'époque de la puberté chez les filles, est beaucoup plus dangereuse que celle qui est simple ou qui se manifeste à un autre âge. Les procédés de la médecine allopathique et nos moyens sont à peu près également sans action contre cette terrible maladie. Lorsque l'inflammation du cœur a donné 'ieu à une lésion organique, il faut abandonner l'usage des hautes dilutions qui agissent d'une manière excitante et non curatrice. Toute affection organique du cœur réclame les basses dilut., les fortes doses et même les répétitions fréquentes. Dans ces cas *spigel.* et *digital.*, de la 1re à la 3e dilut., sont les médicaments le plus souvent indiqués. Le premier convient aussitôt après que les phénomènes inflammatoires ont cédé à *acon.* et *bellad.*, lorsqu'il y a concordance et régularité des battements du pouls et du cœur; *digital.*, lorsqu'il y a désaccord, irrégularité dans le rhythme, symptômes d'hydrothorax, dépôt briqueté, épais dans les urines. Avec ce mode de traitement, Hartmann est souvent parvenu à procurer un soulagement durable dans des cas qui paraissaient devoir être promptement mortels. Dans les accès d'angoisses avec mouvements inquiets, jactation, il a pu aussi amener du calme au moyen de *cannabis* 3, répété d'heure en heure.

Reiss est moins rapproché que son maître Fleischmann, de l'opposition systématique de Griesslich. Je l'ai entendu blâmer vivement les attaques intempestives de cette prétendue école spécificienne, qui veut former sur des conclusions à priori une science d'observation, et qui porte le trouble et la division parmi les hommes consacrés à ces études nouvelles. Ces dispositions sont d'un bon augure pour la marche qu'adoptera dans la suite le directeur de l'hôpital de Linz. Elles permettent de penser qu'il s'affranchira bientôt de toute influence étrangère, pour placer sa clinique dans la seule voie féconde en résultats, celle de l'expérimentation. J'ai conçu une grande estime pour ce praticien, d'après les conversations que j'ai eues avec lui. Il serait difficile de trouver un esprit plus scientifique, c'est-à-dire, aussi exempt de préjugés et de jeux de l'imagination ; c'est le positivisme français uni au calme de la réflexion allemande. Je le recommande à ceux qui vont en Allemagne chercher des convictions médicales ; ils les trouveront auprès de Reiss, ne connussent-ils l'homœopathie que de nom, et rien au-delà des idées fausses qu'on s'en forme généralement encore. Dans nos entretiens de médecine, il appuyait la plupart de ses assertions d'observations pratiques. J'en rapporterai une que j'ai notée assez exactement et qui a trait aux inconvénients de l'emploi des fortes doses de basses dilutions.

Une jeune fille de treize ans était affectée depuis plusieurs mois de teigne humide de la largeur d'une pièce de cinq francs, occupant le côté droit du crâne. Elle avait été traitée inutilement par les divers procédés allopathiques ; il lui fit prendre *rhus toxic*, 3ᵉ dilut., plusieurs cuillerées en vingt-quatre heures. Au bout de quelques jours l'éruption s'étendit à tout le cuir chevelu, envahit même le front et les côtés des oreilles sous forme d'un eczéma aigu, suppurant et douloureux, qui se recouvrit de croûtes épaisses. Il se produisit en même temps aux extrémités inférieures une éruption pustuleuse. Il administra alors *sepia*, 2ᵉ dilut., par cuillerées fréquemment répétées. Au bout de peu de jours, tout le corps se recouvrit d'éphélides jaunes rougeâtres, qui ne modifièrent en rien l'éruption primitive (il faut remarquer que cette éruption de plaques sèches est un phénomène pathogénétique de la *sépia*, tout comme l'éruption pustuleuse suintante est un effet du *rhus*). Les parents, effrayés, récla-

mèrent un traitement allopathique, pendant lequel les éphélides disparurent, l'eczéma persistant dans toute sa force.
Reiss consulta alors Fleischmann, qui lui conseilla de revenir au *rhus*, mais à plus petites doses. Ce remède fut donné
à la 6ᵉ dilut. tous les quatre jours, et vers la fin de la deuxième
semaine, l'eczéma aigu avait disparu ainsi que la vieille plaque teigneuse. — Cette observation nous montre évidemment
que les médicaments employés à fortes doses peuvent déterminer de fâcheuses aggravations qui retardent et compromettent la guérison. On y voit aussi que deux substances
médicamenteuses ont produit simultanément leurs effets. Jusqu'à quel point les remèdes administrés ensemble se contra-
rient-ils dans leur action? C'est une question encore tout-à-
fait obscure.

J'ai trouvé que, depuis mon dernier voyage, l'homœopathie a fait à Linz des progrès proportionnellement aussi
marqués que dans la capitale. Chez les populations de la
campagne, elle est même beaucoup plus répandue que dans
l'Autriche inférieure, et sa situation peut être comparée à
celle que nous avons observée dans les provinces centrales
de l'Allemagne. Les notables habitants de la petite ville de
Steyer ont déjà réuni les fonds nécessaires à l'érection d'un
hôpital homœopathique, et l'on pense qu'il ne tardera pas
à s'ouvrir : celui de Linz n'a pas encore augmenté le nombre de ses lits, si ce n'est de deux ou trois pour les enfants.
Les ressources de cet établissement ont été jusqu'à présent
très-restreintes : le *landsrath* (conseil provincial) n'octroyant
annuellement qu'un millier de gulden. Mais grâce à une habile économie, dont les malades n'ont pas eu à se plaindre,
les sœurs ont déjà su mettre de côté un fonds de dix mille
guldes; lorsqu'il aura atteint le chiffre de cent mille, on portera le nombre des lits à quatre-vingts. Le monde médical

n'apprécie que la clinique, mais le dispensaire annexé à l'hôpital contribue bien plus efficacement à la propagation de la
nouvelle méthode dans le pays ; de 1842 à 1844 inclusivement, on y a reçu et traité gratuitement quatorze mille vingt-
neuf malades.

On dit que le cardinal, prince de Schwarzenberg (que je
vis sacrer à Rome en 1842), après avoir pris connaissance
des résultats du traitement à l'hôpital homœopathique de
Linz, a résolu d'en fonder un pareil dans le voisinage de
Salzbourg où il réside.

J'ai remarqué avec plaisir que le docteur Reiss s'était af-
franchi de la tutelle doctrinale de Fleischmann, qu'il avait
abandonné sa routine pour suivre une direction plus expérimentale, plus en rapport avec l'esprit de l'homœopathie et
avec ce qu'on doit attendre d'un médecin d'hôpital.

Reiss, observateur froid, sévère et scrupuleux, peut être
placé aujourd'hui au nombre des plus chauds appréciateurs
de l'efficacité des dilutions élevées, korsakoviennes. Il fut conduit, me dit-il, par hasard et comme malgré lui, à faire usage
de ces hautes préparations. Voici comment : il tenait un jour un
petit flacon d'acon. 100, qu'on lui avait envoyé, dont il avala
quelques globules sans y penser, et le même jour il se sentit
délivré d'une douleur rhumatismale fixée aux reins, dont il
était atteint depuis son séjour à Linz, douleur constante, plus
forte la nuit, et le gênant beaucoup pour se lever de la position assise. Il avait déjà employé plusieurs fois l'aconit aux
basses dilutions ; des palpitations de cœur et un endolorissement rhumatismal général cédèrent tout-à-fait à l'action
de ce moyen ; mais le mal de reins persista toujours sans
changements. Dissipée le jour même où il prit aconit 100,
cette douleur reparut huit jours après, à la suite d'une course
qu'il fit dans la neige, et elle céda radicalement cette fois à

une nouvelle dose de cette substance. Ce fait, me dit-il, est si étrange, si peu en rapport avec les idées reçues, touchant l'action des remèdes, la nature des rhumatismes, leur tenacité propre, etc., que je n'ai pas osé le publier et n'en parle volontiers pas, de peur d'attirer le ridicule sur notre méthode. Mais en présence d'un résultat aussi concluant, il n'y a pas d'opinion qui puisse protester ; il faut surmonter toute répugnance et accepter le fait brutal. Depuis lors, Reiss s'est mis à faire un fréquent usage des dilutions au dessus de X (30°).

Au moyen de *sepia* 60, il est parvenu à guérir quelques gonorrhées chroniques qui avaient résisté à d'autres préparations de ce même remède; *iode* 60 et *phosphor* 60 lui ont permis de conserver depuis plus d'un an plusieurs phthisiques réduits par la fièvre et l'expectoration colliquative à un état de marasme et de faiblesse qui ne laissait plus espérer que quelques semaines de vie. Sous l'action de ces deux médicaments la fièvre perdit son âcreté, l'expectoration diminua et les forces se rétablirent, au point de rendre la marche possible et de maintenir le jeu régulier des principales fonctions. *Phosphor* est plus spécialement indiqué chez les jeunes sujets, et lorsque l'affection revêt les caractères de *phthisis florida*.

Reiss fut d'abord si satisfait de l'efficacité des hautes dilutions, qu'il résolut de les employer à l'exclusion des préparations ordinaires; mais il ne tarda pas à observer qu'elles lui faisaient souvent défaut, même dans les cas où elles avaient très-bien agi auparavant. Par exemple belladon. 100. qui, l'an passé (1845), lui réussit contre la plupart des cas de coqueluche, se montre maintenant sans action, et il est obligé de revenir à l'emploi des dilutions ordinaires de ce remède. Il s'est convaincu qu'on ne pouvait se tenir exclusivement à l'usage, soit des hautes, soit des basses préparations; que, pour obtenir des médicaments tous les effets qu'ils sont susceptibles de produire, il est nécessaire de les employer, suivant les circonstances, à différents degrés de division; il ne pense pas pourtant qu'il soit jamais utile d'aller au-delà de la 100ᵉ dilut. Toutes ses préparations sont au dixième. La première dilut. est faite avec de l'alcool rectifié, et toutes les autres (à l'exception de celles qui doivent être conservées), avec de l'eau de pluie recueillie directement dans des vases de verre ou de porcelaine.

Reiss reconnaît, comme tous les praticiens qui se sont occupés, en ces derniers temps, d'études comparatives sur les doses, que le choix de la dilution est loin d'être indifférent, supposé même que celui du remède soit très-exact; que ce choix doit varier beaucoup, et qu'il est encore impossible d'indiquer d'une manière positive les circonstances qui peuvent déterminer l'emploi de telle ou telle préparation. Il a compris l'importance de sortir de cet empirisme, et la facilité que lui donne sa position exceptionnelle à la tête d'une clinique, pour faire sur ce sujet des expériences concluantes. Il a déjà prescrit plusieurs fois des dilutions élevées pour quelques-uns des malades de l'hôpital; mais ces essais isolés ne suffisent pas, et il a l'intention de soumettre bientôt tous ses rangs au traitement par ces dilutions nouvelles, en faisant, bien entendu, les exceptions que la prudence et la conscience exigent. Il l'eût fait plus tôt, m'a-t-il dit, sans le déplaisir des sœurs infirmières qui préparent elles-mêmes les médicaments, et qui, pleines de confiance dans les dilutions hahnemanniennes, dont elles ont l'habitude, ne peuvent se persuader que la substance médicinale conserve encore quelque propriété après ce lavage indéfini qui constitue l'essence du diluement élevé. Il faut avouer que leurs

scrupules à cet égard sont bien naturels, puisque nous
avons peine à nous en défendre, malgré l'observation des
faits concluants et les spécieuses théories sur le dynamisme
médicamenteux. Reiss est bien décidé à ne se laisser arrêter
par aucune considération : le résultat de ses recherches paraîtra probablement, l'année prochaine, dans le journal ho-
moeopathique de Vienne. Ce sera la première tentative sérieuse entreprise pour résoudre le problème clinique qui
préoccupe notre école depuis 1840, et entretient entre ses
partisans de fâcheuses dissidences.

L'*aconit* est toujours à Linz le médicament le plus héroïque et le plus souvent indiqué, car il satisfait parfaitement aux indications que fait naître l'endémie rhumatismale
qui ne cesse de désoler ce beau pays. Reiss l'administre
maintenant seul, dans la plupart des cas de pneumonies, le
phosphor ne lui rendant pas ici les mêmes services qu'à
l'hôpital de Gumpendorf. Il alterne cependant ces deux médicaments, lorsque l'hépatisation est très-étendue et la dyspnée extrême. Cette combinaison lui fournit alors les meilleurs résultats qu'on puisse désirer.

On est étonné de la quantité de maladies du cœur qu'on
observe à Linz ; il y a peu d'affection fébrile grave qui ne
soit compliquée de palpitations, de pesanteur douloureuse à
la région cardiaque, voire même quelquefois d'endocardite
bien caractérisée. Cette phlogose de la membrane interne
du cœur se caractérise de la manière suivante : sensation de
gêne insupportable à la région cardiaque, sans douleurs vives
aiguës, si ce n'est quelques rares élancées ; palpitations, en
marchant surtout, et dont le malade s'aperçoit à peine ; oppression, toux sèche, traits déprimés et exprimant l'angoisse ;
bruit de souffle au premier temps ; second temps plus se-

uore qu'à l'état normal (¹); pouls raide, tendu, précipité. Sous l'influence de cet état morbide, les valvules ne tardent pas à se déformer et à produire les désordres mortels de la circulation qui en sont la conséquence inévitable.

Cette redoutable maladie, attaquée à temps par l'aconit, cède en général aussi facilement que la fièvre pernicieuse au quinquina. On observe là, dans tout son jour, la puissante efficacité de l'action spécifique directe : quatre ou cinq jours de l'administration continue de ce remède, à la dose de quelques gouttes de la 1re ou 2e dilution, mêlées à quatre onces d'eau, prises par cuillerées dans les vingt-quatre heures, suffisent pour faire disparaître tous. les symptômes, même les bruits anormaux, lorsqu'ils sont de date récente. Je trouvai dans les rangs plusieurs anévrismatiques incurables, et des convalescents d'inflammations rhumatismales du cœur; mais je ne pus observer aucune de celles-ci dans son acmé ou son développement aigu. Mais voici un cas d'endocardite que je recueillis dans la collection d'observations prises à l'hôpital par le docteur Reiss et son collègue Hubert.

Endocardite avec insuffisance des valvules pulmonaires et aortiques. —François Rad. , âgé de dix-neuf ans, tisserand, célibataire, tempérament sanguin, faible et frêle constitution, mais bien portant depuis sa première enfance, fut pris, il y a trois semaines, de lassitude générale avec frissons, violentes élancées dans le côté droit de la poitrine, battements de cœur et gêne de la respiration. Il ne sait à quoi attribuer son état maladif, si ce n'est à l'exercice violent que sa profession exige. La semaine suivante, les élancées du côté droit devinrent moins sensibles, mais les battements de cœur et la dyspnée augmentèrent au point qu'il fut obligé de renoncer

---

(¹) Ces signes d'auscultation sont sujets à varier.

à son travail. Il survint alors, pendant quelques jours seulement, de la toux avec expectoration. Il fut reçu à l'hôpital le 21 février 1846, présentant l'état suivant :

Tête libre, la veille au soir, hémorrhagie par la narine droite, langue nette, bon appétit ; les régions épigastrique et hypochondriaques légèrement douloureuses à la pression de la main ; selles et urines normales ; en toussant, douleur pressive sur la poitrine ; très-forte dyspnée ; élancées dans le côté droit de la poitrine lorsqu'il se couche sur ce côté ; battements de cœur et douleur pressive à la région cardiaque, qui force à de fréquentes respirations suspirieuses (aufseufzen). La percussion et l'auscultation n'indiquent rien d'anormal dans les poumons. La percussion de la région du cœur donne un son plus sourd que dans l'état normal ; cette demi-matité occupe la moitié du sternum et la presque totalité du côté gauche de la poitrine. Les battements du cœur sont très-forts, et ébranlent la tête de l'auscultant ; au premier et deuxième ton du ventricule gauche, bruit de souffle et de scie qui continue, quoique faiblement, dans la direction de l'aorte. Le deuxième ton à l'artère pulmonaire est très-prononcé. La peau a conservé sa température habituelle ; le pouls très-accéléré, 110 pulsations à la minute, fort, plein et cependant tremblant sous le doigt, comme une corde tendue. Sommeil agité, avec sursauts fréquents ; état d'angoisse. Thérapie : *aconit*, première dilution, toutes les deux heures.

Le 22 février, pour la première fois, sommeil tranquille pendant toute la nuit. Le matin on observe que l'impulsion du cœur est moins forte ; elle n'ébranle plus la tête de celui qui ausculte ; l'après-midi, légère épistaxis (ce phénomène est un résultat ordinaire de l'aconit aux basses dilutions ; c'est un effet primaire ou médicamenteux ; les médecins de Linz l'observent très-souvent). Le 23, même état, même traitement.

Le 24, la nuit toujours paisible ; il a beaucoup transpiré. Même traitement.

Le 25, les battements du cœur sont beaucoup plus faibles ; le malade témoigne aller infiniment mieux. Même traitement.

Le 26, transpiration nocturne sans agitation. Même traitement.

Le 27, le malade ne se plaint plus d'aucun malaise ; les battements du cœur ont repris leur rhythme ordinaire ; le souffle au second temps a tout-à-fait disparu ; on entend distinctement le son normal ; on aperçoit encore, au premier temps, dans le ventricule gauche un bruit de souffle, mais bien moindre qu'il ne l'était. Même traitement. Le 28, idem.

Le 2 mars, sommeil paisible, battements de cœur parfaitement normaux ; bruits nets et distincts. (On en conclut que l'inflammation des membranes valvulaires a cessé, et que les valvules ferment exactement.) Toutes les souffrances de la poitrine sont radicalement dissipées (wie weggezaubert). Même traitement.

Le malade quitte l'hôpital le 8 mars.

J'observai à Linz deux cas d'une maladie propre à ce pays, et qui ne paraît être que l'irritation rhumatismale du système artériel portée à son plus haut degré d'intensité. L'on est pris tout-à-coup, sans causes appréciables, de douleurs de ventre atroces, avec sensation douloureuse au toucher sur le trajet de l'aorte ; dépression de l'abdomen, altération des traits ; puis survient une teinte ictérique, une constipation opiniâtre, des battements violents de l'aorte, et une pesanteur anxieuse sur la région du cœur. Au bout de quelques jours, il se manifeste une hémiplégie, plus rarement une paraplégie avec contraction permanente des extrémités. (Certains muscles sont paralysés, d'autres sont contractés.) La mort survient en général vers la troisième semaine.

L'autopsie n'indique qu'un épaississement des parois de l'aorte ventrale et une injection prononcée du cœur et de ses membranes. Reiss n'a pas eu encore occasion de faire une autopsie, ayant été assez heureux pour guérir tous les cas qui se sont présentés dans sa clinique. Autrefois il débutait dans le traitement de cette maladie par *bryone*, qui dissipait le mal au bout d'une semaine environ. Maintenant il prescrit *aconit*. 2, médicament mieux indiqué, qui fait disparaître tous les symptômes morbides en trois ou quatre jours, et ne permet pas à la paralysie de se produire. Une des malades que je vis était entrée à l'hôpital après l'apparition de l'hémiplégie, qu'on traitait (après avoir donné *aconit*) au moyen de *nux v.* et de *rhus* alternés. Cette femme allait beaucoup mieux, et pouvait déjà se soulever du côté affecté. L'autre cas, pris à temps, n'acquit pas la même gravité. C'était chez un jeune homme. Il me raconta avoir été pris subitement, sans cause appréciable, de vomissements, qui persistèrent pendant cinq jours, au bout desquels il se sentit tout-à-coup, la nuit au lit, dans l'impossibilité absolue de remuer le bras droit ni la jambe. Le lendemain il se fit transporter à notre hôpital, où, sous l'influence des premières doses d'aconit, il commença bientôt à pouvoir se servir du côté malade. Il se tenait debout, et paraissait entièrement rétabli.

Depuis mon dernier voyage, notre école à Linz s'est enrichie d'un praticien expérimenté et très-zélé pour la science, le docteur Hubert. Il vit avec Reiss dans une parfaite harmonie et il prend avec lui, à l'hôpital, de nombreuses observations cliniques qui paraîtront successivement dans les journaux, ou formeront l'objet d'un ouvrage spécial à la manière de celui d'Andral, moins l'éclectisme.

Hubert est un des membres les plus actifs de la société Viennoise d'expérimentation. Il a eu l'heureuse idée d'essayer les remèdes aux dilutions élevées. Il a étudié *thuja* [60] et *sulfur* [101] ; ce dernier lui a produit des effets positifs, bien tranchés, qui n'ont pas été encore publiés. Ce fut entre autres : douleur battante à la nuque, crampes des mollets, douleur, comme de meurtrissure en marchant, dans les articulations tarsiennes, chaleur âcre, sèche à la peau ; élancées, battements, congestion sanguine à l'anus (il n'a jamais eu aucun signe de disposition hémorrhoïdale).

Hubert prépare les dilutions au dixième et les administre liquides. Il a renoncé complètement à l'emploi des globules qui lui semblent agir moins sûrement que les gouttes. Il s'en tient, le plus souvent, aux six premières dilutions; mais dans les états purement dynamiques, nerveux, il fait ordinairement usage des hautes préparations, qui sont alors plus efficaces.

Les expérimentations des dilutions élevées sur l'homme sain entreprises par Hubert et les essais cliniques de Reiss, donneront, il faut l'espérer, des résultats positifs, concluants et nombreux sur la valeur ou l'inefficacité de ces préparations. Je dois dire ici quelle est l'opinion des médecins viennois, que j'ai consultés sur ce sujet :

Zlatarowich n'a pas fait d'expériences positives, mais il n'est pas éloigné d'admettre leur efficacité. Je lui ai vu administrer avec un entier succès une seule dose *d'ipecacuanha* 30 dans un cas de fièvre intermittente tierce, qui résistait complètement depuis plusieurs mois à l'emploi de la quinine.

Mends en est venu, depuis plus d'un an, à l'usage à peu près exclusif des dilutions élevées, dans les affections tant aiguës que chroniques, dont il dit obtenir de bons effets. Il m'a surtout vanté l'action de *iode*, *brome*, *drosera*, toutes substances élevées à la 200° dilut., dans la coqueluche et dans les affections du larynx, soit nerveuses, soit inflammatoires. Il administre ces préparations en globules.

Pleyel commence à employer les hautes dilutions, dont il paraît satisfait. Dernièrement il eut un cas assez semblable à un de ceux que Gross cite à l'appui de son opinion sur ces doses. Il s'agissait d'un homme atteint d'une éruption impétiginoïde au scrotum et au périnée qui était survenue après la disparition d'une plaque teigneuse par des frictions d'onguent gris. *Petroleum* était le médicament indiqué, et qu'il administra plusieurs fois aux dilutions hahnemanniennes, sans succès. Il en vint enfin à la 200ᵉ, et sous son influence la plus grande partie du dos se recouvrit d'une éruption analogue à celle des organes génitaux. Pleyel cessa l'administration du remède, et au bout de trois semaines la nouvelle et l'ancienne éruptions disparurent complètement.

Wrecha emploie fréquemment les dilutions élevées et se loue de leurs bons effets.

Rothanzel fait quelquefois usage des 200ᵉ préparées par Mends, et leur reconnaît une action thérapeutique positive. Avec une dose de *conium* 200, il fit cesser une douleur tiraillante en arrière qui occupait les deux orbites ; il réussit également à faire disparaître une névralgie sous-orbitaire gauche, continue et chronique, avec une seule dose de *colocynthis* 200. Il est d'avis que ces sortes de préparations ne peuvent être d'un emploi général, qu'elles ne conviennent bien qu'aux états purement dynamiques. Il en fait très-rarement usage, et condamne absolument leur emploi dans les affections aiguës fébriles, et surtout dans les phlogoses et les congestions actives.

La majorité des praticiens commence à se ranger maintenant à l'avis du docteur Rothanzel.

CHAPITRE XI.

DE LA LOI DE SIMILITUDE ET DU PRINCIPE DES CONTRAIRES.

SOMMAIRE. — Descente du Danube. — De la loi des semblables. — Principe des contraires appliqué à la médecine hygiénique. — Galien formule scientifiquement le *contraria contrariis*. — Ce principe, comme source générale des indications thérapeutiques, est dépourvu de fondement. — Il est erroné. — Il est inapplicable. — La similitude, seule loi thérapeutique générale. — Grands praticiens qui l'ont indiquée. — Hahnemann l'établit par une longue suite de recherches. — Préjugés populaires en faveur de cette loi. — Doctrine des *signatures*. — Théorie de la loi des semblables. — Médication *substitutive*. — Entrée en Hongrie.

De Linz je me laissai emporter sur le Danube jusqu'au milieu de la Hongrie ; long trajet que n'égaye pas la vue du rivage, formé dans toute l'Autriche inférieure d'une suite monotone de prairies planes ou de tristes saulées. Mais mes études homœopathiques me fournissaient une source intarissable de distractions, qui vont nous conduire insensiblement·des frontières de la Bavière à celles de l'empire du Croissant.

Entre l'exposé de la vie agitée de l'homœopathie à Vienne et l'histoire compliquée de son développement au nord de l'Allemagne, qui nous reste à tracer, il convient de nous reporter vers le point de départ et le principe de cette doctrine; vers cette *loi des semblables* qui en est le fondement. L'esprit se reposera au milieu de ces considérations théoriques, et bien des idées, restées obscures jusqu'ici, recevront par elles une vive lumière, en même temps que nous aurons établi par là une base solide, sur laquelle tout le système homœopathique viendra se développer d'une manière claire et logique à mesure que nous avancerons dans ce voyage. Et d'ailleurs la situation conduit à ce sujet; il me semble voir, en ce pyroscaphe précipité dans le sens du courant, une image de la méthode des semblables qui se porte dans la direction des forces vitales et retire de cet auxiliaire une puissante efficacité; tout comme la machine double d'énergie par l'impulsion de l'eau sur les palettes de ses roues. Tandis qu'il vient à l'esprit de comparer l'allopathie à ce bateau à marche lente qui frappe péniblement le fleuve pour aller contre son cours. Ici, l'art est seul; là, il se fait seconder de la nature et obtient des résultats meilleurs. Mais cette comparaison fait une trop belle part à la méthode des contraires; car à tout prendre, le vaisseau qui la porte est loin de progresser, il tourne seulement sur lui-même, sans pouvoir jamais avancer.

Le point de départ de cette grande querelle, qui agite aujourd'hui le monde médical et le partage en deux camps, est dans la découverte de la loi thérapeutique ou de similitude, faite en 1789, époque à jamais mémorable dans l'histoire de

la science comme dans celle des peuples. Ce n'est point une
découverte venant à la suite d'une autre, un système se plaçant à côté d'un système plus ancien, une modification d'o-
pinions antécédentes, mais une vérité entrevue jusqu'alors
confusément, qui se développe en un corps complet de doctrine opposée aux mille théories de la vieille école. C'est une
ère nouvelle, un renoncement aux traditions du passé, une
révolution radicale dans l'art de guérir, un de ces événements
qui ne se reproduisent jamais deux fois dans chacune des directions que suit l'esprit humain.

Depuis les premiers âges jusqu'à nos jours, la médecine
est apparue un ensemble d'opinions hétérogènes, de théories
variées, souvent contradictoires, sorties d'une observation incomplète. De prime abord, on ne sait de quel côté fixer sa vue
sur cette création acéphale et informe que le temps a roulé
jusqu'à nous sous la dénomination de science médicale. On
ne sait par où la prendre pour la poser solidement devant soi ;
ses membres se détachent les uns des autres, à mesure qu'on
les saisit ; il n'y a ni liens, ni unité. Cependant, avec un peu
de bonne volonté, on parvient à trouver un principe général
autour duquel il est possible de grouper le plus grand nombre
de ces doctrines. Ce principe est la *loi des contraires* qui représente assez bien le caractère principal de la vieille
école (¹). C'était la règle de l'hygiène appliquée à l'homme
malade, transition naturelle, premiers pas de l'art dans ces
temps primitifs. On concluait de l'expression des besoins naturels sur l'homme en santé, aux tendances de la nature chez

(¹) La seule définition exacte et complète est donnée par le mot qui ex-
prime la confusion, le défaut d'unité de cette médecine — le mot *allopathie*.
Le principe des contraires ne s'applique pas à tous les procédés allopathiques.
Ce n'est qu'un côté de cette thérapeutique, que les Allemands ont appelée
Euanthiopathie.

le malade. Hippocrate porta à son plus haut degré de perfection cette méthode simple, hygiène prudente et sage ; mais il ne mourut pas sans avoir avoué son insuffisance, reconnu ses limites restreintes, et montré à ses successeurs sous un jour pâle et confus la grande loi de la similitude, destinée à remplacer ou plutôt à compléter les préceptes de la médication naturelle. Il ne lui fut pas donné d'approcher de plus près de la connaissance de cette importante loi, et ceux qui entrèrent après lui dans la carrière, méconnurent cette indication. Ne pouvant aller plus avant dans la direction d'Hippocrate, ils se frayèrent chacun leur voie, s'égarant sur une terre inconnue, fourvoyés par les lueurs trompeuses de leur imagination.

Galien parut ; cette vaste intelligence, portée aux vues d'ensemble, chercha un point de ralliement au milieu de cette anarchie d'opinions. Il sentit vivement la nécessité d'une loi fondamentale pour créer la science, et pressé du désir de voir cette œuvre accomplie, il laissa de côté la trop lente expérience, et forma lui-même un système d'après des raisonnements théoriques. Il eut, au moins, pour prix de ses efforts, la satisfaction de poser devant lui quelque chose de semblable à une science ; c'était un produit de son cerveau, un système artificiel ; mais n'importe, c'était une doctrine englobant tant bien que mal la foule des opinions disparates qui avaient eu cours avant lui, fournissant un horizon passablement étendu, et une vue d'ensemble inconnue jusqu'alors. Il partit de la médecine hygiénique d'Hippocrate, d'où il tira son grand principe thérapeutique : *Contraria contrariis curantur.* Ainsi, il donna une application générale à un fait particulier, que l'hygiène même est loin de présenter, dans tous les cas, et cette extension démesurée dut constituer, l'art médical tout entier. Le rôle de satisfaire aux indications *des contraires* ne fut plus restreint aux moyens hygiéniques, mais devint la part des substances médicamenteuses. Hippocrate fut dépassé ainsi que la nature qui avait été son guide. Le *frigidum* et le *caldum*, le *siccum* et *l'humidum* et autres propriétés analogues, dichotomiquement opposées, se partagèrent tout le cadre thérapeutique. Que ces propriétés, pour la plupart tirées des conditions physiques et des rapports de notre être avec les corps extérieurs, fussent applicables aux aberrations de la force vitale, vaine chimère! Que les effets des médicaments préconisés contre tels et tels états, fussent bien ceux qu'on désirait produire, complète illusion! car la connaissance des propriétés médicamenteuses ne provenait que de données générales, mal interprétées.

Cependant on possédait un simulacre de science médicale, qui passa aux yeux du plus grand nombre pour une science réelle. Ce système erroné, dont Galien appréciait, sans doute, le peu de valeur, et qu'il avait développé peut-être, dans le désir de se représenter la médecine sous une forme scientifique quelconque, ce système, dis-je, fut adopté par ses successeurs comme le plus beau legs de ce vaste génie, comme son travail le plus important et le plus positif. Tandis que ses vraies découvertes en anatomie et physiologie restaient ignorées de longs siècles durant, des milliers de commentateurs ressassaient sa thérapeutique pour en expliquer les passages, comme des versets d'évangile, et des milliers de praticiens la compilaient avec constance, espérant toujours y trouver ce qu'elle ne renfermait pas : les règles sûres d'un bon traitement. L'époque de la renaissance porta un rude coup à l'influence de Galien, sans pourtant la détruire. L'esprit de cet auteur est resté jusqu'à présent dans le domaine médical, et la loi des contraires, modifiée et appliquée de mille manières par la suite, n'en est pas moins restée un des caractères de l'ancienne école aussi bien empreint dans l'unité vitale de Stahl, que dans les dychotomies de Brown, Rasori et Broussais.

Mais ce principe, comme loi thérapeutique générale, est sans fondements, il est erroné, il est inapplicable.

En effet , les deux éléments qui le composent, le caractère des maladies et les propriétés des remèdes, ressortent moins de l'expérience et de l'observation des faits, que de théories imaginées sur la nature des forces vitales et sur l'essence des causes morbides. A ces caractères déterminés à priori, on a fait correspondre des propriétés médicamenteuses, au lieu de chercher de prime abord, sans préjugés, quel est le rapport naturel des symptômes du mal aux effets du remède. Loin de tirer la loi thérapeutique de la connaissance de ces rapports, on a établi ces rapports d'après cette loi des contraires ; on a débuté par où l'on devait finir, posant ainsi le précepte médical sur une hypothèse dépourvue de fondement. Pour le soutenir , il fallait créer en pathologie un certain nombre de caractères généraux, auxquels on pût opposer des propriétés curatrices correspondantes. Quant à la thérapeutique , on procéda envers elle avec moins d'égards encore ; car après avoir établi les divers états morbides, on trouva à chacun une classe de remèdes appropriés, et dont le titre à ce choix ne saurait supporter un sérieux examen. Ainsi l'on eut les maladies froides et les remèdes chauds , les maladies par sécheresse de la fibre et les remèdes adoucissants , émollients, etc., les affections putrides et les moyens antiseptiques , etc. Plus tard, on mit à la chose un certain vernis scientifique ; il y eut les états inflammatoires et les moyens antiphlogistiques, les états asthéniques et les médicaments toniques. Les chimistes et les physiciens imaginèrent des oppositions. Les humoristes, solidistes, vitalistes montrèrent, en ce sens, une rare fécondité. Et cependant c'étaient toujours des substances médicamenteuses, dont les effets n'avaient pas été étudiés, et des états morbides constitués à plaisir. Aussi chaque école et chaque praticien faisaient-ils et font-ils à leur guise l'application du principe des contraires, l'un donne des stimulants, alors que tel autre administre des tempérants. Là, où tout est hypothèse, les opinions ne peuvent s'accorder. Il est donc évident que le principe des contraires, fût-il vrai, ne possède aucune base solide. Mais nous soutenons en outre que comme loi thérapeutique, il est complètement faux.

Il contredit, en effet, les notions les mieux établies de la science physiologique. Il assimile les lois de la matière vivante, à celles de la nature brute, en refusant de prendre en considération le caractère essentiel qui les distingue, la propriété de réagir, dont la première seule est pourvue. Par cette faculté de réaction, le corps animé résiste vivement à toute cause opérant en sens contraire des mouvements vitaux. S'il cède, c'est qu'il a perdu avec l'énergie vitale cette puissance de résister. Ainsi l'économie, soumise à l'action d'un froid intense, finira par triompher, en développant une chaleur extrême, ou succombera et sera détruite. Les purgatifs finissent par produire la constipation, et l'opium l'insomnie. Cette propriété est inhérente à la vie, elle constitue son caractère fondamental et se manifeste dans tous ses actes. Ce doit donc être le plus faux, le plus nuisible des préceptes, que celui de chercher à arrêter les tendances morbides de la nature vivante par des influences directement opposées. Un tel procédé accroît le mal et le désordre ; car on ne peut modifier la vie qu'à la condition de la diriger. Il est certain qu'il n'y a rien d'aveugle dans les mouvements vitaux, alors même qu'ils se présentent à nous sous l'appareil désordonné de la maladie. Ils expriment dans leur ensemble une tendance curatrice. Ce fait a été reconnu de tout temps par les médecins des diverses écoles. Eh, bien ! le procédé des contraires ne vient-il pas protester contre cette opinion fondée sur l'expérience, en prenant à rebours la sage direction de la nature médicatrice et renversant brutalement toutes ces dispositions salutaires !

La loi des contraires n'est donc fondée que sur l'hypothèse, la loi des contraires est donc fausse. Je dis plus maintenant : à supposer que l'observation des faits lui fournît une base solide, à supposer qu'elle fût vraie, elle serait à peu près inapplicable.

En effet, à l'exception de quelques simples aberrations de l'état physiologique, dont on peut aisément déterminer le caractère et auxquelles on peut opposer efficacement un contraire hygiénique, toutes les maladies offrent dans leur physionomie un aspect, un élément spécial, *sui generis*, qui leur est propre, dont on peut bien se figurer le semblable, quelque chose d'approchant, mais dont il est impossible de se représenter le contraire. Quel est le contraire de la rougeole, de la pleurésie, de la goutte ? Que répondre à cette simple question ? qu'il y a dans ces trois affections un élément commun, l'état inflammatoire, auquel on opposera la médication antiphlogistique ? Vaine fuite. Le point de ressemblance, c'est vous qui l'imaginez ; les différences sont radicales et frappent les yeux. Trois indications diverses, un seul et même traitement ! Et nous entendons cependant un des coryphées actuel de l'école allopathique s'écrier : «Contraria « contrariis curantur. Tel est le dogme qui domine toute la « thérapeutique. Mais encore une fois, pour faire l'application « tion de cette loi fondamentale de l'art de guérir, il faut « connaîttre la nature des maladies. » (Bouillaud : **Essais de** philosophie médicale p. 319). Quelle est la *nature* de la fièvre typhoïde, du rhumatisme, de la migraine? Quel est le *contraire* de ces maladies? Pauvre loi !

Si l'on ne doit pas adopter pour règle thérapeutique générale le précepte de traiter les maladies par des agents à effets contraires aux symptômes (médecine *enanthiopathique*), quelles autres méthodes peut-on encore proposer? Evidemment, il n'y a plus que les deux suivantes possibles : ou traiter par des moyens dont l'action est *différente* de celle du mal, ou bien dont l'action lui est *semblable* (mais non pas *analogue* et encore moins *identique*) c'est-à-dire les procédés *allopathique* et *homœopathique*. Le premier est, par sa nature même, éminemment opposé à toute médication exacte, car le caractère de *différence*, de *dissemblance*, exclut l'ordre et l'unité, pour devenir une source permanente d'anarchie d'opinions, au milieu desquelles il devient impossible d'établir une loi ; comme on voit dans l'école ancienne, qui cumule cette méthode désordonnée avec celle des contraires. Reste donc le procédé des semblables ; si la médecine existe, il est déjà établi *à priori* par l'exclusion des deux précédents ; cependant, nous allons lui consacrer quelques développements qui feront toucher du doigt les bases solides sur lesquelles il repose.

D'abord, en opposition à la loi des contraires, le principe homœopathique ressort de l'observation de faits, de faits évidents, irréfragables qui ont parlé d'eux-mêmes, sans avoir été arbitrairement interprétés par des théories antécédentes. Son point de départ satisfait à la critique la plus sévère.

Ainsi que la plupart des grandes découvertes qui ont révolutionné les arts et les sciences, la connaissance de cette loi thérapeutique fut, pour ainsi dire, le fruit du hasard. Elle était cependant renfermée, comme conséquence, dans une multitude de faits connus et plusieurs praticiens l'avaient même formulée à différentes époques. Hippocrate avait dit le premier δια τα ομοια νοσους γινεθαι.....

Démocrites lui avait écrit : « Veratrum sanis exhibitum « menti tenebras offundit, insanis verò multùm prodesse « consuevit. » Thomas Trastus soutint, dans une discussion à ce sujet, que la méthode de guérir d'après le principe *similia similibus* était la seule bonne. Van Helmont défendit avec chaleur cette opinion. On lit dans ses ouvrages : « Sta- « tuunt itaque scholæ omnes sola contraria contrariis fosse « remedia. Plausibilis ista et stupida doctrina placuit facilè « omnibus in ignaviam subscribendi pronis. » Stahl, dit que : « la méthode usitée de guérir par des remèdes, dont l'effet « est opposé aux symptômes du mal, est tout-à-fait fausse « et absurde ; qu'il était convaincu que les maladies sont « guéries par l'administration des substances qui produisent « des souffrances semblables. » Cependant on peut dire que cette vérité resta à peu près ignorée du monde médical jusqu'à la fin du siècle passé, où elle fut produite, pleinement formulée par l'intelligence d'un puissant génie, Samuel Habnemann. Lassé des mécomptes de la pratique, du vague et de l'insuffisance des préceptes de l'école, ce célèbre réformateur avait abandonné l'exercice de l'art pour se livrer aux travaux de cabinet. Un jour, occupé à traduire la matière médicale de Cullen, au chapitre du quinquina, il fut frappé des propriétés thérapeutiques nombreuses et contradictoires attribuées sans critique à ce remède, et des hypothèses variées, plus ou moins singulières, émises pour expliquer son action fébrifuge. Alors, par un de ces traits d'illumination subite, dont l'histoire des grandes découvertes offre quelques exemples, « tranchons le nœud, s'écria-t-il, j'essayerai le « quinquina sur moi-même et j'en observerai les effets. »

Il prit une forte décoction de cette écorce et fut atteint d'un complet accès de fièvre intermittente pourvu de ses prodromes et de ses trois stades de froid, chaleur et sueurs (¹). Conclure de cause à effet, de la propriété febrigène du quina à sa faculté fébrifuge, généraliser ce mode d'action, l'appliquer à tous les spécifiques, tel est, pour cet esprit ardent, le résultat de cette remarquable expérience. Il la commente à la manière de Newton, et la loi des semblables est trouvée.

Cependant la généralisation de ce fait est une application exagérée de l'analogie. Cette loi de similitude n'est encore qu'une idée préconçue, à laquelle on ne peut guère accorder d'autre valeur que celle d'une hypothèse possible ; il s'agit de la prouver en montrant qu'elle ne se manifeste pas seulement dans les effets du quinquina, mais qu'elle appartient au mode d'action des diverses substances médicamenteuses. Il s'agit de lui donner le caractère de la plus grande

(¹) Dans les fabriques de sulfate de quinine à Frankfurt-sur-Mein, la plupart des ouvriers nouveau-venus sont atteints, au bout de quelques jours, de pyrexies intermittentes, bien caractérisées chez plusieurs. Il est vrai qu'ils finissent par s'habituer aux effets des émanations de cette substance, et cessent d'être sensibles à son action fébrigène.

Dans la *Revue médicale* (mars 1840, p. 461), on lit ce qui suit sur cette propriété du quinquina : « Un mot encore sur un fait particulier d'observation, que nous ne voulons pas passer sous silence, parce qu'il se rattache à des idées qui ont besoin d'être discutées dans l'intérêt de la science, bien qu'elles aient trait à l'homœopathie, que nous n'avons nullement l'intention de défendre. M. Piorry nie formellement que le sulfate de quinine produise la fièvre intermittente sur l'homme sain. Quelque singulier que paraisse cet effet, *nous pouvons assurer en avoir vu plusieurs exemples* et nous sommes heureux de pouvoir citer à l'appui de notre assertion l'autorité de M. *Hippolyte Gaudorp*, un de nos médecins militaires les plus distingués. Il résulte des expériences que ce médecin a faites sur lui-même en 1828, que le sulfate de quinine, provoque chez un individu en bonne santé, de véritables accès de fièvre intermittente. » Ed. Aubert. D. M.

certitude par une expérimentation longue. Hahnemann s'y dévoue tout entier. Doué d'une santé parfaite, il consent à se constituer pendant plusieurs années en état permanent de maladie. Il essaye successivement l'action des spécifiques déjà connus, et constate pour chacun cette propriété remarquable de produire sur lui un ensemble de phénomènes analogues aux groupes de symptômes contre lesquels on voit, dans les auteurs, qu'ils se sont montrés efficaces. Il compulse tout ce qui a été écrit sur l'action des drogues simples, les empoisonnements aigus, les lentes intoxications, et voit toujours ces observations confirmer pleinement le résultat de ses propres essais. Enfin, pour faire la contr'épreuve de son expérimentation, il administre à des malades les substances qui mettent l'homme sain dans un état semblable au leur. Les succès cliniques viennent donner à cette loi thérapeutique une dernière et irréfragable sanction.

C'est ainsi qu'a procédé le chef de notre école pour établir le principe des semblables. Si l'on considère que ces nombreuses expériences de Hahnemann ont été répétées depuis quarante ans par une multitude de praticiens répandus en tous pays, on sera forcé d'avouer que la vérité de la loi des semblables est établie sur le fondement inébranlable de l'observation.

La doctrine des semblables se présente si naturellement à l'esprit, que de tout temps nous la trouvons dans les croyances populaires. Quoi de plus naturel, en effet, que de vouloir traiter un mal par un agent dont les effets lui ressemblent, c'est-à-dire qui a des rapports avec lui? Dans certaines localités, les gens de la campagne ayant observé la propriété hémorrhagifique de l'*herbe à Robert* (géranium bec de grue) sur les vaches, l'emploient avec avantage dans les pertes utérines. Ailleurs, le *lolium temulentum*, qui produit des vertiges, est, à cause de cela même, recommandé par les paysans contre l'ivresse. C'est un précepte vulgaire d'écraser la bête sur la plaie envenimée qu'elle a faite. Un de nos confrères, dont nous regrettons vivement la perte, a écrit à ce propos les belles pages que je vais rapporter.

« ..... La loi des semblables chez le peuple serait-elle
« sans affinité avec cette autre opinion vulgaire qui cherche
« dans les attributions physiques, dans la forme, la couleur,
« l'odeur d'une substance, l'indice du mal auquel elle con-
« vient?

« Cette opinion ne se trouve pas uniquement chez l'homme inculte; ce n'est pas chez lui seul que la racine jaune, la poule aux pieds jaunes, sont préférées pour les bouillons du malade qui a la jaunisse, que les bulbes d'orchis sont choisis contre les affections des organes reproducteurs, etc. Ces idées très-nombreuses, très-répandues, et qui se rallient à ce qu'on a nommé *signatures*, ont été proclamées par des hiérarchies entières de médecins. C'est ainsi que le célèbre Rivière recommande l'emploi des cantharides contre les piqûres d'abeilles, par la raison, dit-il, *que la cantharide est une espèce de mouche comme l'abeille*, et le souci comme emménagogue, *attendu que les règles chez les jeunes femmes répandent l'odeur de cette plante*. Des écoles médicales ont préconisé le *curcuma* dans l'ictère, à cause de sa couleur jaune; le *sang-dragon* dans les hémorrhagies, à cause de sa couleur rouge, en dehors de ses propriétés styptiques. — L'*anacardium orientale*, dans les maladies du cœur, à cause de l'aspect cordiforme de cette graine. « De telles opinions,
« continue le Dr Dessaix, qui ont longtemps occupé la scène
« médicale, et ont eu d'habiles défenseurs, nous semblent
« fort mal expliquées par les mots, absurdité, ignorance,
« crédulité de nos pères; commodes imputations, au moyen

« desquelles le nouveau-venu se rend vaniteusement compte
« des erreurs dont il ne comprend pas l'étiologie, et sou-
« vent aussi se délivre des vieilles vérités qui le dépassent
« et l'importunent.

« Nous serions donc tentés de croire qu'aux temps primi-
« tifs de l'art, au temps où les médecins étaient encore
« peuple, ils possédaient, comme le peuple, la loi des sem-
« blables, sans pouvoir l'utiliser plus souvent que lui, puis-
« que l'art de l'expérimentation en tous genres, dont le
« peuple est toujours dépourvu, est de création très-mo-
« derne dans toutes les sciences.

« La médecine primitive dut ainsi, comme le peuple,
« chercher dans les signatures de quoi suppléer à ce qui lui
« manquait, pour que la loi des semblables fût applicable
« aux plus de cas possibles, et transmettre aux âges suivants
« cette doctrine...

« Dans cette allure de la science, la loi des semblables
« dut rapidement, par son peu d'usage direct et réel, s'a-
« trophier et s'oublier bien plus généralement et bien plus
« vite que dans le peuple, chez les médecins entraînés à la
« recherche de toute autre chose, séduits successivement
« par les promesses de toutes les sciences, et bercés de tant
« d'espérances étrangères à la loi des semblables.

« Ainsi cette loi a dû s'effacer en médecine, en se bor-
« nant à donner, de loin en loin, chez quelques auteurs
« excentriques, de fugitifs signes de vie, et en laissant ré-
« gner encore longtemps à sa place la doctrine des *signatu-*
« *res*, rejeton abâtardi d'une tige desséchée... »

La doctrine homœopathique, comme toute vérité générale,
n'est pas née un jour, toute faite ; mais ses racines sont im-
plantées dans le sens commun des masses : elle est aussi
vieille que l'humanité. Si quelque chose doit étonner, ce

n'est pas de la voir surgir maintenant forte et durable de son oubli séculaire, menaçant de ruine l'école ancienne ; ce qui doit surprendre, c'est que les préjugés, nés de fausses théories médicales ; aient pu cacher si longtemps l'évidente logique de cette doctrine. Quoi de plus conforme, en effet, à la saine logique, de plus impérieusement exigé par la raison, lorsqu'on veut agir sur une substance, atteindre, modifier un objet, que de se servir d'instruments qui ont prise sur lui ? Or, les remèdes (d'après les résultats de l'expérimentation sur l'homme sain) agissent spécialement sur tel et tel appareil, organe ou tissu, sur telle et telle fonction. Lors donc qu'un de ces appareils ou fonctions sera malade, il faudra employer pour le guérir l'agent médicamenteux qui aura prise sur lui. Tout autre restera sans effet ou sans l'effet désiré. Mais un remède spécifique n'agit sur un organe qu'à la condition d'y exciter des phénomènes anormaux qui auront la plus grande ressemblance avec les symptômes morbides ; car, dans les deux cas, c'est le même appareil ou organe qui réagit. Donc, *pour guérir, il faut administrer le médicament qui produit sur l'homme en santé l'ensemble de phénomènes le plus semblable à la maladie à traiter.* Cela est de toute évidence.

La loi homœopathique n'est pas fondée seulement sur ce raisonnement simple, sur l'opinion instinctive des masses, sur les expériences de Hahnemann et de ses nombreux disciples, elle l'est aussi sur les principes physiologiques les moins contestés. En effet, de quelque manière qu'on envisage les phénomènes propres aux êtres organisés, on est obligé de reconnaître qu'ils sont dus à une force unique, spéciale, caractérisée par une puissance de résistance aux agents extérieurs. C'est cette puissance qui maintient l'individualité organique sans cesse menacée d'être englobée

dans le domaine des forces physiques. Elle agit sur ces forces, et sur leurs supports bruts, lorsqu'ils sont avec elle dans
des rapports normaux; elle les modifie ou se les approprie à
sa manière. Elle réagit au contraire sur eux, lorsqu'ils tendent
à la troubler ou à la détruire, en redoublant d'énergie pour
vaincre leur influence délétère. Telle la branche flexible, qui
résiste à la main qui la plie, et s'en échappe pour se courber
en sens opposé, au-delà de sa rectitude naturelle. Cette faculté
de réaction, caractère si remarquable de la vie que seule elle
permet de définir, est aussi la condition indispensable de la
thérapeutique. En effet, la maladie étant, dans la généralité
des cas, l'expression de la résistance de la vie aux causes
morbides, l'ensemble des phénomènes pathologiques, leur
intensité, leurs caractères, sont les représentants fidèles de
la réaction dans son entier, de sa nature et de son degré
d'énergie. Or, si, d'une part, la réaction est l'unique moyen
dont on puisse disposer pour vaincre le mal; et, si, d'un
autre côté, cette réaction est représentée par l'ensemble des
phénomènes morbides, la loi des semblables est nécessairement admise. *Pour amener la guérison, il faudra administrer
la substance capable de produire sur l'homme sain l'appareil
réactionnaire le plus analogue au groupe symptomatique.*

Si les causes qui troublent la santé ne la modifiaient que
dans le sens physiologique, et si l'organisme pouvait toujours les combattre efficacement au moyen de la réaction
naturelle dont il est pourvu, alors tout emploi de médicament
serait superflu, et l'on devrait s'en tenir à la méthode hippocratique ou hygiénique. Mais le plus souvent l'économie
détériorée, viciée et affaiblie, reste oppressée, tandis que
la nature particulière de l'agent délétère déroute et annule
ses efforts médicateurs. C'est le cas de faire usage des moyens
homœopathiques. Le spécifique, dirigeant son action sur la

fonction ou l'organe que le mal attaque de préférence, y excite l'espèce de réaction propre à détruire cette cause morbide. Son stimulant spécial impressionne vivement la force vitale, qui, réagissant avec énergie contre l'effet toxique passager, réagit plus fortement aussi qu'elle n'aurait pu le faire contre le mal lui-même; et la guérison est ainsi produite.

De même que les éléments des combinaisons chimiques, opposés les uns aux autres sous certaines conditions, s'unissent pour former un seul corps de nature différente des éléments constituants; de même que les électricités positives et négatives perdent à leur contact mutuel leurs propriétés, pour se rédnire à un état neutre; ainsi les maladies naturelles et artificielles ou médicamenteuses, lorsqu'elles viennent à se produire dans le même organisme, se neutralisent réciproquement.

Variées et pleines d'intérêt seraient les considérations auxquelles peut donner lieu la loi des semblables; mais il est inutile de s'y arrêter. La nouvelle doctrine ne réclame, pour être admise, que la répétition consciencieuse des expériences positives sur lesquelles elle repose. Cependant je ne puis passer sous silence une explication que ses adversaires en ont donnée, qui tend à la montrer sous un faux jour et à la dépouiller de la plus grande partie de sa valeur, en la représentant comme un principe secondaire, d'une application fort restreinte. Les allopathes, contraints par l'évidence d'admettre la loi des semblables, qui avait d'abord été l'objet de leur répulsion aveugle, de leurs plaisanteries et de leur dédain, se virent enfin forcés de lui donner entrée sur le domaine de la science classique, où ils lui firent une petite place à côté de leurs nombreux préceptes thérapeutiques, sous le nom de *Méthode substitutive; — substitution* au lieu d'*homœopathicité*. C'était là, ce semble, un bon moyen de mettre un terme aux prétentions d'une doctrine dont ils redoutaient la puissance envahissante et réformatrice. Cette loi générale fut, par eux, ramenée aux dimensions d'un fait secondaire, perdu dans l'arsenal de leurs médications diverses.

Le professeur Trousseau revendiqua l'honneur d'avoir imaginé cet arrangement, auquel le *Manuel de Bouchardat* donna une sanction définitive. Mais les grandes vérités ne se laissent point façonner à la guise des théoriciens, et l'immense révolution qu'Hahnemann avait faite ne pouvait être réduite à l'explication d'un fait de détail. Les allopathes sont restés avec leur *substitution*, tandis que l'homœopathie continue à grandir, en s'annonçant comme la réforme radicale de l'art de guérir. Le dernier chapitre du livre sur *les Médecines conjecturale et positive* de Dessaix venge noblement notre école de cette tentative d'atrophie, qu'on a cherché à lui faire subir, et la place avec éloquence et logique au rang qui lui appartient. On trouvera dans ce chapitre tous les développements désirables sur ce sujet.

Je m'arrête, car notre bateau à vapeur vient de passer la frontière autrichienne, marquée en ce point par la chaîne des monts Krapaks, qui vient mourir dans les eaux du Danube. Les rives se relèvent en collines sauvages ; quelques ruines de vieux châteaux se montrent çà et là sur les sommets des rochers. Tout change d'aspect ; on sent qu'on entre sur le sol de ce peuple belliqueux qui, pendant trois cents ans, fit la garde pour l'Europe aux frontières ottomanes.

CHAPITRE XII.

DE L'HOMŒOPATHIE EN HONGRIE.

Première partie.

SOMMAIRE. — Visite au docteur Anneli de Presbourg. — Son traitement des fièvres nerveuses typhoïques. — Description de Pesth. —
Situation politique des peuples hongrois. — Réveil national. — Réaction anti-autrichienne. — Musée de Pesth. — Philosophie voltairienne. — Situation de l'Homœopathie en Hongrie. — Des laïcs
dans la nouvelle méthode. — Dispositions favorables des autorités
hongroises. — Hôpital d'enfants. — Praticiens de Pesth. — Docteur
Müller. — De la répétition des remèdes. — De l'application empirique du soufre. — Docteur Ballogh. — Observations médicales. —
Traitement de la rougeole.— Promptitude des cures homœopathiques.
— Docteur Bakody. — Docteur Huffer. — Pharmacie homœopathique
de Pesth. — Docteur Ivanowich. — Pétition pour une chaire de clinique à la Faculté. — Docteur Rosemberg. — Jablanczi ; traitement
des maux de dent. — Situation de l'Homœopathie en Hongrie, en
1846.

Je m'arrêtai à Presbourg, la première ville qui se présente au-delà des frontières. C'est le siége de l'assemblée générale des états de Hongrie, une des plus jolies positions des

rives danubiennes, où se mêlent dans un gai contact les sociétés hongroises et autrichiennes. Je me rappelais que mon père y avait visité, en 1832, un médecin homœopathe nommé Lebel, dont il avait reçu quelques bons avis cliniques. Je ne trouvai plus ce praticien, il était mort depuis peu de temps; mais son poste était occupé par un digne successeur que je me félicite vivement d'avoir rencontré; c'est le docteur Annelli, vieillard de 71 ans, mais remarquablement bien conservé et possédant la vigueur de l'âge viril. Il commença ses études médicales à une époque où la carrière militaire attirait presque tout à elle. Il suivit l'impulsion général et débuta, en 1792, comme chirurgien d'armée. Du grade le plus inférieur, il parvint en seize ans à celui de médecin en chef d'hôpital, place qu'il ne cessa d'occuper dans ses diverses stations jusqu'en 1829, époque à laquelle il se retira pour se livrer à l'étude et à la pratique de la nouvelle méthode, profondément désabusé des systèmes allopathiques.

Dans mon désir de rechercher des convictions et de m'instruire, j'étais heureux d'écouter cet homme grave sur qui les illusions et les vils intérêts ne pouvaient plus exercer d'empire; dévoué de cœur à la vérité médicale qui lui était apparue sur la fin de sa laborieuse carrière. Je lui adressai maintes questions, surtout au sujet du traitement de la fièvre typhoïde, dont je venais de m'occuper à l'hôpital de Vienne.

La *bryone* est le médicament qui lui semble le plus ordinairement indiqué, et qui se montre le plus souvent efficace dans la sphère de sa clientèle. Les fièvres typhoïdes sont fréquentes à Presbourg et y revêtent un caractère propre assez constant. Elles débutent ordinairement par un froid très-vif, accompagné de vertiges, qui dure environ une heure. Il est remplacé par une forte chaleur qui persiste pendant deux jours en diminuant peu à peu; puis vient du délire, perte de connaissance et le malade s'éteint insensiblement au bout de quelques semaines dans un état de profonde stupeur. Ce qu'elles présentent de plus remarquable, c'est l'absence de symptômes abdominaux. Sous le traitement allopathique, la plupart des cas prennent une terminaison funeste. Il en est de même lorsqu'ils sont livrés aux seules ressources de la nature. Alors, si la guérison doit avoir lieu, il survient vers le vingtième jour une surdité complète. Ce phénomène critique, de bon augure, se manifeste déjà au cinquième jour par le traitement homœopathique, sous l'influence duquel la mortalité se réduit presque à zéro. S'il y a constipation opiniâtre, Anneli donne *nux*, et *pulsatil.* à la fin de la période de chaleur.

Les affections régnantes à Presbourg sont du genre inflammatoire, ce qui semblerait impliquer contradiction avec la fréquence des fièvres nerveuses typhoïques ; mais il paraît que cette constitution inflammatoire n'est pas franche, à en juger par l'effet désastreux des émissions sanguines que l'école broussaisienne a mises en vogue dans ce pays, où tout ce qui vient de la France est reçu avec un aveugle enthousiasme. Lorsque l'état inflammatoire est simple et général, on administre *aconit* ou *squilla*. On obtient de celui-ci des effets antiphlogistiques aussi sûrs que du premier. Peut-être répond-il mieux homœopathiquement aux maladies de ce pays qu'à celles de nos contrées ; peut-être n'avons-nous pas été assez attentifs à la pathogénésie de ce remède. C'est une étude à faire.

Lorsque l'inflammation est locale et revêt un caractère propre, rhumatismal ou autre, *sulfur* est ordinairement le moyen qui réussit le mieux. Cette observation me rappelle l'assertion remarquable du docteur Jahr : que le soufre est l'antiphlogistique par excellence dans les inflammations chroniques. Anneli pense qu'il est aussi inconvenant de vou-

loir détruire l'effet phlogistique par la soustraction du fluide
sanguin, qu'il est ridicule de chercher à arrêter l'ébullition
de l'eau dans un vase, en en soustrayant une partie. La
couche de liquide étant moins épaisse, sa chaleur et son
ébullition seront moins énergiques, mais celle-ci persistera.
Il y a un procédé plus rationnel : comme l'eau et le sang
ne se sont pas mis eux-mêmes en action, mais qu'ils sont mûs
par une force étrangère, il s'agit de s'adresser à cette force
pour arrêter dans leur principe l'ébullition et la fièvre. Or,
cette force fébrigène réside incontestablement dans le système nerveux dont nous pouvons modifier à notre gré, par
des spécifiques, les relations avec le système sanguin ; nous
nous passons ainsi avantageusement du procédé grossier
et sauvage des émissions de sang ; cela dit d'une manière générale, car il est des circonstances, rares il est vrai, où il est
nécessaire d'y recourir, telles, par exemple, les hémorrhagies, surtout internes, que *l'arnica* ne suffit pas à arrêter
et à faire résorber. L'opinion d'Anneli sur la valeur des saignées s'est formée par la comparaison de sa pratique homœopathique et de son long stage dans les grands hôpitaux militaires, qui présentaient toujours un vaste champ pour en
observer les effets.

Pour ce qui concerne les doses, Anneli parcourt toute
l'échelle des atténuations, depuis la teinture ou substance
première, jusqu'à la 30e dilution. La susceptibilité des individus, leur tempérament, l'acuité de la maladie sont ses
guides généraux dans le choix de la dose. Plus la constitution est vigoureuse, plus il donne les basses dilut. Il ne se sert
que de globules, mais il les renouvelle chaque jour, afin qu'ils
soient constamment mouillés. Précaution bizarre, et, ce me
semble, bien inutile, car il est le seul entre tous les homœopathes qui l'ait adoptée.

Il serait à désirer que ce digne vétéran de la pratique médicale occupât une position plus en vue, dans une ville de premier ordre. Il est ignoré hors de cet endroit, tout-à-fait inconnu des praticiens de Vienne. J'engage ceux qui voudraient répéter, dans le même but, le voyage que j'ai entrepris, de ne pas négliger de voir ce médecin et de consacrer à ses leçons plus de temps que je n'ai pu le faire moi-même.

Le lendemain je me rembarquai, et continuai de descendre le Danube jusqu'à Pesth, capitale de la Hongrie, et qui est aussi le foyer de la nouvelle doctrine dans ces pays de l'est.

Quelques lieues au-dessous de la citadelle de Komorn, terme des glorieuses pérégrinations des armées françaises dans cette partie de l'Europe, le Danube cessant de couler de l'orient au couchant, se recourbe brusquement vers le midi. A partir de ce point, on ne tarde pas à entrer dans Ofen, capitale de la Hongrie. A son approche s'offre un spectacle grandiose dont aucune autre ville d'Allemagne ne peut donner une juste idée. Ailleurs, les rivières, en traversant les villes, y perdent une partie de leur beauté naturelle sous l'action de l'industrie qui altère leurs courbures, recouvre et occupe leurs rives et leur surface. Là, c'est un fleuve immense qui coule dans sa native et fière liberté, chassant, par les flots pressés de ses eaux profondes, tout ce qui peut altérer la rectitude de son cours et la netteté de son lit. C'est un coup d'œil sévère, agréablement tempéré par la vue hospitalière de la cité qui longe et anime les deux rivages. A gauche, la ville neuve présente une suite de somptueux et frais édifices, dignes résidences des illustres Madgyares. A droite, s'élève sur une colline l'ancienne ville de Bude, toute pleine des souvenirs de la vieille histoire hongroise et de Mathias Corvin son héros; ses constructions antiques reflètent dans

l'eau du fleuve leurs sombres teintes qui contrastent pittores-
quement avec l'aspect élégant et moderne de la ville opposée.
Du côté de Bude et bordant la vue, se développent en demi-
cercle les flancs d'une montagne tapissée de petites huttes
assez régulièrement rangées. Là, s'est abattue, depuis longues années, une peuplade de paysans hongrois libres, qui
a su conserver, en face de la civilisation raffinée de la capitale, son genre de vie sauvage. On peut l'y observer dans
tout son naturel, sans avoir besoin de parcourir l'intérieur
des provinces : des hommes aussi grossiers que leurs bestiaux, avec lesquels ils mangent et couchent dans de misérables cabanes, revêtus en toutes saisons de peaux de mouton, la chevelure ointe de suif et pendante en grosses tresses.

Ofen et Bude forment, sous le nom collectif de *Pesth*, une
seule ville de cent mille habitants; un pont de bateaux les
unit; mais on s'occupe aujourd'hui d'y élever un pont en fils
de fer, qui sera, dit-on, une merveille par ses proportions
gigantesques; les échafaudages des deux piliers, auxquels on
travaille depuis plusieurs années, s'élèvent du milieu des
eaux comme deux grandes citadelles.

Il n'est peut-être pas en Europe de pays aussi peu connu
que la Hongrie et plus digne de fixer l'attention. Car, outre
les souvenirs de la mémorable lutte musulmane, dont une
phase importante s'est accomplie dans cette contrée et l'a couverte d'empreintes ineffaçables (¹), il s'y passe aujourd'hui
des événements très-curieux que ce pays seul peut représen-

_____

(¹) On voit, non loin de Presbourg, des collines élevées de mains
d'hommes par les légions ottomanes. Avant d'entrer à Bude, on parcourt de
vastes plaines ondulées, c'est-à-dire, dont le sol hérissé de montuosités que
séparent de larges sillons, représente la surface d'une mer agitée. Ces travaux avaient été entrepris par les Hongrois dans le but d'arrêter la cavalerie
turque.

ter, parce qu'il en possède seul les éléments réunis. Point de contact entre les Slaves, les Allemands, les Hongrois et les Valaques, il offre le spectacle intéressant de la lutte des nationalités, de leurs combats à mort, de la marche envahissante des grands peuples, de la réaction énergique, comme aussi de la destruction progressive des petites masses : pays occupé par les descendants des Romains et des Huns leurs sauvages vainqueurs, maintenant envahi par les flots des innombrables populations slaves et germaines qui s'y pressent et menacent d'engloutir ce qui tend encore à les séparer. Les descendants des colons romains de la haute Thrace ou *Valaques*, petite nation à langue romane, semblent se perdre dans les étreintes de la Russie, en compagnie des Bulgares, résistant en vain par les chartes, les traités, les protectorats, faibles ressources contre le droit du plus fort. Les nobles Madgyares, fiers de leur organisation guerrière et de leurs droits féodaux, échappent à l'influence russe qu'ils redoutent, pour s'attacher intimement à l'autre puissant voisin dont ils attendent une protection efficace achetée par une moindre servitude.

Les Slaves composent le fond de la population indigène, le *plebs* proprement dit, auquel on donne à tort la dénomination de Hongrois, qui n'appartient en fait qu'aux seuls descendants de la race asiatique des Huns. Ceux-ci forment du reste une classe à part, entièrement distincte, qui constitue l'aristocratie, maîtresse du gouvernement, propriétaire du sol, seule digne de porter les armes pour la défense du pays. Cette dernière prérogative lui est assurée avec zèle par le protectorat autrichien, qui n'est pas fâché de voir disparaître peu à peu sur les champs de bataille cette classe bruyante de petits seigneurs. Déjà leur nombre s'élève à peine à vingt mille, et s'ils ne se hâtent d'abdiquer ce funeste privilége de remplir seuls les cadres de la garde nationale, leur race finira bientôt par s'éteindre. Serait-ce pour le malheur ou pour le bien du pays? Il est difficile de l'établir. A l'existence actuelle de l'aristocratie se rattache l'animosité de l'Autriche qui amène un certain désordre dans l'administration, le dépérissement de l'agriculture et du commerce, dont les produits sont frappés de droits élevés. D'un autre côté, l'aristocratie maintient la nationalité, les droits politiques, la liberté de la presse, avantages précieux pour la société bourgeoise des villes.

Le paysan, en général, est serf; mais son servage mitigé lui est une source de bien-être. Il cultive les champs de son maître, qui lui donne en revanche une existence assurée, et si pendant la semaine on voit les vastes plaines de Hongrie parsemées de groupes d'hommes le dos courbé vers la glèbe, le dimanche on peut les observer autour des villages passant gaîment le jour consacré au repos. Leur bonne mine, leur haute taille, leur large poitrine enserrée dans une casaque à la hussarde, témoignent de l'excellence de leur position sociale, en ce qui concerne le développement physique. Il est permis de douter que l'intelligence y trouve aussi bien sa part.

Ainsi est placée au sein de l'absolutisme autrichien une aristocratie militaire, jalouse de ses priviléges, qui paie de son bras et de son sang l'avantage de vivre sous ses propres lois. On conçoit l'agitation politique que doivent produire ces rapports forcés. L'Autriche ne peut que voir impatiemment s'agiter sous son sceptre impérial ce peuple de seigneurs aux allures indépendantes, contraste funeste vis-à-vis de sa noblesse silencieuse et soumise. Elle a hâte de l'absorber dans sa constitution monarchique. C'est le point le plus délicat et le plus étudié de sa diplomatie. Douceurs, promesses, coups d'état, ruses, détours, il n'est rien qu'elle ne mette en œuvre pour atteindre ce but. Une espèce de vice-roi la représente dans la capitale, de là surveille la marche des événements et les dirige ouvertement par tous les moyens que la constitution hongroise a mis aux mains de sa protectrice. Mais les sourdes menées, les démarches illégales agissent dans l'ombre avec plus d'activité encore, et se manifestent de temps en temps par de légères atteintes aux libertés nationales. Le pays, retenu dès l'abord par la crainte d'un plus grand mal, la rupture avec l'Autriche, souffrit ces empiètements sans grande opposition ; d'ailleurs, les égards apparents et la position du cabinet de Vienne en palliaient un peu l'arbitraire. L'empereur avait-il besoin de 20,000 florins, il en demandait 30,000. Le sénat hongrois tenait gravement conseil pour lui refuser une partie de la somme, octroyant en définitive ce qu'on souhaitait, et souvent plus encore. Ainsi pour le contingent des troupes. Du reste, il n'était pas loisible aux membres du sénat de contrarier les désirs formels du gouvernement; ils se tenaient prudemment dans une grande réserve, satisfaits de pouvoir dire : tout est perdu fors les apparences.

Mais en 1830 l'esprit de notre révolution, qui s'étendit sur toute la confédération européenne et l'agita un instant, remplit la Hongrie d'une énergie nouvelle, releva le courage de sa noblesse, et lui fit prendre en main la défense de ses droits. *L'assemblée nationale*, composée de membres élus dans chacun des cinquante-trois comitats (¹), reforma une véritable représentation avec mandat d'échanger un simulacre de liberté contre la jouissance des anciens priviléges. Devant cet

____

(¹) Les comitats sont des divisions territoriales analogues à nos départements.

obstacle, l'Autriche recula sur plus d'un point. En 1832, cette révolution était dans son enfance; combien je la trouvai avancée, en revoyant ces lieux après dix ans d'absence. A l'exception de l'Irlande, il n'y a sans doute pas au monde un peuple en aussi grande activité de régénération politique. Mécontent de la direction imprimée aux affaires par ses nobles représentants, le peuple, celui des villes surtout, travaille en ce sens par tous les moyens qui sont à sa disposition. Les plus ardents se réunissent en clubs jacobinistes, entretiennent l'effervescence publique, et cherchent à pousser les choses à l'extrême; ce sont pour la plupart des jeunes gens qui se distinguent par une barbe excentrique et un habit à la persane; ils se donnent des airs sévères, et sont peut-être disposés à tout entreprendre pour l'idole de leur cœur, cette vaporeuse liberté des jeunes têtes. Mais l'immense majorité des habitants est animée d'idées plus saines : elle ne se flatte pas de la chimérique pensée d'une complète indépendance sous le protectorat de l'Autriche. Elle consent à payer ce service par un tribut d'hommes et d'argent, et par la perte de son action politique extérieure; mais elle insiste sur la conservation des anciens priviléges du pays, l'intégrité de la constitution, et le maintien de la représentation nationale dans sa vérité; cependant elle ne fait rien pour détruire la faction jacobiniforme, qu'on juge inoffensive, vu le petit nombre de ses membres, et grandement utile par l'énergie qu'elle inspire à la nation et la facilité qu'elle donnera d'amener à des concessions l'Autriche, émue de crainte à la pensée d'une révolution radicale. Du reste, cette modération du peuple hongrois n'ôte rien à sa fermeté; il lui faut à tout prix et par tous les moyens que la nationalité se conserve.

Le paysan esclave commence à être émancipé; il peut même se libérer et devenir propriétaire. L'assemblée représentative élabore aujourd'hui plusieurs projets de loi tendant à améliorer le sort de cette classe nombreuse, qu'on veut ainsi rattacher à la race hongroise par des bienfaits que l'Autriche aurait tôt ou tard habilement décernés. Par cette sage mesure politique, tous les habitants sont unis en un seul corps, et n'ont pas à redouter, en cas d'agression, ces divisions intestines qui eurent pour la Pologne des résultats si funestes.

Le langage et les mœurs allemandes disparaissent sous l'action de cette tendance nationale. Les universités entretenues aux frais de l'Autriche sont délaissées ; on aime mieux ne pas en faire usage que d'y parler la langue qui n'est pas celle du pays. Le latin même, qui fut si longtemps en faveur dans la bonne société, que j'entendais parler dans les rues de Pesth lors de mon premier séjour en cette ville, le latin est aujourd'hui à peu près inusité, et son emploi restreint à la confection des textes légaux. Ainsi, le mouvement de régénération politique et sociale est complet ; c'est une nation qui, en danger de périr, se réveille subitement, et tend avec effort tous les ressorts de son organisation intime contre deux ennemis puissants, dont l'un montre à découvert des dents et des griffes, que l'autre tient cachées sous des airs protecteurs.

La presse politique a pris un développement en rapport avec cette situation des esprits. Une polémique animée entretient plusieurs grandes feuilles quotidiennes, toutes écrites en madgyare, et dont chacune renferme plus de matières que tous les journaux de l'Autriche pris ensemble. L'absence de censure politique favorise ce développement. La littérature s'est ranimée au même souffle vivifiant. La langue hongroise, aussi riche que l'allemande, plus harmonieuse et moins sévère, obtient à présent le tribut d'attention et de culture qu'elle mérite. Les traités sur l'histoire du pays, sur sa constitution faite ou à faire, se succèdent rapidement. Les pièces de poésie, romans, historiettes, ont trait à des sujets locaux ; les antiquités sont exhumées ; la science et les arts concourent au but commun ; l'image des citoyens qui ont brillé dans cette carrière est reproduite avec zèle en buste, en gravure, en médaille, recevant sous toutes les formes l'ovation publique. Semblable en ce point à l'Irlandais, le dernier bourgeois sait de quoi il s'agit. C'est une excitation générale, très-intéressante à observer, surtout au sortir du milieu du peuple autrichien, si mort aux sensations politiques, et si éloigné de pouvoir les comprendre.

On trouve à Pesth un *musée national*, c'est-à-dire une collection de tous les objets d'histoire naturelle propres à la Hongrie. Lorsqu'on a parcouru les immenses galeries de cette exposition permanente, on se fait une idée assez exacte de la nature du sol et des produits indigènes. Des innombrables musées en ce genre que tout voyageur honnête est condamné à visiter, j'avoue que celui-là est bien le seul digne d'un intérêt sérieux. En Allemagne, chaque ville se pique d'avoir son musée ; il en est qui aimeraient mieux être privées de fontaine publique que de musée. Il est vrai de dire qu'une dent d'éléphant, une corne de licorne, quelques volatiles empaillés, suffisent le plus souvent à l'affaire. Quoi de plus insipide que ces collections de carcasses amassées à grands frais pour le plus grand amusement des badauds! Le musée de Pesth a été fait dans un but d'utilité qui fait honneur au bon sens de la population. La collection des minéraux y est remarquable entre toutes par sa grande variété et la rare beauté des échantillons. On sait que la Hongrie est le pays le plus favorisé sous le point de vue métallurgique.

Les arts et les lettres donnent à cette capitale une teinte

d'élégante civilisation qui se reflète jusque sur les gracieuses constructions des nouveaux quartiers et leurs intérieurs pleins de luxe et de bon goût. Le Grand-Opéra peut être comparé à celui de Paris pour la perfection du chant; mais il commence à déchoir depuis que la foule se porte au Théâtre National, d'où le langage allemand est proscrit. L'influence parisienne est la source de cette politesse. En aucune ville d'Allemagne elle ne déverse avec autant d'abondance les flots pressés de ses productions artistiques et nouveautés littéraires; on dirait un faubourg de notre grande cité. Tout ce qui est français est aussi national; mais, ô déplorable dommage! avec l'esprit français, pénètre dans ces pays la peste de l'irréligion, la philosophie du xviiie siècle, mêlée à l'indifférence d'aujourd'hui. Quoi donc! la France, cette fille chérie de l'Eglise, comblée des miséricordes divines, serait-elle encore un objet de scandale et de ruine pour les peuples qui la contemplent et qui l'aiment! Car, au milieu de ses passions impies, elle possède de nobles qualités que les nations apprécient, et que la Providence lui conserve, dans la sagesse de ses desseins. Fasse Dieu qu'elle ne tarde pas à consacrer à la gloire de son nom les dons qu'il lui a faits!

L'Autriche, cette Chine européenne, dont le paternel gouvernement tient le peuple à l'engrais; l'Autriche, cette création de la diplomatie, dont les parties mal jointes se disloqueraient hors du *statu quo,* cette masse inerte, cette puissance négative, qui fut toujours à la remorque d'une force étrangère, qui redoute l'Union allemande, qui jalouse la Prusse, qui frémit à la pensée des Français, qui s'ébahit devant la gigantesque Russie, qui étouffe la *réforme* protestante, qui éteint l'esprit catholique, qui chasse les Jésuites, qui met entrave aux rapports des évêques avec Rome, ce grand corps, n'en doutons pas, la Hongrie va le pousser, malgré lui, dans cette carrière de luttes, de révolutions, de changements à vue qui transforment les sociétés. Des secousses violentes feront cesser sa torpeur, des orages vont balayer les immondices accumulées par l'action abrutissante de l'obéissance légale et du scepticisme joséphinien. Les enfants des Huns sentent revivre en eux l'instinct de leurs pères. Eh! qui les retiendrait encore? Ne se hâtent-ils pas de renier le Dieu qui vint à leur rencontre, le Dieu de sainte Elisabeth? Le funeste esprit de Ferney, qui fait le *tour du monde*, s'est arrêté au milieu d'eux ; ses mortelles atteintes ébranlent les fondements sociaux, et l'on entend gronder la tempête. Ce vernis civilisateur d'un peuple sans foi va rendre plus sensibles les terribles effets de la vengeance divine. Dieu, qui veille au triomphe de son Eglise, la fera surgir belle et vivace en ces lieux où elle languit ; il l'y renouvellera au bruit des armes et au milieu des ruines.

Heureux les peuples qui ont passé par ces épreuves et qui ont été rendus sages par ces grandes leçons !

La Hongrie est aujourd'hui le foyer de l'homœopathie pure, expérimentale. Là, point de division entre ses nombreux adhérents, point de controverse soulevée par la présomption et soutenue par la vanité. Tous ses partisans unis tendent au même but : modifier et perfectionner la *méthode hahnemannienne* par l'observation clinique. Ainsi, pendant que de fâcheuses dissensions dans le nord et l'ouest de l'Allemagne troublent la marche du nouvel art, et semblent y compromettre son avenir (¹), ici la méthode expérimentale se perfectionne sans obstacle. La réforme médicale gagne sur

(¹) Ces dissensions ont presque entièrement cessé aujourd'hui (1846).

un point lorsqu'elle recule sur un autre, et ne cesse pas, ainsi, d'être toujours en progrès.

Il est dans la nature du peuple hongrois de devenir un des plus actifs promoteurs de l'école homœopathique; son esprit pratique, sans cesse porté à l'application des idées, saura mettre cette méthode à l'abri des divergences théoriques qui ont exercé jusqu'à présent une influence si fâcheuse sur son perfectionnement. Chaque nation contribue à sa manière au triomphe des vraies doctrines. Les unes sont plus aptes à découvrir le principe et à le commenter d'une manière abstraite; d'autres s'attachent de préférence à développer les conséquences de l'idée première et à en faire une application complète. C'est ce qu'Hahnemann avait bien compris en venant consacrer à la France les dernières années de sa laborieuse carrière ; mais la France, comme l'Angleterre et l'Amérique, où son école commence à prendre racine, sont encore dans les fatigues et les longueurs de l'enfantement, tandis que la Hongrie a déjà traversé cette pénible époque, et possède les éléments d'un progrès prompt et rapide. Tout y concourt : l'émancipation et l'activité intellectuelles, l'union des praticiens du nouvel art, et l'espoir fondé d'un affranchissement prochain de l'arbitraire gouvernemental, dont les coups lui ont été souvent si rudes et le sont encore dans plusieurs états allemands.

L'homœopathie possède en Hongrie deux hôpitaux en pleine activité. Cette méthode y est définitivement admise par la population, et y compte au moins autant de partisans que l'ancienne école. C'est surtout dans les classes élevées et instruites que cette popularité a fait les progrès les plus rapides. Ce fait est important à signaler par sa généralité; car je l'ai observé partout, en Italie, comme en Angleterre et en Allemagne. L'homœopathie satisfait l'intelligence, l'allopathie tire sa force des préjugés qu'elle a semés dans les masses, tels que les humeurs, les *purgations*, les irritations, les contraires et autres notions de cette espèce, qui ont quelque apparence de vérité, et se saisissent aisément par une comparaison grossière avec les phénomènes ordinaires du monde extérieur. L'allopathie, dàns les remèdes, prend la quantité en haute considération : l'odorat, le goût, les sens internes, en reçoivent l'impression. Elle vide le canal digestif par les deux extrémités, agite l'économie entière, révulse par la douleur, congestionne les parties, répand le fluide sanguin ; tous les sens sont frappés de ses manœuvres, et le malade et l'entourage, témoins de l'action extérieure de la médication, sont charmés de ces opérations actives : on croit que tout cela attaque le mal ; on voit, on sent, on est satisfait. Ainsi, l'ignorance se plaît aux procédés allopathiques. Les esprits éclairés peuvent seuls apprécier la valeur de la médication spécifique , qui prévient, dès l'abord, par la simple vérité de son principe et l'harmonie des préceptes qui en découlent. De là cette faveur dont l'homœopathie jouit dans les classes élevées de la société ; de là cette foule d'hommes du monde, instruits, qui, autour de nous, se livrent avec amour à son étude, et plusieurs à sa pratique. Eh ! que nos adversaires ne nous accusent pas d'appeler à notre aide cette propagande des laïcs ; elle s'est produite d'elle-même. La médecine inspire nécessairement un vif intérêt à tout homme ; car il n'est aucune science qui touche de si près à son bien-être. Et si son étude est restée jusqu'à présent dans le domaine de l'école, c'est qu'il faut une résolution ferme et inébranlable d'embrasser la profession médicale, pour surmonter la répugnance qu'inspirent l'incohérence des préceptes thérapeutiques et le chaos de la matière médicale. Quel homme du monde, pouvant se livrer à des études fructueuses et agréables, consentira jamais à cultiver cette vaine science qui ne laisse qu'incertitudes et dégoûts !

Cette faveur dont jouit notre méthode parmi la noblesse hongroise, lui est une source de grands avantages ; car cette haute classe, constituant elle-même le gouvernement municipal, peut disposer des ressources affectées par le pays à la santé publique, des dispensaires, des hospices et autres institutions de ce genre. Ce sont ses souscriptions abondantes qui entretiennent les deux hôpitaux de Günz et de Gyongyos. Plusieurs membres de la diète sont d'accord de proposer, à la prochaine session de 1848, l'établissement d'une chaire de médecine homœopathique, et de faire mettre cette méthode au rang des branches les plus essentielles de l'instruction publique.

Les autorités du comitat Kaposvar ont déjà pris dans le même sens une mesure très-favorable. Ce comitat, d'une grande étendue, renferme une forte population occupée à l'élevure des bestiaux, et bon nombre de maraudeurs qui leur font une chasse assidue ; aussi la prison de Kaposvar est-elle toujours pleine ainsi que l'hôpital qui lui est annexé. L'an passé, la mortalité y fut de trente-sept pour cent. Les chefs du comitat, effrayés de cette proportion, résolurent de faire employer dorénavant le traitement homœopathique dont ils connaissaient, par expérience, la supériorité et qui permettrait en outre de diminuer les frais de pharmacie, qui avaient été jusqu'alors assez considérables. Ils confièrent ce poste au docteur Gulyäs, qui exerçait depuis longtemps la nouvelle méthode, et lui donnèrent le titre officiel d'*Honorar comitat physicus*. Ce qu'il y a de plus important, c'est qu'on construit maintenant à Kaposvar, sur de vastes dimensions, un hôpital général pour les besoins de l'endroit. Il n'y a pas de doute que le docteur Gulyäs n'en soit nommé médecin en chef, et qu'ainsi l'homœopathie ne compte un bel hôpital de plus en Hongrie.

L'hôpital de Grosswardein vient également d'être consacré à la méthode homœopathique par le choix qu'on a fait, pour la place de médecin en chef, du docteur Sztaroveszky. Ce médecin se livrait depuis quinze ans au traitement homœopathique des affections mentales dont le pays abonde; il a fait sur ce sujet d'intéressantes communications au journal *Les Archives*. C'est peut-être ces publications qui ont déterminé un médecin d'un autre hôpital homœopathique hongrois (le docteur Horner à Gyongyös) de consacrer une de ses salles à cette espèce de maladie.

Pesth possède un hôpital d'enfants bien organisé et richement doté, dont l'administration est favorable à la nouvelle méthode et qui l'y aurait introduite depuis longtemps, si le médecin en chef actuel n'en était l'ennemi déclaré. Mais ce zélé défenseur de l'ancienne école à vieilli dans le service gratuit de cet établissement ; on n'ose le renvoyer et l'on attend sa retraite. Il est très-probable que tôt ou tard l'homœopathie obtiendra cet hôpital d'enfants. Alors se réaliserait le vœu le plus ardent d'Hahnemann, celui de régénérer la population en la mettant, dès la naissance, sous l'influence de sa méthode; ce serait la tenir à l'abri de la débilitation et des intoxication allopathiques, renouveler sa constitution, en détruisant l'infection psorique, ce que cette méthode seule peut effectuer; ce serait la conduire à l'âge adulte, douée d'un sang pur et de l'équilibre naturel des fonctions, en supposant, il est vrai, que les règles hygiéniques soient exactement observées. Mais l' on n'ignore point qu'il y a des viciations humorales et organiques, des affections héréditaires, devant lesquelles l'hygiène reste impuissante, et que l'art médical doit être appelé à guérir. Or, vis-à-vis ces états morbides, les médica-

tions rationnelles restent à peu près sans effet, et la médecine spécifique se montre souvent dangereuse et inapplicable, si elle ne revêt les caractères de la méthode homœopathique. Nul champ d'action ne permet mieux à celle-ci de
prouver sa supériorité ; son triomphe est dans les maladies des enfants. Nous avons tous été témoins de la facilité
avec laquelle cèdent souvent à ses moyens les plus graves affections de cet âge, le carreau, la dyssenterie, le croup, les
accidents de la dentition, les convulsions, les encéphalites
et méningites avant l'épanchement.

A propos de cet exposé de la situation prospère de l'homœopathie en Hongrie et des espérances que l'on peut concevoir pour son avenir, il n'est pas indifférent de faire connaître
que le vice-roi, archiduc palatin Joseph, vient de se déclarer
en sa faveur. Longtemps il s'en était montré l'adversaire et
n'avait peut-être pas peu contribué aux rigueurs que le gouvernement lui avait fait subir dans les provinces héréditaires.
Mais la perte de sa femme, qui mourut à la fleur de l'âge, et
celle de plusieurs autres parents traités par l'ancienne méthode, changèrent ses sympathies médicales. Cet exemple,
donné par le premier personnage du pays, membre de la famille impériale, ne peut manquer d'agir favorablement sur
la partie allemande de la population.

Les praticiens de Pesth sont nombreux et vivent cependant
dans une parfaite harmonie d'opinions. Je remarquai avec
satisfaction cette union des esprits qui féconde le champ de
la science ; s'il en était partout ainsi, maints problèmes de
pratique seraient déjà résolus, et l'on aurait, sur le mode d'administration des remèdes, des préceptes plus précis et plus
sûrs. Animés de cet esprit de concorde, les médecins hongrois
ont longtemps refusé de prendre part aux grand débat des
Allemands, entre hahnemaniens et spécificiens. C'est dans

ces dernières années seulement qu'ils se sont laissés entraîner malgré eux, à ce conflit général, par l'auteur des *dissonances*, leur compatriote Attomyr.

Ce fougueux défenseur de l'homœopathie, dont le zèle égale le talent, après avoir été prendre à Munich le diplôme de docteur et y avoir amené à ses opinions le professeur de clinique Ringseiss, quitta cette université pour passer le reste d'une jeune existence, vieillie par les contrariétés, sous le ciel libre de Hongrie et dans la douce amitié de son ancien maître, le major Müller, qui avait fixé sa résidence à Pesth.

Müller, vénérable vétéran de la médecine militaire qu'il exerça dans les postes les plus élevés, richement pensionné du gouvernement, consacre aujourd'hui ses loisirs à la pratique de l'homœopathie dans une clientèle choisie. C'est un homme rempli d'expérience, d'un caractère vif et enjoué, dont les leçons sont aussi fructueuses qu'agréables. C'est vers 1817 qu'il commença à s'occuper de notre méthode ; il y fut conduit par les insuccès de la médecine ordinaire contre le typhus des camps qui sévissait alors avec fureur. De découragement, il abandonna ses malades aux seules ressources de la nature, et obtint de cette expectation des résultats meilleurs que de son traitement habituel. Croyant néanmoins à l'existence d'un art de guérir, il le chercha dans les idées et les ouvrages de Hahnemann qui commençaient alors à se répandre. Les ayant étudiés (et ce ne pouvait être qu'imparfaitement, car la matière médicale pure n'avait pas encore été publiée), il obtint ces brillants succès, qui, depuis lors, ne se sont jamais démentis dans tous les lieux où l'on a employé l'homœopathie contre les différentes formes de typhus. Cette expérience est très-remarquable et nous rappelle celle faite par Marenzeller, dans les mêmes circonstances. On y voit la supériorité de la nature sur l'allopathie et la supériorité de l'homœopathie sur la méthode expectante. Ce sera l'occasion d'une proposition que nous développerons plus tard, à savoir que la médecine ancienne est un art conjectural, dont l'humanité doit retirer en définitive une plus grande somme de souffrance que de soulagement. Depuis cette épreuve décisive, Müller ne cessa d'être fidèle à ses nouvelles convictions, qu'il mit en pratique dans tous les hôpitaux à la tête desquels il fut placé, jusqu'en 1825, époque où il prit sa retraite.

Müller a toujours été ce que les novateurs appellent un puriste, ou hahnemanien. Il fait usage de toute la série des dilutions depuis la première jusqu'à la trentième, consultant les idiosyncrasies qu'il prétend pouvoir apprécier par l'effet des premières doses employées ; il s'en tient aux divisions élevées qu'il a trouvées le plus souvent efficaces. Il a cru reconnaî-tre que la *belladone* est de toutes les substances végétales celle qui produit le plus facilement des aggravations, et celle dont l'énergie curatrice se montre le mieux dans les hautes dilut. Il l'administre presque toujours à la trentième.

La répétition des doses a été de tout temps un point de doctrine extrêmement controversé, et qui est encore aujourd'hui mal établi. Voici les opinions de Müller à cet égard :

Il y a pour la solution de ce problème une donnée importante que l'on n'a pas assez prise en considération, c'est celle de la durée d'action propre à chaque remède. Les uns développent tous leurs effets en peu d'heures, d'autres demandent pour cela un certain nombre de jours, quelques-uns enfin plusieurs semaines. Leur répétition devra être d'autant plus fréquente que leur durée d'action est plus courte. Il a remarqué qu'*aconit, chamom.* et *belladon.*, sont les substances qui manifestent leurs effets dans le plus court espace de temps. Une autre circonstance qui doit modifier la répétition, c'est l'acuité de la maladie; plus elle est aiguë, plus vite se développent les effets curatifs ou pathogénétiques ; en sorte qu'un remède à longue action peut agir aussi promptement dans un cas aigu , qu'un remède à courte action dans une affection chronique. De même que la nature du sol et du climat influent sur la rapidité de la croissance des végétaux , de même, le tempérament du sujet et la nature du mal modifient la promptitude de l'évolution médicamenteuse. Dans une maladie aiguë, franchement inflammatoire, si le remède n'a pas produit d'effet au bout de vingt-quatre heures, il n'en produira aucun; il faut en choisir un autre, sans tarder. Lorsque après l'administration d'un remède le malade va mieux, il faut s'abstenir de répéter ; si rien n'est modifié dans son état, on pourra donner une nouvelle dose, en s'informant toutefois avec soin de tout ce qui aurait pu troubler son action, écart de régime, etc.; mais on n'insistera pas longtemps sur l'emploi de cette substance.

Müller trouve qu'on s'occupe beaucoup trop des doses ; que ce qui importe bien davantage, ce serait de donner des moyens d'obtenir facilement des indications précises pour le choix du remède à administrer ; qu'une substance homœopathiquement indiquée agit toujours convenablement à quelque minime dose qu'on la donne ; que là où les hautes dilutions ne font rien , les basses ne font pas mieux. — C'est aussi ce que Lœdcrer m'a souvent répété ; mais les récentes expérimentations des Allemands touchant les doses contredisent tout-à-fait cette manière de voir qui compte encore beaucoup de partisans, même parmi les vieux praticiens.

Pour ce qui concerne le régime, il faut respecter les habitudes. On exposerait certaines personnes à de graves dangers en leur interdisant d'une manière absolue l'usage du café , des liqueurs fortes , du tabac , etc. Quelquefois, par l'effet d'une longue habitude, ces substances sont devenues nécessaires à l'exercice normal des fonctions et contrarient moins qu'on ne l'a cru d'abord l'action des médicaments.

Müller ne fait pas beaucoup de cas de la théorie de la psore, et cependant il est loin d'en négliger l'application. Dans les états aigus, il donne le remède qui répond aux symptômes actuels, et si le mal résiste opiniatrement, il administre le *soufre*, quel que soit d'ailleurs l'ensemble des symptômes. C'est en Hongrie la pratique généralement admise. Dans les affections chroniques, au contraire, il débute toujours par l'emploi de ce moyen, sans tenir compte du caractère des phénomènes morbides. Cette méthode répugne assurément à l'esprit de la doctrine homœopathique, mais c'est une licence qu'il pense justifiable et qui est même à conseiller dans l'état actuel de nos connaissances pathogénétiques. Suivant lui, le soufre est indiqué dans les sept dixièmes des cas de maladies chroniques. C'est le premier, le plus important des antipsoriques, celui dont les effets curatifs se montrent avec le plus d'évidence. Aucun des praticiens que j'ai vus, n'exagère à ce point l'importance du soufre et son application. Chez tous, pourtant, il y a une certaine partialité en faveur de cette substance, et à ce propos je ferai les réflexions suivantes :

Cet emploi de l'étiologie (on suppose une cause psorique) et de l'empirisme pour l'indication thérapeutique, est assurément dans la pratique nouvelle une grande imperfection qui ne peut se concilier avec l'unité et la simplicité du principe fondamental. Mais ce qu'on doit considérer ici, c'est que cet empirisme n'est pas nécessaire, qu'il n'est pas inhérent à la méthode, et n'y constitue pas un vice permanent, comme cela a lieu pour l'ancienne médecine. En homœopathie, ces ressources de l'empirisme sont essentiellement provisoires ; elles suppléent à l'insuffisance actuelle de nos connaissances

pathogénétiques , et leur utilité tend à diminuer chaque jour,
à mesure que ces connaissances s'étendent et se perfection-
nent. Quelques praticiens soutiennent qu'on aura toujours
besoin d'y recourir, mais ce sera d'une manière si secondaire , si peu appréciable , que le caractère fondamental de
l'homœopathie n'en pourra être altéré. Il est probable, en
effet, qu'on n'arrivera jamais à apprécier très-exactement la
valeur des symptômes, à en saisir complètement l'ensemble
et les détails, avec toutes leurs délicates nuances. Il est certain qu'une céphalalgie produite par un coup de soleil , ou
par une émotion morale , ou par un excès d'études, ou par
une digestion pénible, doit avoir , suivant ces cas, une expression symptomatique différente. Mais notre intelligence
n'est pas toujours capable de distinguer ces légères modifications ; il faut que l'étiologie et le raisonnement viennent à
notre aide. Ce qui est le procédé habituel en allopathie, constitue pour nous l'exception. Le soufre est le polychreste par
excellence; sa pathogénésie embrasse l'ensemble des fonctions;
mais son caractère propre, dans l'état actuel de nos connaissances, est encore si peu distinct, qu'il arrive souvent de
ne pouvoir lui trouver une indication positive. Dans la plupart des affections chroniques cependant, nous pouvons penser qu'il y a plus ou moins de l'homœopathicité sulfureuse ,
et administrer cette substance , sans pécher contre les principes. Un jour viendra , sans doute, où l'on appréciera plus
facilement toutes les nuances des indications qui réclament
l'emploi du soufre, et où on mettra fin à cet habituel empirisme qui répugne, il faut l'avouer, à l'esprit de notre méthode.

Le docteur Ballogh, membre correspondant de la société
de Médecine de Lyon, tient un rang distingué parmi les homœopathes de Pesth. Aussitôt après avoir obtenu le Doctorat,
il parcourut les principales universités allemandes, et ter-

mina sa tournée scientifique par une visite au célèbre fondateur de l'homœopathie. Il fut tellement frappé de la haute
raison et des profondes connaissances de ce chef d'école,
qu'il en adopta la méthode dès le début de sa carrière médicale. Il est du petit nombre de ceux qui n'ont pas fait
usage de la médecine ancienne. Ses heures et ses travaux sont
partagés entre l'étude de la nouvelle méthode et la régénération sociale et littéraire de son pays, dont il est un des plus
zélés promoteurs. Tout son talent d'écrivain, de linguiste,
(il parle très-bien sept langues), et sa riche érudition sont
consacrés au succès de cette réaction nationale, dont nous
avons essayé de donner une idée. Membre de toutes les sociétés
savantes de Pesth, il a remporté plusieurs prix à l'académie
de cette ville; il a su créer et dirige encore la société d'Instruction publique, destinée à répandre les connaissances utiles
dans les masses. A l'homœopathie se rattache sa grande
clientèle, mais hors de là, il est littérateur hongrois, et jamais sa plume n'a été mise au service d'une question médicale.

Je me souvenais de l'accueil empressé qu'il nous fit lors
de notre premier séjour en cette ville, et me hâtai de lui
remettre une lettre de mon père avec qui il était resté en
relation. J'en reçus les mêmes témoignages d'amitié. Il me
consacra tous ses moments, me conduisant chez ses malades,
appuyant ainsi ses leçons de l'observation clinique. Ses opinions n'ont rien qui diffère de celles de Hahnemann. Il
maintient l'extrême exactitude du régime, l'emploi des dilutions élevées, et les conséquences de la théorie sur la psore.
Il se sert de globules, que non-seulement il n'entretient pas
humectés, à l'exemple d'Anneli, mais dont une partie n'a
pas même été renouvelée depuis le commencement de sa
pratique, et cependant il en constate chaque jour l'action

efficace. Il a su acquérir une rare intelligence des remèdes.
Avec le temps, dit-il, on cesse d'être l'esclave de son traité
de matière médicale, et l'on arrive par un seul coup-d'œil à
reconnaître l'indication homœopathique dans l'ensemble des
symptômes. C'est au moins ce qui a lieu pour lui. Il peut
déjà s'abstenir de compulser le répertoire pathogénétique,
et voit aisément dans la maladie l'image du remède qui lui
est approprié.

Toutes les fois que mes autres occupations le permettaient, j'allais l'accompagner dans ses visites. Je fus assez
heureux pour observer dans sa clientèle quelques-uns de
ces cas remarquables qui se gravent dans la mémoire, et
donnent une haute idée de l'efficacité d'une méthode. Je remarquai une fièvre intermittente compliquée d'amaigrissement et de faiblesse, chez un jeune homme de 20 ans, qui
avait été traitée inutilement pendant un an par l'allopathie,
et dont les accès avaient à peu près cessé depuis un mois de
médication homœopathique; un vomissement avec de violentes douleurs abdominales et diarrhée chez un homme
adulte, persistant depuis plusieurs jours, et cédant le lendemain de l'administration de quelques globules *d'arsenic*.
Deux enfants en bas-âge, d'un employé supérieur de la
ville, furent atteints en même temps d'encéphalite avec réaction d'une violence extrême ; chez l'un, prédominaient les
phénomènes sympathiques abdominaux : ventre ballonné,
ne pouvant supporter le poids de la chemise, cris au moindre attouchement, vomissements fréquents et verdâtres, perte
de connaissance, pouls vite et petit. *Acon. veratrum*, puis
metall., donnés à intervalle convenable, dissipèrent complètement ce redoutable appareil symptomatique. L'autre petit
malade présentait une bouffissure rouge de la figure, agitation convulsive des paupières et des orbites, resserrement

des pupilles , perte de connaissance, balancement latéral de la tête. Son état fut modifié en quelques heures par l'emploi alterné d'*acon.* et *belladon.* Il fit cesser en huit jours, avec *sulfur*, une coqueluche qui avait été traitée inutilement pendant six semaines par la médecine ordinaire.

Au printemps de cette année , il y eut à Pesth une épidémie de rougeole mêlée de scarlatine. Ballogh eut un grand nombre de ces enfants à traiter et n'en perdit pas un seul. Il débutait toujours par *acon.* lorsque la rougeole était simple ; mais, accompagnée de vertiges et de points de côté, il donnait *bryon.* ; s'il y avait fièvre violente le soir, *pulsatil.* ; lorsqu'il se manifestait une roug⟨ ⟩ scarlatineuse , *belladon.* Il y eut une proportion assez notable de mortalité, mais pour lui , il ne perdit pas un seul de ses petits malades. La rougeole, est en effet, une des maladies où l'on observe le mieux l'efficacité intime et puissante de la médication homœopathique. Je ne parle pas de l'éruption, dont le cours ordinaire régulier et bénin en est seulement abrégé, je parle des suites de cette maladie qui sont encore plus à craindre que celles de la scarlatine. La rougeole détermine, peut-être souvent, la formation et presque toujours la fonte des tubercules pulmonaires, développe et enracine les diverses cachexies et surtout les scrofules. Combien d'enfants ont promptement succombé à la suite d'une sortie trop prématurée, après avoir eu cette maladie. Les praticiens allopathes prudents recommandent de faire garder la chambre pendant plusieurs semaines; mais il n'en est plus ainsi avec les procédés homœopathiques , et l'épidémie qui vient d'avoir lieu à Lyon au commencement de cette année 1846, nous a permis de constater sur une grande échelle les résultats heureux de ce mode de traitement. La durée de l'évolution éruptive a été diminuée de moitié , la fièvre a été terminée au troisième jour, et nous avons fait sortir de la chambre tous nos malades , trois, quatre, cinq, six jours au plus tard après la cessation de l'éruption , sans avoir jamais eu le moindre résultat fâcheux à déplorer. En même temps , nous avons appris que plusieurs enfants traités allopathiquement étaient morts des accidents consécutifs dûs souvent à une sortie prématurée.

Acon. au début, abattait promptement en vingt-quatre ou trente-six heures, la réaction fébrile; *pulsatil.*, ensuite, calmait les irritations muqueuses des bronches, de la pituitaire et des paupières. Nous donnions la *belladon.* dans la convalescence pour prévenir les suites fâcheuses. Deux ou trois jours après l'administration de ce médicament , on peut , sans crainte , soumettre le malade à l'action de l'air extérieur. L'efficacité prophylactique de cette substance ne nous a jamais fait défaut en pareil cas ; elle semble détruire dans son germe , dans sa racine, la malignité du vice morbilleux. La *pulsat.* sous ce rapport, inspire plus de confiance à quelques praticiens.

Ballogh me fit part d'une observation que nous avons également faite en France, c'est que les personnes les plus étrangères aux délicatesses de la vie et aux habitudes du luxe , sont les plus sensibles à l'action des remèdes et guérissent le plus facilement. Chez nous, c'est la classe pauvre ; ici, au dire de Balogh, ce sont les paysans. Chez ces hommes robustes, accoutumés à un régime simple, les maladies violentes sont dissipées avec une merveilleuse rapidité par quelques globules d'une dilution élevée. Cette observation nous ramènerait à l'application exacte du régime homœopathique , dont on semble vouloir se relâcher.

Ici, me disait Ballogh, je l'avoue avec peine, un des obstacles à la diffusion de l'homœopathie parmi un certain nombre de médecins, est dans la supériorité même de cette méthode pour le traitement des maladies aiguës ; plusieurs m'en ont fait l'aveu. Là où le praticien allopathe agirait, pendant quinze jours, sous un fâcheux appareil de symptômes, l'homœopathe n'a affaire, terme moyen, que pendant quatre à cinq jours, à un mal diminué d'intensité dès les premières 24 heures. Non seulement les frais de ce traitement trois à quatre fois moins long, sont d'autant moindres, mais souvent le patient rémunère mal les soins, pensant n'avoir eu qu'une légère indisposition qui s'est dissipée d'elle-même ; tandis que lorsqu'il a été travaillé par l'allopathie au milieu de vives douleurs artificielles, de redoutables symptômes, se prolongeant indéfiniment, s'il meurt, on juge qu'une maladie si dangereuse ne pouvait guère céder aux ressources de l'art, s'il guérit, on embrasse le médecin comme un libérateur. Chose étrange et cependant très-vraie, l'efficacité et la douceur de la médication homœopathique, sont un des plus grands obstacles à son adoption générale. En fait de remède, on aime les masses, les paquets, l'odeur des drogues, leur action irritante, purgative, vomitive, vésicante, diurétique, stupéfiante ; on tient à éprouver de gros effets, facilement appréciables, qu'ils soient ou non favorables à l'heureuse terminaison de la maladie. Ce n'est pas en peu d'années que l'on parviendra à faire disparaître les préjugés thérapeutique que l'allopathie a répandu dans le peuple, et dont notre école est rudement froissée. Tous les jours il est des clients qui viennent nous accuser de n'avoir rien produit par nos remèdes. — Eh quoi, n'allez-vous pas un peu mieux. — Oui, je l'avoue, mais la *poudre ne m'a rien fait;* Il y en a trop peu. — Rien fait ? — Non, je n'ai rien senti. — Et ils sont tout disposés à rapporter l'amélioration à une coïncidence, parce qu'ils n'ont pas été purgés. D'autres fois le traitement est en bonne voie, une amélioration évidente commence à se manifester, mais le malade a eu l'idée de se faire donner de son infusion habituelle, et tout le succès est rapporté à ce moyen dont l'efficacité lui paraît bien plus rationnelle que les petites poudres et les globules. On est à l'égard de la médication homœopathique d'une injustice qui tient de l'absurdité et qui fait bien comprendre l'aveuglement des préjugés. Après avoir épuisé toutes les ressources de la médecine ordinaire, il arrive souvent qu'on vient enfin se confier à nos soins, et si au bout de deux ou trois semaines de traitement, il n'y a pas d'amélioration sensible, on se lasse, on perd patience pour revenir aux anciens procédés, se faire droguer, manipuler le restant de ses jours. Mais la peine la plus vive pour le praticien du nouvel art, c'est de voir les maladies graves qu'il fait avorter, bienfait qu'on ne peut en général apprécier, et dont on ne saurait lui savoir beaucoup de gré, tandis que le médecin allopathe qui transforme souvent en affections dangereuses des indispositions qui eussent été bénignes livrées à elles-mêmes, se fait un mérite de son intervention, et reçoit des remerciments pour ses soins assidus ou son prétendu succès !

Du reste, il en est ainsi en France ; les hommes et leurs préjugés se ressemblent en tous lieux et en tous temps. Qui ne sait l'aventure de Paracelse avec le moine son client, qui lui diminue de moitié ses honoraires, parce qu'il l'a guéri la moitié plus vite qu'il ne l'avait promis ! L'homœopathie, seul et véritable art de guérir, comme la nature, dont elle suit les lois, agit en silence, ses opérations sont cachées, aucune perturbation ne l'accompagne ; de longtemps aussi les esprits vulgaires ne sauront l'apprécier ; ses années de contradictions et de lutte n'ont point touché leur terme. Je comprends ces paroles amères qu'Attomyr laissa échapper devant moi : « La majorité des malades est indigne d'être traitée homœopathiquement ; elle ne sait rendre qu'ingratitude pour bienfaits. A supposer que l'humanité progresse sous le rapport du sens commun, elle est encore trop arriérée pour recevoir le bénéfice de la nouvelle méthode. »

L'influence de l'Autriche sur tous les détails du gouvernement civil avait fait subir à l'homœopathie les mêmes vicissitudes que dans les provinces héréditaires ; mais aussi la liberté qui lui fut octroyée, il y a quatre ou cinq ans, par le nouvel empereur, eut également force de loi en Hongrie. Depuis lors, on a le droit d'écrire sur la matière et de publier ses ouvrages, pendant qu'à Vienne ce droit reste illusoire par l'arbitraire du proto-medicus, qui peut mettre, et met en effet, obstacle à toute publication de ce genre. A Pesth, où les esprits sont en humeur de renverser tout l'échafaudage du gouvernement civil anti-national, le proto-medicus, ce type du despotisme universitaire, disparaîtra, sans doute, et déjà il ne fait plus que de vains efforts pour contrarier la marche du nouveau système ; ainsi Balolgh, s'étant décidé à publier un recueil de ses observations cliniques, le cerbère allopathe de l'endroit arrêta la publication. Bien plus, on lança contre lui un libelle injurieux et on lui défendit d'y répondre, sous prétexte qu'il soutenait une doctrine repoussée par l'école admise. Ce qu'ayant appris les autorités du comitat de Schamöyer, elles lui firent savoir que, s'il avait à faire paraître des ouvrages sur l'homœopathie, il les leur envoyât, qu'elles se chargeraient elles-mêmes de la publication et qu'il n'aurait pas à redouter la censure. Ballogh compte mettre à profit cette proposition pour livrer au public une série d'observations intéressantes. Ce livre pratique reposera les esprits fatigués du caractère de polémique que revêt depuis quelques années notre littérature.

Bakodi, le célèbre praticien de Raab, préfère au séjour

de cette ville l'agréable société de ses confrères de Pesth. Le nom de Bakodi est familier à ceux qui ont quelque notion de l'histoire de l'homœopathie; les résultats de son traitement du choléra sont connus de toute l'Allemagne, et jusqu'au fond de l'Italie, j'ai entendu citer ses observations. C'est lui qui a proclamé le plus hautement ces deux faits, dont on doit généraliser le sens en l'appliquant à toute la thérapie spécifique, à savoir que les cholériques traités par la nouvelle méthode passaient rapidement par les diverses phases du mal, sans être exempts d'une seule; évolution rapide que terminait ordinairement la guérison; en outre, que les sujets ainsi traités étaient mis à l'abri des affections secondaires de la convalescence, si souvent mortelles chez ceux qui furent soumis aux prescriptions allopathiques. Bakody s'occupe activement, avec Attomyr, à déterminer par l'observation clinique certains préceptes de pratique encore mal établis, tels que les doses et leur répétition. Les résultats de ces recherches ont été publiés dans les *Archives* , et nous en rendrons compte plus loin en traitant ces questions avec tout le développement qu'elles méritent (¹).

Le docteur Huffer est aussi un praticien de vieille date. il se distingue entre ses confrères par l'habileté et les soins qu'il met à préparer les remèdes. Sa pharmacie est la mieux organisée, et après celle de Lux à Leipsig, la plus complète que j'aie vue. On lit à ce sujet dans les *Archives* (19ᵉ vol. 2ᵉ cahier), « qu'aucun touriste homœopathe passant par Offen, dans le cours de ses pérégrinations, ne manque de visiter la pharmacie du docteur Hüffer qui a travaillé pendant plusieurs années à l'organiser et à la perfectionner. Sa scrupuleuse exactitude et le soin qu'il a de renouveler ses teintures

---

(¹) Je viens de recevoir la triste nouvelle de la mort de Bakody (1846).

tous les deux ans, doivent faire apprécier l'excellence de ses médicaments. En n'épargnant ni peine, ni dépense, il a su se procurer les espèces de plantes exotiques des diverses parties du globe ; il a préparé lui-même les substances chimiques, à l'exception de celles qui exigent un trop grand appareil. Les triturations sont renfermées dans des flacons entourés d'une vessie et contenus dans des étuis de bois parfaitement ajustés, le tout placé dans des cases exactement closes. De même pour les teintures. Les premières dilutions des acides minéraux sont renfermées dans des flacons de verre noir , ainsi que les autres substances sensibles à l'action de la lumière (telles que le *solubilis*, le *bismuth*, le *phosphore*, etc.) Le sucre de lait et l'alcool subissent une préparation exacte avant que d'être employés. Connaissances, exactitude, soin, propreté, toutes ces conditions réunies ont présidé à l'érection de cette pharmacie. »

Il serait à souhaiter que dans les lieux où l'homœopathie est pratiquée , un des praticiens se livrât d'une manière spéciale à la confection des médicaments. On aurait ainsi toutes les garanties désirables d'une bonne préparation qui réclame beaucoup de temps, et sur laquelle aucun contrôle ne peut être exercé. Le docteur Huffer, qui est peu répandu en pratique, a su de la sorte employer ses loisirs au bénéfice général de l'exercice de notre méthode. C'est la division du travail et ses avantages. Je me procurai chez lui quelques teintures, tous les métaux et l'*Iatropha-curcas*, substance excessivement rare , ou pour mieux dire, tout-à-fait absente du commerce, et qu'Huffer ne put se procurer qu'après une longue attente , par l'entremise d'une maison d'Amsterdam. Je pris aussi du *psoricum*, qu'il a étudié pharmaceutiquement et thérapeutiquement d'une manière spéciale ; il en a de deux espèces, l'*humidum* et le *siccum*. Le premier est préparé avec la sérosité extraite des vésicules ; le second, avec les squammes sèches. Suivant Huffer , cette substance est très-efficace contre les maladies chroniques , suites de gale répercutée , ainsi que dans les affections rebelles aux remèdes indiqués , et lorsque l'individu a eu la gale.

Huffer admet la théorie de la psore, telle que l'a formulée Hahnemann. Dernièrement, il eut à traiter une femme qui souffrait depuis six jours d'une douleur inflammatoire à la hanche droite , survenue sans cause appréciable, dont les symptômes se rapprochaient des effets de *bryon.* et de *pulsat.;* ces deux remèdes furent donnés inutilement. Au bout de quatre jours de leur emploi, ayant appris que cette femme avait eu la gale, il administra le *soufre*, qui dissipa la douleur en quelques heures. Il est inutile de dire qu'il fait usage des doses infinitésimales , méthode commune à tous les homœopathes de Hongrie.

Je fis connaissance, à Pesth, d'un amateur homœopathe , nommé Jablanczi, à qui on doit quelques travaux utiles. C'est un de ces publicistes qui abondent maintenant dans la capitale, pour alimenter le torrent de la presse politique. Jablanczi partage ses loisirs entre cette œuvre nationale et l'étude de notre méthode ; à l'époque du choléra , il alla combattre ce fléau dans la Basse-Hongrie qui manquait alors de praticiens du nouvel art ; depuis il s'est livré à l'expérimentation du *psoricum* et de l'*Iatropha-curcas,* dont les effets pathogénétiques ont été insérés dans les *Archives.* Ses études spéciales sur les *odontalgies* présentent un certain intérêt.

Les maux de dents proviennent presque toujours de causes internes , ils sont l'expression secondaire d'une autre maladie ; ils se dissipent avec celle-ci et toujours avant elle. Ils sont, de tous les symptômes sympathiques, ceux qui disparaissent le plus tôt, le plus facilement sous l'action du traitement dirigé contre la maladie primitive. Ils peuvent même cesser seuls par l'effet du remède sans que celle-ci diminue d'intensité. L'odontalgie (qui ne tient pas à une altération organique de la dent) est le phénomène le plus fugace , le plus aisé à dissiper.

Dans le traitement des odontalgies , l'époque à laquelle elles se manifestent, et où elles acquièrent leur summum d'acuité, est la chose la plus importante à prendre en considération , et qui doit même passer avant la distinction de la nature des douleurs. Si elle survient le matin seulement, il faut administrer *hyosciamus ;* si c'est vers le milieu du jour, *phosphore;* le soir, *nux v.,*'surtout s'il y a forte constipation; la nuit, *pulsatil.*, notamment s'il y a des selles molles et augmentation de la douleur en restant au lit. Ce remède est aussi indiqué dans tout autre moment de la journée, lorsque l'air extérieur ou l'application du froid soulagent. La *créosot.* arrête efficacement les douleurs, lorsque la dent est attaquée, cariée, creuse. Du reste, un des effets les plus marqués des remèdes homœopathiques dans les diverses maladies , est d'atteindre d'abord la *douleur.* La médication essentiellement calmante est toujours la médication spécifique appropriée; ce que l'allopathie appelle *calmant* n'est qu'un dangereux stupéfiant.

Jablanczi est actuellement (1846) à Constantinople, où il se livre activement à la pratique de l'homœopathie, et à l'étude pathogénétique du seigle ergoté.

Le docteur Ivanowich est la tête d'un petit établissement hydrothérapique, dont les procédés sont appliqués comme auxiliaires au traitement homœopathique. Par la réaction produite au moyen de l'eau froide , les maladies chroniques deviennent aiguës, les états mal dessinés se caractérisent ; les symptômes cachés deviennent apparents et donnent lieu a une application plus facile de la loi de similitude. Ivanowich est d'avis que par l'hydrothérapie seule, on ne peut produire de guérison durable, dans le cas de dyscrasie ; qu'il faut y joindre le traitement homœopathique. Je n'insiste pas ici davantage sur ce point, que je traiterai longuement en parlant de l'établissement que je visitai près de Vienne à mon retour dans cette ville.

Le docteur Ivanowich est un de ceux qui travaillent avec le plus de zèle au triomphe de nos principes et à la reconnaissance officielle de notre école par le gouvernement. Dans ce but, il composa plusieurs mémoires à la portée des gens du monde, où il exposa tout l'ensemble de la doctrine homœopathique, et qu'il adressa aux autorités supérieures, en réclamant une chaire d'enseignement à l'Université. Les autorités, comme il arrive toujours en pareil cas, remirent la décision de la chose aux intéressés eux-mêmes. Le directeur des études médicales, Franz de Bene et le protomedicus de Sthaly, durent faire un rapport sur ce travail et sur la pétition de notre confrère. De Bene qui, étant simple professeur avait contribué à faire frapper une médaille en l'honneur de Hahnemann et qui avait souvent rendu honneur à ce grand homme, crut devoir changer de sentiment en sa qualité de directeur des études ; il accusa de charlatanisme Hahnemann et ses disciples, et repoussa vertement la demande d'Ivanowich. De Stahly se prononça d'une manière toute différente, mais qui ne devait pas amener de meilleurs résultats. Il déclara au conseil de la chancellerie, que l'homéopathie était, suivant lui, une doctrine médicale d'une haute valeur ; que non-seulement il jugeait convenable de lui consacrer une chaire à la Faculté, mais qu'il regardait même la chose comme indispensable ; qu'il avait cependant à présenter une objection sous le point de vue économique.

La caisse de l'Université, surchargée de dépenses , ne pouvant subvenir aux frais d'une chaire nouvelle, il était d'avis de confier au professeur ordinaire de thérapie le soin de faire un cours régulier d'homœopathie. Cette singulière proposition n'ayant été du goût de personne, on ensevelit dans les cartons la pétition de notre confrère.

Cependant, les homœopathes hongrois furent loin de se décourager. Ne pouvant rien obtenir du gouvernement autrichien , ils s'adressèrent aux autorités nationales. Le docteur Rosenberg, d'Ikervár, a remis aux députés de la diète des documents précis qui leur permettront d'apprécier la valeur relative des deux écoles, et de se prononcer en connaissance de cause, dans la prochaine session, au sujet de la pétition d'Ivanowich.

Le rapport de Rosenberg (1) , plein de faits et de preuves, établit solidément l'assertion suivante : *avec le traitement homœopathique on obtient une proportion de mortalité moindre que par les anciennes méthodes et à moins de frais.* Il contient, en outre , des dissertations pleines d'actualité, qui lui ont valu la faveur du public et une certaine renommée.

Il est très-probable que la prochaine assemblée de la diète se montrera favorable aux vœux de nos confrères ; car la plupart des membres de la noblesse leur sont dévoués. Nous avons déjà vu les autorités du comitat Schömayer proposer à Ballogh de publier ses ouvrages, celles de Kaposvar confier la direction de l'hôpital général à l'homœopathe Guljas. Celles de Beregher et de Somogyer ont exprimé le désir de soumettre aux procédés nouveaux tous leurs hôpitaux et hos-

---

(1) Fortshritte und Leistungen der Homœopathie in und ausser Huugarn. Leipzig , 1843.

pices. Après avoir cité les preuves de la disposition favorable de leur gouvernement local, le docteur Rosenberg
ajoute : « Je suis intimement convaincu qu'à la prochaine
« session la grande majorité des représentants des comitats
« donneront leurs suffrages à notre école, lorsque cette
« question , si importante pour le bien-être de tous leurs
« concitoyens , sera mise à l'ordre du jour. »

Le nombre des médecins homœopathes hongrois augmente rapidement. On en compte aujourd'hui quatre-vingt-
trois bien connus , et dont une grande partie tient un rang
distingué dans notre littérature médicale. A Pesth sont
établis les docteurs Hausmann, Mayer, Stein , que je n'eus
pas le loisir de visiter, et Forgo qui, à l'aide de Ballogh et
du professeur Bugath, doyen de la Faculté de Médecine ,
vient de traduire en langue hongroise l'Organon de Hahnemann.

Depuis mon dernier voyage , les progrès de l'homœopathie en Hongrie ont été plus marqués encore qu'aux années
précédentes. L'ouvrage de Rosenberg a fait une grande
sensation. Le roi de Prusse écrivit à l'auteur une lettre au-
tographe de félicitations et d'encouragements , et l'empereur
de Russie lui adressa des éloges flatteurs, par l'intermédiaire
de son ministre Beckendorf. Tous les magistrats hongrois
reçurent un exemplaire de ce livre, le mieux fait pour démontrer la supériorité pratique de la nouvelle méthode ([1]).

Au commencement de 1843 , les praticiens homœopathes
de Pesth se constituèrent en société, dans le but de résister

______

([1]) Les allopathes de Pesth et de Vienne , comprenant les conséquences
du coup porté à leur école par la publication de ce livre , en obtinrent la
condamnation par la censure , qui ordonna la saisie des exemplaires déjà
vendus et lus !

plus fortement aux attaques des adversaires, et de solliciter
plus efficacement l'intervention favorable de la diète. Cette
société se compose des docteurs Hausmann, Ivanowich ,
Mayer, Rosenberg, Attomyr, Argenti, Horner et Szilèzi. Elle
débuta par adresser aux états du comitat de Somogyer (qui
se distinguent entre ceux qui portent intérêt à notre école) une
pétition où l'on remarque les observations suivantes (¹) que
je crois utile de rapporter ici : Dans les hôpitaux homœopathiques la moyenne de la mortalité n'atteint pas le chiffre de
six pour cent, tandis que dans les hôpitaux allopathiques, elle
dépasse celui de douze pour cent. Dans le traitement de ce
qu'on appelle les *inflammations*, on ne perd que six cas sur
cent avec les nouveaux moyens, et seize pour cent avec les
procédés de la médecine ordinaire. Celle-ci offre une mortalité de vingt-un pour cent dans le traitement des fièvres
typhoïdes, et celle-là de douze seulement; et, toutes choses
égales d'ailleurs, les frais de la médication allopathique sont
incomparablement plus considérables. La pétition , s'appuyant sur les statistiques qui prouvent ses assertions, réclamait pour notre école une chaire à la Faculté, et une clinique entretenue aux frais de l'Etat.

Les députés, qui s'étaient souvent exprimés favorablement,
tinrent parole dans la plus prochaine session, qui eut lieu
en juillet 1844. Von Zaborszky y prononça un remarquable
discours sur les résultats avantageux qu'avait eus jusqu'à
ce jour l'application de la découverte hahnemanienne, et
l'assemblée vota, presque à l'unanimité, la fondation à Pesth
d'un professorat et d'un hôpital homœopathique. Le 9 octobre
de la même année, cette décision fut adressée, pour la faire
ratifier, à sa Majesté Impériale. La réponse de la chan-

(¹) Allgeimeiu homœop. Zeit. v. 28.

cellerie de Vienne ne se fit pas attendre ; elle parut le vingt-quatre du même mois, portant que sa majesté déclinait toute intervention dans les affaires particulières de son royaume de Hongrie, ce qui voulait dire, en d'autres termes, qu'elle ne se souciait pas de faire la dépense exigée pour les deux établissements demandés. Il faudra que la diète se décide à voter elle-même les fonds nécessaires dans sa future assemblée, ce qui retarde de trois ou quatre ans la réalisation de projets qui intéressent si vivement tous les partisans de l'homœopathie.

Le succès n'a pas encore couronné les efforts de nos confrères de Pesth ; c'est, on le voit, un résultat simplement différé, qui sera certainement obtenu, et plus tôt sans doute qu'à Vienne, grâce aux franchises et libertés municipales dont jouissent les Hongrois. D'ailleurs, la médecine allopathique s'y modifie incessamment sous l'influence de nos doctrines. En aucun pays, le goût des longues recettes, des prodigieuses mixtures, n'était aussi prononcé qu'en Hongrie. Le règne de la polypharmacie approche aujourd'hui de sa fin ; les prescriptions deviennent plus simples et plus rationnelles, et dans une des dernières séances de la société médicale de Pesth, plusieurs praticiens insistèrent sur l'importance de se livrer à l'expérimentation des remèdes sur l'homme sain.

CHAPITRE XIII.

DE L'HOMŒOPATHIÉ EN HONGRIE.

Seconde partie.

SOMMAIRE. — Attomyr ; part qu'il a prise aux polémiques entre les
spécificiens et les homœopathes exacts.—Exposé succinct de ces luttes
doctrinales. — Vanité de la pathologie nominale allopathique, comme
source d'indications pour le traitement. — Nosographie naturelle,
nosographie artificielle. — Les affections morbides spéciales ne se
localisent pas. — Danger des traitements locaux. — Dynamisme médicamenteux ; doses infinitésimales. — Incompatibilité de l'influence
morbide contagieuse et de l'action médicinale homœopathique. —
Neutralisation réciproque des agents miasmatiques. — Inutilité des
recherches sur la nature des maladies. — L'ensemble des symptômes
source essentielle des indications. — Des effets primitifs et des effets
secondaires (*erst und nachwirkung*).—Le traitement homœopathique
hâte l'évolution naturelle des maladies. — Force vitale médicatrice.
— La nature et l'art. — Théorie des *crises*. — De la transformation
et répercussion des affections morbides.—Traitement homœopathique
externe des affections cutanées répercutées.

On trouve dans les rangs des médecins homœopathes hongrois, plusieurs de ces hommes intelligents, actifs, expan-
sifs, qui se sont mis à la tête de la régénération sociale et

politique du pays. Cette vie intellectuelle donne une agréable vivacité à leur conversation, et répand même un charme tout particulier sur les sujets les plus arides de la science et de la médecine.

Je m'attachai particulièrement à la société d'Attomyr, avec qui je passais en revue plusieurs points de doctrine, sur lesquels je m'étendrai dans ce chapitre.

Il y a dans Attomyr une excitation poétique, un chevaleresque dévouement aux intérêts de notre école, une indépendance d'opinion unie à une originalité pleine de sens, qui captive et charme l'attention; nature ardente, que n'a pas attiédie le contact des froids adeptes de la science. La propagation de l'homœopathie, son perfectionnement, la défense des saines doctrines, telle est sa pensée, sa vie, son but, l'objet qui concentre le feu de son intelligence, et je dirai même de son cœur. Peintre gracieux, naturaliste estimable, il a touché à toutes les sources de connaissances, dans le cours rapide de sa carrière. Mais la vérité médicale l'a fixé; elle a produit les vicissitudes de son existence, et il s'y est intimement attaché, s'identifiant avec ses succès et ses revers, ses progrès, sa marche et les divers événements de son histoire. Nous connaissons déjà la vie agitée de ce jeune praticien, son premier départ de l'académie Joséphine, pour aller s'instruire des éléments de la nouvelle médecine auprès du major Müller; sa rentrée à l'Académie, sa propagande hardie, les troubles qu'il suscita, la défection d'une partie des élèves, leur renvoi; sa fuite à Munich avec son disciple et ami Melicher; ses nouvelles tentatives en faveur de notre méthode, sa réussite auprès du professeur de clinique. Nous le voyons ensuite en Pologne, servant comme médecin militaire dans les rangs de l'armée nationale. On le retrouve plus tard résidant à Lucques en qualité de médecin de la famille ducale. Enfin , suivant les traces de son ancien maître, il vint s'établir à Pesth.

Alors commençait à éclater cette guerre vivace que nous voyons aujourd'hui (1842) régner dans toute sa force entre les homœopathes et les spécificiens. Attomyr, instruit à l'école des disciples de Hahnemann, prit parti pour les premiers, et entra dans l'arène avec peut-être plus d'ardeur et de résolution qu'il n'en avait mis à combattre l'allopathie.

La cause des soi-disant réformateurs avait l'avantage et gagnait sensiblement du terrain, les vieux praticiens hahnemanistes ne pouvant lutter de fécondité et d'agréments littéraires avec les jeunes têtes et les écrivains que les adversaires avaient à leur disposition. La défense de leurs opinions était grave , raisonnée , par conséquent ennuyeuse et sans effet sur la multitude des lecteurs ; tandis que dans l'autre camp brillaient l'élégance du style et la satyre mordante. D'ailleurs la plupart se taisaient, répugnant aux discussions. Les destinées de l'homœopathie expérimentale semblaient gravement compromises , quoiqu'en fait, la grande majorité des praticiens fût restée fidèle à ses convictions premières ; mais la clameur des novateurs couvrait tout autre bruit, et se faisait presque seule entendre.

Le moment était venu de mettre tout en œuvre pour sauver le nouvel art du flot envahissant des théories et systèmes qui menaçaient de l'engloutir. Le moment était venu de mettre en avant un vigoureux athlète versé dans les connaissances pratiques, adroit à la controverse, plein de logique pour persuader, et d'esprit pour intéresser. Ces conditions difficiles à trouver étaient réunies dans Attomyr. C'était l'homme du moment. Il le sentit, et se lança avec ardeur et dévouement dans cette carrière de luttes que les circonstances lui présentaient. Il quitta Pesth pour se rendre auprès de Stapf, et se perfectionner par l'expérience de cet illustre disciple de Hahnemann. De là il parcourut l'Allemagne pour juger par lui-même de l'état des esprits et des choses. De retour en Hongrie, il laissa couler de sa plume facile trois volumes de *Lettres sur l'Homœopathie*, qui parurent successivement en 1833 et 1834. La fécondité de son talent se manifesta dans cette curieuse production, qui se compose d'observations cliniques, d'anecdotes piquantes, de polémiques, de descriptions pittoresques. L'unité du point de vue homœopathique domine cette gracieuse variété, dont le style coulant et chaleureux, quelques fécondes pensées et bonnes plaisanteries entraînèrent les suffrages de la masse des lecteurs. La publication de cette œuvre était un événement important dans les circonstances d'alors. Les spécificiens, qui croyaient déjà représenter la nouvelle école, sentirent rudement le coup qui leur était porté, et les homœopathes triomphèrent

La discussion recommença plus vive ; mais Attomyr trouva plus d'encouragement que de coopérateurs, et tout le fardeau de la lutte retomba sur lui. La direction des *Archives* restait timidement en arrière, n'osant le seconder ; elle cherchait dans un juste milieu la sûreté de son existence, qu'elle croyait compromise. Attomyr s'adressa à cette timide rédaction, lui fit sentir qu'elle se perdait en voulant tout concilier, en cessant d'être, ce qu'elle avait été jusque-là, le représentant de la médecine expérimentale, prise par elle à son berceau, et suivie dans ses développements ; qu'elle ne pouvait sans honte abandonner une telle position, et reculer devant une poignée d'écrivains disputeurs, dont les opinions, basées sur le raisonnement individuel, ne pouvaient avoir de consistance et de durée ; que c'était sacrifier la vérité aux doutes, les faits aux théories, un passé fructueux à un avenir stérile ; qu'avec un peu de courage , on passerait ces temps mauvais. Du reste il s'engageait à se consacrer tout entier à la rédaction des *Archives* et à fournir toute la partie polémique.

La direction du vieux journal homœopathique fut émue de cet énergique appel, et sentit revivre en elle son ancien esprit. Elle accepta ces propositions, et Attomyr devint ainsi, de fait, sinon en titre, rédacteur en chef des *Archives*. Il appela à son aide ses confrères de Hongrie, les convoquant à la défense des saines doctrines. Il fallut que chacun livrât son article et ses observations. Aussi voyons-nous les avant-derniers volumes de ce journal presque entièrement remplis par les travaux des médecins hongrois.

Ces efforts, si bien concertés, ne tardèrent pas à modifier la situation. Le spécificisme recula ; plusieurs de ses adhérents reconnurent qu'ils s'étaient trop éloignés de la voie expérimentale, que les résultats pratiques de l'homœopathie primitive l'emportaient évidemment sur ceux des novateurs ; qu'il s'agissait de perfectionner, et non de renverser ce qui avait été fait.

Une de ces conversions doctrinales qui fit alors une grande sensation , et qui exerça une influence très-favorable sur les progrès de la cause homœopathique, fut celle de Rummel, un des praticiens allemands les plus connus , et rédacteur de la *Gazette générale*. Il s'était laissé entraîner dans le sens des spécificiens ; mais sa solide expérience ne tarda pas à le ramener dans nos rangs. J'étais encore à Pesth ; le numéro de la gazette qui apportait cette nouvelle causa à Attomyr une vive joie qu'il ne pouvait contenir ; il allait en faire part à tous ses confrères, et se félicitait avec eux de cet heureux événement. C'est à ce point qu'ils sont unis dans un noble amour de leur art ; mais Attomyr les surpasse tous par l'énergie de ce sentiment qui absorbe toutes les puissances de son esprit. Quoique dans la vigueur de l'âge (il a 34 ans), grand, bien fait et robuste, il s'use et se détruit par son activité et l'intérêt qu'il prend aux incidents de la lutte qu'il a voulu soutenir. Déjà ses traits fins et délicats portent l'empreinte de la fatigue; ses cheveux commencent à grisonner, et dans ses yeux brille un feu fébrile. Il a usé sa vie à remplir dignement un beau rôle, mais son nom restera dans l'histoire de la médecine.

J'allai le trouver dans sa petite maison de campagne, proche de Bude, qu'il habite pendant l'été. Je me présentai sans recommandation, et dès qu'il sut le but de mon voyage, il me reçut à bras ouverts. Il mit à ma disposition son temps et son logis. Nous ne nous quittions presque pas, soit qu'il allât visiter ses malades, soit qu'il tînt son cabinet. Combien d'heures, et trop rares elles furent, avons-nous passées ensemble pendant ces délicieuses soirées de juillet, causant de son objet favori, tantôt le long du Danube, tantôt attablés commodément dans un des frais estaminets du nouveau quartier, en savourant le nessmiller, cet agréable voisin du tokay, qui sait égayer l'humeur sans troubler la vue. D'autres fois nous passions la seconde moitié du jour dans les beaux sites des environs. Il emportait sous le bras son poète favori, Nicolaus Lenau, et m'en lisait des passages, mollement étendu sur l'herbe épaisse d'une prairie, ou sur le tapis odorant d'une colline, d'où les regards s'étendaient au loin. Nous allions à la recherche des jolis sites, entremêlant ces distractions champêtres de discussions médicales, dont l'aridité disparaissait sous son élocution animée, la fraîcheur et l'originalité de ses pensées. Je le faisais discourir sur l'homœopathie deux ou trois heures de suite, jusqu'à extinction de voix, jusqu'à épuisement. Il me serait impossible de rapporter toutes les parties de ces fécondes improvisations, mais je puis en reproduire quelques aperçus qui sont restés profondément gravés dans ma mémoire, et qu'on lira, j'espère, avec intérêt.

Vanité de la pathologie nominale allopathique ou de la classification des maladies, comme source d'indications thérapeutiques. — Suivant Attomyr, les maladies naissent de deux sources : 1° par contagion , 2° par l'action perturbatrice des agents extérieurs , des forces intellectuelles et physiques. Celles provenant de la première cause l'emportent par la gravité de leurs symptômes, l'étrangeté des phénomènes et la variété de leurs transformations. Ce n'est que d'une manière apparente que celles-ci semblent dominer par leur fréquence, et tandis qu'elles ne sont que de simples modifications de l'état physiologique, de simples perturbations dynamiques, celles-là sont de véritables entités, soit que le miasme ou contagium qui les constitue parcoure les phases d'un acte de reproduction, soit qu'il reste dans l'économie après avoir donné ou non naissance à diverses altérations de fonctions ou de tissus. Cela posé, il compare ces entités morbifères qui sont pourvues d'une vitalité propre , à ces substances parasites, ou infusoires, douées de vie, qui occupent les plus bas degrés de l'échelle des êtres organisés.

Dans les maladies produites par infection , il y a deux choses à considérer : le *substratum*, sur lequel s'opère le travail morbide, et les circonstances accessoires, les agents extérieurs qui modifient ce terrain et la molécule morbifère qui y a été déposée. La nature de ces agents comme celle du substrat déterminent le caractère du travail pathologique à venir. C'est ce que nous voyons dans la production des organismes infusoires. Treviranus reconnut que l'infusum des substances qui se dissolvent en flocons, donne naissance à des animalcules, mais que celui qui revêt l'apparence d'une matière gélatineuse , se recouvre de moisissures. D'après Spallanzani, il se produit des infusoires de nature diverse, suivant que l'on mélange à l'eau de la farine de blé ou de la poudre de semences de pavots, de camomille, etc. Ces dissolutions donnent , à la lumière , des conferves, et, à l'ombre , des infusoires. De même, l'air, l'électricité , la chaleur, l'élévation au-dessus du niveau de la mer, modifient ou changent complètement la nature de ces êtres cryptogames, destinés à naître dans les infusums de matière organique. Il en est de même pour ces substances miasmatiques, qui cherchent leur développement dans l'organisation humaine , et existent en germe et en puissance dans les éléments extérieurs.

Le *substratum* du futur travail morbide peut être chaque partie ou tissu de l'économie, et la diversité de cet état pathologique ne dépend pas seulement de la différence des organes, mais aussi des modifications qu'y apportent le sexe, la constitution, les idiosyncrasies , l'âge , le climat , la profession, etc. ; de manière que tel appareil organique est autrement malade (sous la même influence) chez un individu que chez un autre , aujourd'hui que l'an passé. L'infinie variété des influences morbides fournit des résultats aussi impossibles à déterminer que les productions des animalcules cryptogames. Ainsi, par exemple, verra-t-on la psore se manifester tantôt sous forme de maladies du système osseux , tantôt par des affections de poitrine , d'autres fois par des éruptions cutanées, ou bien comme blénorrhée des oreilles, des yeux, ou bien par les hémorrhoïdes , les engorgements scrofuleux des glandes, etc., etc. Quel nosographe pourra classer, subdiviser et marquer d'un nom bien déterminé chacune de ces innombrables espèces morbides qui naissent

de combinaisons si infiniment variées. On l'essayera néanmoins , et chaque division sera artificielle , ou n'aura fait
que formuler une grossière généralisation. C'est la même
difficulté que dans l'histoire des êtres dus à la génération
spontanée. « J'ai fait, dit Gruithuisen, plus de mille infu-
« sums avec diverses substances, dans des circonstances ana-
« logues ou différentes, et *dans aucune* je n'ai trouvé les
« infusoires organisés de la même manière que dans une
« autre, bien que plusieurs fois ils présentassent un type
« semblable. » Que Gruithuisen eût fait mille infusums de
plus, il aurait trouvé mille variétés et nouvelles espèces
jusqu'à l'infini ; et voilà que les naturalistes ne se sont pas
laissé arrêter par cette difficulté, et ont arbitrairement établi quinze ou vingt genres, renfermant ensemble deux cents
espèces environ. (Ils pouvaient et devaient agir de la sorte ;
car mieux vaut, dans la science spéculative, une classification mal faite que pas une ; tandis qu'en médecine , qui est
un art, ou science d'application, mieux vaut mille fois en
être privé que d'en posséder une défectueuse , erronée ,
trompeuse, et cela à cause des rapports intimes qui lient la
nosographie à la thérapeutique. Si l'on représente, en effet,
comme espèces toujours essentiellement identiques à elles-
mêmes, les infections marématiques, syphilitiques, typhoïques, psoriques, on recherchera contre ces états morbides
un remède déterminé et invariable, comme fait l'allopathie.
Et cependant ces miasmes, dont le germe peut être considéré
comme invariable dans sa nature , se développe d'une manière toute différente chez les divers individus et sous les
influences variées auxquelles ils sont soumis, de même que
la qualité des infusoires change avec la nature de l'infusum
et des agents physiques. Ainsi donc les remèdes appropriés
devront souvent être dissemblables pour ces affections qui

ont néanmoins une source commune. C'est ce que la pratique de l'homœopathie prouve au-delà de toute évidence.)

Les radicales imperfections de la thérapie allopathique, basée sur ce système nosologique, sont la meilleure preuve de
la vanité de celui-ci (¹). C'est ce que paraissent avoir senti les
médecins qui appartiennent à la nouvelle école dite *philosophie
de la nature*. Suivant eux, le vice caché de notre art, celui qui
le tient dans un état de marasme et de perpétuelle enfance,
c'est la classification des maladies, telle qu'elle a été faite jusqu'à
ce jour ; ils l'appellent *artificielle* et la veulent remplacer par
un système *naturel* dont Schönlein (célèbre professeur de
Berlin) a déjà jeté les fondements. Nous pensons que son
travail est aussi défectueux et ses efforts aussi vains que ceux
de ses devanciers. Il s'égarera avec des variantes et n'arrivera jamais à infirmer cette assertion d'Autenrieth : « ce
qu'il y a de mieux à faire est de s'abstenir de tout système
nosologique, de placer aujourd'hui le typhus à côté les hémorrhoïdes, et demain la gale sur la même ligne que l'hydro-
phobie ; cela vaut mieux que de présenter la pathologie à la
façon de Sauvage et de Linné. »

Partant encore du fait des entités morbides (maladies par
contagion, miasme ou virus), Attomyr établit qu'*il n'y a
point d'affection purement locale* (²). La maladie, étant un degré inférieur d'action vitale, doit suivre la marche propre au
développement de ces êtres qui occupent le bas de l'échelle
organique et avec lesquels les meilleures analogies nous permettent de les comparer. Comme eux, les maladies présentent

---

(¹) Bien entendu que nous ne repoussons les classifications nosologiques
que comme sources d'indications thérapeutiques. Sous tous autres rapports
nous en reconnaissons l'utilité.

(²) Il ne considère pas les perturbations physioiogiques simples, ui les
lésions externes.

une génération, une évolution vitale ; comme les plantes, elles ont aussi un acmé de vie, pendant lequel elles reproduisent le germe contagieux ; c'est leur floraison. Celles, qui sont dépourvues de ce période fébrile, enfoncent leurs racines dans l'organisme, ou s'étendent sur la peau à la manière des lichens.

Le miasme exanthématique développe pendant les premiers jours de son invasion une fièvre modérée, remittente, qui est sa condition de dévelopement ; car la transmission contagieuse ne peut avoir lieu avant que les systèmes généraux, et surtout le système sanguin, aient été atteints et profondément modifiés. Seulement alors la molécule morbifère répand dans l'économie les semences fécondes qui peuvent la reproduire sur d'autres individus ; il faut que l'organisme tout entier concourt à cet acte, qui demande, d'après la nature du contagium, un temps plus ou moins long pour se produire. Dans la gale c'est au bout d'une dizaine de jours seulement qu'apparaissent les vésicules ; le travail en est lent et sans réaction fébrile. La syphilis réclame, terme moyen, quatre jours pour parvenir à sa maturité ; mais comme elle se fixe d'abord sur un point fort limité, elle ne détermine pas de réaction sensible. C'est le contraire pour ce qu'on appelle les fièvres éruptives, rougeole, petite vérole, etc. Dans tous les cas, l'action de l'organisme entier est nécessaire à l'accomplissement de ce travail pathologique. On voit donc combien est irrationnelle la doctrine allopathique qui, représentant le chancre et la vésicule galeuse comme l'efflorescence de la psore et de la syphilis, admet, en même temps, que leur action a été locale jusque là, que l'économie n'en est infecté qu'après avoir absorbé les semences nouvellement produites. Cette manière de voir présente une grossière contradiction, si ce n'est une ignorance profonde des lois de la nature et des conséquences que nous devons en tirer pour résoudre ces problèmes de pathologie.

La maladie étant la vie même à un degré inférieur de manifestation, ou bien à un état de perturbation simple, comment peut-on dire qu'elle soit locale? Qui peut concevoir la division de la vie, de cette unité indivisible.

La procréation se fait aux dépens de la vie individuelle; loin de l'entretenir, elle l'use; c'est une colliquation de la vie. L'organisme déverse dans le germe ce qu'il a de plus précieux; il se dépouille d'une partie de son existence, en la transmettant à un nouvel être. Ce fait se manifeste avec une grande évidence chez certaines espèces : les individus fertiles de l'*onoclea sensibilis* sont plus délicats et plus faibles que ceux qui sont stériles. La plante annuelle se dessèche après avoir donné son fruit; les *musen* après s'être élevées majestueusement, sans fleurir, meurent aussitôt parvenues à floraison, ou du moins elles végètent misérablement. Le *kugelthier* meurt en engendrant. L'hydre devient malade lorsqu'elle pond ses œufs, et périt si elle en produit un grand nombre. Telle est, dit Herder, la marche de la nature dans le développement successif de ses êtres; le fleuve coule par une suite de flots qui se perdent les uns dans les autres. La même loi domine la marche des maladies qui nous occupent : l'épidémie du choléra l'a présentée d'une manière bien évidente. Partout elle se montrait, les premiers jours, d'une extrême malignité; au bout d'une semaine environ, elle atteignait son summum d'intensité, sa plus grande puissance reproductive ou contagieuse; beaucoup plus de gens étaient atteints, mais ils l'étaient tous moins fortement. Avec sa reproduction, le choléra perdait de son énergie; il s'est détruit en se reproduisant. C'est l'histoire de toutes les épidémies et de tous les virus persistants. La lèpre s'est perdue ou transformée ; la syphilis n'est plus ce qu'elle était autrefois.

Ce que nous venons de dire prouve la *nocuité des traitements locaux.*

En effet, la procréation est en antagonisme avec l'énergie et la durée de la force vitale. Ce qui hâte, favorise et développe cette fonction, hâte et favorise la mort du sujet qui l'exerce ; par contre, tout ce qui l'entrave, prolonge et fortifie l'existence individuelle ; il en est de même dans l'ordre des maladies. Tout moyen qui agit dans le sens de l'action morbide, qui favorise son expression symptomatique, ou sa faculté de reproduction, procure et avance la guérison, c'est-à-dire l'extinction du mal. Tout moyen qui accélèrera l'effloraison, la manifestation extérieure de la syphilis et de la gale, amènera aussi leur extinction prématurée. Il semble que les anciens l'aient compris, attendu qu'ils facilitaient de tout leur pouvoir l'exanthème dans les affections éruptives. Et que font les modernes ! ils cautérisent le chancre, sèchent les vésicules galeuses jusqu'à ce qu'ils les aient fait disparaître de vive force. Mais la plante privée de sa fleur ne périt pas ; bien au contraire, le reste gagne à ce retranchement. Elle étale ses branches, enfonce ses racines avec d'autant plus de vigueur qu'elle possède le surcroit de vie qui se serait perdu dans l'acte de la fécondation. Ainsi la psore répercutée pénètre profondément dans l'organisme et s'y développe avec une énergie vivace, sous des formes pathologiques variées, dont le médecin ignore souvent la source féconde. Ecoutons à ce sujet un praticien allopathe distingué, le docteur Jahn, qui paraît s'être inspiré au génie de Habnemann :

« Aussi longtemps, dit-il, que la gale se montre naturel-
« lement à la peau, aussi longtemps que son organe repro-
« ducteur, la vésicule, n'est pas entamée, et élabore libre-

« ment ses produits, sa vie intérieure, cette racine qu'elle a
« dans l'économie entière reste inactive et le malade se trouve
« bien. Voilà maintenant que le travail exanthématique est
« détruit par des frictions dessiccatives, alors se développe la
« vie intérieure du virus, qui se manifeste par un ensemble
« et une suite de phénomènes plus ou moins graves qu'Au-
« tenrieth a si bien sù décrire. Il en est de même pour toutes
« les espèces d'éruption. »

Pendant que nous comparons certaines maladies avec des
êtres doués de vie, attirons dans la sphère de cette comparaison les maladies produites par les médicaments. Il nous sera
facile, en partant de ce point de vue, de montrer comment la
plus petite quantité de substance suffit pour développer dans
notre organisme la vie médicamenteuse, comme ailleurs la
vie d'un monde de zoophites. Nous ferons comprendre d'une
certaine manière l'efficacité des doses infinitésimales.

Il est prouvé par l'expérience et l'observation, qu'une
quantité infiniment petite de semence séminale ou végétale
peut suffire à la production d'un nouvel organisme. Chacun
connaît les belles recherches de Spallanzani à ce sujet. La
chose est plus extraordinaire encore avec les contagium de la
fièvre jaune et de la peste, dont un atome suffit, par un léger
attouchement, pour infecter un pays. Bach raconte qu'une
femme qui avait soigné, étant grosse, deux de ses enfants
atteints de petite vérole, mit au monde un enfant couvert de
cicatrices varioleuses. A Grätz, on vit la femme d'un militaire
accoucher d'un enfant qui présentait la petite vérole, elle-
même ne l'ayant pas eue. On a observé chose pareille pour
la syphilis, la gale, la rougeole. Jahn est d'avis que, dans ces
cas où l'on ne peut admettre un transport matériel à l'enfant par la mère, il faut reconnaître que la force contagieuse
a agi à distance, en dehors de son substrat « que dans bien

des circonstances, l'infection est un acte purement dynamique. » Pourquoi la force médicamenteuse ne pourrait-elle
aussi agir en apparence en dehors de son support matériel?
En fait, j'admets le substrat comme toujours nécessaire,
mais la force peut acquérir un prodigieux développement
par rapport a la quantité de substance. L'action en est dé-
montrée par les phénomènes thérapeutiques, tandis que la
molécule se cache à l'imperfectinn de nos sens.

Si les doses de médicaments, comme celles des matières
fécondantes, se montrent efficaces à des proportions infiniment minimes, c'est qu'elles opèrent dans les conditions de
l'affinité; si le pollen et la liqueur séminale agissent sur les
organes femelles en quantités inappréciables, c'est qu'il y a
entre les uns et les autres un rapport exact, une affinité
puissante, dont rien ne peut arrêter les effets, pas même
l'extrême ténuité ou support matériel. Cette molécule insai
sissable possède, par son intime parenté, sa parfaite propriété et convenance avec cette autre substance, un contre-
poids efficace à l'inertie qui semblerait devoir résulter de
son exiguité, et comme la qualité ne se divise pas, ce petit
atome communique tout entière celle dont il est pourvu.
Ce rapport exact, cette intime parenté existe entre le remède homœopathique et l'entité morbide, à tel point que là où
elle manque, le remède cesse d'être homœopathique. Qui
ignore l'étroite relation de la syphilis et de la diathèse mercurielle? des effets de l'opium et des symptômes de la colique des
peintres? Pourquoi nier *à priori* qu'il soit possible à une molécule invisible d'opium, un millionième de grain, par exemple, d'agir aussi efficacement sur cet organisme disposé
à recevoir alors son influence, que la quantité plus minime
$\frac{1}{2,994,687,500}$ de goutte de liqueur séminale de grenouille ou de
salamandre sur les œufs de même espèce? (Expériences de

Spallanzani). Qu'on administre les médicaments dans toutes les maladies d'après cette loi d'affinité, dite *similia similibus*, et l'on verra se produire d'elle-même cette nécessité de donner des doses extrêmement minimes, dépassant en petitesse tout ce qu'on aurait cru possible d'imaginer. Autrement on tomberait dans la faute des allopathes, qui emploient leurs doses habituelles dans les traitements homœopathiques qu'ils font sans le savoir, déterminant ainsi, souvent, des infections médicamenteuses non moins fâcheuses que les maladies naturelles qu'elles remplacent ou compliquent.

L'on ne peut se représenter une quantité trop petite pour pouvoir agir sur un objet parfaitement disposé pour recevoir cette influence. Qu'on se figure une masse prête à perdre l'équilibre et à céder à la pesanteur. C'est sa tendance. Quel que soit son volume, qu'on peut grossir indéfiniment par la pensée, on comprend très-bien, que la plus petite quantité imaginable dont on la chargera, sera capable de déterminer sa chute. Ce mouvement énorme qui brise et renverse tout obstacle, cette avalanche immense sera produite par un poids inappréciable, par l'ébranlement d'un son. C'est que cette légère impulsion a agi dans le sens de ces grosses masses, qu'il y avait rapport de tendance. Faut-il, au contraire, opérer dans la direction qui leur est opposée, c'est-à-dire, retenir en place ces blocs qui tendent à tomber, il sera nécessaire d'employer des forces qui égalent et même surpassent leur pesanteur ; suivant le but qu'on se propose, suivant la direction que l'on veut suivre, il faudra faire usage des doses dynamiques ou des préparations massives. Avec la loi des contraires, celles-ci sont indiquées, et celles-là dans la loi des semblables. Que les praticiens allopathes ne viennent donc pas juger de notre posologie à leur point de vue. Ils tombent ainsi dans de graves méprises. Evidemment il leur faut des doses fortes, puisqu'ils produisent des perturbations, puisqu'ils agissent contrairement à la nature, tandis que les plus petites nous suffisent, à nous qui suivons ses tendances.

Le célèbre allopathe Docteur Jahn, déjà cité, a dit : « Il est « très-rare qu'un même organisme reçoive et développe en « même temps deux germes toxiques de nature différente. » Je dis plus, cela est impossible, et, considérant la chose sous le point de vue qui nous occupe, j'établis que l'organisme ne vivifiera jamais simultanément et complètement deux ou plusieurs germes de maladie. La vie de l'un nuira à celle de l'autre ; jamais on ne les verra atteindre ensemble à leur développement normal. Les miasmes se ressemblent, ou ils diffèrent. Dans le premier cas, ils sont d'une nature plus ou moins analogue, ils se manifestent en même temps, mais l'un aux dépens de l'autre. La variole pourra se produire avec la vaccine, mais celle-ci ne tarde pas à avorter. Pendant un chemosis violent la variole paraît, et l'œil cesse d'être malade, comme Dezoteu Valentin, Leroy et Klein l'ont observé. J. Hunter a soutenu avec raison que jamais deux espèces de fièvres ne pouvaient atteindre à la fois un même individu, et encore moins persister ensemble. Boudin a montré l'incompatibilité du typhus et de l'infection marématique.

Cette parenté et, par conséquent, cette incompatibilité existent entre les remèdes homœopathiques et les maladies dont il est ici question. (Nous avons montré ailleurs que la loi de similitude est applicable à tout le domaine pathologique). La substance médicamenteuse peut être reçue par l'organisme en même temps que le miasme y germe, mais alors celui-ci s'arrête dans son travail, et la pathogénésie médicamenteuse se développe à ses dépens. En d'autres termes : *la substance homœopathique est nécessairement curative.* Je ne

puis, à ce propos, passer sous silence ces lignes de l'Organon : « ...... Ces guérisons naturelles suffisaient pour ma-
« nifester à l'esprit ingénieux de l'homme la loi que je viens
« d'énoncer (guérir par des remèdes qui produisent des ef-
« fets semblables aux symptômes), mais voyez quel avan-
« tage l'homme, ici, a sur la nature ! Combien de milliers
« de puissances morbifiques artificielles ne lui offrent pas
« les médicaments répandus par toute la création! Les subs-
« tances médicinales sont des génératrices de maladies
« artificielles qui ont la plus grande diversité par rap-
« port à leurs effets , et qui peuvent servir de remèdes
« contre toutes les maladies naturelles. Ce sont des subs-
« tances morbifiques, dont le médecin peut se servir en si
« petites doses, qu'elles ne dépassent que de fort peu en
» énergie la maladie analogue qu'elles doivent dissiper. Ce
« sont des puissances morbifiques dont l'activité s'évanouit
« d'elle-même après la guérison, et n'a pas besoin d'autres
« remèdes pour être dissipée à son tour. Il s'ensuit donc
« qu'avec cette excellente méthode curative, on n'a besoin
« d'aucune attaque violente sur l'organisme, et qu'on a fait
« passer doucement, insensiblement, le patient de ses souf-
« rances à l'état de santé. » (Organ., l. 1, chap. I, § 46.).

Mais, dira-t-on, pourquoi n'est-ce pas le principe morbide qui arrête le développement du remède, pourquoi ce
serait-il toujours le contraire ? Hahnemann s'est donné
beaucoup de mal pour expliquer ce fait d'une manière peu
satisfaisante, et ses adversaires en ont conclu à la fausseté
de sa doctrine. Mais Hahnemann eut aussi tort d'en rechercher l'explication scientifique, que ses adversaires de la lui
demander. Il suffit d'une vue simple des œuvres de Dieu et
de l'appréciation des causes finales, pour admettre, *à priori,*
sans investigations , la nécessité d'une telle chose, car sans

cela, il n'y aurait pas eu de médecine possible, et Dieu, voulant créer des remèdes , devait nécessairement leur donner une énergie d'action supérieure à celle du mal. Cette valeur relative est du remède à la maladie, et non pas de l'un et de l'autre à l'homme sain, car assurément la fièvre pernicieuse intermittente frappe plus énergiquement l'économie que ne peut faire le quinquina.

Dans le cas où les miasmes sont de nature différente , il peut arriver deux choses : 1° la maladie nouvellement venue parcourt ses périodes, domine l'ancienne, la fait disparaître pour un temps, et la laisse se reproduire après s'être éteinte elle-même ; ainsi, Fulpius a observé deux enfants atteints d'épilepsie, qui en furent délivrés pendant le développement de la teigne et y redevinrent sujets lorsque la teigne les quitta. Schöpf vit la gale disparaître par l'apparition du scorbut, et renaître après sa cessation. Ainsi, la fièvre scarlatineuse est suspendue par l'invasion de la rougeole, etc. De même, agissent les médicaments administrés d'après le principe *contraria contrariis*. Ils sont reçus et se dévelopent *à côté* de la maladie ; mais celle-ci n'en est pas détruite , elle est seulement arrêtée , troublée pendant la durée du développement pathogénétique, après laquelle elle reparaît souvent dans son intégrité primitive. Ainsi, la diarrhée cesse aussi longtemps que dure la maladie de l'*opium*, et revient lorsque celle-ci s'est dissipée. Ainsi, l'espèce de fièvre intermittente qui n'a aucune affinité avec le quina , s'arrête aussi longtemps que le patient est sous l'action de cette substance, et se reproduit quelques jours ou quelques semaines après qu'il en est délivré, ce que les médecins prennent alors pour une *récidive*. Tel est le procédé de la méthode allopathique. 2° Ou bien la nouvelle maladie se manifeste sans diminuer l'énergie de l'ancienne. Mais alors elles ne tardent pas à se fondre l'une dans l'autre, de manière à constituer une affection mixte bâtarde. Rayney, vit chez deux malades la variole et la rougeole se combiner, et Müller a observé pareil fait. Zenker fut témoin d'une combinaison de vaccine, de rougeole et de miliaire pourprée. Ce sont de rares exemples, mais la méthode thérapeutique qui leur correspond est cependant le procédé ordinaire, je veux parler de la médecine allopathique avec son principe, *aliena alienis,* ou plutôt son manque d'homœopathicité, d'où résulte cette quantité de maladies bâtardes, moitié miasmatiques, moitié médicamenteuses, auxquelles elle donne naissance, et qui font le désespoir des praticiens homœopathes par leur ténacité et leur résistance à l'action des remèdes.

Ce sont là les trois rapports possibles de deux ou plusieurs maladies qui attaquent en même temps un même individu, et sur lesquels Hahnemann, le premier, a su attirer l'attention. Nous voyons que lorsque la nature livrée à elle-même, apparait comme *vis medicatrix,* elle agit conformément au principe de similitude. Nous voyons, en outre, combien la méthode allopathique est antiphysiologique et féconde en danger.

Toute vie se manifeste par des effets; une vie sans phénomène est un état inadmissible. La graine fécondée résiste à la décomposition. Il en est de même des maladies; leurs manifestations seules nous en révèlent l'existence .Une maladie sans symptôme est chose qu'un cerveau sain ne peut imaginer. Cependant la pathologie allopathique ne se contente pas de la symptomatologie ; elle cherche à approfondir, à poser devant elle l'essence, la nature intime du mal. Elle n'en viendra pas mieux à bout que de ses recherches sur la nature de la force vitale. Baglivi a émis cette grave sentence, en citant l'opinion de Pline à ce sujet :

« *teste Plinio, ignota sunt per quæ vivimus, sed, si quid ipse judicare valeo, ignotiora sunt per quæ ægrotamus.* » Et ne jugeons-nous pas de chaque chose par ses signes et caractères, et que savons-nous de la matière, en dehors des propriétés par lesquelles elle frappe nos sens? Cette assertion d'Hahnemann restera toujours vraie : que la *nature des maladies est inexplicable.* Cette simple proposition que personne avant lui ne développa, et encore moins ne choisit pour une base de thérapie, suffit seule pour renverser tous les systèmes pathologiques de l'ancienne école. Il en découle cet autre principe que *l'ensemble des symptômes est l'unique source pour le choix des remèdes.* La maladie consiste seulement dans l'ensemble de ses symptômes (Organon. 658); pour guérir, la médecine on n'a qu'à dissiper tous les phénomènes morbides (id. 10, 11, 12.). Mais sur cela, le contradicteur d'Attomir, le professeur Tœlteny, de l'académie Joséphine, s'écriait : on peut enlever les symptômes d'une maladie sans la détruire elle-même — c'est entrer dans le domaine des pures hypothèses, et l'on ne voit pas pourquoi on se donnerait le moindre souci des maladies dont on ne s'aperçoit pas, dont on ne peut s'apercevoir.

Les chefs actuels de l'école allopathique se flattent de l'espoir de posséder bientôt un système naturel de nosologie. Si les entités morbides qui se reproduisent et se transmettent sont, suivant eux, exactement comparables aux plantes cryptogames et aux animaux infusoires, et peuvent être susceptibles de classification comme ceux-ci, soit. Mais, nous sommes curieux de savoir quels précédents fournira l'histoire naturelle, pour l'arrangement méthodique de cette foule sans nombre de maladies non miasmatiques, simples, physiologiques, qui proviennent d'un défaut d'équilibre dans les fonctions. Tous ces vœux sont de *pia desideria* pour l'allopathie seulement ; car, pour nous, un tel système n'a rien de désirable, puisqu'il nous serait tout-à-fait inutile. Nous traitons chaque affection comme un cas spécial. Au lieu de nous évertuer à lui chercher une place dans le cadre nosologique , nous nous occupons de déterminer l'agent de la matière médicale qui lui convient le mieux, et nos patients ne s'en trouvent pas plus mal, bien qu'ils n'apprennent pas de nous, si leur maladie se rapproche davantage des rotifères que des monades.

L'organisme qui se développe parasitement sur un autre, le fait toujours aux dépens de celui-ci. Ainsi les maladies spéciales se développent aux dépens de notre force vitale, qu'elles usent, et dont elles troublent les fonctions. Les substances qui doivent à leurs propriétés toxiques d'être des remèdes, opèrent dans le même sens. Elles nuisent d'autant plus à la vie qu'ils manifestent plus complètement leurs effets pathogénétiques. Hahnemann a désigné cette faculté des médicaments sous le nom *d'effets primitifs*. (d'erstwirkung), Mais ce travail hostile de l'organisme parasite, cet effet primitif des agents médicamenteux, a ses limites. Les lichens croissent et s'étendent sur les troncs d'arbre , les vers pullulent dans le corps des animaux, et la quantité en croîtrait jusqn'à extinction de la vie du support , si l'organisation de celui-ci n'était pourvue de la faculté de résister aussi à l'envahissement de ces parasites et de leur action destructive. Egalement énergique est la résistance que notre économie oppose à l'action toxique des remèdes. Trois grains de tartre stibié excitent chez l'homme sain une lutte violente où l'organisme met en jeu toutes ses puissances pour chasser la substance délétère et neutraliser son action, mais quarante grains triompheront de la réaction vitale.

Cette réaction de la vie contre les médicaments, et qu'on

peut aussi considérer comme un de leurs effets, a été appelée par Hahnemann, *effets secondaires* (nachwirkung), il est le premier qui les ait différenciés des *primitifs*. Personne avant lui n'en eut même l'idée, et cela seul suffit à montrer la radicale imperfection des matières médicales publiées antérieurement. Hahnemann enseigna que l'effet primitif était opposé à l'effet secondaire, et que celui-là seulement devait être mentionné dans les pathogénésies. Que cet effet primitif est fugace, passager, et se dissipe avec la présence matérielle de la substance médicamenteuse, tandis que l'effet secondaire part de l'organisme lui-même, persiste et constitue la véritable action thérapeutique. C'est avec la réaction que l'on guérit, avec la réaction normale et franche, qui résulte de l'administration de la substance dont les effets primitifs ressemblent le plus à ceux du mal. Et cependant aucune des innombrables pharmacologies publiées depuis Dioscoride jusqu'à nous, n'a fait mention de cette différence importante dans les effets médicamenteux et des conséquences thérapeutiques qui en ressortent. Quelle peut donc être alors leur utilité pratique ? Ce qu'elles reconnaissent, c'est une faculté générale de réaction de la part de l'organisme ; mais comment celle-ci se comporte vis-à-vis l'action primitive, et comment l'une et l'autre concourent à l'acte guérisseur, quelle est la nature relative des effets primitifs et secondaires ? toutes ces notions leur sont complètement étrangères.

Tout ce qui commence dans le temps finit aussi dans le temps. Toute vie possède un germe de mort. On voit des champignons naître, croître et dépérir dans l'espace de quelques heures ; certains infusoires vivent quelques instants et les bactraciens plus d'un siècle. La petite vérole parcourt ses phases d'évolution en quelques jours, l'urticaire en quelques heures; les diverses espèces psoriques durent des années et disparaissent avec l'organisation. Dans l'espace d'une semaine environ , la scarlatine parcourt ses périodes , se dépouille successivement de ses symptômes et s'éteint. C'est là la mort naturelle par laquelle finissent la plupart des plantes, beaucoup d'animaux et peu d'hommes. La mort violente est celle qui arrive par toute autre cause que la fin normale de cette évolution. A la honte de la médecine ou plutôt des médecins, cette mort est de beaucoup la plus fréquente chez l'homme. Et qu'on n'apporte pas pour excuse la complication et la sensibilité de l'organisme humain ; car le créateur n'est pas gêné dans ses opérations ; l'extrême délicatesse de ses ouvrages n'en exclut pas la solidité. L'homœopathie est destinée à procurer aux générations futures le bénéfice de cette mort naturelle, en prenant en main le traitement de la population actuelle et celui des enfants au berceau. Mais, revenant à notre point de vue thérapeutique, je me fais cette question : le médecin doit-il chercher à amener la mort naturelle ou la mort violente de la maladie ? Les infections morbides laissées à elles mêmes sans intervention de l'art, déterminent la destruction du support ou finissent, après une évolution régulière, à la manière de toutes les organisations de l'ordre inférieur ; et dans ces cas où elles cessent d'elles-mêmes, à quoi donc servent les médicaments ? A cela, les homœopathes répondent : ils sont utiles pour accélérer cette fin naturelle. Les allopathes répliquent : l'art de guérir consiste à troubler (¹) la marche de la maladie pour la détruire avec violence.

Mais si l'extinction ou l'espèce de mort, dont finissent les maladies sous l'action des remèdes homœopathiques, est naturelle, elle est aussi *prématurée*. Il est , en effet, possible de

(¹) Bien entendu qu'il n'est jamais question des traitements spécifiques et homœopathiques que l'ancienne école entreprend quelquefois.

faire parcourir à un être sa période de développement en moins
de temps, qu'il ne lui en faut dans les conditions habituelles de
son existence. Le cours de sa vie n'est pas brusquement interrompu, mais il en parcourt plus rapidement toutes les phases,
et en atteint la dernière avant l'époque fixée par la nature.
Ainsi par les engrais et la chaleur, on accélère la végétation,
le développement et la fructification des plantes , et leur
destruction, si elles sont annuelles. Mais en même temps
qu'on précipite ce travail , on affaiblit l'organisme qui le
produit. Les végétaux, ainsi poussés outre mesure, s'épui-
sent , s'étiolent vite et périssent. Tel est , pour les maladies,
le résultat du traitement homœopathique. Veut-on faire
marcher une fièvre scarlatineuse plus vite qu'il n'est dans
sa nature, le meilleur moyen sera d'administrer la substance
qui jouit de la propriété de développer (chez l'homme sain)
une affection analogue. Certains exanthèmes secs, brûlants,
avec l'*arsenic* ; l'érysipèle vésiculeux avec le *rhus* ; sont
guéris d'après la même loi. Les allopathes donnent à de telles
guérisons, dont ils ne savent se rendre compte , le nom de
spécifiques, nous les appelons *homœopathiques*. Nous amenons
la guérison de ces maladies spéciales , en avançant leur
terme ordinaire, en même temps que nous diminuons leur intensité et leur gravité ; nous leur faisons parcourir doucement,
sans encombre, et vite, toutes leurs périodes. Ce résultat propre à notre médication est connu de tous les praticiens.

Il ne sera jamais possible d'amener par les procédés
allopathiques cette extinction violente de la maladie. De
même que certain polype, mis en pièce, peut se reproduire
dans chaque morceau, ainsi toute maladie spéciale, coupée,
arrêtée brusquement dans sa marche et ses manifestations ,
renaît sous forme d'affections métastatiques, qui se multi-
plient, et dont on ignore la source commune.

Cependant, admettons comme possible la destruction violente de la maladie, il n'en est pas moins vrai qu'il est beaucoup plus avantageux d'amener sa fin naturelle prématurée. En effet, les êtres d'organisation inférieure et les maladies spéciales auxquelles nous pouvons les comparer, possèdent à un haut degré la faculté de se reproduire et de se revivifier après avoir semblé cesser de vivre. Des vibrions dans un état de complète dessiccation, qui semblait avoir détruit en eux tout principe de vie, ont repris leurs mouvements aussitôt après avoir été humectés. Spallanzani tua et ranima de la sorte, jusqu'à dix-sept fois de suite, de petits animalcules. Ainsi se réveille la syphilis, après avoir paru éteinte, un certain temps après la destruction du chancre. Ainsi sommeille, pour se remontrer pleine de jeunesse et de vigueur, la *psora latens* de Hahnemann, dont on avait répercuté l'exanthème. C'est ainsi que récidivent certaines fièvres, les affections goutteuses, le cancer. Sans la connaissance de ce fait, seraient presque inintelligibles les traités des anciens sur les maladies qu'il ne faut pas chercher à guérir (¹), sur le *morbus latens, occultus, reconditus* (²). Il en est tout autrement des organismes qui finissent de leur mort naturelle, prématurée ou non. Les maladies ainsi détruites par les remèdes homœopathiques ne reparaissent plus et l'on est tout-à-fait à l'abri des récidives, résultats si fréquents des médications ordinaires.

Si la nature a donné à chaque genre d'affection une durée

(¹) On comprend que par le traitement homœopathique, il n'y a plus aucune maladie qu'il y ait du danger à faire disparaître.

(¹) Par *latens* on veut dire à peu près caché, car il y a toujours quelques manifestations pour l'observateur attentif. Supposez qu'il n'y ait absolument pas de symptôme, il serait aussi dangereux qu'absurde d'entreprendre un traitement.

qui lui est propre, est-ce à dire que rien ne puisse la changer? C'est l'opinion de l'école allopathique (admise par un
grand nombre de ses partisans) qui observe avec un respect
servile les mouvements de la nature médicatrice. L'école homœopathique, pourvue des procédés efficaces, s'est sentie
instinctivement portée à renverser ces vieux préjugés, produits et entretenus par le sentiment de l'impuissance des anciennes méthodes. Elle a remplacé le rôle à peu près passif
de régulateur de la nature médicatrice par les opérations
actives d'un art qui modifie directement les forces vitales.
Elle emploie la propriété générale de réaction à la production de phénomènes thérapeutiques spéciaux et accélère par
ce moyen l'évolution de la maladie; ce qui revêtait les caractères de la chronicité devient aigu, et les affections fébriles
parcourent leurs périodes avec une rapidité que les médecins
hippocratiques n'ont jamais cru possible. (Cette notion de
l'art curateur homœopathique est bien différente de celle de
G. Schmidt. Je les ai présentées l'une et l'autre, afin qu'on
puisse mieux apprécier la valeur de chacune d'elles.)

On peut considérer tout ce qui se produit dans le monde
comme provenant de deux sources : la nature et l'art. La
nature est dirigée par une loi nécessaire, constante, et dans
l'art il entre l'élément variable et changeant d'une intelligence
libre. La nature parvient à son but par une ligne droite, inflexible, détruisant sur son passage toutes les individualités
qui ne s'accommodent pas aux conditions générales qui président à la conservation des êtres; c'est une puissante machine
qui brise impitoyablement tout objet qui ne s'engrène pas dans
son appareil. Bien plus, le jeu de cette machine ne s'entretient
que par la destruction incessante des existences individuelles.
L'art, au contraire, pour arriver à ses fins, ménage l'ensemble et l'individu; il va par détour, s'accommode des

diverses exigences ; ses opérations sont achetées par la moindre somme de sacrifices possible. Le soleil, dans la nature, répand, pour le bénéfice de l'ensemble des êtres , des torrents de chaleur et de lumière ; mais en même temps, il offusque et fatigue bien des yeux irritables, énerve ou surexcite bien des constitutions maladives. Les orages, les vents, la pluie, les frimats, ces modifications nécessaires à l'entretien du monde organique, sont une cause de désordre et de dépérissement pour une multitude d'êtres particuliers. L'art vient, qui remédie à ces inconvénients de détail. C'est une sphére d'action laissée à l'exercice de l'intelligence humaine par celui qui soutient invariablement l'ensemble de la création.

C'est donc vouloir renoncer à sa part d'action et se dégrader soi-même, que de suivre servilement la direction de la nature, sans oser faire servir ses lois à notre bien-être individuel. C'est là, cependant, ce que font les médecins hippocratistes (qui sont les plus sensés des allopathes). Pleins d'un respect outré pour la force médicatrice naturelle, ils consument leurs soins à l'observer, à la ménager, à favoriser doucement ses tendances sans les modifier ; ils craignent de poser la main sur cette arche sainte. Et voyons, toutefois, dans les affections les plus communes ou les mieux connues, ce que fait cette force médicatrice naturelle pour sauver l'individu malade. Il y a-t-il dans les tissus un corps étranger dont la présence ne gêne en rien l'exercice des fonctions importantes ; l'économie va pourtant mettre en jeu toute sa puissance pour le chasser au dehors : réaction fébrile, suppuration abondante, large décollement de tissus ; elle n'épargne rien, mais aussi le sujet pourra périr sous ses efforts. De même, celui qui porte dans le poumon des dépôts tuberculeux inoffensifs que la nature conservatrice change en cause de mort, en leur faisant parcourir les phases ordinaires de ramollissement, de suppuration, d'ulcération et d'expulsion. Par une loi qui préside à la conservation de l'espèce, elle détruit l'individu (¹). Hahnemann dit à ce sujet : « ..... ces efforts pénibles et très-imparfaits que fait la nature quand elle s'aide elle-même, doivent plutôt nous engager à avoir pitié d'elle et à chercher à mettre un terme à ces fâcheuses souffrances par une véritable cure. » (Organ. chap. 1, p. 111.) La chirurgie a reconnu ce fait et ne reste pas oisive en présence des opérations de la nature ; elle les prévient, les détourne, car elle sait que son immuable sagesse se convertit pour les détails en une force brutale souvent dangereuse et quelquefois mortelle. Aussi la chirurgie est-elle un art positif. Pourquoi la médecine conserverait-elle cette funeste et servile retenue ? Est-elle dépourvue de faits qui lui montrent l'immense supériorité qu'elle peut exercer, dans certaines circonstances, sur la nature malade, au moyen des agents thérapeutiques. Voici, par exemple, un patient en proie à l'action délétère du miasme marématique ; chez lui la nature médicatrice résiste par des efforts violents ; elle excite les sympathies et les réactions les plus insolites : c'est un accès *pernicieux*. S'il se reproduit, la force vitale, à bout de ressources, va succomber ; que fait le médecin dans ce cas ? Il administre le quina, il commande impérieusement à la nature et à la cause morbide ; la réaction devient franchement efficace, et tout rentre dans l'ordre. Pourquoi ne pas chercher à agir toujours de la sorte ? Cela n'est possible, il est vrai, qu'au moyen de spécifiques administrés homœopathiquement, et la masse des praticiens a pris la détermination absurde de s'en priver. Cette influence salutaire et puissante de l'art

(¹) Dessaix nous citait quelquefois le fait d'une fièvre maligne qui cessa tout-à-coup par la fluxion subite et la suppuration d'un globe oculaire.

sur la nature est le partage exclusif de l'homœopathie. Le médecin hippocratiste ou physiologiste est destiné à se traîner le plus souvent à sa suite.

Depuis les temps d'Hippocrate, on parle de *crises*, et l'on n'a pas encore fini de commenter ce sujet, et de toutes ces discussions il reste à peine une bonne définition de la chose. En général, on est convenu d'appeler une crise tout épiphénomène survenant *ex abrupto* dans une maladie aiguë, accompagné d'un changement général quelconque dans la marche et l'intensité de la fièvre. Il est dans la nature de la crise d'occuper l'acmé de la maladie; l'amélioration ne peut la précéder, elle doit toujours la suivre, lorsqu'elle a lieu. On a fait, à propos des crises, de nombreuses théories, et la méthode hippocratique y prend son point de départ. Quoique ayant perdu, depuis lors, une grande partie de sa valeur, ce fait pathologique en possède assez aux yeux de nos adversaires pour qu'ils s'en servent d'argument contre notre doctrine qui regarde comme non-avenues toutes les consé· quences qu'on en a déduites.

On pourrait dire, qu'en admettant les *crises*, nous reconnaissons l'existence de phénomènes généraux d'un ordre supérieur, d'une signification différente des symptômes habituels, qui ne peuvent, en conséquence, se placer avec ceux-ci sur la même ligne pour former l'ensemble symptomatique dont nous tirons les indications du traitement; qu'enfin, en les admettant, nous reconnaissons des faits à venir d'une haute importance, ne faisant point partie du groupe de signes pathologiques qui, dans l'esprit de notre méthode, doit seul attirer notre attention. On voudrait pouvoir infirmer par ces assertions la valeur de ce précepte fondamental de l'homœopathie ; *traiter d'après la considération de l'ensemble des symptômes.* Il n'y a rien que de futile dans cette critique.

La crise quoiqu'elle soit en général, placée vers le point culminant de la maladie, ne peut-être prévue quant à sa nature, ni quant à l'époque de son apparition. Tout ce qui tendrait à la provoquer, avant ou après cette époque propice, amènerait une excitation intempestive et probablement dangereuse. En supposant la crise un phénomène important, habituel et nécessaire, il n'est pas de médecine active possible, et le médecin devra se tenir dans une prudente expectative. L'admission des crises comme fait général, annule toutes les médications, soit allopathiques, soit homœopathiques, et si nous sommes contraints d'abandonner à la nature le domaine thérapeutique, nos adversaires de l'ancienne école ne sont pas moins forcés de le quitter. Mais malheureusement pour l'humanité souffrante ces phénomènes critiques salutaires sont très-rares, aujourd'hui au moins ; les constitutions sont trop généralement viciées par des influences morbides spéciales pour jouir d'une réaction naturelle, franche et énergique. Le plus souvent les mouvements critiques sont incomplets, dépourvus d'action par la marche de la maladie, et rentrent dans la catégorie des symptômes ordinaires. On voit des individus mourir avec un dépôt dans les urines, d'autres guérir sans en présenter. On voit se produire une réaction de vomissements ou de sueurs, et le patient, loin de marcher vers son rétablissement, va de mal en pis.

De tout temps, il s'est trouvé des médecins instruits qui ont rejeté la doctrine des crises. — Tels furent les principaux partisans de l'école méthodiste. Sur la fin du XVIIme siècle, Sinapius publia un article intitulé : *Veterum doctrina de crisibus nugæ sunt.* Camper, Pierre Frank, Beil, écrivirent contre cette doctrine. Mais aucun ne l'attaqua avec autant de vigueur que le grand réformateur allemand. Il établit dans son traité des *maladies chroniques* que la puissance vitale n'était presque jamais capable de s'élever au degré de force médicatrice efficace. Il abattit la théorie des crises aux pieds de la méthode spécifique.

A proprement parler, il n'y a pas de faculté guérissante dans la force vitale, et toutes les louanges qu'on lui décerne sur ce point ne peuvent s'adresser qu'à son pouvoir de conserver, au milieu des influences perturbatrices des agents extérieurs, les êtres qu'elle a produits. Tout cela se réduit à admirer qu'un excès de chaud, de froid, d'humidité, une infraction aux règles de l'hygiène, ne soient pas suivis de la destruction de notre organisme, et que nous en soyons quittes pour quelques perturbations et souffrances passagères. De cette résistance naturelle, conservatrice, qui est dans les attributions de la vie, il y a loin à la force active thérapeutique qui s'exerce par les agents médicamenteux.

La nature fait arriver plusieurs maladies à leur terme d'où il résulte un *rétablissement* (genesung), mais non pas une guérison (heilung); l'art seul est capable de *guérir*, c'est-à-dire d'enlever radicalement tous les symptômes des affections chroniques, des diathèses, des cachexies, etc., comme aussi de diminuer la durée d'évolution des maladies aiguës.

Cette opinion d'Attomyr sur la valeur de la nature médicatrice est dans l'esprit de notre école; elle est partagée par la plupart des homœopathes, et nous avons entendu Lœderer et G. Schmidt l'exprimer avec plus de force encore. Il faut reconnaître qu'elle ressort naturellement de l'idée qu'on doit se faire de la médication spécifique, de l'action puissante, et *sui generis*, des agents qu'elle emploie. Seulement je m'étonne de ce qu'Attomyr conteste au dynamisme vital un pouvoir guérisseur, je m'étonne de sa répugnance à admettre les crises, et surtout de sa négation à peu près formelle de ce phénomène. Que gagnerait notre doctrine à ce qu'il en fût ainsi ? Je dis qu'elle perdrait une des meilleures preuves de sa convenance , et que l'allopathie verrait disparaître un des témoignages les plus évidents du danger de ses médications. Si la crise efficace est le type de la réaction vitale , les remèdes homœopathiques qui agissent dans ce sens, tendront toujours à la produire, jamais à la faire avorter ; inconvénient inévitable du procédé des contraires. Le fait de la *crise* doit porter à repousser l'ancienne méthode et à adopter la nonvelle. Je suis étonné que le judicieux Attomyr ait été embarrassé de ce fait qui plaide si bien en notre faveur. Qu'une crise ait ou n'ait pas à se produire, le praticien homœopathe ne s'en préoccupe nullement. Comme il favorise l'évolution des symptômes, il favorise aussi la solution critique vers laquelle ils tendent , et avec la certitude de ne point la contrarier; le principe des semblables le guide sûrement par cette route obscure. Il a suivi la vraie loi thérapeutique, et il la laisse tranquillement développer toutes ses conséquences. Le médecin allopathe , au contraire, est entré sur le terrain pathologique à la lueur trompeuse de ses théories, aussi doit-il trembler , à chaque opération , de troubler la nature dans ses tendances curatrices , de pousser la réaction aux sueurs lorsqu'elle devra se faire par les urines, de provoquer des selles lorsqu'il devait se produire des éruptions, une hémorrhagie , etc. Il sent qu'il n'y voit rien, que s'il agit, il va peut-être bouleverser l'œuvre cachée de la guérison. Ce qu'il a de mieux à faire , est de se retirer et d'abandonner le travail morbide à lui-même.

Chose très-remarquable, sous l'action de ce traitement homœopathique qui doit leur être si favorable, les phénomènes critiques se produisent plus rarement encore que sous les autres médications. Les considérations auxquelles ce fait donne lieu, sont dignes de fixer un moment notre attention.

La crise peut être considérée comme un mouvement violent de la force vitale médicatrice ; c'est la réaction naturelle, oppressée par l'influence morbide, qui fait effort pour la détruire par un redoublement d'énergie. Mais ces efforts peuvent briser les ressorts de l'organisme et détruire la vie qu'ils devaient préserver ; souvent aussi, ils restent impuissants à surmonter le mal, et hâtent l'issue fatale. Lorsqu'ils sont efficaces, le calme général et l'équilibre des fonctions se rétablissent bientôt, il est vrai, mais l'économie, affaiblie par le travail forcé de la crise, exige pour reprendre ses forces une convalescence toujours plus ou moins longue. Cette résistance violente des forces vitales à l'influence morbide est donc un phénomène qu'on doit toujours autant que possible chercher à prévenir. Mais il ne pourra donc y avoir de crise que lorsque la réaction gênée dans sa marche aura laissé s'accroître la résistance du mal, dont l'intensité suscite alors de sa part un effort violent. Si, au contraire, la réaction mise, au début de la maladie, dans des conditions favorables, a commencé dès le principe son travail de résistance, alors la destruction de l'influence morbide s'opère peu à peu, progressivement, sans efforts apparents, et la guérison s'opère sans phénomènes critiques. Telles sont précisément les circonstances qui s'offrent dans le traitement homœopathique, où le travail de réaction constamment entretenu se fait à chaque instant, et ne peut jamais s'effectuer tout d'une fois vers une des périodes de la maladie. Ainsi, notre méthode, sans nuire aux crises qui peuvent se produire, a pour résultat ordinaire de les remplacer par une évolution paisible et régulière des symptômes morbides. Cependant il n'est pas de règle sans exception, et au dire de quelques homœopathes (Schaller de Prague), l'*aconit* amènerait assez souvent la résolution par des sueurs critiques (¹). Dessaix et mon père ont cru remarquer que les crises suscitées par l'*aconit* étaient ordinairement des hémorrhagies nasales (ce qui peut bien être aussi un phénomène pathogénétique.)

Plus on approfondit ce sujet, mieux l'on apprécie la convenance et la vérité du principe homœopathique, auquel on arrive toujours comme à la loi thérapeutique générale. La nouvelle méthode satisfait en effet à toutes les indications pratiques qui ressortent des phénomènes critiques ; elle favorise ces mouvements salutaires, tout en détruisant leur dangereuse énergie ; elle étend, elle prolonge leur action et l'empêche de se faire sentir brusquement en un point de l'évolution morbide. Le médicament spécifique approprié *juge* le mal, au moment même où on l'administre. De ce moment, les forces vitales, secondés d'une manière spéciale dans leur tendance curatrice, convergent harmoniquement, sûrement, sans secousses, vers le rétablissement de la santé. La crise est le fait pathologique qui domine la médecine hygiénique d'Hippocrate ; mais, dans la nouvelle école , il descend de cette hauteur pour se confondre dans le phénomène plus général de la réaction, et s'effacer derrière les opérations directes des agents médicamenteux.

Je crois devoir placer ici quelques considérations sur certains états morbides qui ne sont pas sans analogie avec les mouvements critiques ; je veux parler de la disparition instantanée d'un, de plusieurs ou de tous les symptômes d'une maladie, suivie de la réapparition de phénomènes d'un autre genre. La plupart des médecins, et surtout de ceux qui se disent hippocratistes, vitalistes, ont regardé la suppression

______

(¹) Peut-être est-ce un effet primitif en pathogénitique, car les sueurs sont au nombre des effets de l'aconit. sur l'homme sain.

subite des phénomènes morbides comme la cause directe, primitive, des manifestations nouvelles qui surviennent. En cela il y a deux choses à considérer :

1° Si la disparition est essentielle, c'est-à-dire indépendante de toute cause extérieure, loin d'être vitaliste, on est organicien, matérialiste, en attribuant les symptômes nouveaux à la cessation des premiers. Il n'y a entre eux qu'un rapport de succession et non de cause à effet. C'est une autre manière de sentir de la force vitale, un autre mode de réaction contre le mal qui a son origine dans une modification inhérente à la vie même. Le médecin homœopathe y trouve de nouvelles indications ; il oublie l'état antérieur pour administrer le remède propre au dernier, poursuivant ainsi le mal sous toutes les formes qu'il revêt.

2° Si la suppression a été amenée par des influences étrangères, internes ou externes, on peut dire que les nouvelles manifestations leur sont dues (quoique dans beaucoup de cas elles n'aient été que la cause occasionnelle de la répercussion, la maladie tendant d'elle-même à se produire sous cette autre forme. Ces cas rentrent dans la première catégorie.); il convient alors de poursuivre le mal sous sa forme primitive qu'il tendrait naturellement à revêtir sans ou sous l'action des agents répercuteurs. C'est un des cas, où le praticien homœopathe ne doit pas se contenter de prendre en considération l'état présent de la maladie pour le choix des remèdes.

Lorsque le mal nouveau est pire que le premier par sa position et sa nature, l'allopathie donne l'excellent précepte de rappeler celui-ci par tous les moyens que ses méthodes excitantes, révulsive et autres, mettent en son pouvoir. C'est un procédé que l'homœopathe ne doit pas négliger et qu'il doit même employer de prime abord, avant tous les autres, s'il y a danger imminent. Mais au lieu de chercher à rappeler

les éruptions cutanées, par exemple, au moyen de procédés
généraux, pourquoi ne pas employer à l'extérieur l'agent
qui produit la maladie la plus semblable à celle qui a été répercutée, tel que le tartre stibié dans les varioles, le croton
dans les miliaires et la rougeole, le rhus et la cantharide
dans l'érysipèle et les éruptions vésiculeuses, l'ortie dans
l'urticaire, le nitrate de mercure dans la couperose, la laine
grasse dans l'infection galeuse? Ce dernier procédé est employé depuis plusieurs années avec un plein succès à l'hôpital
Joséphine de Vienne, où il a permis de se passer presque entièrement des médications sulfureuses (¹). Les frictions de
pommades nitro-mercurielles nous ont rendu, à mon père et
à moi, des services signalés dans les affections liées à l'irritation du derme facial, désignées sous le nom de couperose.

Du reste, l'action de ces divers moyens est complexe ; elle
produit un effet révulsif, d'autant plus efficace, qu'il est
dans un rapport intime avec la nature spéciale de l'éruption
répercutée. Elle amène en outre une modification homœopathique de l'organisme, qui peut le délivrer directement du
mal actuel et le mettre à l'abri de ses futures atteintes (²).

Cependant, le traitement purement homœopathique, qui
prend en considération l'ensemble des symptômes présents,
peut encore, ce me semb'e, être maintenu dans les cas où
une force étrangère contraint la nature à réagir autrement
qu'elle n'aurait fait, laissée à sa propre tendance. Car enfin,
de toutes les directions différentes qu'elles peut prendre, elle
a sans doute suivi celle qui se rapproche le plus de la précé-

(¹) On sait que la laine grasse peut produire sur l'homme sain un scabiès
spécial.

(¹) Ainsi le belladonne qui peut déterminer chez l'homme sain des injections sanguines sous-épidermiques, est le prophylactique par excellence de
la scarlatine.

dente. Les symptômes répercutés ont été remplacés par des manifestations qui ont avec eux la plus grande affinité, les rapports les plus intimes ; et le remède administré d'après la loi des semblables contre l'état présent, pourra bien être considéré comme répondant assez exactement à la véritable expression morbide. On est donc justifié à soutenir *à priori*, que dans tous les cas de maladie par répercussion, la méthode homœopathique est indiquée ; seulement les remèdes devront être administrés à plus fortes doses et plus souvent, à cause du moindre degré de similitude qui rend l'organisme moins sensible à leur action. Ce sont là des questions très-intéressantes que l'expérimentation clinique est appelée à résoudre.

CHAPITRE XIV.

DE L'HOMŒOPATHIE EN HONGRIE.

Troisième partie.

SOMMAIRE. — Du psoricum. — Monographie thérapeutique du croup. — Traitement local du chancre, ses dangers. — Thérapie des maladies vénériennes. — Hôpitaux homœopathiques de Günz et de Gyongyôs. — Résultats cliniques. — Départ de Pesth.

Tels étaient les sujets de mes entretiens avec Attomyr. La nature de cet ouvrage ne me permettant pas d'en pousser plus loin le développement, je vais m'occuper maintenant de recherches pratiques des médecins hongrois en thérapeutique et matière médicale.

On doit à Attomyr la pathogénésie du *corallia rubra* qu'il fit de concert avec son ami Melicher et l'assistance de plusieurs personnes des deux sexes. Ses observations sur le *psoricum* sont plus connues ; il fut un des premiers qui se livra à l'étude de ce puissant remède, qu'il avait déjà expérimenté sur lui-même avant que Constantin Herring n'eût envoyé de Philadelphie son petit mémoire sur ce sujet. Attomyr et ceux qui se prêtèrent à l'expérimentation de cette substance en éprouvèrent un effet très-remarquable ; ce fut le développement d'une affection pédiculaire passagère. Ce fait excita un vif intérêt; quelques-uns le nièrent et refusent encore d'y croire : tels sont Greisslich et la plupart de ses adhérents. Mais d'autres observations, venues de différents endroits, ne tardèrent pas à le confirmer. Il est de nature à fixer l'attention des physiologistes et des praticiens homœopathes; de ceux-là, comme fournissant une donnée pour la solution d'une question restée fort obscure, celle des générations spontanées et de l'existence des animalcules parasites du corps humain ; les homœopathes voyaient s'ouvrir par l'emploi médicinal des substances contagieuses une carrière d'études neuves et une source de modification profonde de l'organisme.

Attomyr fit la contre-épreuve de son expérience, en administrant avec succès le psoricum à quelques individus atteints de l'affection pédiculaire. On sait combien cette horrible maladie est rebelle à l'action des procédés ordinaires. Je ne rapporterai pas les observations d'Attomyr à ce sujet, voulant autant que possible m'abstenir de citations de ce genre qui font naître l'ennui des lecteurs sans déterminer leurs convictions, surtout lorsque les faits relatés se sont passés loin d'eux. Cependant je ne puis m'empêcher d'en citer une, recueillie à notre dispensaire homœopathique de Lyon. — Hyacinte Planu, femme mariée, âgée de 51 ans, demeurant à St-Just, rue des Anges, 36, souffrait, depuis deux ans, à la suite de la cessation des règles, d'un prurit général avec éruption incomplète de papules sous-cutanées, faisant une légère saillie plus sensible au toucher qu'à la vue. Elle était en outre affligée depuis quatre à cinq mois d'une production considérable de poux. Elle vint nous consulter pour cela le 20 décembre de l'année dernière ; elle resta sous l'influence du *sulfur* jusqu'au 7 février, sans que l'affection pédiculaire eut en rien diminué. Au 28 mars, nous la soumîmes à l'action de *silicea*, qui resta également sans effet. Enfin, me rappelant les observations d'Attomyr, le 25 avril, nous lui administrâmes *psoricum*. Elle revint nous voir le 16 mai, complètement délivrée de sa dégoûtante maladie.

Attomyr est loin de se préoccuper exclusivement des théories médicales ; il fait marcher de front les études pratiques et établit la doctrine sur l'expérience. C'est à son instigation que la société homœopathique hongroise résolut de publier une série de monographies des principales espèces pathologiques ; genre de travail qui devient en faveur dans notre école. Elle a le double avantage de lui donner un cachet plus scientifique et de rendre l'emploi de ses procédés plus exact et plus facile. Les monographies de l'*érysipèle*, de l'*épilepsie, du croup*, sont achevées, mais l'on a encore publié que cette dernière, dont je vais donner ici une courte analyse. Je passe sous silence les chapitres consacrés à la description symptomatique et à l'anatomie pathologique de cette maladie, pour ne rapporter que ce qui a trait directement à l'application clinique.

Des expériences positives sur l'homme sain ont fait connaître la faculté *croupigène* des trois substances suivantes : *brom. hepar, sulf. spongia marina tosta*, et de nombreuses observations ont établi leur efficacité spéciale dans le croup naturel. De récentes recherches permettent de rapprocher de ces médicaments l'*iode* et peut-être le *metallum*.

Le brôme est le spécifique par excellence du croup simple,

essentiel, et c'est aussi de toutes les substances anti-croupales, la seule qui détermine chez l'homme sain la production de fausses membranes dans le larynx et la trachée; l'hépar, l'éponge et l'iode ne produisent que l'appareil symptomatique qui caractérise cette affection (¹).

Voici les effets pathogénétiques et par conséquent aussi les indications thérapeutiques spéciales de ces divers médicaments.

1° *Brom.* (²) — Formation de lymphe plastique tapissant le larynx et la trachée.

Inflammation de la muqueuse du larynx, de la trachée et des bronches, caractérisée tantôt par des stries sanguines, tantôt par des plaques rouges, disséminées, d'autres fois par une coloration rouge-noirâtre, foncée, uniforme.

Hurlements rauques.

Occlusion crampoïde de l'épiglotte avec accès de suffocation.

Crampe du larynx.

Toux croupale, rauque, sifflante, avec efforts, ne permettant pas de parler, avec éternuements et violents accès de suffocation.

Respiration avec râle muqueux, sifflante, tantôt toux profonde, tantôt accélérée, difficile, douloureuse (schnappen nach Luft).

Chaleur de la face.

Augmentation de la sécrétion urinaire.

Pouls dur, d'abord lent, puis rapide.

(¹) Des essais mieux faits, répétés plus souvent et dans des circonstances différentes, permettront probablement d'attribuer à ces agents toxiques, la faculté productive de la membrane caractéristique.

(²) Cette pathogénésie a été faite d'après des expériences sur les animaux et sur l'homme sain par les docteurs Horing et Heimerdinger.

La mort s'en suivit chez les animaux au milieu de l'appareil symptomatique de la congestion ou de la paralysie pulmonaire.

2° *Hepar sulfuris.* — Toux d'accès, avec efforts violents, comme pour vomir; toux profonde, provenant de dyspnée; respiration poussive; douleur de meurtrissure dans la poitrine en toussant; toux violente, avec sensibilité douloureuse du larynx; toux écorchante, raclante, avec expectoration muqueuse, excitée par un chatouillement au gosier ou une sensation d'écorchure dans la trachée.

Chaque choc produit par la toux ébranle douloureusement le larynx et occasionne des efforts de vomissements.

Faiblesse de l'appareil vocal, au point de ne pouvoir parler à haute voix.

Sensation de resserrement au cou, comme si on était étranglé.

Somnolence invincible, coma.

Sueur très-abondante; sueurs visqueuses.

Disposition pleureuse, anxieuse.

3° *Spongia.* — Toux creuse, avec douleur dans la poitrine et la trachée, et âpreté à la gorge.

Respiration difficile, avec sensation d'un bouchon dans le gosier.

Pression douloureuse sur le cartilage thyroïde, augmentée par le toucher.

Lorsqu'on chante, pression sur le larynx.

Gonflement douloureux des glandes du cou, dans le voisinage du larynx et de la trachée.

Douleurs élançantes au cou, et sensation pressive de dedans en dehors.

Tension douloureuse dans le cartillage du larynx, lorsqu'on tourne fortement la tête.

Orbites enfoncés.

Sueurs abondante le matin.

Pouls petit, dur.

Somnolence.

Morosité, chagrin.

4° *Iodium*. — La société des homœopathes hongrois a pris en considération cette substance, dans le traitement du croup, moins à cause de son action physiologique sur l'appareil respiratoire, que par suite de l'emploi heureux que les docteurs Tietze et Koch en ont fait contre cette maladie. Mais si le brôme, dont on ne connaît que les effets pathogénétiques, est mis à juste raison au nombre des spécifiques du croup, l'efficacité thérapeutique de l'iode contre cette affection doit faire conclure à sa faculté de développer un état semblable sur l'homme en santé ; à défaut d'expérimentation directe suffisante , voici quelques résultats fournis par différents toxicologistes :

Le larynx est douloureux.

Douleur dans le larynx, s'étendant jusqu'au fond du gosier, comme si ces parties étaient tuméfiées.

Douleur passagère de pression, avec élancement à la base de la langue et au pharynx, répétée plusieurs fois dans le jour.

Gêne dans le pharynx, qui oblige à un renaclement fréquent de mucosités tenaces.

Sensation de contraction et de chaleur dans le larynx et le gosier.

Douleur de meurtrissure dans la poitrine, avec respiration sifflante et tiraillements intérieurs.

Inflammation de la trachée avec sentiment d'âpreté.

Raucité de la voix.

Sensation insupportable de chatouillement au gosier, qui provoque la toux.

Expectoration de mucosités filantes, avec sensation d'un

corps étranger dans la trachée, qu'on cherche inutilement à
avaler.

Toux sèche.

Dyspnée, avec douleur en respirant profondément, battements de cœur forts et précipités ; pouls petit et fréquent.

Difficulté de respirer.

Catarrhe suffocant.

Cet ensemble de phénomènes toxiques indique une modification générale de tout l'appareil respiratoire, et ne donne
pas l'idée d'une action propre, spéciale sur le tube trachéal et
le larynx. Aussi est-il probable que l'iode ne pourra jamais
être compté au nombre des spécifiques directs du croup.
Jusqu'ici, il n'a pas encore été administré seul contre cette maladie ; on lui a toujours adjoint l'emploi de l'aconit. Quoi qu'il
en soit, cette combinaison a produit d'heureux résultats, et il
convient de ne pas la négliger. (On fait prendre l'iode à la
première dilution, quelques gouttes dans quatre ou cinq
onces d'eau, dont on donne une cuillerée d'heure en heure).

Dans ces derniers temps on a pu observer plusieurs fois
des inflammations croupales déterminées par l'aspiration du
chlore. Guersent dit à ce sujet ([1]) : « pour ce qui concerne la
vapeur de chlore, Bretonneau en a fait l'essai dans le croup,
quoique ([2]) un jeune chimiste ait été atteint d'une espèce de
croup, dont il faillit étouffer après avoir respiré de ce gaz.
Malgré quelques succès, Bretonneau a été obligé de renoncer
à l'emploi de ce moyen parce qu'il amenait l'inflammation
du poumon. » Les inconvénients, résultant d'une trop forte
dose de cette substance toxique, ont arrêté le praticien allopathe dans sa curieuse expérimentation.

([1]) Voy. Encyclopédie des sciences médicales.

([2]) Remarquez ce *quoique*.

Albert raconte trois cas de suffocation produite par la vapeur de chlore, dans lesquels on observa tous les symptômes du croup et l'expectoration de fausses membranes bien caractérisées (1).

Il s'agirait de savoir si cette action du chlore est le résultat d'une simple irritation, telle que peuvent en produire toutes les substances caustiques appliquées directement sur les muqueuses, ou s'il y a là un effet spécial, *sui generis*, spécifique. L'administration interne du chlore, chez l'homme sain, et qui n'a pas été encore tentée, serait un des plus sûrs moyens de résoudre cette intéressante question de thérapeutique.

Il est à remarquer que la *spongia*, qui nous a fourni jusqu'à présent les meilleurs résultats dans le traitement du croup, renferme de l'iode, du chlore et du brôme (2). Sa grande efficacité tiendrait-elle à cette triple combinaison ? Il serait utile de triturer ensemble ces trois substances, et d'essayer ce composé toxique sur l'homme sain.

Après *brom.*, *hepar.*, *spongia* et *iode,* deux substances médicamenteuses se présentent à titres divers, au choix du médecin, comme modificateurs du croup; ce sont *aconit* et *metallum*. Celui-ci exerce une action particulière sur les nerfs de l'appareil vocal respiratoire; celui-là modifie la disposition plastique du sang, d'où provient la formation des fausses membranes, caractère pathognomonique de cette affection. L'efficacité de l'aconit, administré concurremment, il est vrai, avec un des trois remèdes de fond, est établie aujourd'hui sur un très-grand nombre d'observations cliniques. Celle du *metallum*, au contraire, est encore une simple pré-

______

(1) Vide Canstatt's spec. pathol. n. therap.

(2) Ragazzini : scoperta del bromo nella spugna marina. Padova 1831.

somption, et je m'étonne que les auteurs de cette monographie thérapeutique du croup aient placé cette dernière substance au nombre des remèdes spécifiques directs, et relégué l'aconit parmi les modificateurs accessoires et secondaires. Voici, du reste, la pathogénésie croupale du *metallum* tirée des résultats fournis par les différents toxicologistes et de la matière médicale pure.

Sécheresse du larynx.

Voix tremblante, inégale.

Voix rauque.

Le matin, âpreté et raucité du gosier.

Toux excitée par un chatouillement continuel, dans le trajet de la trachée.

Sensation de resserrement vers le haut de la trachée, comme celle qui est produite par l'aspiration de la vapeur de soufre.

Toux sèche, quinteuse, avec suffocation au larynx, comme par l'aspiration de vapeurs de soufre; toux nocturne, affaiblissante.

Toux, surtout après avoir bu.

Dyspnée avec angoisse.

Resserrement pressif de poitrine.

Oppression dès qu'on se met au lit, et sifflement trachéal.

Accès subit d'oppression avec faiblesse excessive.

Catarrhe suffocant, surtout pendant la nuit.

Orfila a trouvé quelquefois une inflammation de la muqueuse trachéale, chez des animaux empoisonnés par le *metallum*.

On le voit, les effets de cette substance toxique ont bien plus de rapport avec les phénomènes de l'asthme qu'avec ceux du croup. Cependant ce remède peut être utile dans les cas rares de croup qui se compliquent d'une crispation spasmodique des bronches capillaires.

L'*aconit* est d'un emploi incomparablement plus fréquent. Il convient toujours, dans le début, pour combattre la phlogose sanguine ; il favorise l'action du remède spécifiquement indiqué, avec lequel il est souvent utile de l'alterner jusqu'à ce qu'on ait obtenu une amélioration évidente.

Un grand nombre d'autres substances sont indiquées dans le croup, comme auxiliaires utiles des remèdes de fond, et répondent par leur pathogénésie à certaines nuances de l'appareil symptomatique, telles sont entre autres *bellad.*, *cuprum*, *drosera*, *ipecac.*, *moschus*, *phosphor.*

Belladonna convient lorsqu'il y a une toux aboyante, sonore, avec sensibilité douloureuse très-marquée du larynx, menace de suffocation par le simple toucher ou le tournement du cou. La sensibilité douloureuse s'étend à la gorge et aux organes qui avoisinent le pharynx.

Cuprum est caractérisé par une toux fréquente perpétuelle qui permet à peine de respirer, par une raucité permanente de la gorge qui empêche de prononcer une seule parole ; accès de dyspnée crampoïde qui se terminent chaque fois par des vomissements convulsifs.

Le *sulfate de cuivre*, administré à dose vomitive, est un des meilleurs moyens dans le croup avancé, pour faire expulser les fausses membranes et prévenir la suffocation imminente. Peut-être son effet purement mécanique est-il suivi d'une modification favorable spéciale ?

Drosera offre, comme effet pathognomonique : chatouillement dans le larynx, qui excite la toux, avec sensation d'un corps mou, et fines élancées qui s'étendent au côté droit du pharynx. Cette substance est indiquée, lorsque, après la cessation du croup ou d'une angine membraneuse, il reste un état d'irritation, caractérisé par des accès de toux crampoïde et une sensation d'écorchure, de raclement dans la trachée et la poitrine (les bronches probablement). Si l'on néglige cet état, le cerveau ne tarde pas à s'affecter, et le malade périt dans les convulsions et avec tous les symptômes de l'hydrocéphale. Si l'on observe, en pareil cas, une forte réaction fébrile, *mercur* sera encore mieux indiqué.

L'*ipecacuanha* : toux suffocante, dans laquelle le corps de l'enfant devient raide et la face bleuâtre.

Gros rale muqueux, ou gargouillement dans les bronches en respirant.

Accès subit de suffocation avec sensation de resserrement au cou et à la poitrine, pendant lequel on aperçoit un bruit de souffle dans les divisions bronchiques.

Moschus détermine des accès subits de crampes de poitrine, qui augmentent peu à peu jusqu'à mettre dans un état de violent désespoir, et disparaissent bientôt complètement. Il a également, d'une manière très-marquée, la sensation de resserrement au pharynx, comme lorsqu'on respire les vapeurs de soufre. C'est un moyen précieux dans les dernières périodes du croup. Lorsque l'économie paraît épuisée et la mort imminente, il relève quelquefois les forces nerveuses, au point de permettre l'expulsion des fausses membranes et de rétablir complètement la santé.

Tous les praticiens homœopathes connaissent la puissante action spéciale que le *phosphor* exerce sur l'appareil vocal respiratoire. Il est probable que l'expérience clinique ne tardera pas à mettre cette substance au nombre des remèdes directs et spécifiques du croup.

Ce sont là les indications pratiques les plus importantes, renfermées dans la longue monographie thérapeutique du croup, publiée par les médecins hongrois. Je reviendrai encore dans le second volume sur le traitement de cette maladie, dans lequel se montre avec le plus d'évidence la supériorité de notre méthode.

Les travaux pratiques d'Attomyr ont eu spécialement pour objet le traitement des affections vénériennes , auquel il a pu se livrer sur une vaste échelle dans la ville de **Presbourg**, lors des deux dernières sessions de la diète. Les émotions politiques de cette assemblée y attirent une foule de jeunes hommes turbulents qui dépensent et usent leur vie par l'abus de toutes les jouissances. Aussi y voit-on régner l'infection syphilitique sous les formes les plus variées. C'est un vaste champ d'études expérimentales dont Attomyr a su profiter. Mais avant de faire connaître les résultats de sa pratique, je crois utile de m'arrêter sur un point en litige dans l'ancienne école, et qu'on a longuement discuté. Je veux parler du traitement local du chancre par la cautérisation, que plusieurs praticiens repoussent avec chaleur , comme étant en opposition avec toutes les conséquences thérapeutiques que nous devons tirer des plus saines notions de physiologie.

Ce n'est jamais que trois ou quatre jours après le coït impur, que se manifeste le chancre. D'après ceux qui le reconnaissent pour un produit de l'action locale du virus, celui-ci resterait donc appliqué à ce point sans infecter l'ensemble de l'économie. Mais, dans cette opinion, que deviendrait le *consensus* de toutes les parties de notre être, reconnu de tout temps par tous les physiologistes, et par lequel un travail organique ne peut s'opérer sur un point, une impression quelconque ne peut être faite sur une partie, sans que l'ensemble ne la ressente et n'y participe.

Cette théorie de la formation locale du chancre sans infection générale, ne peut s'accorder avec cette unité de la vie si prononcée chez les espèces supérieures. Cette opinion ôte à la vie son centre d'action pour la disséminer en une multitude de points vivant indépendants les uns des autres, pouvant croître, se renouveler, s'altérer, sans le concours des autres parties, comme on voit chez les polypes et les espèces animales du dernier ordre. Que devient dans cette supposition le fait de l'absorption syphilitique, que tous les faits s'accordent à nous montrer si prompte, si active, et s'exerçant sur tous les tissus ? A cela dira-t-on que la nature délétère des substances virulentes doit produire dans les bouches absorbantes une contraction répulsive, due à cette sensibilité organique dont Bichat nous a parlé ; que l'absorption du virus doit par conséquent en être retardée et son action locale favorisée. Mais toujours est-il que l'absorption retardée ne cesse pas de se faire tôt ou tard, et qu'elle a nécessairement lieu avant que se forme la modification locale. Quelle que soit l'époque de cette formation, fût-ce après des mois, des années, peu importe, elle sera immédiatement précédée de l'infection générale. C'est ainsi que les boutons de la vaccine, les éruptions des fièvres exanthématiques, typhoïques, pestilentielles, ne se manifestent pas avant qu'ait paru un ensemble de phénomènes généraux précurseurs. Toute lésion *spéciale* en un point quelconque de nos tissus présuppose une coopération de l'économie tout entière. Il est singulier que les allopathes partisans de la localisation du chancre, ne voient pas qu'en cela ils contredisent leur opinion sur la nature de *l'ulcère*, qui provient, suivant eux, d'une cause interne, d'un état général de l'organisme. Pourquoi n'ont-ils pas cru trouver dans les lotions exactes des parties génitales un moyen *infaillible* de prévenir le chancre ? Assurément, pour ceux qui n'admettent pas, comme nous, une absorption prompte, peut-être une infection subite par influx nerveux (Attomyr penche pour cette dernière explication), ce moyen ne devrait jamais manquer son effet. Mais, cette doctrine de la localisation du chancre ne tient compte des principes physiologiques reçus ; elle conduit à un traitement éminemment *rationnel*, simple et commode, qui le maintient en vogue malgré ses dangers.

Les affections vénériennes sont au nombre de celles qui se régénèrent et se propagent par une véritable fécondation, c'est-à-dire qu'elles naissent d'un germe contagieux , dont elles sont le développement. Lorsque ce contagium , dans son évolution, a mis en jeu la réaction générale, il acquiert par cet excès de vitalité la faculté de produire un germe semblable à celui dont il sort, et, comme lui, capable de se reproduire sur un autre sujet en passant par les mêmes phases symptomatiques. Le substrat de cet agent va se faire jour à l'extérieur sous forme de chancre, de bubon, d'écoulement gonnorrhéique. C'est la fleur, l'organe séminal de la syphilis; le faire disparaître, s'est enraciner l'infection, c'est la rendre *constitutionnelle*. Il importe de stygmatiser ce traitement local du chancre, par lequel on accroît le mal qu'on veut détruire, tout comme on donne un redoublement de vigueur, un surcroît de suc et de vie, au végétal qu'on prive de ses organes floraux et de la faculté de produire des fruits.

La fausseté de la théorie peut ne préoccuper que le savant; mais les graves dangers de son application doivent attirer l'attention des praticiens et même des gens du monde. Ce n'est pas un des moindres mérites de l'école homœopathique de l'avoir instinctivement combattue avec force. Dès 1816, Hahnemann avait avancé, dans un traité des maladies miasmatiques chroniques :

1o Que le chancre et le bubon sont les deux symptômes caractéristiques et les plus graves de la syphilis ;

2o Que l'infection vénérienne générale commence dès le premier moment du coït impur, et s'accomplit avant l'apparition du chancre ;

3° Qu'il est dangereux de supprimer le chancre, soit par ablation, soit par cautérisation; qu'il servait d'émonctoire à la nature pour débarrasser l'économie du principe contagieux dont elle est imprégnée;

4° Que cette suppression donne fréquemment lieu au bubon qu'on doit aussi laisser suppurer; que si l'on entrave ce nouveau travail d'élaboration, la syphilis interne, chronique, s'établit, quelquefois avec lenteur, mais infailliblement;

5° Que la syphilis primitive est la maladie contagieuse qui se guérit le plus facilement lorsqu'on ne contrarie pas la réaction naturelle par la suppression des symptômes locaux;

6° que cette cure s'obtient toujours par l'emploi à l'intérieur du mercure à petites doses. « Dès que par un coït impur, dit Hahnemann, le virus syphilitique s'est imprégné dans la partie, il n'est plus local. Le système nerveux et tout le corps vivant a perçu sa présence. On a beau s'essuyer et se laver sur-le-champ avec quelque liqueur que ce soit, tout est inutile, il est trop tard. » (Hahnemann, cité par Devergié, v. 2ᵉ lettre sur la syphilis, p. 11.)

Un de nos médecins lyonnais les plus connus, qui s'est livré dans un grand hôpital au traitement des maladies vénériennes, le docteur Baumès, ex chirurgien en chef de l'hospice de l'Antiquaille, semble avoir puisé à l'école du fondateur de l'homœopathie les excellents principes qu'il émet à ce sujet : «Il y a, dit-il, une période où rien ne paraît sur « la partie qui doit bientôt devenir le siége de l'ulcération, de « l'éruption. Il y a un travail silencieux de l'organe et de l'é- « conomie que l'on appelle et que l'on peut appeler incuba- « tion..... Le pus contagieux déposé sur le gland, à la suite du « coït impur, n'a pu rester inoffensif pour l'économie, plu- « sieurs jours sous l'épiderme, dans un ou deux follicules mu- « queux, ramassé là, on ne sait comment, et réfractaire aux

« lois de l'absorption, si générale, si active, si aveugle, si
« facilement, si continuellement en exercice sur la surface
« du corps. *Ce travail d'absorption a lieu avant l'apparition
« du chancre, qui n'est qu'un phénomène de réaction de l'éco-
« nomie entière.* Ce fait est prouvé par la grande suscepti-
« bilité de certaines gens qui, à chaque coït infectant, voient
« apparaître rapidement des symptômes locaux, bientôt sui-
« vis de symptômes constitutionnels , en dépit de toutes les
« ressources de l'art » (Précis théorique et pratique des
maladies vénériennes, Lyon, 1840.)

On lit dans Lagneau, ce syphiliatre célèbre : « Je pense
« donc qu'il est dangereux de considérer les chancres pri-
« mitifs comme une maladie purement locale, même à l'ins-
« tant où ils commencent à paraître, et qu'il faut bien se
« garder de croire le malade exempt de toute suite fâcheuse
« lorsqu'on les a cautérisés à cette époque , *ainsi que le pra-
« tiquent journellement les empiriques.* En effet, si l'on ob-
« serve avec exactitude le progrès et le développement des
« différents virus dans l'économie, on verra qu'il y a toujours
« entre l'instant de leur application et celui où ils annoncent
« leur présence par les symptômes qui leur sont propres, un
« temps *d'incubation* plus ou moins long, suivant la nature
« spécifique de la matière contagieuse et que , lorsqu'il se
« manifeste un travail local dans l'endroit où elle a péné-
« tré , les lymphatiques l'ont déjà mêlée à nos humeurs. Je
« crois donc qu'il est convenable de rejeter la cautérisation
« des chancres primitifs dans les premiers jours de leur ap-
« parition : 1° parce que cette méthode ne préserve pas de
« l'infection générale *qui existait avant l'ulcère;* 2° parce
« qu'elle est le plus ordinairement suivie de l'apparition de
« bubons aux glandes voisines ; 3° parce que la cautérisa-
« tion entretient le malade dans une sécurité dangereuse, en

« le dissuadant de prévenir par un traitement interne l'é-
« ruption des symptômes consécutifs qu'une pareille con-
« duite doit nécessairement entraîner. »

Je pourrais apporter grand nombre d'autres citations de praticiens estimés, tendant à combattre ces vues et procédés que l'école homœopathique repousse et condamne; mais ce que je viens de dire suffit à faire naître des doutes dans l'esprit des plus aveugles partisans de cette méthode localisante. Cependant, je ne puis quitter ce sujet, sans faire observer que la plupart des homœopathes, en refusant de rien admettre de local dans le chancre, sont tombés dans un excès opposé, moins dangereux, il est vrai, mais non pas dépourvu d'inconvénients.

Attomyr et ceux qui partagent son opinion exclusive ont tort de ne voir dans le chancre qu'un organe reproducteur d'un être qui dépérit après la fécondation. La syphilis peut s'affaiblir par cet acte, se dissiper même. Mais, si la semence produite, c'est-à-dire le pus inoculable, reste appliquée à la surface absorbante de l'ulcère, on comprend que l'économie puise de nouveaux germes qui peuvent rétablir son énergie perdue et même la rendre constitutionnelle. En cela, le virus syphilitique diffère de certains autres, du vaccin, par exemple, qui périt sur le sujet qui le porte, en s'y reproduisant, et rend le sol qui l'a nourri impropre au développement d'individus de son espèce.

Il y a donc dans le chancre une source d'infection nouvelle qu'il importe de tarir. Entreprend-on brutalement sa destruction par le fer ou le caustique, alors la force délétère du virus, privée de cette diversion extérieure, va attaquer avec une vigueur redoublée l'ensemble de l'organisme. La plante ne périt pas par la destruction de ses fruits; au contraire; mais aussi le terrain qu'elle occupait est, par ce moyen, mis à l'abri de son indéfinie reproduction. Il s'agit de parvenir à ce double résultat : détruire l'individu et les semences qu'il porte. Les partisans de l'opinion, qui ne reconnaît dans le chancre qu'un symptôme de diathèse générale, arrivent très-bien au premier, tandis qu'ils atteignent imparfaitement le second, puisqu'ils ne soumettent pas la partie chancreuse à une action médicamenteuse plus énergique qu'aucune des autres parties du corps. Par le fait de la médication interne, qui distribue également partout l'influence thérapeutique, il se trouve que le point ulcéré auquel le virus s'attaque de préférence, ne reçoit pas du remède un secours plus marqué que tout autre organe ; et qu'on ne dise pas que le remède concentre son action sur le point qui le réclame, puisqu'ici l'économie entière est infectée. Le chancre en reçoit une influence qui suffit , quelque légère qu'elle soit, pour le détruire à la longue, mais ce résultat aurait pu être obtenu beaucoup plus promptement et sûrement par une *application directe* de la substance médicinale.

Les partisans de l'opinion qui ne reconnaît dans le chancre primitif qu'un état local, arrivent très-bien au second résultat qui consiste à détruire l'organe séminifère, mais ils n'atteignent *pas du tout* le premier, la destruction de l'individu qui , au contraire , se développe et se fortifie par leur traitement. Si donc, nous adoptons pour méthode l'administration interne et externe du spécifique indiqué, nous remplirons les deux conditions indispensables à une cure prompte et radicale. Cette manière de faire commence à être suivie par les homœopathes allemands, et fournit des résultats très-avantageux.

Je passe maintenant à l'exposé des indications pratiques, fruit de l'expérience d'Attomyr dans le traitement des maladies vénériennes.

En général, il fait usage de fortes doses. Il y fut conduit par le genre de vie de ses malades, presque tous jeunes gens vigoureux, et du reste bien portants, qui vivaient au restaurant et ne voulaient point s'astreindre au régime. Il a remarqué que les dilutions basses résistent mieux à l'action antidotaire des substances que notre diète proscrit; que leur action, moins intime, plus prompte à se manifester, moins durable, permet une plus fréquente répétition, avantage important lorsque les effets médicamenteux sont exposés à être souvent contrariés, ou même détruits.

Il a observé cinq variétés de chancres primitifs. Mais en homœopathie le diagnostic marche de front avec le traitement ; chaque différence notable dans la symptomatologie en détermine une dans le choix du remède, ce qui rend nécessaire l'exposition détaillée des caractères propres à chacune de ces variétés.

Première Forme. Bords inégaux, coupés en zig-zag, élevés, peu douloureux par eux-mêmes, mais très-sensibles au toucher, entourés d'un cercle de couleur cuivrée ; son fond est dur, lardacé, couvert d'un pus tenace qu'on n'enlève qu'avec peine ; la sanie qui en découle est épaisse, visqueuse, jaunâtre, fétide, mordicante, et fait sur le linge des taches semblables à de la poix fondue. Ce genre d'ulcération s'étend plus en profondeur qu'en surface. Cette forme se montre de préférence vers la face postérieure du gland, vers son point d'union avec le prépuce.

Deuxième Forme. L'ulcération est superficielle. Non seulement elle ne va pas en profondeur, mais semble au contraire s'élever au-dessus de la peau; sa surface est rouge, spongieuse, ses bords toujours régulièrement ronds ou ovales et indolents. Ce chancre est d'un aspect propre et net. Le pus qui s'en échappe n'y laisse rien d'adhérent, ordinairement mêlé de sang, il est plus liquide et plus abondant que celui de l'espèce précédente. Ils guérissent facilement, ne se montrent presque jamais que sur le prépuce, et sont ordinairement multiples.

Troisième Forme. Ce sont des ulcères qui, à peine formés, s'élèvent tellement qu'on les prendrait moins pour des ulcérations que pour des verrues horizontalement coupées. Ils suppurent abondamment, répandent une odeur extrêmement fétide. Ils ne se transforment jamais en véritables condylômes. Cette espèce qu'on peut désigner sous le nom de *chancres verruqueux*, guérit souvent avec promptitude.

Dans la *quatrième Forme*, les bords du gland, qui forment l'ouverture du canal de l'urètre, constituent comme une seule surface ulcérée. Rarement elle s'étend sur la face postérieure du gland. L'ulcération est très-superficielle. On dirait qu'on a délicatement enlevé l'épiderme. La partie est rouge, couenneuse par plaques. La sanie abondante qui en découle est encore plus claire et plus fétide que dans l'espèce précédente. La guérison s'opère par le rapprochement des surfaces couenneuses, qui finissent elles - mêmes par se dépouiller de leur produit et se changer en cicatrice. D'autres fois ces surfaces ne se rapprochent qu'imparfaitement, laissant entre elles des intervalles qui persistent sous forme de chancres semblables à ceux de la première espèce. Ces larges ulcérations coïncident ordinairement avec la gonorrhée.

Les chancres de *cinquième Forme* commencent à revêtir les apparences de la première; puis, au bout de quelques jours, se recouvrent d'un eschare semblable aux croûtes d'eczéma, formé par la concrétion du pus sécrété, qui s'épaissit et fournit de nouvelles couches qui tombent lorsque l'ulcération sous-jacente se cicatrise. Cette forme se montre assez souvent sur la peau de la verge : on peut la désigner sous le nom de *chancre psorique.* C'est une complication de la syphilis et de

l'infection galeuse. Ces chancres s'accompagnent ordinairement d'un violent prurit , et compliquent quelquefois ceux
de la première espèce.

Outre ces cinq formes bien caractérisées, on en observe une
foule d'autres extrêmement variées que revêtent les chancres
sous l'action du traitement local allopathique.

Voici la série de remèdes qui peuvent être employés contre
les diverses espèces de chancres naturels : *mercurius solubilis,
mercurius dulcis, sublimatus, acid. nitri. thuja, hepar sulf. cor
allia rubra , acid. phosphor. sulf. causticum et staphysagria.*

Le remède le plus efficace dans la première forme est le
solubilis. Cependant, seul, il ne suffit pas dans la moitié des
cas ; le plus souvent il faut l'alterner avec *thuja.* Dans les cas
rebelles , *sublimé* et *causticum* ont souvent rendu de bons
services.

Acid. nitri domine la thérapeutique des chancres de la seconde espèce ; s'ils sont simples , sans complication de la
troisième , cette substance agit promptement, et en moins de
20 jours le chancre disparaît.

Dans la troisième forme, *thuja* mérite la préférence ; cependant *solubilis* et *acid. nitri* ne sont pas contre elle sans efficacité. *Acid. phosphor.* et *staphysaigre* sont aussi quelquefois
indiqués.

Le meilleur remède contre la quatrième forme, est le *corail rouge.* Quelque étendue que soit l'ulcération, il peut la
faire cicatriser en dix-huit et même quatorze jours. Cependant il n'est pas toujours capable de prévenir sa transformation en la première espèce.

Sulfur est le médicament indiqué dans le cinquième genre,
qui, du reste, se présente le plus rarement. Lorsqu'il y a
complication de bubons, *hepar sulfuris* est préférable.

Quant aux ulcères chancreux qui reviennent et pullulent

après le traitement allopathique local, Attomyr ne sait quels furent les effets des remèdes; car il ne put suivre jusqu'au bout les malades auxquels il les administra; il est très-difficile de prévenir leur réapparition.

On administre le mercure doux, le sublimé et le corail à la troisième trituration; le solubilis par gouttes de la quatrième ou cinquième dilution, de même le thuja et l'acide nitrique. Quant aux autres médicaments : *sulfur, hepar, causticum, staphysaigre et phosph.*, on n'en donna jamais que quelques globules de la trentième dilution. Terme moyen, il fallut un mois pour la guérison complète. Quelques cas cependant se dissipèrent en quinze jours, et ce fut chez ceux qui suivaient le moins inexactement le régime. A Lyon, nous devons le dire, nous sommes plus heureux et faisons disparaître les chancres simples avec *solubilis* troisième ou quatrième trituration, dans l'espace de huit jours environ.

Une des prescriptions hygiéniques les plus importantes dans le traitement du chancre, est le repos de la partie affectée et l'absence d'exercice corporel fatigant. « Il y a plusieurs années, dit Attomyr, que l'expérimenté major Müller attira mon attention sur ce point; mais à cette époque, ayant peu de syphilitiques à traiter, j'oubliai bientôt ce précepte. Plus tard, à Presbourg, j'eus à soigner un jeune homme atteint d'un chancre ordinaire, qui, après sept semaines de traitement, n'avait pas changé d'aspect et s'était développé dans tous les sens. Le malade, intimement convaincu des avantages de la méthode homœopathique et décidé à ne pas recourir aux procédés de l'ancienne école, était un jour occupé avec moi à réfléchir aux causes qui pouvaient mettre obstacle à sa guérison, lorsque me souvenant de l'avis de Müller, je lui représentai que cet obstacle était probablement dans les promenades à cheval auxquelles il n'avait pas renoncé pendant le traitement. Il y renonça, sortit peu, resta la plus grande partie du temps étendu sur un sopha, et au bout de huit jours, le chancre fut tout-à-fait guéri. »

Le repos corporel est certainement le meilleur moyen de prévenir le développement des *bubons.*

Les succès thérapeutiques de la nouvelle école sont encore plus marqués dans le traitement de cette espèce de symptôme vénérien, que dans celui du chancre; il n'est point aussi de phénomène primitif que les malades redoutent autant que ce gonflement des glandes inguinales. Dans le plus grand nombre de cas, le travail inflammatoire s'opéra sans douleur. La plupart s'ouvrirent sans que les malades s'en aperçussent autrement que par l'écoulement du liquide; chez aucun, il ne resta de fistules, de bords calleux, d'indurations partielles. Les disparitions sont ordinairement promptes, franches et complètes.

Les bubons qui se manifestent en même temps que le chancre ou aussitôt après sa disparition, doivent toujours être considérés comme syphilitiques. Les gonflements glandulaires scrofuleux sont faciles à reconnaître par l'inspection de l'habitus extérieur. Mais il y a des bubons dont il est beaucoup plus difficile de diagnostiquer la nature ; ce sont ceux qui se montrent plus ou moins promptement après le coït, sans être accompagnés d'aucun autre signe d'infection. Le plus souvent, il est impossible de déterminer s'ils sont ou non vénériens ; alors on porte son choix sur les remèdes qui conviennent le mieux à la résolution des engorgements glandulaires, en prenant en considération la constitution du sujet et les symptômes accessoires.

Le bubon vénérien n'exige pas d'autre traitement que celui qui est approprié au chancre avec lequel il se manifeste. Le médicament indiqué contre celui-ci, agit avec une efficacité si marquée sur le bubon, qu'il le dissipe souvent avant que le chancre, contre lequel il avait été spécialement administré, n'ait disparu. Dans ces cas, qui sont loin d'être rares, la présence du bubon ne modifie en rien le traitement et passe inaperçu. Il arrive cependant quelquefois qu'il persiste après la guérison du chancre; il lui faut alors un traitement particulier. Voici les substances dont on doit faire usage : *mercur solubilis, acid. nitri, hepar sulf. calcar et silicea.* Les deux premiers à la quatrième dilut. par gouttes, les trois derniers à la trentième, à la dose de quelques globules; ceux-là doivent être donnés pendant la période inflammatoire; ceux-ci à l'époque de la suppuration. Dans ces derniers temps, on a recommandé, en Allemagne, le *carbo animalis*, à basse trituration; nous avons souvent eu l'occasion de constater les bons effets de ce remède, qui amène une prompte résolution.

Dans les gonorrhées très-douloureuses, pendant lesquelles le malade se livre à des travaux de corps fatigants, on voit souvent les glandes inguinales se tuméfier, surtout chez ceux qui sont infectés pour la première fois ; il faut alors exiger un repos complet et continuer le traitement de la gonorrhée, sans égard pour les bubons concomitants. Nous n'avons jamais remarqué qu'ils passent à suppuration ou persistent après l'écoulement.

Quant aux tubercules plats, condylômes et autres excroissances de cette nature, Attomyr eut peu d'occasions d'en observer dans cette clientèle passagère de Presbourg. Chez un de ses patients, atteint de deux gros condylômes à l'anus, qui avaient été vainement cautérisés par un allopathe, il employa sans plus de succès, et pendant fort longtemps, les remèdes les mieux indiqués (*thuja, acid. nit., lycopod., sulfur*). Ce fut seulement sous l'influence de *staphysagria* (30me dilut.) que cette production commença à changer d'aspect et à diminuer. Elle avait presque entièrement disparu au bout de deux semaines, lorsque l'individu quitta la ville. La *staphysaigre* n'est pas assez recommandée contre ce genre d'affection, dont les traits caractéristiques sont reproduits fidèlement dans sa pathogénésie.

Un autre jeune homme présentait, à l'anus, trois condylômes de moyenne grosseur, qui étaient revenus après avoir été cautérisés. Il administra *thuja* 30, en globules; et comme aucun changement ne se manifestait, il fit prendre, après une semaine, *sulfur* même dilution. Rien ne se modifiant, il donna, au bout de sept jours, *acid. nitri.* quatrième dilut., sans plus de succès; enfin, il revint à *thuja*, qu'il administra, cette fois, à la quatrième dilution et à la dose de plusieurs gouttes, tous les trois jours. Le condylôme ne tarda pas à disparaître complètement sous l'action de ce moyen.

Attomyr voit dans cette observation, qui l'a beaucoup frappé, une preuve nouvelle d'un fait auquel il attache maintenant une grande importance pratique : c'est que lorsqu'un remède homœopathiquement indiqué a été donné, d'abord, sans succès, si on suspend son administration et si on le remplace par d'autres succédanés, il trouve alors un organisme plus apte à ressentir son influence, et dissipe complètement l'état morbide qui lui résista dans le principe. Pour ma part, j'attribue son premier insuccès avec le *thuja* à la dilution trop élevée qu'il employa; car il est généralement admis, aujourd'hui, que ce remède demande, dans ces cas, à être donné à basses dilut. et à fortes doses. Attomyr répond que cette circonstance de posologie n'est pour rien dans ce fait. Qu'ainsi, il lui est arrivé, maintes fois, d'avoir à traiter par *ipecac.* des fièvres intermittentes, contre lesquelles ce remède indiqué restait cependant sans effet; qu'après avoir alors donné quelqu'autre médicament approchant, sans plus de succès, il était revenu à l'usage de l'*ipécac.*, *même dilution* ; qui alors parvenait à couper très-bien la fièvre. Ce sont des faits que je livre à l'attention des praticiens.

Le manque d'observations suffisantes touchant les productions condylomiques, verruqueuses, papuleuses, etc., ne permit pas encore de se prononcer dans la question de savoir si ces phénomènes morbides appartiennent à l'infection syphilitique, ou naissent de l'action d'un autre virus spécial indiqué par Hahnemann et désigné par lui sous le nom de *sycosis.* Quelle qu'elle fût, cette solution n'amènerait aucun résultat pratique. Quelle que fût l'opinion des médecins homœopathes, la considération des phénomènes propres au mal devrait les conduire tous à l'emploi des mêmes médicaments. C'est là, sans doute, un grand avantage de la nouvelle méthode sur l'ancienne, celui de ne jamais permettre aux théories de se faire un jouet de la thérapeutique.

La *gonorrhée* est le phénomène vénérien le plus fâcheux par sa tendance à passer à l'état chronique et par sa résistance à l'action des remèdes. La membrane de l'urètre revêt en cela le caractère commun à toutes les muqueuses dont les écoulements catarrhaux sub-aigüs traînent souvent en longueur, ou reparaissent sous l'influence des plus légères causes occasionnelles. Ces écoulements ne sont, en effet, que l'exagération d'une fonction physiologique, d'où résultent leur fréquence et leur tenacité.

Les gonorrhées qu'Attomyr eut à traiter exigèrent un mois environ pour leur guérison ; quelques-unes se dissipèrent en quatorze jours, mais plusieurs passèrent à l'état d'écoulements passifs chroniques. Ce fut de *cannabis* (4ᵉ) par goutte tous les trois à quatre jours, qu'il retira les meilleurs effets. Il administra avec avantage *pulsat.* à la même dose dans les cas d'excitation générale, perte d'appétit, soif, frissons le soir. Il le faisait suivre de *cannabis* ; *cantharide* (quelques globules de la 30ᵉ dilut.) lui réussit dans les érections douloureuses, accompagnées de brûlement à l'urètre et de ténesme vésical. Dans un cas de ce genre, compliqué d'hématurie, *cautharis* lui fit défaut, et le mal ne se dissipa que sous l'influence de *mezereum*. Un écoulement de pus verdâtre fut promptement dissipé par *solubilis* (4ᵉ dilut.). Il y avait en même temps des chancres qui guérirent après que l'écoulement puriforme eut cessé.

Nous avons reconnu, depuis longtemps que le traitement le plus efficace de la gonorrhée récente et presque toujours couronné de succès, était l'alternation de *cannabis* suivant les cas, avec *cantharide,* ou *pulsatil* avec *petroselinum,* lorsqu'il y a violents et fréquents besoins d'uriner. *Petroselinum,* le suc de persil, est, avec *cannabis,* le remède le plus héroïque contre les écoulements syphilitiques simples. Cette substance, à peine indiquée dans notre matière médicale, mérite, sous ce rapport, de fixer l'attention des praticiens. Elle nous a réussi à merveille à la dose de quelques gouttes de la teinture dissoutes dans plusieurs onces d'eau, dont nous faisons prendre une cuillerée matin et soir pendant plusieurs jours de suite. Les médecins allopathes se sont chargés de nous faire mieux apprécier la valeur *homœopathique* de ce médicament. Nous trouvons, dans le *Bulletin de thérapeutique* du 15 novembre 1837, un article où le docteur Pétrequin, de Lyon, rapporte que le professeur Lallemand l'a plusieurs fois employé avec grand succès contre les gonorrhées soit aigües, soit chroniques, qui s'étaient montrées rebelles à l'action du copahu et de la térébenthine. « Il y a là, dit le docteur « Pétrequin, une espèce de guérison *homœopathique* ; le persil « n'est pas seulement diurétique, mais il exerce une action « spéciale sur l'urètre même. Il excite la muqueuse de ce

« canal et il produit déjà par lui-même une légère gonor-
« rhée, et j'ai cependant vu, sur deux individus, ce remède
« arrêter promptement l'écoulement. Après avoir pris cette
« substance, le malade ressent à l'urètre un chatouillement
« désagréable, *tous les symptômes s'exaspèrent*, pour le
« moment, la gonorrhée s'aggrave, l'écoulement devient
« plus considérable ; mais tout ensuite diminue et cesse
« complètement. »

Dans le commencement de sa pratique, alors qu'il faisait un moins fréquent usage de *cannabis*, Attomyr avait fait quelques essais avec *blennorrhin* (pus inoculable de la gonorrhée) 30° dilut. Depuis qu'il reconnut que *cannabis*, alterné avec les médicaments indiqués plus haut, amenait presque toujours une prompte guérison des écoulements aigus, il cessa d'administrer le blennorrhin dans ce cas, et réserva son emploi pour les gonorrhées consécutives ou chroniques trèstenaces. Il guérit (ainsi?) neuf cas de ce genre, en y joignant une dose de *sulfur* 30, et quelques doses de *cannabis;* débutant par *sulfur*, sous l'influence duquel l'écoulement diminuait d'une manière notable.

Le docteur C.-M. Kolinski fut le premier qui expérimenta le *blennorrhin* sur l'homme sain, et en fit usage chez le malade. Il recommande d'administrer l'*autoblennorrhin*, c'est-à-dire celui qui est fourni par l'individu même, auquel on le fait prendre à la dose et préparation homœopathique. Kolinski fit ses expérimentations sur deux jeunes hommes bien portants, l'un âgé de 23 ans à constitution lymphatique, l'autre de 31 ans, se rapprochant du tempérament bilieux. Chez le premier il commença par la 30° dilut. qui ne produisit absolument rien. Il en vint à la 6°, sous laquelle la substance produisit ses effets pathogénétiques. Sur le second, la 6° dilut. resta sans action, ce ne fut qu'à la 3° que se manifestèrent les phénomènes toxiques. Ils furent les mêmes chez les deux individus. Premier jour : tête entreprise, lourde, abattement général, soif, anorexie. Deuxième et troisième jours : borborygmes dans le ventre ; enduit blanchâtre de la langue, goût pâteux, émission abondante de vents. Quatrième jour : pression sur la région vésicale, chatouillement dans l'urètre, envie d'uriner suivie d'une sensation de brûlement, sortie par l'urètre d'une mucosité jaunâtre. Cinquième, sixième et septième jours : écoulement muqueux comme ci-devant, mais moins abondant, à peu près la valeur de deux grosses gouttes, en douze heures, qui s'épaississent à l'extrémité de l'urètre et en bouchent l'ouverture. Deux jours après, toute espèce de phénomène morbide avait disparu. Chez le sujet de 31 ans, bilieux, il y eut dès le troisième jour une réaction fébrile prononcée, et se plaignit beaucoup plus que l'autre expérimentateur de douleurs en urinant.

Attomyr n'eut à traiter à Presbourg que deux cas d'*orchites*. L'une accompagnée de gonorrhée ou plutôt précédée de celle-ci. Le malade qui en était atteint se livrant, à l'exercice de la chasse par un temps humide, sentit tout-à-coup de vives douleurs dans les bourses. Le lendemain les deux testicules étaient gonflés, durs, très-sensibles au moindre attouchement ; le scrotum rouge, tendu ; état fébrile. L'écoulement avait presque entièrement cessé. Deux doses de *clematis* 12 suffirent à dissiper le mal. Un gonflement partiel d'un épididyme qui persistait, céda à *aurum* 12 en dissolution dans de l'eau. Le second cas fut une récidive de traitement allopathique ; il la dissipa avec *aurum* 12 suivi de *china*.

Dans les orchites par suppression de l'écoulement, *gonorrhée tombée dans les bourses*, il n'est pas de moyen plus efficace que la *pulsatil*. Mon père en a recueilli une dizaine de cas de guérisons très-promptement effectuées. Je viens de l'administrer dans un cas pareil ; 36 heures après la première dose, l'écoulement avait reparu et le gonflement inflammatoire des testicules commençait à diminuer.)

Attomyr eut à traiter peu de cas de maladie syphilitique des os. Cependant je ne puis m'empêcher de rapporter le fait suivant, digne d'attention sous plusieurs rapports : un homme avait été atteint d'un chancre qu'on cautérisa trois ans après; à la suite d'un refroidissement occasionné par la pluie qui pénétra ses vêtements, il fut pris d'une espèce d'accès de goutte. Bientôt le milieu du tibia commença à se tuméfier ; en même temps il y ressentit des douleurs thérébrantes et déchirantes extrêmement vives, la nuit surtout, qui l'empêchaient de reposer et même de rester au lit. On lui administra les pilules de Dzondi qui ne firent qu'augmenter le mal. Il eut alors recours à Attomyr, qui lui fit prendre l'hépar sulfuris calcaire, à la dose d'un demi-grain de la 3° tritur. A la suite de la première dose, il put reposer au lit quelques heures le matin ; après la seconde répétition et au bout de huit jours, le sommeil et les autres fonctions se rétablirent comme chez un homme en santé. Bien que les douleurs eussent entièrement disparu, cependant la tuméfaction du tibia ne diminuait pas d'une manière appréciable. On en vint alors à l'usage d'*acidum nitri* 30me dilut.; quelques globules à 8 jours d'intervalle. Au bout d'un mois le tibia n'offrait plus aucune trace de gonflement.

Tels sont les principaux résultats pratiques des travaux cliniques d'Attomyr, sur les maladies vénériennes. Son exemple a stimulé plusieurs de ses confrères hongrois, qui s'adonnent aujourd'hui d'une manière spéciale à l'étude de cette branche importante de la thérapie. Le docteur **Rosenberg** a fait à ce sujet un appel aux membres du congrès homœopathique de Hongrie, et il espère pouvoir publier dans quelque temps le résultat de ces expériences collectives. Je vais parler maintenant des hôpitaux homœopathiques de Hongrie.

A l'époque où notre école proscrite prenait secrètement possession de l'hospice de Gumpendorf, une petite ville hongroise avait déjà l'avantage de posséder légalement un hôpital consacré à la nouvelle méthode. C'est à Günz, non loin des frontières, près de Presbourg, qu'existe cet établissement. Il est petit, mais il recevrait plus de malades, si les Hongrois n'avaient une extrême répugnance pour l'hôpital, et n'épuisaient chez eux leurs dernières ressources avant d'y avoir recours. Ils n'y arrivent ainsi que lorsque la maladie est très-avancée ; et, malgré cette circonstance fâcheuse, les relevés statistiques sont assez favorables, comme nous verrons plus bas.

Cet hôpital fut fondé en 1833, et soutenu par quelques riches familles du pays, zélées pour les progrès de la nouvelle méthode. Un comité, administratif publie chaque année un compte-rendu de l'emploi des fonds. Le médecin traitant, le docteur Bless, y joint un exposé exact des malades reçus, du genre d'affection dont ils étaient atteints, et des résultats obtenus. Chacun peut prendre connaissance des faits, et la publicité qui leur est donnée est une excellente garantie de leur authenticité ; c'est ce qui m'engage à les consigner ici.

On aurait pu croire que ce petit établissement homœopatique, éloigné des grands centres de population, resterait à l'abri des tracasseries universitaires, et que rien ne viendrait compromettre son existence : il n'en fut pas ainsi. Les allopathes de l'endroit, poussés contre notre école par cette haine instinctive que nous avons observée partout, signalèrent à la faculté de Vienne le traitement hétérodoxe de cet hôpital, et ils ne prirent point de repos qu'ils n'en eussent obtenu une décision pour qu'on y substituât l'ancienne méthode. Tous les

souscripteurs protestèrent hautement, déclarant qu'ils cesse-
raient de fournir des fonds, si l'on rejetait le mode de traitement qui avait leurs sympathies. Les débats furent amenés
devant le conseil aulique, dans lequel plusieurs membres, partisans déclarés de nos doctrines, exercent une haute influence:
il y fut décidé, vers la fin de 1839, que l'argent des fondateurs
ne pouvait être employé dans un autre but que celui qu'ils
s'étaient proposé, que l'hôpital de Günz continuerait, comme
par le passé, à être soumis à la méthode hahnemanienne.

Attendu que la liste des malades reçus jusqu'à ce jour est
peu considérable, qu'il existe toutes les garanties désirables
de la sincérité des faits cités, qu'il y a une forte proportion
de cas morbides très-graves et une grande variété entre eux,
je me décide d'en publier en entier la statistique; on pourra
en déduire quelques indications pratiques utiles, ce qu'on ne
saurait obtenir d'un simple exposé des malades reçus, des morts.
et des guéris. Je regrette que les circonstances ne m'aient pas
permis de le faire pour les autres hôpitaux homœopathiques.

On y voit une grande prédominance des affections galeuses, qui cédèrent presque toutes au traitement antipsorique.
Attomyr, chaud partisan de la méthode exclusivement interne, en prend occasion de reprocher vivement aux spécificiens et à plusieurs homœopathes leur retour à l'emploi des
frictions locales. Nous rappelons ce que nous avons dit à ce sujet, touchant le traitement externe du chancre. Du reste, nous
reviendrons plus tard, à propos de la gale, sur cette importante question. Attomyr, analysant ce compte-rendu, fait
observer que le docteur Bless traita 52 cas d'inflammations
franches, dont une pneumonie seulement eut une funeste
issue. « Qu'on nous montre la saignée ne laisser périr qu'un
seul individu sur 52 atteints d'inflammations internes plus
ou moins graves! A l'hôpital des frères de la Miséricorde, à

Pesth, sur 130 maladies de ce genre, qui y furent traitées en 1840 par l'ancienne méthode, 17 moururent. Du reste, bon nombre d'allopathes instruits commencent déjà à reconnaître que les émissions sanguines, quoique nécessaires quelquefois, sont, dans leur application générale, un véritable fléau thérapeutique. Ils y ont de moins en moins recours, et déjà même quelques-uns se contentent, dans les pneumonies, de l'emploi du *tartre stibié*, auquel ils attribuent une certaine vertu sédative de la circulation.

Les fièvres typhoïdes ou nerveuses ont été au nombre de 40, dont 4 moururent, et 4 typhus abdominaux au dernier degré furent déposés mourants à l'hôpital. Dans le même établissement de Pesth que je viens de citer, sur 201 fièvres typhoïdes, il y eut 80 morts.

On reçut à Günz 41 chancres et autres affections vénériennes primitives, et 13 syphilis constitutionnelles ; en tout 54 cas, qui tous sortirent parfaitement guéris. Dans la statistique du même hôpital de Pesth, on lit sous la rubrique *infection syphilitique* : 160 reçus, 14 morts. Ce n'est point dans leur maladie, mais dans le traitement qu'on leur a fait subir, qu'il faut chercher la cause de ces funestes terminaisons ; il faut la chercher dans les cautérisations par la pierre infernale et dans les frictions mercurielles, portées jusqu'au point d'amener la chute de toutes les dents, comme phénomène apparent, et l'empoisonnement médicamenteux général, latent, mais incurable et mortel.

Que le docteur Bless s'efforce de suivre avec fermeté la route qu'il a déjà parcourue avec tant de bonheur ; qu'il ne se laisse pas décourager par les agressions de nos ennemis déclarés, non plus que troubler par les spécieux et mauvais arguments de l'école spécificienne. Dans cette voie difficile, mais glorieuse, tous les homœopathes de Hongrie le soutien-

dront de leurs vœux et de leur assistance. Il ne tiendra qu'à
lui de conserver à la nouvelle méthode un hôpital, sur le
fronton duquel se trouve inscrit jusqu'à ce jour le beau chiffre de mortalité: 4,084 pour cent, qui répond victorieusement
à toutes les attaques de nos détracteurs.

Je passe maintenant aux détails concernant un autre
hôpital hongrois, qui mérite à plus de titres encore que celui
de Günz, de fixer notre attention. Placé à Gyongyös, au centre du pays, au milieu d'une population favorable au nouveau
système médical, entretenu par des fonds abondants qui permettent d'élargir son local et d'augmenter le nombre de ses
lits, il possède toutes les conditions d'un avenir prospère, et
promet de devenir un des principaux centres européens de la
clinique homœopathique. A ce point de vue, il est intéressant
de se rappeler ses faibles commencements.

Gyongyös est une ville de 16,000 habitants, située à l'est
de Pesth. Vers 1829, la méthode homœopathique y fut importée par le docteur Polasck, médecin en chef de régiment, qui
exerce maintenant à Vienne. Sa pratique heureuse lui attira
de nombreux clients, et beaucoup de laïcs instruits, charmés
de ces nouveaux procédés simples et agréables, s'empressèrent
de les adopter. Mais sa conquête la plus importante, et qui devait
être le point de départ de la fondation de l'hôpital, fut celle
du médecin officiel (physikus) de l'endroit, le docteur Bognar, qui y pratiquait depuis trente ans, et y jouissait d'une
réputation fort étendue. Bognar traitait un officier supérieur,
dont le mal empirait sous l'action de ses médications rationnelles. Bientôt il déclara qu'il désespérait de pouvoir le sauver et fit appeler le docteur Polasck, dont les prescriptions
homœopathiques eurent un plein succès. Pour beaucoup
d'allopathes ce fait eût passé inaperçu, rapporté au hasard,
à la force vitale médicatrice ou même au régime : n'importe.

Bognar en fut vivement frappé, et voulut à tout prix avoir la raison de cette guérison, extraordinaire à ses yeux. Quoique âgé et jouissant d'une position faite, il se mit, avec l'ardeur d'un jeune homme, à l'étude de la théorie homœopathique, et refit quelques-unes des expérimentations de Hahnemann sur les médicaments. Convaincu par ce travail de la vérité et de la supériorité de notre méthode, il s'y dévoua tout entier, renonçant ainsi aux errements de sa longue pratique, et aux jouissances de la belle réputation qu'il s'y était acquise.

Quelques années après ce changement de méthode, Polasck dut quitter Gyongyös. Arriva en 1835, pour le remplacer, le docteur Horner, jeune médecin, plein de préventions aveugles contre l'homœopathie. Cependant, il se lia d'amitié avec Bognar, dont il estimait le talent et l'instruction médicale. Or, il advint que l'enfant d'Horner, âgé de 18 mois, dépérissait par une fièvre hectique, suite d'un engorgement des glandes du mésentère. Il ne voyait aucun moyen de le sauver. Dans son désespoir paternel, il alla implorer le secours de Bognar, pour la méthode duquel il n'avait témoigné jusqu'alors que du mépris. Celui-ci guérit le petit malade au moyen de *metallum*. Plus tard, Horner lui-même fut frappé d'une fièvre typhoïde, dont son confrère le délivra en peu de temps, avec *rhus* et *bryon*. Dès-lors, il ne pouvait se refuser à l'étude d'une méthode à laquelle il devait certainement au moins le salut de son enfant; il entreprit des travaux sous la conduite de son ami, et ils guérirent ensemble plusieurs maladies graves.

Malheureusement, le vieux Bognar voyait alors dépérir sa santé par l'effet d'un squirrhe du pylore, dont il mourut en 1836, ayant à son dernier moment la consolation de laisser un digne successeur. Horner était devenu, en effet, un homœopathe zélé et allait continuer avec vigueur l'œuvre providentielle, confiée d'abord aux soins du major Polasck. Déjà, du vivant de son ami et protecteur, Horner avait eu l'idée de fonder un hôpital. Bognar, désespérant du succès d'une telle entreprise, l'en avait toujours dissuadé. Mais, après sa mort, Horner se redonna à ce projet, comme pour se distraire de la perte douloureuse qu'il venait de faire. Les autorités civiles auxquelles il s'adressa se montrant inébranlables dans leurs dispositions à cet égard, il eut recours à la générosité des familles qui avaient adopté les nouveaux procédés, et les trouva animées du zèle le plus vif pour la propagation de l'homœopathie. La baronne Orczy lui fit présent d'un édifice confortable, où elle disposa, et meubla une salle pour 12 lits, Horner n'en ouvrit pas moins une souscription dont le produit se monta d'abord au chiffre de 13,000 florins, et qui s'éleva en 1841 à 27,000 florins (80,000 francs). Avec cette somme, fut établie une seconde salle pour les maladies chirurgicales, et vers 1843, une troisième pour les femmes, ce qui porte aujourd'hui le nombre des lits à 36. Mais les ressources augmentant encore, Horner projette de nouveaux agrandissements qui permettront à l'hôpital de posséder six salles de 12 lits, dont une consacrée aux traitements des affections mentales. Cependant, depuis 1838, époque de la fondation jusqu'en 1842, la première salle de 12 lits seule fournit les éléments de la statistique des malades reçus et des résultats de traitement que je vais rapporter ici en détail comme je l'ai fait pour Günz.

La variété et la gravité des ces morbides, la publicité et l'authenticité qui leur sont données par l'inspection du conseil d'administration, et leur petit nombre, sont autant de circonstances qui m'engagent à les faire connaître. On verra combien le résultat est favorable, et le haut chiffre de la mortalité n'ôte rien à sa valeur. Il y a, en effet, en dehors du traitement une circonstance qui tend à augmenter ce chiffre outre mesure. Je veux parler des malades apportés mourants.

Horner écrivit à Attomyr : «Mon hôpital a le grand inconvénient de servir de dépôt aux malheureureux qui vont rendre le dernier soupir. C'est la dernière ressource de ceux qui, ayant traîné dans leur logis une affection incurable, sont réduits aux abois. Il est impossible de rien changer à cela ; le magistrat, le curé, tel fondateur ou donateur, insiste lui-même pour qu'on reçoive son agonisant. C'est là un irrémédiable inconvénient attaché à toute institution publique, du ressort privé, établi dans un petit endroit. »

Afin de rendre sa clinique fructueuse pour tous les praticiens homœopathes, le docteur Horner prend des notes exactes sur chacun des cas morbides les plus instructifs, et en publie les observations dans les *Archives* à la suite des comptes-rendus annuels. Je ne rapporterai pas ces observations, mais bien leurs conséquences générales pratiques, dont le médecin de Gyongyös a eu l'heureuse idée de les faire suivre. Voici les premières publiées, et qui se rapportent aux faits observés en 1841-42.

Lorsque, dans le cours d'une affection inflammatoire, se montrent, dès le début, des phénomènes étrangers à cet état, comme par exemple, une céphalalgie, une faiblesse extrême, de la diarrhée, etc., et que le remède en apparence indiqué n'opère pas assez promptement, ou reste sans effet après avoir agi d'abord, il convient d'administrer une dose de *sulfur*. Bien entendu, que pour recourir à ce moyen, il faut avoir pris en considération la constitution du sujet ; car chez les tempéraments nerveux, les inflammations simples les plus franches sont souvent accompagnées de ces phénomènes anormaux qui, chez eux, ne réclament pas cet emploi du *sulfur*.

Chez les individus cachectiques qui nous arrivent atteints

de péripneumonie sub-aiguë, je me suis toujours bien trouvé de faire précéder de *sulfur* le remède homœopathiquement indiqué.

Lorsqu'on a affaire à une pneumonie dont la réaction inflammatoire persiste depuis cinq à six jours , il ne faut pas répéter fréquemment le remède. De tels cas ont quelque chose du caractère des affections chroniques (psoriques). Il faut attendre, pour donner un autre médicament ou une nouvelle dose, qu'il se soit produit une aggravation ou un changement marqué dans l'ensemble des symptômes.

Dans les pneumonies qui se compliquent de fièvre angéioténique (synocha) l'*aconit* ne suffit presque jamais pour la guérison, il faut l'alterner avec *bryon* , plus rarement avec *belladonne*. La pratique privée de Horner et la clinique de l'hôpital, lui ont si souvent confirmé la valeur de ce précepte, qu'il se l'est posé comme un axiome, au moins pour le climat de Gygongyös, avec sa constitution morbide particulière. Dans ce pays , lorsque la pneumonie est franchement phlegmoneuse, l'amélioration ne survient jamais qu'après une crise bien marquée , qui consiste ordinairement en une sueur abondante , moins souvent en un dépôt urinaire , plus rarement encore en une éruption miliaire. Il vit une fois le phénomène critique consister en une parotide.

Dans sa pratique privée , comme à l'hôpital , voici comment il traite la variole , et toujours avec succès : le caractère inflammatoire est-il franchement exprimé, il débute par *acon.* qu'il répète toutes les deux ou trois heures aux dilutions basses: troisième à sixième. Lorsque les phénomènes de réaction se sont amoindris ou dissipés, ce qui arrive entre vingt-quatre et quarante-huit heures, il en vient à l'emploi du *rhus toxic.* quatrième à sixième dilution, trois gouttes dans trois onces d'eau, toutes les deux ou trois heures une cuillerée à bouche. Il assure qu'il ne traita jamais autrement l'innombrable quantité de varioleux (cette maladie fut épidémique à Gyongyös, en 1841), qui furent confiés à ses soins, et qu'il n'a pas eu une seule perte à déplorer, tandis que chez ceux qui furent abandonnés aux soins de la nature ou aux mains des allopathes, la proportion des morts fut très-forte ([1]). Dans l'apogée de l'épidémie qui dura trois à quatre mois, cette ville de 16,000 âmes perdait chaque jour de seize à vingt enfants.

Il n'est pas de maladies dont le traitement présente au praticien homœopathe autant de difficultés que celui des *fièvres intermittentes*. Il n'en est point pour lesquelles le choix du remède approprié dépende d'indications aussi variées, aussi difficiles à saisir....

Je conseille à ceux qui voudraient faire ce voyage dans le même but que moi, de choisir la Hongrie pour station d'études. Vienne peut lutter par le nombre de ses praticiens et la diversité de leurs talent, mais la clinique de Gumpendorf est évidemment inférieure à celle de Gyongyös, et une bonne clinique est un inappréciable avantage.

Le soleil de juillet commençait à éclairer la noire colline de Bude et les vieux édifices, lorsque je m'embarquai sur un des superbes steamers de la compagnie générale qui font un service régulier entre Vienne et Constantinople. On développa au-dessus du pont une large tente, et tout le groupe des voyageurs, aux mouvements turbulents, tomba bientôt dans une profonde quiétude, sous l'influence émolliente d'un

----

([1]) En livrant ces faits à la publicité dans un journal aussi répandu que sont les *Archives de Leipzig*, Horner s'exposerait à une honteuse réfutation s'il n'était certain de ce qu'il avance.

air embaumé et chaud. Je me plongeai dans les agréables souvenirs de mon séjour à Pesth ; je me reportai auprès d'Attomyr, et me laissai entraîner à mille réflexions sur l'origine, l'état présent et l'avenir de cette jeune école, pour l'étude de laquelle j'avais entrepris un si long voyage. Que faire jusqu'à Vienne ? Les rives du fleuve lassent bientôt la curiosité, et mon lecteur tient peu aux descriptions pittoresques. En même temps que nous remontons le Danube vers sa source, remontons à l'origine de l'homœopathie, montrons cette méthode dans les temps les plus reculés, précéder sa rivale, lui céder sa position, en être écrasée et presque anéantie, et gagner, de nos jours, par le génie de Hahnemann, un triomphe complet et durable. Je vais donc faire en raccourci un exposé de l'histoire de la médecine spécifique. On me permettra quelques explications préliminaires.

CHAPITRE XV.

HISTOIRE DE LA MÉDECINE SPÉCIFIQUE.

SOMMAIRE. — *Ars curandi*, méthode rationnelle allopathique ; *ars sanandi*, médecine spécifique, empirisme. — De l'emploi des spécifiques chez les Grecs et chez les Egyptiens. — Tables votives. — Les Hippocrate étouffent dans son germe la médication spécifique. — Le dogmatisme. — L'Ecole empirique d'Alexandrie. — Les spécifiques pendant le moyen-âge, Paracelse ; dans les temps modernes, Stoerk. — Théorie de l'action spécifique. — Indications des médicaments spéciaux dans les maladies inflammatoires, dans les affections chirurgicales. — L'allopathie emploie les spécifiques à tort et à travers. — Classification arbitraire des agents médicamenteux.

Il y a deux choses en médecine : *l'art de guérir, et l'art de traiter les maladies ; ars sanandi, ars curandi.* Celui-ci, le pis aller, l'auxiliaire, le complément du premier ; celui-là, l'art dans sa perfection, dans toute sa puissance. L'un soulage le malade, mais ne fait que pallier ses maux, dont il n'attaque jamais la source. Il s'arrête aux phénomènes apparents, sans rien voir au-delà; répond au défaut de réaction par les excitants, à son excès par les calmants, la déplace par les révulsifs; manœuvre ainsi d'après les règles fournies par le raisonnement bien plus que par l'observation, ce qui lui a valu le nom de *médecine rationnelle*, et tout récemment d'*allopathie*, c'est-à-dire médecine hétérogène, dont les indications diverses ne sont pas en rapport avec la nature intime des maladies.

Rationnel, d'après le sens attaché à ce mot, c'est établir un plan de traitement conséquent à l'idée qu'on s'est faite sur la nature de la maladie. N'y a-t-il rien de plus arbitraire, de plus inconséquent, de plus irrationnel , que cette rationnalité ? car chaque médecin qui observe le même cas de maladie, établit, suivant l'opinion qu'il en a, ou la théorie qu'il adopte, un traitement tout-à-fait différent et pourtant très-rationnel ; et ce traitement, rationnel aujourd'hui, pourra ne l'être pas demain, mais le devenir encore le jour d'après, suivant l'hypothèse en vogue, les symptômes nouveaux qui se manifestent et le caprice du médecin.

L'autre méthode, laissant de côté les modificateurs généraux qui agissent sur tout et sur rien efficacement, cherche à produire dans les divers appareils, organes, tissus ou fonctions, une réaction spéciale qui réponde à la maladie spéciale, dont ils sont affectés. Elle cherche la cause efficiente qui se manifeste par les symptômes, l'atteint avec un moyen d'une nature analogue, impondérable, dynamique, et détruit ainsi le mal jusqu'à la racine. C'est là le véritable *art de guérir : ars sanandi*. Il n'admet rien du pur raisonnement, point de théorie, mais l'observation simple des faits, d'où lui est venu son nom de *médecine empirique*. Titre glorieux qui, cependant, fut donné en mauvaise part. Nous l'appellerons *médecine spécifique*, du nom des agents dont elle fait usage.

Telles sont les deux méthodes pratiques qui, s'unissant et se mêlant de mille manières, forment cet ensemble de préceptes thérapeutiques, variés, incohérents, souvent contradictoires, qui constituent la science médicale depuis les temps d'Hippocrate.

Il semble qu'il eût été facile, avec un peu de bonne critique, de distinguer ces deux méthodes l'une de l'autre; d'établir leur valeur respective, et de déterminer les conditions de leur emploi. Cette distinction faite, on eût sans doute observé l'immense différence qui existe entre la manière d'agir des spécifiques et celle des perturbateurs physiologiques généraux, et, peut-être, depuis des siècles, serions-nous en possession de la grande découverte due au génie fécond de Hahnemann.

Dans les temps les plus reculés où nous reporte l'histoire de la médecine, nous voyons l'usage des spécifiques dominer celui de tous les autres moyens de traitement. C'est certainement à leur emploi qu'on doit rapporter ces guérisons inespérées, promptes, radicales, qui donnèrent à la médecine ce caractère de merveilleux, de divin, qu'elle conserva chez tous les peuples de la première antiquité. Ainsi, l'on voit Hécate douée du pouvoir de dissiper les maux des hommes. Tous les souffrants tournent leurs regards vers la Colchide, où elle distribue ses remèdes puissants, sous un appareil terrible : c'est l'*aconit*, qui tue par suffocation, le *colchique* par douleurs d'entrailles, le *solanum insanum*, l'*atropa belladonna*, qui amènent la mort par des accès de folie, un sommeil profond, et desquels les initiés à l'art magique de la déesse, savent retirer des sucs bienfaisants, pour tous les maux. On y voit encore le *lathyrus clymenum*, dont le suc est efficace contre les hémorrhagies ; les âcres *anémones,* vantées pour leurs propriétés digestives ; l'*anthemis nobilis*, la *pivoine,* le *safran,* si efficaces contre les maladies des femmes et les irrégularités des menstrues, et une foule d'autres substances dont les applications ne sont pas indiquées, mais qui, sans doute, comme les précédentes, devaient être utilisées dans un but de guérison, malgré et peut-être à cause de leurs propriétés vénéneuses.

Les Egyptiens avaient trouvé contre leurs affections endémiques : gastrites et hydropisies, deux remèdes héroïques dans le *colchotar* et la *scille.* Ils se servaient de l'*helianthus capillus* contre plusieurs espèces d'angines, de la racine d'*atriplex halinus* contre certaines crampes, du *cyclamen* contre les accidents produits par la morsure des insectes, des reptiles venimeux ; ils employaient aussi les préparations d'*opium.*

Ce fut par les expéditions d'Alexandre qu'on apprit à connaître l'art médical des Indiens. Chez eux, comme chez les autres peuples, on trouve un certain nombre de connaissances pratiques, indépendantes de toute théorie, qui leur permettent de guérir spécifiquement quelques maladies. C'est à ces médecins indiens qu'avaient recours les soldats d'Alexandre atteints de la morsure des serpents, accidents contre lesquels les médecins grecs étaient dépourvus de ressources. Les Indiens possédaient des spécifiques efficaces dans les affections vermineuses et urinaires, et faisaient usage de la fumée de *datura stramonium* contre les asthmes et autres névroses de la respiration.

Ce petit nombre d'observations, échappé de dessous le voile épais des *mystères,* où toutes étaient retenues et cachées, suffisent pour nous montrer que cette *médecine spécifique,* si honnie, si légèrement traitée dans nos temps modernes, est cependant la méthode la plus en harmonie avec les besoins de l'homme malade et les ressources thérapeutiques que la Providence lui a données ; car tous les peuples ont commencé par y avoir recours, la médication spécifique a devancé toutes les autres. Mais si l'ensemble de ces observations nous était parvenu, car il est infiniment probable que la plupart se sont perdues avec les familles qui se les transmettaient de génération en génération, sous le sceau du secret, comme une propriété ; si, dis-je, toutes ces observations nous étaient connues, il nous serait facile de faire apprécier l'immense supériorité de cet empirisme sur la médecine rationnelle, ou plutôt raisonneuse, des écoles. Il nous suffirait de présenter les résultats pratiques auxquels l'une et l'autre sont arrivées ; ce dont nous nous occuperons plus tard.

Le peu que nous savons de la médecine primitive des Grecs, nous montre le même usage des remèdes spéciaux. Plutarque nous assure qu'elle consistait entièrement dans l'emploi de la partie active des végétaux uni aux cérémonies religieuses. Melampus, le premier devin, guérit l'impuissance au moyen de la *rouille*, et les dartres pruriantes humides du roi d'Argos avec l'*hellebore blanc*, substance dont Hercule se servit avec succès contre une manie furieuse. Pæon cicatrisait les ulcères et les plaies par les sucs de plantes spécifiquement indiquées. Mais c'est Esculape qui dut porter à son plus haut degré de perfection cette thérapie spécifique ; du moins, c'est ce qu'on peut conclure des mythes nombreux auxquels il donna naissance, des cures merveilleuses qu'on lui attribue et qui le firent vénérer par toute la Grèce comme le dieu de la médecine.

Cependant, ces connaissance précieuses restèrent renfermées dans les temples de ce dieu, d'où les Asclépiades, ses successeurs et petits fils, ne surent point les tirer. C'est même cette illustre famille, dont les divers membres se résument en notre Hippocrate, qui devait dissiper ces richesses fournies par l'expérience des âges primitifs, et les rendre inutiles en changeant la direction de la pratique médicale. Jamais homme, se livrant à l'art de guérir, n'exerça sur la méthode spécifique une influence plus fâcheuse; on ressent aujourd'hui, aussi complètement qu'il y a trois mille ans, cette influence paralysante qui a vicié la direction de nos travaux, le but de nos recherches, et s'est opposée à ce que la médecine ait jamais pu se constituer sur une base scientifique.

Je dis que le principe de cette faiblesse radicale, cette inaptitude à ne rien fonder, existent dans les œuvres d'Hippocrate, quelque étrange que cette assertion puisse paraître aux admirateurs exagérés du vieillard de Cos. Hippocrate ne vit dans les *tables votives* que les éléments du diagnostic et du pronostic, les moyens curatifs restèrent à peu près étrangers à son observation. La marche de la maladie, ses réactions favorables ou nuisibles, les circonstances qui y donnent lieu, tel fut le principal objet de ses études : modérer, favoriser et exciter les réactions et les crises, suivant les indications ; être ce régulateur de la nature, sans jamais lui commander ; attendre presque tout de ses efforts, tel fut son système pratique. La thérapie revêtit, sous sa main, les caractères de l'hygiène, et quelle que fût son utilité dans cet état, il n'en est pas moins vrai qu'elle perdit la plus grande partie de la valeur qui lui est propre et sa sphère d'action la plus efficace ; la nature fut laissée seule chargée du soin de la guérison, et l'art borné au rôle, presque toujours passif, de surveiller et diriger les mouvements vitaux. Agir ainsi, c'était se restreindre aux méthodes rationnelles expectantes et au nombre très-limité des maladies simples qui réclament leur emploi. Cette petite portion du vaste domaine de la science fut à peu près l'unique objet des investigations d'Hippocrate, telles que nous les connaissons par ceux de ses ouvrages qui sont parvenus jusqu'à nous.

Hippocrate nous a fait connaître l'action de la vie dans la guérison des maladies, et Hahnemann celle des remèdes ; l'un abandonnant, faute de secours efficaces, ses malades à la nature, dessine en maître les grands phénomènes qui ont lieu dans cette lutte et les crises qui en sont le résultat, tandis que l'autre nous apprend à guérir la maladie avant qu'elle ait jeté de profondes racines, à éviter ainsi au malade une foule de chances fâcheuses auxquelles il est exposé lorsqu'on l'abandonne à la nature, et à lui rendre la santé d'une manière plus sûre, plus prompte et plus durable. Il fit pour *l'art de guérir*, ce qu'Hippocrate fit pour *l'art d'observer*.

Cependant le point de vue de médecine pratique , c'est-à-dire l'emploi des moyens hygiéniques qui a spécialement fixé l'attention du médecin grec, avait son importance, surtout dans ces temps reculés où la fréquence des maladies simples l'emportait peut-être sur celle des affections spéciales. Cette médication naturelle constitue un élément essentiel de l'art médical, et Hippocrate y portant la lumière par son esprit critique et l'observation pure des faits, mérite justement une partie de la renommée dont il jouit. Mais le malheur fut que, sur cette voie, il perdit de vue toutes les autres directions et tomba dans le défaut commun aux chefs de l'école, celui d'être exclusif. Il voulut voir dans l'art de guérir un simple auxiliaire de la nature médicatrice, que la réaction de celle-ci fût normale ou viciée par des influences spécifiques.

Le naïf aveu de sa complète impuissance dans le traitement des affections spéciales, miasmatiques et épidémiques, ne lui fit point reconnaître les défectuosités radicales de sa méthode, et il ne put les signaler aux médecins de toutes les époques, qui se disant ses disciples, et, pleins d'un engouement aveugle, n'ont cessé de proclamer sa doctrine le *nec plus ultrà* de la perfection où l'on puisse atteindre.

Mais l'extrême simplicité de cette thérapie ne pouvait satisfaire longtemps les esprits. On se jeta dans des systèmes qui mettaient en jeu l'imagination, et permettaient d'inventer une foule de méthodes curatives contre les nombreuses affections rebelles à la médecine d'Hippocrate. De ces modifications apportées à la méthode de cet illustre médecin, et qui lui ôtèrent son caractère propre et son unité, naquit le *dogmatisme*, production désordonnée et indéfinissable qui constitue l'école régnante.

La médication spécifique, arrêtée dans son développement par la perte des matériaux transmis aux Asclépiades, voit son avenir compromis pour une longue suite de siècles. L'art de traiter les maladies remplace l'art de guérir ; les spécifiques sont laissés dans l'oubli. Engoués des théories rationnelles, on répugne trop à l'emploi de ces remèdes qui agissent aussi mystérieusement que les causes morbides, ou bien si l'on en fait usage, c'est comme agents de médication générale. C'est en vain que l'*école empirique* d'Alexandrie proteste contre cet abandon insensé de la médecine des premiers âges, dont les brillants succès sont encore dans la mémoire des peuples. Les membres de cette école se livrent à l'étude des effets médicamenteux, réunissent leurs propres observations à celles que l'histoire leur fournit, reconstituent les *tables votives* et recherchent, dans cet ensemble de faits, la loi qui régit l'action des remèdes.

Ce remarquable effort de la médecine spécifique, pour reconquérir le rang et l'importance qui lui appartiennent, dut céder à l'esprit ergoteur du siècle. Depuis lors, elle ne reparut plus comme méthode distincte, *quoiqu'elle ait acquis, pendant cette courte apparition*, dit Kurtz Sprengel, *plus de droits à la reconnaissance des praticiens que tous les dogmatismes ensemble*. La doctrine de Galien lui porta un dernier coup par le principe *contraria contrariis curantur*, et la division des vertus médicinales en froid, chaud, sec et humide. Le principe des contraires éloignait nécessairement de la loi d'action spécifique, et cette division des effets des remèdes égarait les esprits dans la recherche des propriétés médicamenteuses.

La fin de l'âge ancien et tout le moyen-âge sont occupés par les commentaires sur les œuvres d'Hippocrate et de Galien, et les polémiques interminables de leurs sectateurs. La médication spécifique a tout-à-fait perdu son droit de bourgeoisie scolastique ; elle n'apparaît plus que travestie sous la forme d'un empirisme grossier. C'est le gagne-pain des charlatans, le secret des sorciers, qui souvent expient sur le bûcher des cures brillantes auxquelles le peuple n'est plus habitué, et qu'il rapporte aux puissances diaboliques.

Deux hommes pourtant, deux fortes intelligences, se frayèrent eux-mêmes une route au milieu de ces ténèbres médicales, et les éclairèrent un instant d'une vive lumière, en proclamant le fait de la spécificité. Ce furent Van Helmont et Paracelse. « Nous allons maintenant écrire sur les spécifiques, « dit Paracelse, sur les spécifiques, dans lesquels on observe « souvent de grandes vertus, qui ne proviennent pas de ce « qu'ils sont de nature froide ou chaude, mais parce qu'en « dehors de cela ils ont une nature et un être à eux. » (Liber septim. Archidox. ex Theophrasti Paracelsi magni : De Specificiis. — In-folio. Strasburg. 1603. v. 1. p. 813.)

Le XVIe siècle, époque de criticisme, où toutes les questions furent remises sur le tapis, ne tint guère ce qu'il semblait devoir promettre pour la régénération de l'art médical.

Et il ne pouvait en être autrement, puisque les ouvrages commentés pendant tant d'années, avec un profit si minime pour la pratique, faisaient partie du trésor de littérature antique, devenu l'objet d'un culte enthousiaste. Il y eut cependant alors une circonstance favorable à la renaissance de la thérapie spécifique. Les voyages avaient fait découvrir des contrées et des peuples nouveaux, et, avec eux, des maladies spéciales nouvelles et des remèdes héroïques. En présence de ces faits, la médication rationnelle parut encore plus misérable qu'elle ne l'avait jamais été. Force donc lui fut de pallier son insuffisance, en adoptant les dons précieux de l'empirisme ; mais ce ne fut pas sans une vive résistance. C'est chose curieuse d'observer la réception faite par l'école à chacun des médicaments qui nous rendent aujourd'hui les services les plus signalés. — Arrêts du parlement, suscités par l'académie de médecine, pour en prohiber l'emploi ; négation opiniâtre de leur efficacité, malgré l'évidence des faits. Il fallut néanmoins prendre son parti, et on se décida à accepter le secours des spécifiques, tout en niant la possibilité d'arriver, par l'étude des effets de chacun d'eux, à la connaissance de la loi générale qui préside à leur action. On alla même plus loin, en faisant *à priori* dépendre cette action des propriétés attribuées alors aux moyens hygiéniques. Tel spécifique agissait alors comme tonique, tel autre comme débilitant ; celui-ci était efficace par son amertume, celui-là par son âcreté. Ils se trouvaient ainsi enrôlés sur la liste des agents de médication générale. La méthode rationnelle continue donc à constituer à elle seule la médecine proprement dite, et à s'opposer au développement de sa rivale, qui reste comme un ensemble de faits bizarres et inexplicables.

Cependant, depuis l'adoption des spécifiques l'art médical prit une allure mieux assurée : maître, avec leur secours, des affections spéciales les plus communes, jusque-là rebelles à ses moyens, il s'applique avec plus de justesse à la petite sphère de la thérapie rationnelle, à laquelle Hippocrate avait réduit la pratique. C'est le plus bel âge de la médecine.

Si la spécificité n'est pas réduite en méthode, si elle n'est pas encore admise comme base de l'art de guérir, ses agents sont au moins employés d'après des indications précises expérimentales. Les écoles de Londres et de Vienne se mettent au premier rang dans cette œuvre de régénération médicale, et fournissent d'excellents exemples de traitement rationnel et spécifique.

Alors Booerhaave proclame la possibilité de détruire la petite-vérole par un traitement spécifique. « Stimulus (vario- « larum) videtur auferri posse correctione per specifica, ita « dicta. Correctio specifica niti debet invento remedio oppo- « sito, illi veneno contagioso. Quale inveniri posse comparatio « historiæ antidotarum et indoles hujus malis faciunt sperare « et ad indagandum impellit summa hinc futura humano « generi utilitas. » (Traité de la Variole, § 1389 et suiv.)

Son disciple, Van Swieten, appréciant également l'importance des spécifiques, cherche à en donner une définition exacte : « Specifica remedia vocantur talia quæ causam mor- « bosam corpori inhærentem , vel applicatam sic reddunt « mortem, ut non noceat ampliùs, et tamen, cùm hoc fa- « ciunt, sensibiliter corpus non mutant. Ubi enim per vomi- « tum , alvi purgationem, aut sudorifera febris intermittens « curatur, tunc hæc curatio non vocatur specifica. Verùm « cortex peruvianum meritò dicitur specificum febrium in- « termittentium remedium , quia absque sensibili ullâ eva- « cuatione illas tollit. »

Les monographies sur l'action des remèdes simples commencent à paraître. Stoerck consacre toute sa vie à les expérimenter au lit du malade, mais il procède au hasard, et son travail reste stérile en résultats pratiques. C'est qu'il n'avait pu trouver la loi de la spécificité, ce guide sûr qu'un trait de lumière, sorti d'une circonstance imprévue, devait faire connaître quarante ans plus tard à l'un de ses compatriotes. Ce fut seulement alors que s'organisa d'une manière permanente cette méthode spécifique, si souvent entrevue, parfois ébauchée, toujours réclamée par les insuffisances de l'art, et repoussée par la masse des praticiens raisonneurs, aujourd'hui enfin connue et pratiquée sous le nom d'**homœopathie.**

Mais j'expose trop rapidement cette histoire de la médecine spécifique, car nous ne sommes encore qu'à moitié chemin de Vienne, et mon sérieux lecteur, cet obligeant compagnon de route, s'ennuie de tout autre sujet, jette un regard distrait sur les rives fuyantes du Danube, et témoigne une profonde indifférence pour tout ce qui excite l'admiration du touriste.

Mais voici Komorn, ville fortifiée à l'extrémité d'une île immense, formée par deux branches du fleuve qui se réunissent en ce point et se séparent vers Presbourg. Je m'arrêterais là volontiers si je pouvais y trouver encore le docteur homœopathe Braun, qui y séjournait autrefois. Il y a peu de temps que la mort l'enleva, à l'âge de 87 ans, dans l'exercice de ses fonctions de médecin en chef de la garnison de Komorn. Il avait 72 ans lorsqu'il commença à se livrer à l'étude et à la pratique de l'homœopathie. Il s'acquit une certaine réputation par ses succès dans le traitement médical des hernies. Contre celles de la ligne blanche et de l'ombilic, il obtint les meillenrs résultats de l'emploi de la *belladonne ;* mais ses cures les plus remarquables furent produites par la *nux vomica* dans les hernies crurales et inguinales. Il traita une quinzaine de hernies étranglées qu'il fit cesser par ce seul moyen, sans recourir jamais aux procédés chirurgicaux.

En continuant de remonter le fleuve, la ville de Raab s'offre à nous. J'en fais mention, comme du premier séjour de Bakody où il opéra ces célèbres guérisons du choléra morbus dont j'ai déjà parlé. Les particularités de la route n'offrant plus rien à notre attention, nous allons nous distraire par des discussions sans gêne et sans méthode avec l'école allopathique, au sujet de la médication par les spécifiques jusqu'à ce que nous soyons rentrés à Vienne.

Ce n'est donc pas un fait nouveau que la tentative de généraliser l'emploi des spécifiques, puisque nous la voyons se renouveler à cinq reprises différentes. D'abord, à l'origine des peuples, sous forme d'un empirisme brut ou scientifique, nous ne savons, mais assurément efficace ; puis, dans l'école d'Alexandrie, dans celle de Vienne, au milieu du siècle passé ; avant elle, par les travaux de deux réformateurs de la pharmaceutique, Paracelse et Van Helmont ; et en dernier lieu, dans la doctrine de Hahnemann.

On voit donc combien sont mal fondé les adversaires de l'homœopathie, à traiter à la légère ce qui a été l'objet de recherches sérieuses et réitérées. On croirait, à les entendre, qu'ils n'ont rien à désirer pour la perfection de notre art, et qu'ils tirent toutes leurs ressources des procédés rationnels. *Un spécifique!* s'écrie l'un d'eux, quelle singulière prétention l'on affiche avec ce mot! Où donc est le remède qui puisse guérir constamment, dans toutes les circonstances, une maladie donnée? D'ailleurs est-il possible d'agir autrement que par les propriétés connues et appréciables des révulsifs, des émollients, des toniques, etc. On ne peut nier,

dit un autre, qu'il n'y ait des remèdes doués d'une action
spéciale, mais ils sont en très-petit nombre, leurs effets sont
inconstants, tantôt nuls, tantôt efficaces, dans des circonstances tout-à-fait semblables ; de telle sorte qu'on ne peut
rien établir de fixe à leur égard. D'ailleurs, leur action est si
inexplicable, elle s'éloigne tellement de nos principes de
thérapeutique, de nos lois immuables physiologico-patholo-
giques, qu'il convient de ne pas s'en occuper, et de nous
contenter d'en faire usage dans les cas indiqués par le hasard
ou les habitudes traditionnelles. Voilà les graves raisons
qu'on allègue pour dissuader de cette importante étude.

Il y a-t-il des spécifiques ? que sont-ils ?

Les êtres sont liés entre eux par des rapports, les uns
communs, appartenant à tous, dépendant des lois générales ,
les autres propres à certains d'entre eux, dépendant de lois
plus restreintes, de lois *spéciales*. Ainsi un des rapports
communs du fer et de la pierre d'aimant est la pesanteur, le
rapport spécial de ces deux substances, est l'attraction que
l'une exerce sur l'autre.

Il y a des lois spéciales qui sont des subdivisions, des
modifications des lois générales ; elles font naître la diversité de formes et de natures, elles entretiennent les individualités et les relient à l'ensemble. La spécialité, ce sont les
forces plastiques qui résistent à l'influence uniformisante des
lois générales et entretiennent le monde dans l'état où nous
l'apercevons. La spécialité est un fait immense. Il est étonnant, il est déplorable qu'on l'ait négligé jusqu'à ce jour dans
le domaine des sciences médicales.

Les substances ou les agents qui modifient l'organisme
humain, sont avec lui dans des rapports plus ou moins
communs, plus ou moins spéciaux, selon qu'ils agissent également sur tous les tissus, ou d'une manière différente sur telle

ou telle partie. Ainsi , par exemple , le rapport commun du *tartre stibié* et de la *cantharide* est l'irritation que ces deux substances sont aptes à produire sur tous les points avec lesquels on les met en contact. Le rapport spécial est, pour la cantharide, la fluxion vésicale, et pour le tartre stibié la contraction stomacale. Le premier rapport en fait un agent de la médication générale ou rationnelle, le dernier en fait un moyen de la médecine spécifique. Le premier effet est l'*irritation*, propriété dont l'allopathe fait usage, la seconde est l'action propre, caractéristique, à laquelle notre méthode a uniquement égard.

Tous les spécifiques agissent dynamiquement. Il n'est pas besoin, pour obtenir leurs effets, de les appliquer directement à l'organe qu'ils ont la faculté de modifier. Ainsi la *coloquinte* qui, absorbée par la peau ou tout autre point, va exciter particulièrement le tube intestinal, est un spécifique purgatif, et l'*hellebore* noir, qui, pour produire la purgation, doit être mis en contact avec l'organe, ne jouit, sous ce point de vue, que de la propriété commune, irritante ; tandis que ses effets, sur le cerveau, sont spécifiques, parce qu'ils ont lieu de quelque manière que cette substance ait été administrée. Les escharotiques, vésicants, astringents, dont l'action est souvent plus chimique que vitale ; les émollients, les adoucissants, véritables agents hygiéniques, qui modèrent l'irritation en rendant le sang plus aqueux ; les toniques e tles excitants, qui tantôt rentrent dans la catégorie des analeptiques, tantôt agissent par leurs propriétés antiseptiques ou bien en provoquant une réaction fébrile passagère qui soutient temporairement les forces ; tous ces moyens, aux propriétés générales, constituent l'arsenal de la médication allopathique. Cela posé, étudions la valeur de ces prétendues richesses pharmaceutiques dont vous vous gloirifiez maintenant, et que vous trouviez cependant si insuffisantes lorsque nous ne songions pas encore à vous en offrir de nouvelles.

Vous prétendez, par ces moyens, pouvoir attaquer toutes les maladies du cadre nosologique, et vous le faites en effet. Et cependant ils sont dans vos mains le plus souvent inutiles et quelquefois même dangereux. Je ne rapporterai point à ce sujet les assertions des grands médecins du siècle passé [1]. Il suffit pour prouver ce que j'avance, de se rappeler ce fait journalier que les médecins d'hôpitaux qui obtiennent les plus grands succès sont ceux qui se tiennent le plus strictement à l'expectation : que ceux-là réussissent le mieux, qui laissent agir la nature sans la troubler, et que les fortes proportions de mortalité sont l'apanage des praticiens très-agissant et des polypharmaques. Quelle probabilité il y a-t-il, en effet, qu'on obtienne des résultats favorables de remèdes administrés, non d'après des indications réelles et naturelles, mais d'après de douteuses analogies, de simples théories, administrées non pas contre le cas morbide particulier, mais contre un groupe générique, abstrait, dans lequel on fait entrer les affections les plus disparates? Examinons, sous ce point de vue, les grandes divisions nosologiques qui sont la source des indications thérapeutiques générales.

Se présentent en première ligne les *inflammations*. Nous le demandons : dans quelle science la moins ébauchée, la plus imparfaite, a-t-on jamais réuni des objets aussi dissemblables sous un titre commun? On y voit l'érysipèle et le charbon, la dothinentérite et la dyssenterie, le panaris et le rhumatisme articulair, etc. Mais, dites-vous, ces diverses maladies sont toutes unies par un caractère commun. Oui, comme on peut dire que tous les êtres vivants se rapprochent

---

[1] Voy. ma brochure : *Ce que c'est que l'homœopathie.*

les uns des autres par le caractère commun de l'absorption. Ce qui n'empêche pas que celui qui traiterait le mammifère comme le poisson, l'oiseau comme la plante, n'arriverait pas à de beaux résultats. Il y a cependant, il faut l'avouer, un état inflammatoire primitif, toujours identique à lui-même, consistant en une surexcitation du système vasculaire, une phlogose simple permettant de réunir, sous un même titre, toutes les maladies qui le présente, comme élément essentiel et principal. Mais, il faut le dire aussi, cet état est très-rare et a plutôt servi de prétexte à la classification dont il s'agit, qu'il ne la constitue essentiellement. L'état inflammatoire, dans l'extension que l'allopathie lui a donnée, n'est plus un état essentiel et primitif, mais une réaction de l'économie contre des causes morbides qui peuvent être de nature très-variée, quelquefois même opposée. Or, sera-ce cette *inflammation* avec ses caractères généraux de chaleur, rougeur, agitation fébrile, etc., qui vous fera connaître la diversité de nature de cette cause morbide particulière, qu'il faut seule attaquer pour guérir? Croire trouver, dans ces phénomènes généraux la source de toutes les indications thérapeutiques, est une des plus dangereuses erreurs qu'on puisse commettre. Dans la très-grande majorité des cas, l'inflammation est un accident secondaire, accessoire, qui ne doit pas être pris en considération pour le traitement, comme la fièvre, la douleur, la faiblesse, l'anorexie; c'est un élément commun à une foule de maladies qui diffèrent entièrement sous le point de vue de leurs causes, nature, marche et gravité.

Il y a des inflammations qui naissent d'influences extérieures, miasmatiques, épidémiques inappréciables, et vous êtes, à leur égard, dans une impuissance complète. Il y a les inflammations qui naissent sous l'action de diathèses et de cachexies diverses, se maintiennent opiniâtrement, se développent comme sur un sol favorable , en dépit de tous vos moyens rationnels qui produisent tout au plus un effet palliatif.

Ces deux grandes classes naturelles éliminées , viennent les inflammations simples, c'est-à-dire celles qui ne sont point dues à des miasmes, virus, altération des humeurs, etc., mais dépendent uniquement d'un trouble primitif dans l'influx nerveux et le cours de la circulation, telles qu'une partie des méningites ou encéphalites chez les enfants, des inflammations de poitrine chez les jeunes gens, de l'abdomen et de la vessie chez les hommes faits et les vieillards. On ne peut dénier à la méthode rationnelle une certaine efficacité dans la plupart de ces cas. Ce serait contredire l'expérience des temps et de tous les praticiens habiles et consciencieux. En effet, l'organisation réagit alors physiologiquement , si l'on peut s'exprimer ainsi, rien ne dénature ses forces pour leur faire produire des phénomènes spéciaux. C'est bien là le légitime domaine de *la médecine des médications* et il semblerait de prime à bord devoir lui être complètement confié. Pourtant, il n'en est rien, et l'observation clinique nous porte à reconnaître que la méthode spécifique est encore plus efficace dans ces cas. Au risque d'encourir le reproche d'exclusivisme, nous devons reconnaître que ces inflammations simples cèdent encore mieux aux médicaments spéciaux qu'aux moyens rationnels, la guérison est ordinairement plus prompte et toujours plus douce. Mais cette phlogose simple , ou cette irrégulière distribution de l'activité vitale, qu'il s'agit de conduire à bonne fin en la modérant ou en la régularisant, sont des cas très-rares. C'est à peine s'ils forment la dixième partie de ce qu'on appelle *inflammation* et voilà seulement à quoi pourrait se réduire, dans ce genre de maladies, l'application de vos méthodes.

Si nous passons aux *fièvres*, nous aurons les mêmes remarques à faire.

Votre division des *névroses*, pour être plus naturelle, n'en montre pas moins le vide de votre thérapeutique, qui est vis-à-vis de ces maladies d'une impuissance à peu près absolue.

Quant aux lésions organiques, excroissance, altération de tissus, productions anormales, vous êtes aussi inhabiles à les prévenir qu'à les guérir, les procédés opératoires de la chirurgie sont contre ces affections diverses votre unique ressource, et par l'insuffisance de vos moyens, cet art manuel envahit le domaine de la médecine. Chaque fois qu'il y a possibilité d'agir, c'est lui qui tranche le nœud que vous êtes incapables de délier. La plupart des maladies des yeux, des oreilles, des extrémités du conduit digestif, des voies urinaires, des os, de l'appareil musculaire, sont déjà de son ressort. Sa sphère d'action s'étend, et la vôtre se restreint de jour en jour. Car le temps n'est plus où le docteur prononçait d'un ton magistral de vaines prescriptions aveuglément suivies ; on veut aujourd'hui des résultats positifs dans notre art, comme partout. Depuis que les idées de Pinel et de Broussais ont cessé d'agiter la question ingrate de votre médecine, les esprits moins prévenus, plus éclairés, ont commencé à douter de son avenir et de son utilité même.

La nouvelle génération médicale, zélée pour l'étude des choses d'application, s'est jetée avec empressement à la suite des Dessault, Boyer, Dupuytren, Velpeau, etc., dans la seule voie ouverte aux progrès, la seule qui ne laisse pas sans résultats pratiques des travaux consciencieux. Telle est, dans nos Facultés, la disposition des élèves qui se pressent en foule aux cliniques chirurgicales, et abandonneraient sans doute les salles et amphithéâtres de médecine s'ils n'y étaient retenus par d'intéressantes leçons de diagnostic et des autopsies cadavériques très-curieuses. On ne peut disconvenir que la médecine transformée en méthode rationnelle, ne justifie pleinement le discrédit où elle est tombée dans l'opinion des gens sensés. Ce n'est plus contre les drogues variées, les ridicules mixtures, les formules compliquées et bizarres de votre matière médicale que s'élèvent les **Guy-Patin** de nos jours, mais bien contre l'irrationnelle simplicité de votre traitement, en présence de la grande variété des affections qu'il s'agit de guérir.

En partant de votre point de vue, on ne peut disconvenir, il est vrai, de la multiplicité de vos ressources pharmaceutiques. Vous avez transformé en *révulsifs* les trois quarts de la matière médicale. Sous les dénominations de rubéfiants, vésicants, escharotiques, purgatifs, vomitifs, etc., vous possédez le plus complet attirail d'agents irritants pour traquer et déplacer votre inflammation sur tous les points et de toutes les manières, des émollients, des calmants, des narcotiques nombreux, des antispasmodiques plus variés encore. Mais comme les cas morbides ne se laissent pas ranger sous un certain nombre de subdivisions, et qu'ils revêtent des caractères spéciaux très-diversifiés, votre prétendue richesse ne fait que dissimuler une extrême pénurie. Car vous n'avez, en effet, que fort peu de remèdes capables de servir à des indications diverses. Tous vos irritants, tous vos antispasmodiques, tous vos calmants le sont plus ou moins, et ils se résument dans le petit nombre de ceux qui remplissent le mieux quelques indications générales. A quoi bon en chercher d'autres ? En les multipliant, vous êtes loin d'accroître vos ressources, et vous ne faites que donner le spectacle d'une misère réelle au milieu d'une abondance factice,

Le raisonnement *à priori* et le sens commun s'accordent à repousser cette uniformité d'agents thérapeutiques opposés à des états morbides si diversifiés, si différents les uns des autres sous le rapport de leur cause et de leur nature intime. Vous saignez et appliquez un large vésicatoire dans une pneumonie franche. Cela se comprend, et bien que l'on puisse mieux faire avec les procédés homœopathiques, bien que l'émission sanguine soit toujours suivie d'une débilitation tout-à-fait inutile et quelquefois nuisible, votre méthode est cependant bonne alors et suivie en général d'heureux résultats. Par le second de ces moyens, vous modérez la réaction inflammatoire de l'organe malade, en l'excitant sur un autre point ; par le premier, vous le mettez dans un repos favorable en diminuant la quantité du sang qui le traverse, etc., etc. Vous remplissez là des indications parfaitement rationnelles dans la véritable acception du mot. On voit, entre votre médication et le mal, un rapport plus ou moins exact, qui doit nécessairement amener une modification appréciable, ordinairement avantageuse.

Supposons maintenant que vous ayez affaire à une *pneumonie morbilleuse*, ou à une autre inflammation spécifique. Ici l'irritation locale est une indication secondaire; il ne s'agit plus de s'adresser directement à cette lésion, ni de mettre en jeu les propriétés générales de réaction, celles-ci sont viciés par une cause miasmatique; l'ensemble des symptômes n'est plus l'expression franche d'une tendance curatrice, mais devient la manifestation de l'agent morbide spécial. Alors, quelle correspondance pouvez-vous établir entre celui-ci et vos moyens de thérapeutique générale! Comment imaginez-vous qu'on puisse détruire par leur usage « cet être parasite qui se développe dans l'économie, dit Hufeland, pour y prendre une vie propre et perturber à son profit toutes les fonctions » ? Que pourront vos déplétifs, révulsifs, émollients? Le mal prendra pour se manifester encore la dernière goutte de sang, le dernier degré d'irritabilité.

L'expérience de chaque jour est là pour témoigner de l'insuffisance de vos ressources dans les affections spéciales et dans la grande classe des maladies chroniques.

On dirait cependant, à voir la profonde indifférence où vous restez vis-à-vis notre doctrine, que vous êtes dans l'abondance de ressources thérapeutiques, et n'avez rien à désirer sous ce rapport. Ce qu'il y a de surprenant dans cette coupable indifférence, c'est qu'elle s'adresse à une méthode dont les matériaux, les agents, épars jusqu'à ce jour dans votre arsenal pharmaceutique, ont été les instruments de vos seuls beaux succès. N'est-ce pas les spécifiques qui vous fournissent ce petit nombre de moyens sûrs et efficaces qui ont contribué, plus que tous les autres, à donner foi en votre art? Le hasard vous les a fournis; nous venons vous mettre sur la voie de les trouver scientifiquement. Vous les employez empiriquement; nous venons vous indiquer la manière de les appliquer avec méthode. Enfin ils forment, dans votre théorie médicale, un ensemble de faits singuliers et exceptionnels, dont nous venons vous donner l'explication satisfaisante.

C'est même le petit nombre de spécifiques appliqués empiriquement, d'après la loi des semblables, qui, par leurs effets héroïques et sûrs, a toujours tenu cachée, aux gens du monde et aux médecins peu observateurs, l'insuffisance de votre matière médicale. Sans eux, il y a longtemps que cette branche de l'art de guérir, dans laquelle se peignent le mieux les travers de l'esprit humain, comme dit Bichat, serait tombée dans un juste oubli, et aurait cédé la place à l'application exclusive des préceptes de l'hygiène et des opérations de la chirurgie. Eux seuls nous conservent ce qui nous reste de la confiance du public, eux seuls nous permettent de répondre victorieusement aux détracteurs de notre art, et nous empêchent de désespérer de son avenir. Eh! de quelle autre part

pouvons-nous espérer voir poindre cet avenir de perfectionnement, dans lequel toutes les affections spéciales qui forment les neuf dixièmes des cas morbides seront traitées par
des remèdes appropriés et vraiment efficaces?

Mais ces propriétés spécifiques que vous avez refusé longtemps de reconnaître, et n'avez admises qu'à contre-cœur,
vous les laissez comme des faits bruts, pour vous en servir
au besoin. — Pas le plus petit commentaire, la moindre
étude sur des agents qui constituent presque à eux seuls le
peu de puissance curatrice dont vous disposez (¹).Tels vous le
recevez d'une longue tradition ou de la main du hasard, tels
vous les conservez sans y rien ajouter, sans songer qu'à côté
de la vertu préconisée de cette substance, il peut y avoir une
foule de propriétés utiles, et peut-être plus importantes.Ainsi,
la *belladone* pour vous est un dilatant de la pupille, et un stupéfiant du système nerveux. Cette spécialité d'action vous
suffit, et il ne vous vient pas même à l'esprit que cette énergique plante puisse développer d'autres effets. Son efficacité
remarquable, constatée par nous si souvent dans certaines
inflammations du système lymphatique et diverses espèces
d'angines, est un fait dont non seulement vous n'avez aucune
idée, mais que vous êtes tout disposés à nier comme étant en
dehors de vos notions acquises sur l'action de cette substance.
Combien d'années n'avons-nous pas attendu, et n'attendrons-
nous pas encore avant que vous vous décidiez à en faire usage,

(¹) On a vu l'école physiologique nier l'existence de la spécificité dans
les domaines pathologique et thérapeutique. Pour nous convaincre du dédain et de l'indifférence que l'ancienne médecine a toujours eues pour la médication scientifique, il nons suffit d'ouvrir la grande encyclopédie des
sciences médicales (Dictionnaire en 60 vol.). Nous y trouvons consacré, à
l'article *Spécificité*, trois à quatre maigres pages, vides d'idées et pleines
d'une expression méprisante sur la valeur du sujet qu'elles traitent.

soit pour prévenir, soit pour conduire à bonne fin les *fièvres scarlatines*. C'est encore un des états morbides spéciaux qui lui conviennent particulièrement, et contre lequel son action est sûre, constante, sans danger, tandis que vous êtes obligés de rester dans l'expectative. Eh bien! il faudra que l'opinion publique vous force la main, à vous qui êtes les promoteurs naturels de toutes les découvertes qui intéressent la santé de vos semblables. Ce n'est jamais qu'après une résistance opiniâtre que votre rationalisme cède le pas à la spécificité (¹).

(¹) On lit dans le *Traité de thérapeutique* de Trousseau , vol. **2** , pag. 82 : « Il nous reste à parler de la propriété remarquable qu'a la *belladonne* de « préserver de la scarlatine. Hufeland est celui qui a le plus contribué à « accréditer cette idée qui, d'ailleurs, appartient à Hahnemann. Il affirme « qu'en administrant la belladonne aux personnes soumises à la contagion « scarlatine , elles ne la contractent pas dans le moment. Les journaux al- « lemands fournissent des faits qui semblent confirmer cette *singulière idée*. « Quelqu'imposantes que soient les autorités qui vantent la vertu prophylac- « tique de la *bellad.* dans le cas qui nous oocupe , nous avouerons que nous « ne pouvons que rester dans le doute, attendu que nous ne savons jusqu'à « quel point les praticiens dont nous récusons ici presque entièrement les « conclusions, avaient justement apprécié toutes les influences épidémiques.» Ainsi nous voyons notre professeur de thérapeutique s'étonner de cette propriété remarquable , de cette *singulière idée* qu'a la belladonne sur la scarlatine. Il n'appelle pas singulière ni remarquable sa faculté d'élargir la pupille , de prévenir les hallucinations, facultés ni plus ni moins extraordinaires que la précédente; car , dans les effets spécifiques, il n'y a rien de singulier ou tout est singulier. Mais la raison de son étonnement sceptique se trouve dans ses préventions et sa répugnance pour la notion de spécificité. Plein de ses théories rationnelles, il a fait, sans doute, un violent effort pour admettre l'action sur la pupille. Si ce n'était un fait d'une évidence journalière , impossible à nier sans folie, ou qui n'eût pas été constaté à Paris, probablement il refuserait d'y croire. Ce qu'il fait aujourd'hui à propos de la faculté antiscarlatineuse généralement connue en Allemagne , mais qui

Vous avez imaginé une théorie pharmaceutique d'après laquelle vous classez vos médicaments, sans égard à l'ensemble de leurs propriétés. Le caractère commun à plusieurs, et souvent le moins important, en établit les genres divers, et quelle que soit d'ailleurs leur physionomie propre, il faut qu'ils s'arrangent dans ces divisions, à la manière du patient sur le lit de Procul. Vous tendez à maintenir cette classification, et, par conséquent, à repousser la découverte des propriétés nouvelles qui y apporteraient nécessairement de nombreuses modifications. Nous, au contraire, qu'aucun système n'entrave, nous nous sommes adonnés à l'étude des propriétés médicamenteuses ; nous avons découvert une richesse, une variété d'effets qui ont dépassé de beaucoup notre attente, mais qui sont restées l'objet de votre absolu scepticisme. Si vous reconnaissez à quelques substances toxiques une action spécifique, la plupart sont pour vous perdues et ignorées, comme agent de médication spéciale ; une propriété ration-

n'a pas été examinée en deçà du Rhin. Qu'apporte-t-il à l'appui de sa répulsion d'un fait dont *fourmillent* les journaux allemands et qui repose sur la grave autorité des deux chefs des écoles rivales ? « Il ne sait, dit-il, jusqu'à quel point ces praticiens avaient apprécié les influences épidémiques. » Que veut dire cette phrase banale ? Quelle influence épidémique voulez-vous qu'ils apprécient, si ce n'est qu'il y a une constitution scarlatineuse, que ceux qui font usage de la belladonne en sont préservés, et que cette affection a moins de gravité chez ceux à qui on administre cette substance. Quoi donc voulez-vous qu'on apprécie ? C'est ainsi que bien des gens déclinent certaines questions en laissant tomber des paroles magistrales, dont les simples se contentent. Combien d'élèves, après avoir lu ce passage, diront avec mépris de cette intéressante découverte : « Bah ! il est sûr que ces praticiens n'avaient pas su apprécier les *influences épidémiques.* » Si donc ce résultat pratique de l'homœopathie, constaté par toute l'école allopathique d'Allemagne, trouve chez nous si peu de créance, que sera-ce de ceux que nous sommes seuls à proclamer !

nelle leur ayant été assignée, qui établit définitivement les limites de leur emploi et de leur puissance curatrice. Ainsi, vous placez dans les astringents la *kréosote*, efficace contre certaines incontinences d'urine, et la cachexie scrofuleuse avec tendance à la suppuration putride. — Le *plomb* contre les paralysies accompagnées d'œdème et de tremblements, et contre les coliques avec constipation opiniâtre.

Parmi les irritants : l'*acide nitrique* et le *bois gentil* (garou, *daph. mesereum*), tous deux si efficaces dans la syphilis constitutionnelle ; celui-ci, surtout, lorsque le système osseux est attaqué ; celui-là, lorsque l'action du virus se porte plutôt à la peau, sous la forme de tubercules plats ; la *cantharide*, contre l'encéphalite, certaines gastrites, le catarrhe vésical : les alcalis : *chaux*, *potasse*, *soude*, modificateurs puissants des humeurs et dont la vaste sphère d'action les a fait mettre au nombre des agents polychrestes de la nouvelle méthode.

Dans les *évacuants*, vous avez mis les préparations de *cuivre*, très-utile contre un grand nombre de souffrances nerveuses, de paralysies et convulsions, de coliques avec dysenterie ; la *coloquinte*, efficace contre les coliques spasmodiques et les maladies du nerf sciatique ; la *bryone*, contre certaines inflammations muqueuses, les points pleurétiques, les rhumatismes avec gonflement et douleur provoquée par le moindre mouvement ; l'*ellébore noir* qui prévient les suites fâcheuses de la répercussion des exanthèmes fébriles et modifie spécifiquement certaines manies.

Dans les *excitants du système musculaire* : la *noix vomique*, remède héroïque contre une foule de gastralgies et dyspepsies ; le *rhus tox*, contre les maladies des tendons, parties blanches, et les eruptions phlycténoïdes, l'érysipèle vésiculeux surtout.

Dans les *stupéfiants* : la *douce-amère*, éprouvée contre les suites de refroidissement par l'eau et les éruptions de verrues (il est vrai que vous en faites, comme *dépuratif*, un usage banal) ; l'*aconit*, contre les inflammations franches et la fièvre angéioténique ; la *belladonne*, dont les propriétés diverses feraient l'objet d'une longue énumération ; la *jusquiame*, qui exerce une action spéciale sur les nerfs de la respiration.

Avec les *antispasmodiques* : l'*assafœtida*, efficace contre les caries et suppurations des os ; le *camphre*, contre les colliquations cholériques, les constipations opiniâtres, et remarquable par sa propriété antidotaire vis-à-vis la plus grande partie des agents médicamenteux ; le *musc*, si bien indiqué dans les fièvres ataxiques ; l'*ambre gris*, contre certaines espèces de prurigo et sa propriété de faire reparaître les éruptions psoriques répercutées.

Comme *sédatifs* : l'*antimoine*, efficace contre les fièvres intermittentes, avec prédominance d'embarras gastrique, et contre les inflammations des muscles ; le *bismuth*, très-utile contre les gastralgies accompagnées de crampes et de tressaillements musculaires.

Ces précieux remèdes et beaucoup d'autres, qu'il serait trop long d'énumérer, restent enfouis dans votre matière médicale, recouverts d'un vernis de thérapeutique rationnelle qui cache leur véritable caractère et les indications de leur emploi.

D'autres substances, dont la multiple sphère d'action reste rebelle à vos classifications rationnelles, sont réunies pêle-mêle sous le titre d'*altérants*, expression vide de sens, mais qui a, au moins, l'avantage de ne rien préciser sur un mode d'agir qu'on ne connaît pas. Enfin, plusieurs remèdes, qui, en nos mains, manifestent des effets curateurs puissants et intimes, tels que *silicea*, *alumine*, les *charbons végétal* et *animal*, le *lycopod*, la *sepia*, le *graphite*, sont tenus par vous pour matières complètement inertes.

Ces aperçus sur les moyens rationnels et les agents spécifiques permettent, ce me semble, d'apprécier la plus grande importance de ces derniers qui, seuls, par leur variété et leur spécialité, répondent à la variété et spécialité des cas morbides. C'est là le fondement de notre art ; sans lui, la médecine active serait impossible. Si donc, ces médicaments épars et mal appréciés ont une si grande valeur, quelle ne doit pas être celle de la doctrine qui les réunit, en accroît le nombre, les coordonne, les étudie sous toutes les faces et les applique avec méthode? Je veux dire la *doctrine homœopathique.*

Mais je m'arrête, car déjà nous voyons percer sur l'horizon la flèche élancée de Saint-Etienne, qui annonce notre approche de la capitale autrichienne.

CHAPITRE XVI.

INDICATIONS ÉLÉMENTAIRES POUR SERVIR A L'APPLICATION DE LA MÉTHODE HOMŒOPATHIQUE.

SOMMAIRE. —Ecueils que rencontrent les débutauts en homœopathie. — Habitude de généraliser.—Notion inexacte de la spécificité et emploi vicieux des spécifiques. — Procédés rationnels admissibles. — Médication rationnelle-spéciale. — Observations cliniques modèles. —Manière d'étudier la pathogénésie. — Pathogénésie et indications thérapeuthiques des principaux remèdes : *Aconit ; Arnica ; Arsenic ; Belladonna ; Bryonia; Calcarea carb.; Chamomilla; Mercurius; Nux vomica ; Opium ; Pulsatilla; Rhus toxic ; Sepia ; Silicea ; Sulfur.*— Traitement antipsorique. — Manuel pathogénétique de Bonninghausen.

Jusqu'ici, dans le cours de ce voyage , nous nous sommes occupés de l'histoire de notre école, de ses luttes , de ses progrès, de sa doctrine et des théories qui s'y rattachent. Mais cet ensemble varié de faits et d'idées ne laisse point saisir le côté pratique de la méthode, et après avoir parcouru ces pages, le médecin demande sans doute encore la manière de remplir les indications thérapeutiques qui s'y trouvent disséminées, et la marche à suivre pour traiter le malade. Il ne pouvait se présenter une occasion plus opportune de traiter ce sujet que notre séjour à Vienne, cette ville classique de l'homœopathie, dont les praticiens nous ont fourni de si nombreuses indications cliniques.

Les médecins allopathes, qui veulent employer les procédés homœopathiques, ne savent en général comment s'y prendre; l'habitude de généraliser en thérapeutique, les fourvoie tous, dès leurs premiers pas dans cette voie nouvelle. Les uns, ne pouvant détacher leur esprit de l'idée de *médication à suivre*, cherchent dans le remède homœopathique le moyen de répondre aux effets complexes d'une médication rationnelle ; ils ne restent pas longtemps sans juger utile de lui donner des auxiliaires calmants, toniques, révulsifs, etc., etc.; peu à peu, le spécifique se trouve perdu dans un traitement allopathique, et le nouvel adepte de notre école se reporte lui-même à son ancien système. Les autres ne prennent point en considération l'ensemble des propriétés médicamenteuses, mais ils s'arrêtent à un caractère particulier et saillant qui leur suffit seul pour déterminer le choix du remède. Cette indication générale ne permet pas de varier ce choix, au cas où l'état pathologique n'en reçoit pas de modification ; on tâtonne à l'aventure dans un domaine d'idées préconçues et mal déterminées sur l'action spécifique de telles et telles substances, jusqu'à ce qu'enfin, las de pêcher en eau trouble, on revient à ses anciens errements. Voilà les deux écueils principaux, contre lesquels viennent échouer la bonne volonté et les tentatives sérieuses de plusieurs de nos confrères ; ils sont reportés à leurs procédés habituels, les uns pour n'avoir pas voulu prendre en considération l'ensemble des symptômes morbides, les autres pour avoir négligé l'étude des diverses propriétés médicamenteuses. L'application de la pathogénésie à la symptomatologie complète ; voilà le sûr moyen de pratiquer avec succès la nouvelle méthode.

Pour procéder de la sorte, il importe de ne point se faire de la spécificité l'idée généralement admise, sans quoi l'on est inévitablement jeté hors des voies de l'observation pure et simple, et l'on tombe dans une routine qui ôte à la pathogénésie une partie de son utilité et nuit aux résultats du traitement. Les médecins allopathes se représentent la spécificité comme l'efficacité propre à un remède contre une espèce déterminée d'affection morbide : ainsi, le mercure est le spécifique de la maladie vénérienne, le quinquina celui des fièvres intermittentes ; et lorsque les remèdes ne réussissent pas, on accuse la spécificité d'être en défaut, de partager le caractère relatif et variable de l'action des procédés rationnels, tandis qu'il n'en est rien.

La spécificité est absolue, son effet invariablement efficace, mais il ne s'exerce que sur les cas morbides particuliers, précisément définis, et non point contre le genre de maladie désigné par la dénomination élastique de la nosographie. Nous l'avons souvent répété dans le cours de cet ouvrage, mais on n'a peut-être pas fait attention à la conséquence pratique : c'est que la spécificité réside exclusivement dans le rapport *homœopathique*. Ainsi, pour nous en tenir aux deux exemples cités, la plupart des substances médicamenteuses se montrent spécifiques contre la fièvre intermittente, chacune dans les cas qui revêtent suffisamment le caractère de la pathogénésie. Il en est de même du mercure, dans les affections vénériennes. Si le chancre primitif dévie de sa forme ordinaire, si sa sécrétion change de nature, etc., etc., ce remède n'est plus indiqué, son efficacité spéciale s'affaiblit et peut même cesser entièrement ; il faut recourir à une autre substance. Cela devient plus marqué encore lorsque la maladie occupe des organes et des tissus différents ; alors le mercure, non-seulement, n'a pas d'effet guérisseur, mais il manifeste en toute liberté son action toxique sans gêner en rien le développement naturel du mal. Si l'on a affaire à un bubon, on choisira de préférence *carbo-animali* ; à des ulcères rongeants de la gorge, *iodure de potassium* ou *sublimé* ; à une altération de la muqueuse buccale, de la langue, *sublimé* ou *aurum* ; à une affection du tissu osseux, *acid. nitri.*, *staphys.*, *mezereum*, et combien d'indications nouvelles n'apporteront pas encore les modifications de chacune de ces variétés. On peut dire que le traitement complet de la syphilis exige le concours de presque tous les agents de la pharmacopée. Ainsi, les même remèdes peuvent être indiqués dans un grand nombre d'affections différentes, et la même affection, suivant ses phases, les changements que lui font subir le siége qu'elle occupe, le tempérament, l'âge du sujet, et une foule d'autres circonstances connues ou ignorées, peut réclamer l'emploi de plusieurs médicaments. On peut dire qu'il y a une méthode spécifique, mais pas de remèdes spécifiques, dans le sens qu'on leur a donné jusqu'à présent. La spécificité a moins égard à la nature du mal (scrofuleux, dartreux, vénérien, goutteux, rhumatismal, cancereux) qu'au tissu, à l'organe qu'il occupe et à ses manifestations symptomatiques. Il n'y a que le génie épidémique qui puisse déterminer une spécificité constante, invariable, pour un état morbide général, quels que soient d'ailleurs ses phénomènes et la différence d'organisation des sujets qui en sont atteints. Sans cette manière d'envisager la spécificité, non-seulement il est impossible de pratiquer l'homœopathie, mais l'on ne comprend même pas cette méthode, et l'on est arrêté dans ses premiers essais par l'insuccès et le dégoût.

Quoique la considération de l'ensemble des symptômes soit l'esprit du traitement homœopathique et la source des indications , cependant elle ne comporte pas le rejet absolu des moyens propres à modifier les fonctions les unes par les autres d'après leurs rapports physiologiques et leurs influences réciproques connues. Mais l'emploi de ces procédés rationnels est soumis à deux conditions qu'il importe de connaître. Il ne faut point y recourir lorsque la médication spécifique produit ses effets et l'on doit éviter de faire usage de substances médicamenteuses. Ainsi, la matière des bains, lavements, frictions, ne devra renfermer aucune drogue pharmaceutique active. La valeur de ces procédés accessoires est loin d'être la même pour tous : les émissions sanguines, dans les affections inflammatoires, sont entièrement rejetées en fait, sinon en principes ; tandis que l'application des sangsues au fondement chez les individus sédentaires, pléthoriques, apoplectiques, procurent, pour un temps, un bien-être qu'on chercherait vainement dans l'emploi des remèdes. Les purgatifs sont mis complètement de côté (hormis le cas d'*ileus*) ; l'expérience ayant appris au médecin homœopathe que la suppression de l'évacuation alvine dans les maladies, n'a pas tous les inconvénients qu'on avait cru jusqu'à ce jour ; que la suppression de cette fonction est liée à l'état morbide général, et que la défécation s'effectue d'elle-même lorsque cet état s'améliore, sous l'influence du traitement spécifique; que la constipation n'exerce alors le plus souvent aucune action fâcheuse , dura-t-elle quinze, vingt jours et plus. Dans les cas rares où elle produit de graves malaises qu'il est urgent de faire cesser , on prescrira des lavements non médicamenteux. Les vomitifs ne sont employés que lorsqu'il y a indication de vider la poche stomacale de matières indigestes ou toxiques.

Il est plus souvent utile de provoquer les sueurs, par exemple : toutes les fois que la maladie provient de transpiration arrêtée, dans les répercussions de fièvres éruptives, dans les menaces d'épanchements séreux chez les enfants. Les sueurs répétées rendent de grands services dans le traitement des infections médicamenteuses, surtout mercurielles. Il faut alors recourir aux procédés hydrothérapeutiques. Du reste, ces procédés, convenablement appliqués, peuvent satisfaire au petit nombre des indications rationnelles qui surgissent pendant le traitement homœopathique.

On reconnaît en principe l'utilité des révulsifs cutanés, mais avec la méthode spécifique, il est rare que leur indication se présente. Les cantharides doivent être entièrement rejetées à cause de leur absorption facile.

Depuis ces dernières années, quelques praticiens de la nouvelle école ont cherché à satisfaire aux principales indications rationnelles par les remèdes homœopathiques, afin de rendre la médication toujours uniforme. Ainsi, ils provoquent les sueurs par *aconit*, 2me ou 3me dil., par la teinture ou les premières dilutions de *coffea cruda*; les selles, dans la constipation simple, par *sulfur*, 4me dil. *camphora, Bryon, Opium* 2me ; l'expectoration dans le catarrhe, par *t. sulf.* Buchner de Munich emploie avec succès la teinture de lézard pour porter aux urines. Ces effets sont le résultat de l'action primaire des substances médicamenteuses ; ils ne sont que passagers et palliatifs. Ces recherches méritent d'être continuées. C'est une espèce de transition entre la méthode purement rationnelle et l'homœopathie, on pourrait lui donner le nom de *médecine rationnelle spécifique.*

Dans les états morbides incurables, on comprend qu'il n'y a plus de méthode à suivre. Il s'agit par tous les moyens possibles de soulager le patient et de prolonger son existence,

Mais il ne suffit pas d'avoir égard à l'ensemble des phénomènes morbides et des caractères pathogénétiques , ni de connaître les indications légitimes des procédés rationnels, il faut encore savoir administrer convenablement le remède, sous le rapport de la dose, de la répétition , etc. Questions , qui seront traitées au long dans le second volume.

Voici quelques histoires cliniques qui achèveront de bien faire saisir l'esprit de la méthode. Je les fais précéder de deux petites observations modèles données par Hahnemann, à la demande de ses premiers élèves, pour leur faire mieux comprendre la manière de procéder dans les traitements homœopathiques. (¹)

« Chaque cas de maladie non miasmatique étant individuel et spécial , ce qui le distingue de tout autre cas lui est également propre , n'appartient qu'à lui , et ne peut servir de modèle au traitement à suivre dans d'autres cas. S'il fallait décrire un cas complexe de maladie, comprenant des symptômes nombreux , et le faire d'une manière assez pragmatique pour que les motifs qui ont déterminé dans le choix du remède fussent d'une clarté parfaite, cette discussion fatiguerait autant l'historien que le lecteur.

« Cependant, pour complaire aussi en cela à mes amis, je vais rapporter deux des plus petits cas de guérison homœopathique.

« S..., femme forte, âgée de quarante et quelques années, blanchisseuse de son métier, était déjà depuis trois semaines hors d'état de gagner sa vie, lorsqu'elle vint me demander conseil.

« 1° A chaque mouvement, mais surtout quand elle se levait, et plus particulièrement encore, quand elle faisait un

(¹) Traité de matière médicale pure de Hahnemann , traduction de Jourdan , tome 1 , page 84.

faux pas, elle éprouvait au creux de l'estomac des élancements qu'elle disait provenir du côté gauche.

« 2° Elle se trouvait très-bien quand elle était couchée; alors elle n'éprouvait plus de douleurs nulle part, ni dans le côté, ni au creux de l'estomac.

« 3° Elle ne pouvait dormir que jusqu'à trois heures du matin.

« 4° Elle mangeait avec plaisir, mais aussitôt qu'elle avait pris quelque peu d'aliments, elle éprouvait des maux de cœur.

« 5° L'eau lui venait à la bouche et en ruisselait.

« 6° Chaque fois qu'elle mangeait, elle éprouvait aussitôt des soulèvements de cœur, mais sans résultat.

« 7° Cette femme était d'un caractère violent, enclin à la colère. Une sueur abondante la baignait quand elle éprouvait de fortes douleurs. Quinze jours auparavant, ses règles avaient coulé d'une manière régulière.

« Tout le reste était dans l'état naturel.

« A l'égard du symptôme 1, la belladonne, le quinquina et le sumac vénéneux occasionnent bien des picotements au creux de l'estomac; mais ni l'un ni l'autre ne les excite seulement pendant que le sujet agit, comme ici. La pulsatille en produit bien, lorsqu'on fait des faux pas, mais rarement; et elle ne détermine ni le même trouble de la digestion que signalent les symptômes 4, 5 et 6, ni la même disposition morale.

« La bryone seule occasionne pendant le mouvement des douleurs, surtout lancinantes. Elle cause aussi des picotements sous le sternum quand on lève le bras; mais elle en provoque également sur d'autres points à chaque faux pas.

« Le symptôme 3 est fourni par plusieurs médicaments, et aussi par la bryone.

» Le symptôme 4, quant à ce qui concerne le mal de cœur après avoir mangé, appartient à plusieurs médicaments, la fève de Saint-Ignace, la noix vomique, le mercure, le fer, la belladonne, la pulsatille, les cantharides; mais il est peu ordinaire, inconstant, et rarement accompagné de plaisir à prendre des aliments, ce qui arrive pour la bryone.

« Les soulèvements de cœur sans vomissement, après avoir mangé (symptôme 6), sont produits par peu de médicaments; nul ne les détermine plus fréquemment, et à un plus haut degré, que la bryone.

« L'état du moral est un des principaux symptômes dans les maladies, et comme la bryone produit sous ce rapport des phénomènes semblables à ceux qui existaient chez la malade, ce médicament, d'après cette circonstance et les précédentes réunies, était préférable à tout autre comme remède homœopathique.

« Or, attendu que la femme était très-robuste, que par conséquent la force de la maladie devait être très-considérable, puisqu'elle causait des douleurs empêchant tout travail, mais que d'ailleurs les forces vitales n'avaient pas reçu d'autre atteinte, je fis prendre une des plus fortes doses homœopathiques, une goutte entière du suc de bryone non étendu, et je dis à la malade de revenir me voir au bout de quarante huit heures. J'annonçai à un de mes amis, qui était présent, qu'elle renaîtrait à une santé parfaite durant ce laps de temps, ce qui lui parut douteux. Au bout de deux jours, cet ami revint pour connaître l'événement; mais la femme ne se présenta pas. Je ne pus le tranquilliser qu'en lui donnant l'adresse de cette malade, dont il alla sur-le-champ s'informer. Elle lui apprit que, dès le lendemain, elle avait recouvré la santé et pu reprendre ses occupations.

« Un homme débile et pâle, âgé de quarante-deux ans, qui

passait sa vie à écrire, vint me trouver le cinquième jour de sa maladie.

« 1° Le premier soir, sans cause appréciable, il avait eu des maux de cœur, des vertiges tournoyants, et de fréquents soulèvements de cœur. 2° La nuit suivante, vers deux heures, vomissement de matières aigres. 3° Les nuits d'ensuite, violents soulèvements de cœur. 4° Le jour de la visite, rapports d'une saveur fétide et désagréable. 5° Il lui semblait que les aliments fussent crûs et indigérés dans son estomac. 6° Il avait la tête embarrassée; elle lui semblait vide et sensible en dedans. 7° Le moindre bruit l'importunait. 8° Caractère doux, calme et patient.

« Il est à remarquer ici :

« 1° Que quelques médicaments occasionnent des vertiges, avec des maux de cœur, comme la pulsatille, qui détermine aussi les vertiges le soir, particularité propre à un petit nombre seulement d'autres substances.

« 2° Que la pomme épineuse et la noix vomique excitent des vomissements aigres et une sécrétion muqueuse d'odeur acide, mais non pendant la nuit. La valériane et la coque du Levant font vomir la nuit, mais non des matières aigres. Le fer seul cause des vomissements la nuit, et peut aussi en occasionner d'acides ; mais il ne produit pas les autres symptômes qui devaient être pris ici en considération. La pulsatille, non seulement excite des vomissements aigres le soir, et des vomissements en général pendant la nuit, mais encore les autres symptômes offerts par le malade.

« 3° Les soulèvements de cœur pendant la nuit sont propres à ce médicament.

« 4° Les rapports fétides, putrides, aigres, lui appartiennent également.

« 5° Bien des médicaments font naître un sentiment semblable à celui que produirait la présence de matières indigestes dans l'estomac; mais aucun ne le fait d'une manière aussi complète et aussi frappante que la pulsatille.

« 6° Ce symptôme est produit par la pulsatille, ainsi que par la fève de Saint-Ignace; mais celle-ci ne détermine point les autres.

« 7° La pulsatille occasionne quelque chose de semblable au symptôme 7, de même qu'un excès de sensibilité des autres organes sensoriels, par exemple de la vue. Quoique la difficulté de supporter le bruit résulte aussi de la noix vomique et de la fève de Saint-Ignace, ces substances la produisent à un moindre degré, et n'excitent pas les autres symptômes.

« 8° La pulsatille offre un état semblable du moral.

« Le malade ne pouvait donc être guéri plus facilement, plus certainement et d'une manière plus durable par aucune substance autre que la pulsatille. Je la lui prescrivis sur-le-champ; mais, à cause de sa faiblesse, je n'en donnai qu'une très-petite dose, c'est-à-dire une demi-goutte de la quadrillionième partie d'une forte goutte du suc exprimé. (12 dilut.) Le remède fut pris dans la soirée.

« Le lendemain, l'homme n'éprouvait plus aucune incommodité, sa digestion était rétablie, et huit jours après, quand je le revis, rien n'avait encore reparu chez lui.

« La recherche d'un si petit cas de maladie et le choix du moyen homœopathique qui y convient, sont bientôt faits. Il ne faut pour cela qu'un peu de pratique, et posséder les symptômes des médicaments dans sa mémoire, ou savoir les trouver aisément dans le livre. Mais en écrire le narré, avec tous les motifs pour et contre que l'esprit aperçoit et juge en un instant, c'est, comme l'on voit, un travail long et fatigant. »

Le docteur Watzke cite (¹) deux cas de chlorose qu'il traita inutilement, d'après cette indication générale, avec les remèdes homœopathiques ordinairement employés dans cette maladie, et qui ne cédèrent promptement et radicalement qu'à la substance spécialement choisie et dont les effets répondaient exactement à l'ensemble symptomatique.

« *Chlorosis primaria amenorrhoïca.* Catharina R…, âgée de 16 ans, pas encore réglée, se trouve depuis trois ans dans l'état suivant, à la suite d'un traitement fébrifuge :

« Céphalalgie frontale, pressant sur les yeux comme si elle chassait les orbites au dehors (comparez avec les effets de la *sabine* 6, 8, 16, 18, 19, 31, 32, 48,); plus forte le matin, au lever ; soulagée à l'air libre (comparez effets : 52 et 359) ; mine cachectique, avec le tour des yeux bleuâtre, surtout le matin (effets : 49, 50). Odontalgie plus vive à la chaleur du lit ; améliorée par la promenade et aggravée par le manger (75, 77, 83, 84) ; accès de nausées et d'envies de vomir, lorsque la malade se trouve au milieu d'une réunion nombreuse, à l'église surtout (116, 120, 126) ; sensation fréquente de brûlement à l'épigastre (33) avec tiraillements, borborygmes, pincement dans le bas-ventre, persistant des heures entières (du 142 au 149ᵐᵉ) ; sensation d'afflux, de pression (drängen) aux parties génitales (146) ; respiration courte (222, 223) ; battements de cœur (237 et 240) en faisant des mouvements, en montant les escaliers, etc.; douleur pressive sur la poitrine (229, 232) ; pesanteur des pieds avec endolorissement des cuisses en marchant (313, 358) ; tiraillements et déchirements dans les membres, surtout la nuit (356, 360) ; prompte lassitude ; somnolence ; paresse (357, 361, 366).

(¹) OEsterreichische Zeitchrift fur homœopathie, vol. **2**, **1ᵉʳ** cahier.

« *Chlorosis secundaria menostatica.* Anna L..., jeune fille de 17 ans, fortement constituée, réglée à treize ans et régulièrement jusqu'à l'âge de quinze ans et demi, époque à laquelle les règles disparurent à la suite d'excès de danse. Depuis ce temps, Anna L..., se plaint de vertiges violents jusqu'à tomber, avec obscurcissement de la vue, surtout le matin ou lorsqu'elle s'applique à un travail (voyez effets de la sabine depuis 1 jusqu'à 5). Céphalalgie frontale pressive (effet : 6); leucorrhée jaune-verdatre, mordicante (202 à 204); haleine courte; battements de cœur; grande disposition aux sueurs (392); pesanteur et fatigue douloureuse des membres; habitus leuco-phlegmatique; grand désir des acides et du café brûlé.

« Après avoir, dans les premiers cas, employé successivement sans succès *pulsatil*, *sepia*, *kali*, *ferrum*, pendant deux mois, et dans le second cas *pulsat.*, pendant trois semaines, je prescrivis *sabine* une goutte dans un drachme de sucre de lait à prendre les matins à jeun.

« Pendant l'emploi de ce médicament, les règles parurent et les deux jeunes filles se rétablirent promptement. »

« Voici, dit Bönninghausen (¹), un cas que j'eus à traiter au début de ma pratique pour lequel le choix du remède indiqué n'était vraiment pas difficile et paraissait même de prime abord fort aisé, qui cependant pouvait être facilement manqué par défaut d'attention et de recherches.

« E. N. de L..., d'une cinquantaine d'années, d'un teint fleuri, un peu animé, d'une humeur habituellement gaie, mais sujet à des accès de colère et à un état d'excitation nerveuse, par suite du mal dont il est atteint.

« Il souffre depuis deux mois environ (à la suite de la réper-

_____

(¹) Therapeutische taschenbuch., préface, page 18.

cussion d'une douleur soi-disant rhumatismale de l'orbite droit par des applications externes dont je ne pus savoir la nature), d'une douleur particulière très-vive à la jambe droite qui occupe tout le paquet musculaire du mollet, depuis le creux poplité jusqu'au talon, sans affecter les articulations du genou et du pied. Il dépeint ce mal comme un déchirement saccadé, pressif, interrompu quelquefois par des élancées qui se dirigent de dedans en dehors. Le matin, il est plus supportable et se transforme en une sensation de pression sourde et de meurtrissure. Ce mal s'aggrave le soir et pendant le repos, et surtout lorsqu'il se repose après une promenade faite en plein air. Pendant la marche, la douleur passe souvent rapidement du mollet droit au bras gauche et devient tout-à-fait insupportable, lorsque mettant la main dans la poche, il tient le bras tranquille; s'il le remue, au contraire, la douleur est soulagée, ou revient tout-à-coup dans le mollet droit. Ce qui procure le plus de soulagement, c'est d'aller et venir dans la chambre, et le frictionnement de la partie souffrante. Les symptômes concomitants consistent en de l'insomnie avant minuit, accès fréquents, le soir, de chaleur fugace avec soif, sans frissons antécédents, goût désagréable de graisse et sensation de nausée à la gorge, douleur constante pressive à la partie inférieure du sternum et à l'épigastre, comme si quelque chose voulait sortir à travers les téguments.

« Tout praticien habile, versé dans la connaissance de la pathogénésie, trouvera facilement à ces traits le médicament indiqué, mais le débutant pourra errer longtemps dans ses recherches avant de porter son choix sur le remède vraiment homœopathique.

« L'un sait, par exemple, que les douleurs erratiques, passant rapidement d'un endroit à l'autre, survenant surtout le soir, aggravées par le repos, accompagnées d'insomnie avant minuit, de goût rance à la bouche, appartiennent à la *pulsatille*, mais il n'est point sûr de la concordance des autres phénomènes morbides avec les effets toxiques de cette substance ; il devra faire les recherches, et il reconnaîtra bientôt que pulsatille n'est pas, dans ce cas, le remède indiqué, attendu que les symptômes de l'état moral, et plusieurs autres n'ont aucun rapport et sont même en contradiction avec les données pathogénétiques.

« Un autre a fixé son attention d'une manière plus spéciale sur la nature des douleurs. Il sait que le china a les douleurs comme de paralysie et de meurtrissure, les sensations de serrement, de déchirement saccadé, d'élancées de dedans au dehors, et qu'il produit aussi des douleurs erratiques; il pense aussi que l'insomnie avant minuit, l'aggravation dans le repos, l'amélioration par le mouvement et le frottement, la chaleur fugace avec soif, sont de la sphère de ce médicament ; mais il ignore le rapport des autres phénomènes morbides, et des recherches plus exactes le convaincront bientôt de la contre-indication du china.

« Un homœopathe versé dans la connaissance de la pathogénésie, reconnaîtra à première vue les contre-indications de pulsat. et china, mais il pourra peut-être ne pas apercevoir les caractères qui doivent le déterminer à l'emploi de *valériane*, médicament rarement usité, et qui est en effet ici le remède homœopathique. Alors, il est utile de recourir aux répertoires ou exposition et liste méthodique des symptômes. On trouve ainsi facilement les traits caractéristiques qui manquaient pour fixer le choix. J'administrai valériane à haute dilution, quelques globules dissous dans plusieurs onces d'eau, et données à intervalle par cuillerées. Sous l'influence de ce remède, les douleurs disparurent radicalement, au bout de trois jours, avec tous les malaises accessoires. »

« Voici un fait qui prouve l'importance de cette spécialisation :

« Cette année (1845), il règne à Münster et dans les environs, parmi les enfants, une coqueluche maligne qui n'offre qu' exceptionnellement les phénomènes propres à *drosera*, et présente très-peu de rapport avec les diverses substances indiquées contre cette maladie. Cependant on observait dès l'abord chez les enfants une remarquable turgescence ou bouffissure, non pas tant de la face que de la paupière supérieure et parties environnantes, formant une espèce de sac, phénomène qui appartient exclusivement à kali carb. (Voy. sympt. 219.) Cette substance fut en effet le remède spécifique et le seul qui au début de l'épidémie réussit à guérir promptement et radicalement tous les cas de coqueluche. Plus tard, cette maladie changea d'aspect et de caractères par l'apparition de sueurs froides au front, et de vomissement dans les accès de toux. Le veratr. alb., fut alors le remède homœopathiquement indiqué et le seul efficace. »

Mais il faut qu'un esprit de système et une judicieuse critique dominent cette spécialisation, élément indispensable de la méthode homœopathique, sans quoi l'on reste dans des vues étroites, l'on tombe dans une routine déplorable, dans un empirisme grossier, plein d'illusions et de mécomptes. On transforme une noble science en un procédé ingrat et ridicule de comparaisons symptomatiques, sources d'indications trompeuses. Rien n'est isolé ni indépendant dans la nature ; les phénomènes les plus excentriques se rattachent à des causes appréciables, à des lois générales auxquelles il faut savoir les rapporter. Dans l'appréciation des symptômes et des effets pathogénétiques, il ne faut jamais perdre de vue l'ensemble de l'état morbide , les lois de l'organisme vivant, et le caractère général de l'action toxique. A cette hauteur on juge de la valeur des détails, on les explique tous, on les rattache à l'ensemble ; on se dirige avec connaissance de cause, au lieu de se laisser aveuglément conduire par quelques indications isolées qu'on ne sait à quoi rapporter. L'emploi trop préconisé des répertoires et manuels thérapeutiques contribue un :peu à fausser la méthode de plusieurs praticiens par ce procédé empirique et illibéral. Aujourd'hui la tendance est meilleure ; on peut même dire qu'elle ne laisse rien à désirer. Les médecins allopathes trouveront dans le travail de Wurmb, sur l'arsenic (journal homœopathique d'Autriche, t. 1, cahier 3), un modèle parfait de la manière dont le diagnostic et l'étude pharmacologique doivent concourir au traitement.

Pour ce qui concerne la symptomatologie, chaque praticien vraiment hippocratique doit savoir en relever le tableau complet. Il n'en est point ainsi de la pathogénésie qui, étant l'œuvre exclusive de quelques observateurs, reste lettre close pour tous les adhérents de l'ancienne école. Cette science est difficile ; on se fourvoye facilement dans son étude. Il faut, pour la posséder, un long travail analytique et une constance à toute épreuve. Cette multitude de modifications vitales produites par les diverses substances médicamenteuses, forme à première vue un fatras inextricable, une masse indéfinissable, où l'on trouve tout ce qu'on veut, et cependant rien de déterminé. Il semble dans cette confusion que les pathogénésies ne diffèrent point les unes des autres et présentent chacune une collection de phénomènes sans rapport et sans liaison entre eux. Cette apparence de chaos inspire un dégoût insurmontable, à qui débute dans cette étude, sans connaître le moyen d'y faire naitre l'ordre et la clarté. Ce moyen est bien simple ; il s'agit de surmonter la répugnance d'une lecture aride, plusieurs fois répétée, de chaque pathogénésie. On ne tarde pas à reconnaître qn'un caractère spécial domine cette multitude de symptômes variés ; que tous, plus ou moins, ils se rapportent à cette propriété fondamentale qui les explique et les coordonne. On trouve même, dans certaines pathogénésies, plusieurs de ces propriétés distinctes et caractéristiques qui rassemblent autour d'elles un certain nombre de phénomènes.

Ainsi, par exemple, l'*anémone pulsatille* présente plusieurs groupes d'effets qui sembleraient devoir être le partage de plusieurs substances toxiques différentes : telle est son action spéciale sur l'appareil gastrique, sur les organes génito-urinaires, sur les affections de la pituitaire, sur le système veineux. La *belladonne* offre un ensemble bien tranché de modifications sur le cerveau, sur les tissus qui entrent dans la composition du cou, de la bouche, de la gorge ; elle jouit d'une efficacité spéciale dans la scarlatine et la première période des inflammations parenchymateuses. A ce point de vue physiologique, on tient la pathogénésie, on la pose devant soi, on la dissèque, on l'analyse, on la reconstruit, on finit par la posséder d'une manière intelligente et par y trouver une source inépuisable d'indications thérapeutiques précises. Par une lecture réitérée, on parvient à distinguer les phénomènes accessoires, sympathiques accidentels, des effets primaires fondamentaux. On les élimine, et l'on a enfin le tableau exact des propriétés de chaque substance médicinale. Si maintenant l'on porte son attention sur le malade, on observe que les causes morbides excitent les mêmes séries de symptômes que les agents médicamenteux, que la pathogénésie est un calque de la pathologie ; on est frappé de cet admirable rapport, et l'on voit chaque patient revêtir les traits de tel ou tel remède. Voici un individu belladonique, aconiteux, sulfureux, c'est-à-dire dont l'état ressemble à celui que chacun de ces trois remèdes est capable de produire chez l'homme en santé. L'on administre cette substance, et le traitement homœopathique est fait dans toute sa perfection.

Un moyen bien préférable à la simple lecture des pathogénésies, c'est d'expérimenter sur soi-même les médicaments, quelques-uns au moins ; car cette étude de toutes les substances actuellement en usage, réclamerait la vie entière et une attention exclusive. Ce genre d'essai développe merveilleusement le talent d'observation, procure un tact médical exquis, en apprenant à distinguer la valeur relative des manifestations anormales de l'organisme, donne une connaissance claire et précise du caractère différentiel de chaque substance médicamenteuse, et grave d'une manière indélébile dans la mémoire tous les effets toxiques qui leur sont propres. Tels sont les précieux avantages de ce genre d'essais que signalent tous ceux qui s'y sont livrés. Mais il n'est pas au pouvoir de chacun de faire ces études, et la plupart des praticiens doivent se contenter de commenter simplement les pathogénésies écrites. Afin d'épargner ce long et pénible travail et de faciliter les premiers pas à ceux de nos confrères qui voudront se livrer à cette étude, je vais rapporter ici l'analyse de quelques-uns des principaux remèdes.

On remarquera que tous les phénomènes ne sont point purement pathogénétiques, que nous y avons joint un certain nombre d'effets cliniques, c'est-à-dire qu'au résultat de l'expérimentation sur l'homme sain, nous avons ajouté la désignation des états pathologiques dans lesquels la substance médicinale s'est montrée habituellement efficace. Ces deux genres de phénomènes ayant la même valeur au point de vue des indications à fournir, on peut les placer sur la même ligne sans chercher à les distinguer.

PATHOGÉNÉSIE

ÉT INDICATIONS THÉRAPEUTIQUES DES PRINCIPAUX REMÈDES.

Notre but, dans cet exposé de phénomènes toxiques et d'indications cliniques, a été de présenter l'aspect général du médicament, d'en esquisser à grands traits la physionomie, afin d'en faire distinguer facilement le caractère propre, et de le graver profondément dans la mémoire. Pour cela, nous avons dû abandonner les divisions sous lesquelles on a coutume de ranger par séries ou groupes distincts les divers effets d'un remède ; divisions qui ôtent la vue de l'ensemble pour fixer l'attention sur les détails. Cependant, pour éviter la confusion et rendre cette partie de notre travail plus utile encore, nous avons adopté une certaine méthode. Nous commençons par la nomenclature des modifications générales qui ont trait à l'ensemble des fonctions, aux principales indications cliniques, à l'état du moral. Puis viennent les symptômes de la tête, de la face, de la bouche, et successivement de toutes les parties du canal digestif, de l'appareil génito-urinaire. Nous passons ensuite aux phénomènes morbides que présentent les organes thoraciques, le tronc et les membres.

Aconit. — Tempérament sanguin ; — fièvre inflammatoire ; — inflammations locales aiguës ; — congestions sanguines actives ; — pouls dur et fréquent ; — hémorrhagie nasale ; — croup et petite vérole (première période) miliaire pourprée ; — morbilles ; — accès de douleurs, avec soif vive et rougeur des joues.

Céphalalgie, comme si le cerveau sortait du crâne ;—céphalalgie frontale, élançante, battante ou pressive, augmentée par la marche et le mouvement ;—serrement dans le front, au-dessus du nez, avec sensation, comme si on allait devenir fou.

Petites taches noires, volantes ;—chémosis douloureux ;—pression étourdissante à la racine du nez ;—accès de cécité subite.

Sensation de sécheresse des lèvres, puis de la bouche, avec chaleur qui remonte de la poitrine dans la tête ;—sensation de constriction de la gorge, comme celle qui est produite par des substances âcres ;—douleur brûlante et finement élançante au fond de la gorge ;—douleur pressive à l'épigastre et aux hypochondres ; —sensation de constriction à l'estomac et aux hypochondres ; — bas-ventre douloureux au toucher.

Pendant la marche, douleur vive de meurtrissure dans les reins ;—ténesme de la vessie par la pression du bas-ventre ;—envies anxieuses d'uriner ;—douleur dans la vessie, en marchant ;—urines brûlantes, foncées, sédimenteuses ;—émission abondante d'urines avec sueurs copieuses.

Petite toux, provenant d'un chatouillement dans le larynx ;—toux avec expectoration sanguine ;—hémoptysie ;—anxiété qui gêne la respiration, avec chaleur du front ;—douleurs élançantes dans la poitrine qui arrêtent la respiration ;—élancements dans le côté droit avec humeur plaintive, pleureuse;—anxiété d'esprit, accompagnée d'élancements dans le côté droit de la poitrine, suivie de battements de cœur et de céphalalgie pressive ;—cardialgie.

Par le mouvement et la marche, douleur de meurtrissure dans les fausses côtes avec gémissement ;—douleur de meurtrissure dans les différents points de la colonne vertébrale, augmentée par le mouvement ;—moiteur de tout le corps ;—sueurs abondantes, accompagnées de flux d'urine ;—les jointures sont douloureuses au toucher ;—tout le corps est douloureux au toucher, l'enfant ne se laisse pas prendre et plaint ;—froid du corps avec brûlement au front, aux oreilles, avec chaleur sèche interne avec envie de vomir sans mauvais goût à la bouche, et qui cesse après le manger.

Humeur bourrue ou folâtre avec rougeur des joues, frissons et céphalalgie pressive ;—pleurs, gémissements, désespoir, crainte de la mort ;—crainte plaintive d'une mort prochaine ;—accès d'humeurs opposés ;—la crainte de la mort et le désespoir prédominent ;—misanthropie ;—démence de courte durée.

Arnica Montana. — Lésions mécaniques et toute affection qui en est la suite ;—contusions ;—sugillations ;—sensation de meurtrissure générale ; —fatigue extrême, comme par une marche forcée ;—courbature douloureuse avec fourmillement ;—sensation de petites piqûres à la peau ;—élancements et secousses comme par l'étincelle électrique ;—fièvre traumatique ; — hémorrhagie en général, particulièrement l'hémoptysie ;—ecchymoses, pétéchies et toute suffusion sanguine.

Congestion cérébrale ;—apoplexie sanguine et paralysie ;—douleur pressive au front ;—céphalalgie pressive, battante ; —céphalalgie frontale, d'abord pressive, puis élançante et palpitante ;—de temps en temps, douleur déchirante ou comme de fines élancées dans la tempe, surtout à gauche ;—congestion à la face ;—chaleur, ardeur à la face et à la tête avec état normal du reste du corps ;— brûlement dans la tête avec sensation de fraîcheur dans le reste du corps ;—rougeur et chaleur d'une joue seulement ;—somnolence ;—pendant le sommeil, gémissements, respiration ronflante, selles et urines involontaires.

Lèvres gercées ;—lèvres arides ;—ulcération de l'angle des lèvres, avec douleur brûlante surtout en les touchant;—sensation d'écorchure à la langue et d'âpreté au gosier ;—déglutition bruyante, difficile ; - on a de la peine à faire descendre les aliments, ils provoquent un soulèvement de cœur ; —renvois à vide ; —efforts inutiles de vomissement ;—plénitude d'estomac ;—satiété avec dégoût.

Ténesmes de la vessie ;—émission involontaire et goutte à goutte des urines.

Sensation comme si les narines étaient ulcérées ;—sensibilité douloureuse de l'intérieur des narines ;—toux avec élancées dans les côtés du ventre ;—toux courte, fréquente, qui produit une vive douleur d'élancement dans un des côtés de la poitrine avec dyspnée ;—douleur élançante sous les fausses côtes;—sensation de piqûres d'aiguilles au côté droit de la poitrine ;—fortes élancées à la région cardiaque ;—douleur pressive sur la poitrine, à un point limité, qui n'augmente ni par le toucher, ni par le mouvement, ni par la respiration ; — fourmillement à la colonne vertébrale.

Douleur goutteuse dans le pied avec une petite fièvre le soir ;—sensation de reptation et de fourmillement dans les pieds ;—gonflement inflammatoire, érysipélateux des pieds ;—gonflement chaud, douloureux, dur et luisant du gros orteil ;—sur le soir, douleur sourde de luxation à l'articulation du gros orteil avec un peu de rougeur ;—quelques fortes élancées dans le gros orteil ;—élancées dans le pied, qui traversent le gros orteil ;—sensibilité douloureuse de toutes les articulations au plus léger mouvement ;—surimpressionabilité douloureuse de tout le corps ;—douleur dans tous les membres, comme de meurtrissure, par le mouvement ;—fourmillement dans les membres.

Arsenicum. — Constitution scrofulo-nerveuse épuisée, sujette aux flux muqueux, aux dartres et ulcères ;—fièvres intermittentes qui se sont aggravées sous l'action du quinquina, type quart de préférence, avec adipsie complète ou soif inextinguible, mais désir de boire peu à la fois, complication d'hydropisie, de dyspnée, face bouffie, terreuse, et grande faiblesse dans l'intervalle des accès ;—apparition de souffrances par accès périodiques ;—atrophies ;—sensation de brûlement ;—gonflements œdémateux avec douleur brûlante ;—pouls irrégulier ou accéléré, faible, petit, fréquent ou supprimé et tremblant ;— sueurs colliquatives, la nuit surtout ;—les souffrances sont plus vives après la nuit et le repos ;—pétéchies variées ;—éruptions miliaires ;—accès de souffrances avec chute rapide des forces, ou douleurs insupportables qui portent au désespoir et à la fureur ;—sueurs visqueuses, froides, avec pesanteur à la tête, bourdonnement dans les oreilles, tremblement des membres ;—mélancolie profonde ;—ulcères en général : l'arsenic est le médicament qui répond le mieux à ce genre de lésion, fût elle de cause vénérienne ou autre ;—nodosités et ulcères carcinomateux ;— tête lourde, avec sensation de vertiges, qui ne permet pas de rester debout ;—pesanteur sur la tête, comme par un fardeau, avec bourdonnement d'oreilles ;—bourdonnement d'oreilles à chaque accès de douleurs (l'apparition d'autres symptômes, lors de la manifestation d'une autre douleur, est un effet caractéristique de l'arsenic, ainsi que l'extrème faiblesse, forçant à se coucher, qui accompagne des malaises de peu d'importance).

Mal de tête périodique ;—yeux rouges, enflammés ;—gonflement des yeux et des paupières ;—larmes corrosives ;—accès d'obscurcissement de la vue ;—brûlement des yeux, du nez, de la bouche ;—face hippocratique avec distorsion des traits ;—face terreuse, plombée, avec des plaques, avec des stries verdâtres ou bleuâtres ;—gonflement élastique de la tête et de la face, surtout des paupières ;—face bouffie, infiltrée ;—éruption pustuleuse au cuir chevelu et à la face, avec douleur brûlante ;—croutes et ulcères rongeants au cuir chevelu.

Lèvres ulcérées ou tachetées de noir —grande sécheresse de la bouche avec soif vive ;—boit cependant peu à la fois ;—brûlement à la gorge ;—sensation de serrement à la gorge ;—constriction et contraction crampoïde de la gorge ;—vomissements chroniques ;—vomissements continus, avec douleur violente et sensation d'une vive chaleur interne ;—mal de cœur et envie de vomir qui forcent à se coucher, avec douleur tiraillante aux chevilles et aux coude-pieds ;—sensation de froid ou de brûlement insupportable à l'épigastre ;—sensation persistante de froid intérieur dans la partie supérieure de l'abdomen ;—pression à l'épigastre;—cardialgie anxieuse;—crampe d'estomac, avec défaillance, violentes coliques, vomissement et diarrhée;—sensation d'anxiété insupportable, rapportée à l'épigastre;—gonflement du ventre;—douleurs déchirantes dans le ventre, avec froid glacial des mains et des pieds et sueurs froides;—brûlement au ventre et à l'anus;—selles brûlantes;—le soir, crampes et pincements dans le bas-ventre, avec sueurs, vents et selles très-liquides;—ténesme diarrhéique brûlant et pressif;—évacuation de petites quantités de mucosités avec ténesme et tranchées comme par des hémorrhoïdes aveugles;—boutons hémorrhoïdaux qui brûlent comme du feu, surtout la nuit, le jour la douleur devient élançante;—après beaucoup d'inquiétude et de coliques, selle fluide noirâtre, brûlant l'anus.

Excrétion d'une sérosité mordicante par le nez;—la mucosité aqueuse nasale mord et brûle les narines qui s'excorient;—très-violent coryza avec raucité de la voix et insomnie;—sécheresse et brûlement au larynx;—accès de suffocation;—pression et brûlement dans la poitrine;—brûlement chronique au sternum;—sensation de contraction dans la poitrine;—dyspnée;—suffocation;—asthme périodique;—le soir, resserrement de poitrine et toux sèche;—catarrhe suffocant, le plus souvent nocturne;—accès d'asthme accompagnés d'extrêmefaiblesse;—toux courte, sèche, profonde, surtout la nuit;—toux avec sensation d'étouffement comme celle produite par la vapeur du soufre;—le soir, sensation de froid dans la poitrine:—battements de cœur violents, la nuit;—battements de cœur irréguliers avec angoisse.

Gonflement à diverses parties, de nature élastique;—gonflement douloureux des glandes inguinales;—pustules noires sur la peau;—crampes douloureuses des extrémités;—douleurs tiraillantes qui s'étendent de l'extrémité à l'autre d'un membre:—gonflements élastiques à plusieurs parties, surtout aux pieds, qui sont précédés de douleurs déchirantes et se dissipent par l'application de la chaleur;—gonflement brillant des pieds avec taches arrondies qui donnent une sensation de brûlement;—paralysie des extrémités inférieures;—douleurs tractives dans les membres, la nuit surtout;—gonflement dur, brûlant, des membres;—éruption de miliaire simple ou scorbutique;—pustules noires, très-douloureuses ou brûlante;—démangeaison brûlante avec douleur après s'être gratté;—éruption de petites papules avec brûlement;—à la partie douloureuse de la peau se forme un ulcère avec cuisson comme par un charbon ardent;—antour des ulcères et non dedans, brûlement, peu de suppuration, grande faiblesse générale et insomnie;—les ulcères s'enflamment à leur pontour, saignent dans le pansement et se recouvrent d'une pellicule sèche,

Amaigrissement;—consomption lente qui peut aller jusqu'à la mort;
—défaillance;—faiblesse excessive chronique;—mort par la seule chute
des forces, sans aucun phénomène de réaction;—faiblesse des articulations du poignet et du pied, qui semblent comme disloqués;—perte de
connaissance dangereuse et longue, par la seule olfaction du sulfure
d'arsenic;—accès de faiblesse périodique;—retour périodique des affections arsénicales :—soif très-vive, et la boisson procure des frissons,
des nausées et des douleurs d'estomac;—anxiété insupportable, inquiétude et agitation dans le lit;—chaleur nocturne, sans soif ni sueurs,
(effet caractéristique de l'arsenic);—soulagement des souffrances par
l'application extérieure de la chaleur.

Belladonna. — Affections des personnes lymphatico-plétho-
riques, sujettes aux engorgements des glandes, aux inflammations phleg-
moneuses;—gonflement des glandes, et surtout des glandes du cou;—
gonflement chaud, rouge et luisant, des parties malades;—chaleur
sèche générale avec enflure des veines, pulsation des carotides, face
vultueuse, soif ardente, excitation cérébrale et frisson dès qu'on se découvre une partie quelconque —grande agitation et jactation, la nuit
surtout; —il plonge la tête dans le traversin.

Délire;—délire furieux;—illusions des sens et visions effrayantes;
—stupeur et perte de connaissance :—accès de convulsions, précédés
de formication avec sensation d'engorgement et de torpeur des membres;—état d'ivresse;—accès de coma, suivi de boulimie, chaleur brûlante et sécheresse de la bouche;—érysipèle simple;—scarlatine;—
métastase de la petite vérole et autres exanthèmes fébriles sur le cerveau :—encéphalite, première période;—sensation de fluctuation dans
la tête;—plénitude, pesanteur et pression violente dans la tête, comme
si le crâne allait éclater;—douleur pressive au front comme par une
pierre, soulagée en appuyant la tête ou la penchant en avant, avec
pupilles dilatées;—céphalalgies sus-orbitaires, comme si le cerveau
était poussé au dehors, avec difficulté extrême d'ouvrir les yeux et resserrement des pupilles.

Pupilles resserrées ou dilatées;—yeux rouges, brillants et convulsés;
—inflammation des yeux avec injection des veines; rougeur foncée de
la sclérotique;—névroses de la vue;— rougeur foncée du visage;—
gonflement dur de la face, surtout des lèvres et d'une joue seule;—
névralgie sous-orbitaire.

Odontalgie avec fluxion de la joue;—gonflement douloureux des
gencives;—sécheresse excessive dans la bouche;—gonflement inflammatoire et rougeur de la muqueuse buccale et de l'arrière gorge;—élan-

cements dans le gosier et sensation de gonflement douloureux en avalant et en tâtant le cou, mais qui n'est pas perçue pendant le repos et n'est pas modifiée par la parole;—resserrement contractif du gosier qui s'oppose à la déglutition et se dissipe en buvant du café;—constriction spasmodique du pharynx;—hémorrhagie buccale;—inflammation de la langue;—angines diverses;— soif ardente, souvent avec horreur des boissons ou impossibilité d'avaler;—goût acide du pain;—répugnance pour les acides;—envie inutile de faire des renvois;—renvois à moitié comprimés;—vomituration avec impossibilité de vomir;—vomissement;—endolorissement de tout le ventre qui est douloureux au toucher;—sensation de gonflement du bas-ventre avec douleur serrante, contractive, sous l'ombilic, qui oblige à se courber en avant;—suppression des selles et des urines;— selles et mictions involontaires.

Maladies des femmes enceintes et en couches; — métrorrhagie;—grosses élancées dans les testicules qui sont tirés en haut.

Endolorissement du larynx avec péril de suffocation lorsqu'on le tâte;—dyspnée spasmodique;—accès de douleur compressive, la nuit surtout, dans un des points du tronc, ou des membres, se dissipant par un mouvement de flexion.

Bryonnia.—Affections des hommes adultes à constitution maigre, sèche, bilieuse;—inflammations membraneuses, des séreuses surtout;—douleurs avec frisson et froid général;—aggravation des souffrances par le mouvement;—gonflements œdémateux pâles et chaudes ou rouges, luisants, avec élancées pendant le mouvement;—fièvre typhoïde (période inflammatoire);—fièvre d'accès avec prédominance de froid, douleurs lancinantes dans les côtés de la poitrine et du ventre, soif pendant les frissons et la chaleur;—fièvre débutant par une toux sèche, vomissements, élancements et oppression à la poitrine.

Vertiges en se redressant;—accès de maux de tête avec vomissements;—douleur aux yeux en les remuant;—gonflement douloureux des yeux; gonflement du visage, lèvres et nez qui sont douloureux au toucher.

Langue sèche;—goût amer;—vomissement et pression à l'estomac après avoir mangé;—affections gastriques et bilieuses avec fièvre;—douleur lancinante à la région hépatique, en respirant et au toucher;—douleur tractive, élançante dans le ventre, le matin ou après avoir mangé.

Toux avec expectoration jaunâtre;—élancements dans les côtés de la poitrine, surtout en toussant;—respiration empêchée par des élancements;—pleurésie;—pleuropneumonie.

Inflammations érysipélateuses, surtout aux articulations ;—élancements dans le dos ;—raideur douloureuse des parties postérieures du tronc ;—douleurs tractives, élançantes aux membres, aux articulations surtout, augmentées par le mouvement avec tension et gonflement luisant.

Calcarea carbonica. Affections des personnes lymphatiques à constitution maladive, disposées aux écoulements muqueux ;—scrofules ;— ostéomalacie ;—maladies des os ;—atrophies ;— gonflement douloureux des glandes ;—engorgement et suppuration des glandes ;—les moindres lésions de la peau suppurent longuement ;—ulcère fistuleux ;—éruptions humides et croûteuses en forme de grappe ;—tumeurs enkystées qui fondent par suppuration et se renouvellent ;—varices ;—crampes, surtout la nuit et dans les membres ;—faiblesse nerveuse quelquefois extrême ;—souffrances périodiques ;—souffrances des ivrognes ;—engourdissement facile des membres ;—disposition à prendre des refroidissements et grande sensibilité à l'air froid et humide ;—la promenade au grand air amène plusieurs malaises surtout de la tristesse avec pleurs, mal à la tête, ballonnement du ventre, battements de cœur, sueurs, grandes lassitudes, etc.

Développements de kystes, au cuir chevelu, qui suppurent bientôt ;—éruption croûteuse, suintante au cuir chevelu ;—chute des cheveux, céphalalgie pressive ou pulsative apparaissant au grand air ;—otorrhée.

Gonflement inflammatoire du nez, surtout du bout ;—sécheresse pénible des narines ;—coryza ;—gonflement du tissu cellulaire de la face;—fistule lacrymale suppurante ;—gonflement et rougeur des paupières avec production abondante de chassie;—taches et points noirs voltigeants devant les yeux ;—amaurose commençante.

Gonflement inflammatoire de la luette et des amygdales ;—angines, surtout celles qui proviennent de refroidissement dans l'eau ou de métastase de lumbago rhumatismal ;—dégoût pour la viande ;—pyrosis après le repas ;—rapports aigres ;—vomissements acides ;—crampes d'estomac ;—engorgement des ganglions mésentériques ;—hémorrhoïdes.

Règles trop hâtives et trop abondantes ;—leucorrhée avant les règles ;—odontalgie pendant les règles.

Enrouement fréquent et de longue durée ; toux sèche ;—toux avec expectoration purulente et sanguinolente ;—phthisie pulmonaire, deuxième et troisième période, chez les tempérament lymphatiques et les scrofuleux ;—douleur d'excoriation dans la poitrine en inspirant.

Gonflement et déviation de la colonne vertébrale ;—torsion des os longs et gonflement de leurs extrémités ;—gonflement érysipélateux du tissu cellulaire des membres ;—crampes dans les muscles des membres; —les extrémités sont souvent comme mortes et engourdies ;—enflure des veines des mains et varices aux jambes ;—cors avec douleur d'excoriation ;—les symptômes s'aggravent ou apparaissent par l'impression de l'eau froide.

Chamomilla. Tempérament nerveux ;—affections propres aux femmes enceintes, aux petits enfants ;—convulsions, cris, coliques, diarrhée des enfants nouveau-nés ;—surexcitation et surimpressionnabilité du système nerveux ;—les douleurs paraissent insupportables et portent au désespoir ;—c'est la nuit que les souffrances sont les plus vives, elles s'accompagnent de soif constante avec chaleur et rougeur d'une joue ou d'une forte sueur chaude de la tête ;—disposition à pleurer et à se fâcher ;—fièvre avec alternation continuelle de frissons et de chaleur partiels ;—fièvre intermittente avec exacerbation nocturne, pression à l'épigastre, vomissements bilieux, coliques et diarrhée.

Céphalalgie sémi-latérale ;—ophthalmie et blépharophthalmie, surtout celle des nouveau-nés ;—gonflement inflammatoire des parotides ;—odontalgie sémi-latérale la nuit avec gonflement chaud et rouge de la joue et des glandes sous-maxillaires et douleur insupportable ;—rougeur, chaleur, gonflement d'une des deux joues seulement.

Dégoût ou désir prononcé du café ;—le café accroît ou diminue les malaises;—pression excessivement douloureuse à la région précordiale; —gastralgie pressive ;—coliques extrêmement douloureuses ;—amertume de la bouche ; affections bilieuses ;—diarrhées, la nuit surtout ; —diarrhées muqueuses, verdâtres, liquides et fréquentes.

Règles supprimées avec ballonnement du ventre et douleurs pressives très-violentes, comme d'enfantement ;—maux de reins, avec aménorrhée.

Mercurius. Affections rhumatismales et arthritiques avec gonflement inflammatoire ;—maladies des sujets lymphatiques, disposés à se refroidir et à transpirer facilement ;—affections scrofuleuses, hydropiques ;—douleurs rhumatismales avec sueurs qui ne soulagent point ; —douleurs articulaires avec gonflement ;—brisement de tout le corps avec endolorissement du périoste ;—gonflement inflammatoire des glandes ;—amaigrissement ;—cachexies par abus du quinquina ou du soufre ;—maladies des os ;—exostoses ;—carie, fragilité ;—abcès dans les articulations ;—taches, ulcères et suppurations syphilitiques ;—petits boutons très-pruriants qui s'ulcèrent et se recouvrent de croûtes; —éruptions de petites papules qui saignent très-facilement ;—ulcères

chancreux ;—érysipèles simples et phlegmoneux ;—scarlatine maligne ;
—petite vérole, période de suppuration ;—prurit violent et voluptueux
la nuit ;—la nuit agitation, accès fébrile ;—grand nombre de souffrances
se manifestent la nuit ;—grande angoisse intérieure, le soir et la nuit,
au lit ;—douleurs ostéocopes nocturnes ;—fièvre inflammatoire avec
transpirations abondantes ;—sueurs colliquatives ;—dans la chaleur des
accès fébriles, soif très-vive et désir de lait.

Douleur déchirante, élançante dans la tête d'un seul côté, se propa-
geant jusqu'aux oreilles et aux dents ;—céphalalgie nocturne ;—douleur
dans les os du crâne ;—gonflements inflammatoires du crâne ;—croûtes
suintantes, excoriation du cuir chevelu et destruction des cheveux ;—
céphalalgies rhumatismales.

Ophtalmies scrofuleuses, rhumatismales et syphilitiques ;—yeux
rouges, enflammés ;—larmoiement abondant ;—photophobie ;—pustules de la conjonctive et ulcères de la cornée ;—prurit et brûlement des yeux ;—croûtes sur les paupières ;—points noirs, mouches
volantes ;—croûtes jaunâtres à la face, avec prurit continuel, suintement fétide et saignement après s'être gratté ;—déchirement dans les
os et les muscles, d'un côté de la face ;—prosopalgies et odontalgies
avec fluxion ;—douleur élançante jusqu'à l'oreille, salivation et frisson
général ;—douleur déchirante dans les oreilles augmentée par la chaleur
du lit ;—otorrhée et excroissance fongueuse dans les oreilles ;—gonflement des os du nez, douloureux au toucher ;—gonflement de la lèvre
supérieure.

Ulcère à la face interne des joues et aux lèvres ;—douleur élançante et gonflement inflammatoire des glandes salivaires et des
ganglions sous-maxillaires ;—sensibilité douloureuse des parotides ;—
gencives décollées, ulcérées, fongueuses, saignant facilement, avec
douleur d'excoriation en y touchant ;—haleine fétide ;—gonflement inflammatoire, fongosités de la bouche ;—aphthes et autres ulcères de la
muqueuse buccale ;—gonflement de la langue qui est recouverte d'un
enduit blanchâtre ;—écoulement abondant d'une salive visqueuse,
fétide ;—langue gonflée, ulcérée sur les bords, très-douloureuse ;—douleur lancinante à la gorge et aux tonsilles, surtout en avalant ;—pendant
la déglutition, élancées dans la gorge qui se font sentir jusque dans les
oreilles ;—angine phlegmoneuse ;—suppuration des amygdales ;—
sensation comme d'une tumeur dans la gorge ;—déglutition douloureuse,
difficile ;—ordinairement les maux de gorge s'étendent jusqu'aux
oreilles, aux parotides, aux glandes du cou, s'aggravent la nuit et sont
accompagnés de salivation ;—grand désir de boire du lait ;—goût muqueux putride à la bouche ;—goût douceâtre ;—nauséeux à la gorge ;—

grande faiblesse de la digestion avec faim continuelle ;—sensibilité douloureuse de la région hépatique ;—ulcère ;—ventre dur, ballonné, douloureux au toucher ;—douleurs incisives dans le haut du ventre ;—abdomen très-douloureux au toucher ;—évacuation peu abondante de mucosités sanguinolentes accompagnées de coliques incisives et de ténesmes ;—selles diarrhéiques et dyssentériques avec coliques, tranchées violentes, ténesmes, nausées, frissons, faiblesse et tremblement des membres ;—selles muqueuses verdâtres qui brûlent l'anus ;—tranchées incisives, comme par des couteaux, et pincements, surtout la nuit et à le fraîcheur du soir ;—diarrhée occasionnée par l'air frais du soir ;—élancées incisives dans les aines ;—démangeaisons à l'anus ;—sortie d'ascarides et de lombrics ;—affections vermineuses.

Gonflement inflammatoire et suppuration des glandes inguinales ;—bubons scrofuleux et syphilitiques ;—miction très-abondante avec amaigrissement excessif ; —gonflement du prépuce dont la face interne est enflammée, rouge et très-sensible ;—le soir brûlement autour du gland, suivi d'éruption de vésicules sur la face interne du prépuce qui éclatent et laissent de petits ulcères qui guérissent rapidement ;—chancre syphilitique primaire ;—suppuration du prépuce ;—gonorrhée du gland ;—gonflement inflammatoire et suppuration du vagin ;—métrite ;—inflammation des mamelles.

Affections catarrhales des voies aériennes avec fièvre ;—toux rauque avec sensation de sécheresse et élancements dans la gorge ;—accès nocturne de suffocation.

Douleurs vives lancinantes en différents points des membres ;—sensation de faiblesse paralytique des mains ;—gerçures, rhagades profondes et saignantes aux mains et aux doigts ;—gonflement œdémateux transparent des cuisses et des jambes ;—gonflement douloureux des os du pied ;—maladies et destruction des ongles ;—sensation d'alternation de chaud et de froid qui n'est pas perceptible au toucher de la peau.

Nux vomica. Affections des personnes bilieuses à constitution veineuse ;—teint jaunâtre ictérique de la peau ;—jaunisse avec dégoût des aliments et accès d'évanouissement ;—accès de malaises avec nausées qui semblent partir du creux de l'estomac, accompagnées de faiblesse, tremblements et fourmillement des extrémités ;—accès de défaillance ou grande lassitude, surtout après la promenade au grand air ;—sensibilité excessive et répugnance pour le grand air ;—répugnance pour le mouvement avec désir d'être assis ou couché, position qui soulage ;—l'air libre et surtout un temps âpre aggravent spécialement les souffrances ;—le matin douleur de meurtrissure dans les membres avec besoin de rester au lit ; douleurs tractives et autres avec torpeur et faiblesse paralytique des parties affectées ;—accès de convulsions avec cris, renversement de la tête, suivis d'une sensation de torpeur et d'engourdissement ;—plus grands malaises, le matin au lever, et le soir vers les huit ou neuf heures ainsi qu'après le diner, et plusieurs souffrances apparaissent périodiquement à l'une ou l'autre de ces époques ;—fièvres intermittentes, frissons et chaleurs partiels ou mélangés, congestions et douleurs à la tête, souffrances gastriques ;—furoncles ;—sensibilité et douleurs d'excoriation à la peau avec sensation de torpeur à l'endroit que l'on touche.

Tête entreprise, embarrassée comme après une débauche avec obnubilation, surtout au grand air et au soleil ;—les maux de tête sont profonds, sourds, frontaux, s'étendant aux orbites et à la racine du nez, apparaissant surtout le matin au lever, après le repas, au grand air ou périodiquement tous les jours à la même heure ;—ils s'aggravent ou se renouvellent par les travaux de tête, le mouvement, le vin, le café ;—vertiges après le repas ;—le matin pesanteur vertigineuse et ivre de la tête, qui se dissipe en se levant ;—douleur de tête pressante sur l'orbite droit, le matin au lit ;—céphalalgie pressive, après le repas, augmentée par le mouvement des yeux ;—ébranlement dans le cerveau en marchant ;—sensibilité douloureuse du cuir chevelu et des cheveux ;—maux de tête avec nausées, rapports, vomissements ou avec rougeur, chaleur des joues et frissons du reste du corps ou avec extrême lassitude et besoin de se coucher ;—perte de connaissance avec coma, paralysie de la mâchoire inférieure, des organes de la déglutition et des extrémités ;—apoplexie sanguine.

Gonflement inflammatoire et rougeur de la conjonctive ;—ecchymose de la sclérotique ;—le matin obscurcissement de la vue ;—angle interne de l'œil et bords des paupières douloureux au toucher, comme une plaie, surtout le matin ;—gonflement des parotides ;—coryza;—épistaxis ;—visage d'une pâleur jaunâtre ;—gonflement pâle d'un côté de la face ;—déchirement sémi latéral dans la face ;—sensation de chaleur à la face avec frisson du reste du corps ;—rougeur et chaleur des joues avec tête entreprise à la plus légère application, le matin ou après le repas.

Écaillement douloureux des lèvres ;—croûtes et ulcération à la partie rouge des lèvres ;—serrement spasmodique des mâchoires ;—gonflement douloureux des gencives ;—douleur continue de meurtrissure dans les dents augmentée par les travaux de tête ,—le matin douleur de plaies aux gencives;—odontalgie tiraillante avec élancées dans une dent impossible à déterminer, surtout en aspirant à l'air libre;—salivation;—langue chargée, sèche, noirâtre, gercée avec rougeur vive des bords ;—pesanteur de la langue ;—douleur d'âpreté et d'écorchure à la gorge et au palais ;—le matin au lit sensation d'une tumeur à la gorge ;—sensation d'âcreté, d'écorchure au gosier comme si on avait raclé la muqueuse avec un grattoir, insensible pendant la déglutition ;—douleur d'excoriation et brûlement dans la gorge ;—gonflement inflammatoire du palais ;—amertume de la bouche ;—goût acide des aliments, du pain surtout ;—anorexie ;—envie de vomir après avoir mangé ;—afflux de salive et sensation d'écorchure à l'épigastre ;—douleur d'estomac pressive, contractive ;—gastralgie ;—accès périodique de vomissement ;—boulimie périodique après midi ;—nausée, rapports, régurgitations amères ou acides, le matin, après avoir bu ou mangé ,—régurgitation sanguinolente ;—pyrosis ;—sensation de meurtrissure d'excoriation et sensibilité douloureuse de l'épigastre au toucher ;—le pain de seigle et les acides fatiguent ;—pendant le repas, chaleur à la tête, nausées et accès de défaillance ;—après le repas nausées, régurgitations, vomissement des aliments, pression et crampes d'estomac ;—ballonnement à l'épigastre avec pression, comme par une pierre, pyrosis, tête entreprise et douloureuse, humeur hypochondriaque, anxiété, vertiges, accès de défaillance, froid et frissons avec chaleur à la tête et rougeur des joues faiblesse et envie de dormir ;—gonflement, dureté, sensibilité douloureuse de la région hépatique ;—coliques flatulentes et autres, surtout après avoir bu et mangé, avec douleur pressive, comme par des pierres ; —maux de reins, ballonnement du ventre, anxiété, faiblesse et besoin de se coucher ;—sensation d'excoriation et de meurtrissure dans le ventre et ses téguments ;—douleurs contractives dans les hypochondres et le bas-ventre ;—production abondante de flatuosités ;—douleur de plaie au bas-ventre en marchant, à chaque pas ;—fines élancées à la région du foie ;—gonflement douloureux du foie ;—sensation pénible de relâchement et de faiblesse au pli de l'aine ;—douleur à l'arcade crurale ; —disposition herniaire ;—hernie étranglée ;—constipation opiniâtre avec sang porté à la tête ;—constipation par une vie sédentaire ou l'abus du café ;—alternation de constipation et de petites selles diarrhéiques ; —selles dures sanguinolentes ;—petites selles le matin précédées de coliques pressives, serrantes, et de borborygmes ;—engorgements du foie et de la rate ;—écoulement de sang par l'anus ;—hémorrhoïdes ;—excitation hémorrhoïdale de courte durée ;—après le repas et après des travaux intellectuels, douleur déchirante contractive au rectum et à l'anus; —contraction douloureuse de l'anus ;—sensation d'écorchures à l'anus, surtout après les selles ;—resserrement spasmodique de l'anus et de l'urèthre.

Chatouillement mordicant au gland dont l'orifice cuit pendant l'é-mission des urines ;—gonflement inflammatoire des testicules doulou-reux au toucher ;—douleur d'écorchure à la vulve ;—facile excitation voluptueuse, surtout le matin.

Coryza avec sensation de grattement à la gorge ;—état d'enrouement catarrhale et d'âpreté douloureuse, du larynx et de la poitrine, surtout le matin, avec céphalalgie ;—rougeur et chaleur du visage, frisson-nement et constipation ;—toux sèche, toux spasmodique excitée par une titillation, une âpreté dans la gorge le matin ou la nuit, ou périodique-ment tous les deux jours ;—chatouillement au larynx, qui excite la toux ;—constriction asthmatique ;—douleur transversale dans la poitrine avec dyspnée ;—état asthmatique, surtout le matin, au lit, lorsqu'on est couché sur le dos, se changeant en céphalalgie lorsqu'on se met sur le côté droit.

Douleur de meurtrissure dans la nuque, le dos et les reins, surtout en se courbant ;—maux de reins nocturnes ;—convulsions des muscles du dos avec renversement de la tête ;—gonflement des muscles du cou avec sensation douloureuse, comme s'ils étaient trop courts.

Raideur, engourdissement, lassitude et paralysie des membres ;—douleur vive, lancinante dans les bras, les cuisses, avec torpeur et fai-blesse paralytique ;—disposition des membres à s'engourdir ;—raideur crampoïde dans les mollets, les mains et les doigts, comme si les tendons étaient trop courts ;—enflure des veines des membres supérieurs;—gon-flement douloureux des genoux;—gonflement pâle des mains et des doigts.

Opium. — Affections plutôt récentes qu'anciennes, aiguës que chroniques ;—torpeur nerveuse et manque de réaction contre les médi-caments administrés ; suite fâcheuse d'une affection morale, vive, sur-tout d'une frayeur ;—tremblement de tout le corps avec secousse ;—tressaillement des membres et froid général ;—absence de douleurs pen-dant les affections ;—relâchement des muscles ;—irritabilité excessive des muscles volontaires et torpeur des autres ;—insensibilité du système ner-veux ;—convulsions ;—paralysies ;—grande faiblesse et amaigrissement ;—affection des ivrognes ; - delirium tremens ;—hémorrhagie de diverses muqueuses ;—froid général de la peau, prurit ;—sueurs abondantes ;—chaleur brûlante du corps avec rougeur de la face;—anxiété, délire ;—pouls généralement plein et lent ;—fièvre typhoïde ;—fièvre sopo-reuse ;—fièvre intermittente et autres avec sommeil, ronflement, mou-vements convulsifs des membres, excrétions supprimées, sueurs chau-des et perte de connaissance ;—sommeil incomplet agité, avec réveil difficile, non réparateur ;—rêves effrayants, pénibles ;—rêves vifs et agréables ;—somnolence comateuse avec ronflement , bouche ouverte. yeux ouverts et convulsés, face rouge et bouffie , mâchoire pendante , perte de connaissance, respiration difficile, pouls lent, contractions convulsives des muscles de la face et des membres ;—asphyxie ;—apoplexie.

Céphalalgie congestive ;—encéphalite ;—tête entreprise comme par l'ivresse ;—grande pesanteur de tête ;—hébétude des sens et de l'intelligence ;—folie aiguë ;—hallucination ;—accès d'attaques apoplectiformes avec vertige, bourdonnement d'oreilles , perte de connaissance, face rouge, chaude, bouffie, yeux rouges et à demi fermés, respiration lente, ronflante ;—yeux enflammés, rouges ;—yeux convulsés ;—pupilles dilatées ;—anomalie des pupilles ;—visage pâle, terreux, avec yeux enfoncés et plaques rouges sur les joues ;—face rouge bouffie ;—face pâle avec yeux fixes et vitreux;—relâchement des muscles de la face.

Sécheresse de la bouche et de la gorge avec forte soif ;—salivation par abus du mercure ;—épaissit la salive, les mucosités du nez, de la trachée, sèche la langue, rend difficile l'excrétion des diverses humeurs ; —salivation abondante ;—gonflement des veines du cou, de la face, de la tête, battement des carotides ;—soif ardente ;—langue noire , paralysée ;—impossibilité d'avaler ;—accès de boulimie avec répugnance pour les aliments ;—enlève promptement l'appétit ;—faiblesse, lenteur de la digestion ;—sensibilité douloureuse et provenant de l'épigastre ; —vomissements avec douleurs violentes à l'estomac et convulsions ; —tympanite ;—constipation opiniâtre, très-tenace ;—selles involontaires avec indifférence, disposition à descendre au bas du lit, respiration courte, anxieuse ;—envie d'uriner ou d'aller à la selle avec sensation , comme si le rectum ou l'urètre étaient clos ;—rétention d'urine avec bouche très-sèche et soif vive.

Resserrement crampoïde de la poitrine ;—bleuissement subit de la face avec envie de tousser ; mais impossibilité par manque d'haleine , puis sommeil profond avec sueur, froid ;—souffrances asthmatiques , respiration difficile, lente ;—respiration irrégulière.

Opistotonos ;—rougeur, chaleur et démangeaison de la peau ;—sueurs commençant par la tête, se répandant de là sur tout le corps comme des gouttelettes de rosée avec sommeil ;—transpiration abondante avec démangeaison excessive, éruption et insensibilité des sens :—sueurs générales avec chaleurs brûlantes , pouls fort, plein, vivacité des yeux et gaîté ;—sueur ruisselant sur les membres qui sont froids avec pouls lent et faible, pâleur de la face ;—ivresse de l'opium d'abord ravissante, puis anxieuse ;—gonflement des reins, des mains ; —faiblesse, torpeur ou paralysie des extrémités.

Pulsatilla. — Maladies des femmes, surtout des personnes d'un caractère doux, sensible, portées à pleurer et à rire facilement ;—affections rhumatismales, arthritiques avec gonflement ; arthrite vague ; gonflement rouge des articulations avec douleurs erratiques ;—suite fâcheuse de l'abus des eaux sulfureuses ;—affections du système veineux ; —congestions passives avec enflure des veines ; engelures avec gonflement rouge, bleuâtre, douleurs brûlantes ou pulsatives ;—varices ;— anévrismes ;—couleur rouge, même des parties froides ;—tâches rouges comme des morbilles ;—érysipèle phlegmoneux ;—rougeur luisante, dureté et prurit autour des ulcères avec saignement facile et élancements —écoulements muqueux ;—souffrances sémi-latérales ;—la nuit, grande agitation et jactation, excitation sanguine, chaleur sèche et prurit que le gratter augmente ;—accès de douleurs avec frissons qui sont d'autant plus marqués que les douleurs sont plus fortes, pâleur du visage et tremblement des jambes ;—fièvres intermittentes, surtout après l'abus du quina, avec exacerbation l'après-midi ; froid, frisson, principalement le soir avec pâleur du visage, vertige, douleur et pesanteur de tête, anxiété, oppression, vomissement muqueux ;—froid sémilatéral avec torpeur, chaleur sèche, la nuit surtout avec accès d'angoisse, céphalalgie, face rouge, bouffie, brûlement aux mains avec gonflement des veines et envie de vomir ;—tristesse avec pleurs ;—angoisses et inquiétudes à l'épigastre avec penchant au suicide ; battement de cœur, tremblement des mains et envie de vomir ;

Vertiges avec pesanteur et chaleur à la tête, pâleur du visage et envie de vomir ;—accès d'étourdissement et perte de connaissance, avec rougeur bleuâtre, bouffissure du visage et battements de cœur ;—céphalalgie sémi-latérale ;—sueurs sémi-latérales ou partielles à la tête ;—accès de maux de tête avec nausées, vomissements, ou avec horripilation— accès d'évanouissement, vertiges, obscurcissement des yeux et bourdonnement d'oreilles ;—céphalalgie par indigestion ;—chaleur partielle ou sémi-latérale au visage avec rougeur, chaleur d'une joue et froid de l'autre ;—visage bouffi et rouge bleuâtre ;—inflammation des yeux et du bord des paupières avec sécrétion abondante de mucosités ;—obscurcissement de la vue avec pâleur du visage et envie de vomir ;—orgeolet ; —gonflement inflammatoire du conduit auditif ;—écoulement dans l'oreille, bruits et dureté de l'ouïe ;—coryza fluent ;—inflammation de la pituitaire ;

Odontalgie sémi-latérale avec pâleur de la face, frissons et dyspnée ; —aggravation des maux de dents à la chaleur du lit et de la chambre, soulagement par l'eau froide ou l'air extérieur ;—langue chargée d'un enduit épais ;—accumulation de mucosités tenaces dans la bouche ;—

goût fade muqueux ;—inflammation de la gorge avec enflure variqueuse des veines ;—dyspepsie avec vomissements des aliments ;—indigestion et autres souffrances par l'usage de la graisse de porc ou des pâtisseries grasses ;—après le repas, nausées, vomissements, ballonnement et pression à l'épigastre, coliques, flatuosités, mal de tête, gêne de la respiration, rires et pleurs involontaires ;—nausées et envies de vomir insupportables ;—nausées, vomissements le soir, la nuit, ou après avoir bu, mangé, avec frissonnements, pâleur du visage, coliques, flatuosités, douleur d'oreille ;—selles diarrhéiques la nuit avec coliques ;—évacuation fréquente de mucosités ;—coliques flatulentes ;—hémorrhoïdes aveugles et saignantes ;

Rétention d'urines avec rougeur et chaleur à la région vésicale, anxiété et douleur dans le ventre ;—ténesme vésical et envies fréquentes d'uriner, catarrhe vésical ;—écoulement urétrale ;—gonflement inflammatoire des testicules et de leurs cordons avec douleur pressive et tractive s'étendant au ventre et aux reins, rougeur et chaleur du scrotum, nausées et envie de vomir ;—anomalies diverses (suppression surtout) des règles avec coliques, spasmes hystériques abdominaux, gastralgie, maux de reins, nausées, vomissements, frissons, pâleur du visage, migraines, vertiges ;—hystérie, épilepsie, accès d'évanouissement, manie, mélancolie par suppression des règles ;—leucorrhée épaisse, crêmeuse ;

Toux avec expectoration de mucosités blanches, tenaces ;—accès de dyspnée, hoquet violent, céphalalgie et vertige le soir après le repas et la nuit, étant couché horizontalement ;—battements de cœur ;—anxiété, pression, chaleur au cœur ;

Maux de reins, comme ceux d'enfantement ;—douleur tensive et tractive à la nuque, quelquefois d'un seul côté, avec gonflement de la partie et douleur d'excoriation au toucher ;—douleur vive, tractive dans les muscles, la nuit accompagnées de torpeur, avec faiblesse paralytique ou gonflement de la partie affectée ;

Engourdissement facile des membres ;—sensation de torpeur aux extrémités ;—gonflements et douleurs aux articulations des coudes, mains, doigts avec raideur ;—douleur d'ulcération, comme de meurtrissure dans les psoas ;—gonflement inflammatoire des genoux avec douleur vive, tractive, lancinante ;—enflure des veines et varices aux jambes, gonflement chaud des extrémités inférieures.

Rhus toxic. Maladies des tendons, ligaments, membranes synoviales ;—manque de plasticité dans le fluide sanguin, avec tendance à la cessation de l'activité organique ;—paralysies ;—gonflements œdémateux inflammatoires ;—le grand air chaud ou froid augmente les malaises ; – prurit ;—fourmillement dans les parties affectées ;—éruptions vésiculeuses ;—inflammations érysipélateuses, surtout l'érysipèle vésiculeux ;—pemphygus ;—zona ;—pétéchies ;—pétéchies avec grande prostration ;—ulcères gangréneux succédant à de petites vésicules avec fièvre intense ;—suites fâcheuses des lésions mécaniques des articulations et parties blanches ;—entorse ;—fièvre rhumatismale ;—typhoïde ;—fièvre avec frissons et froids, accompagnés d'accès de douleurs ;—fièvre tierce double, d'abord frissons avec soif, douleur dans les membres ; – fièvre maligne avec faiblesse excessive ;—douleur violente dans les membres ;—langue et lèvres sèches, noirâtres, chaleur et rougeur des joues ;—carpologie, pouls petit, accéléré, délire loquace, coma somnolent avec ronflements et gémissements ;—traction, tension et déchirement dans les membres portés au plus haut degré pendant le repos, mais avec sensation de torpeur et d'engourdissement de la partie affectée après l'avoir remuée ;—raideur paralytique dans les membres en commençant à les remuer après le repos ;

Somnolence pleine de rêvasseries pénibles et interrompues ;—crainte de la mort ; – sensibilité douloureuse du cuir chevelu ;—tête entreprise ;—pesanteur et plénitude pressive de la tête avec fraîcheur de la face et de tout le corps ;—à chaque pas sensation de fluctuation et de ballonnement dans la tête ;—gonflement de la tête, des oreilles, des yeux et parties environnantes ;—teigne périodique ;—teigne à pus verdâtre et prurit violent la nuit ;—inflammation érysipélateuse et gonflement de la face ;—éruptions humides et croûteuses à la face ;—gonflement inflammatoire des parotides avec fièvre ;—éruptions de boutons brûlants autour de la bouche ;—saignement du nez ;

Absence totale d'appétit, surtout pour le pain ;—violents renvois avec fourmillement dans l'estomac ;—téguments du ventre, douloureux comme s'ils étaient ulcérés ;—diarrhée ;—diarrhée nocturne avec douleur dans tous les membres ;—élancements dans la poitrine et les côtés, surtout en étant assis ;

Fourmillement dans la poitrine aggravé par le repos ;—battements de cœur violents, surtout en étant assis en repos ; – oppression anxieuse de poitrine ;—pneumonie typhoïque après l'emploi d'aconit et de bryone ;

Douleur de brisement aux reins, surtout au toucher et pendant le repos ;—élancements tractifs dant le dos, surtout en étant asssis et en se baissant ;—paralysie, torpeur des membres ;—gonflement chaud et érysipélateux des extrémités.

Sepia. Affections des personnes du sexe et surtout des femmes à constitution faible, à peau sensible et délicate ;—affections des femmes enceintes ; – scrofules et rhumatismes chez les personnes délicates, nerveuses, d'une taille élancée ;—éruptions et dartres chroniques ;—raideur et manque de flexibllité des articulations ;—taches vineuses, rougeâtres, brunâtres, dartreuses, etc. ;—éruption sèches lychénoïdes, squammeuses ;—taches hépatiques ;—prurit ;—excoriation aux articulations ;—disposition à prendre des refroidissements ;—coryza et frissons fébriles après avoir été mouillé ;—douleurs par accès avec horripilation ;—souffrances de diverses natures par suite de contrariétés ;—phlogose sanguine non fébrile ;—sommeil agité avec bouillonnement du sang ;—fièvre avec soif pendant les frissons et douleurs dans les membres ;—sueurs abondantes et faciles.

Céphalalgie battante ;—épistaxis ;—mouchement fréquent de sang ; —pâleur de la face avec cercle bleuâtre autour des yeux ;—plaque jaune qui occupe le nez et les joues en forme de selle ;—dartre et éruption à la face ;—maux de dents, surtout chez les femmes hystériques ou enceintes ;—prurit et croûtes à la tête ;—inflammation des yeux ;—presbyopie ;—taches, voile devant la vue ;—engorgements et sensibilité des glandes sous-maxillaires.

Maux de dents avec gêne de la respiration, fluxion de la joue, engorgements des glandes sous-maxillaires, pulsation générale des vaisseaux sanguins ,—malaises après avoir mangé ;—après le repas aigreur de la bouche, grattement et brûlement dans la gorge, ballonnement du ventre ;—fort ballonnement du ventre ;—grosseur du ventre chez les femmes âgées ou celles qui ont eu des enfants ;—hémorrhoïdes fluentes ;—pression dans le bas-ventre ;—pression vers la matrice avec dyspnée.

Exaltation de l'appétit vénérien ;—excoriation, éruption pruriantes, dartreuses aux parties ;—règles supprimées ou trop faibles ou trop hâtives ;—pendant les règles pression vers les parties ;— courbature dans les membres et autres souffrances ;—leucorrhée.

Dyspnée ;—toux avec sécheresse dans la poitrine ;—sensation d'un bouillonnement de sang dans la poitrine avec battements de cœur ;—raideur du dos et de la nuque et généralement des diverses articulations.

Chaleur pénible des mains ;—dartres, croûtes, gale dégénérée et douloureuse aux mains ;—difformité, maladies des ongles ;—chaleur ardente et gonflement des pieds ;—ulcères indolents aux articulations et aux extrémités des doigts et des orteils .

Silicea. Diathèse purulente ;—les moindres lésions de la peau tendent à suppurer longtemps ;—sensibilité douloureuse de la peau ;—arthritis chroniques ;—hydrarthes ;—tumeurs blanches ; —inflammation, ramollissement et ulcération des os ;—carie ;—engorgement inflammatoire, induration et ulcération des glandes ;—tumeurs lymphatiques ;—indurations squirrheuses ;—abcès, surtout avec fistules ;—ulcères (scrofuleux, mercuriels, scorbutiques, carcinomateux) avec végétation ou sanie fétide et âcre ;—amaigrissement excessif ;—sensation d'extrême faiblesse ;—fièvre hectique ;—fièvre de résorption ;—souffrances hystériques ;—épilepsie.

Vertiges nerveux, le matin surtout ;—migraine ;—tension et pression dans la tête, comme si elle allait éclater ;—fatigues par le travail intellectuel ;—céphalalgie battante ;—teigne humide ;—nodosités au cuir chevelu ;—fistule lacrymale ;—fongus hématode et ulcère de la cornée ;—taches noires devant la vue ;—otorrhée ;—carie de l'apophyse mastoïde ;—os du nez douloureux au toucher ;—ulcères des narines ; —coryza chronique ;—grande disposition à contracter des rhumes de cerveau ;—gerçures et rhogades à la peau du visage ;—noli me tangere ;—induration squirrheuse de la lèvre (supérieure surtout) ;—gonflement des lèvres ;—éruption croûteuse aux lèvres avec douleur cuisante ;—ulcère sur la partie rouge de la lèvre inférieure.

Odontalgie avec gonflement de l'os et du périoste de la mâchoire, surtout la nuit avec forte chaleur générale qui empêche de dormir ;—sécheresse de la bouche et haleine fétide ;—angine flegmoneuse ;—après le repas : renvois aigres, écoulement de salive aqueuse, pression à l'estomac, fièvre, congestion à la tête, chaleur aux joues ;—sensation douloureuse à la région du foie ;—ventre dur, tendu, chaud, surtout chez les enfants.

Gonflement du prépuce recouvert de boutons pruriants et humides ;—taches pruriantes, humides au scrotum ;—anomalie des menstrues ;—prurit à la vulve ;—leucorrhée âcre ;—abcès au sein avec fistules ;—induration au sein.

Enrouement avec sensation d'excoriation dans le larynx ;—toux sèche avec douleur d'excoriation dans la poitrine ;—toux avec expectoration purulente ;—sensation pénible qui se dirige du dos dans le vertex et produit des vertiges.

Faiblesse et raideur des reins et du dos ;—gonflement, carie et déviation de la colonne vertébrale ;—abcès par congestion ;—engourdissement facile et faiblesse paralytique des membres ;—tumeurs blanches fongueuses ;—panaris ;—panaris fongueux accompagné de douleurs insupportables ;—induration du tissu cellulaire de l'avant-bras et des jambes ;—sensation de brûlement au bout des doigts ;—chatouillement voluptueux à la plante des pieds qu'on ne peut satisfaire en grattant ;—pieds brûlants, gonflés ;—odeur fétide des pieds.

Sulfur. Affections des personnes lymphatiques, disposées aux éruptions, dartres, glandes engorgées, ou des personnes bilieuses, sujettes aux hémorrhoïdes, à l'hypochondrie, mélancolie, ou bien des constitutions faibles avec teint habituellement maladif, disposées aux refroidissements, rhume de cerveau, sueurs faciles et abondantes, diarrhée ;—inflammations locales chroniques, ou inflammations aiguës dans une diathèse chronique ;—suites fâcheuses de l'abus du vin et du mercure ;—craquement dans les articulations, surtout le genou et le coude ;—arthritis aiguës et chroniques ;—élancements dans les articulations avec raideur et sensation de torpeur ;—accès d'inquiétude de tout le corps qui ne permet pas de rester assis, avec besoin d'étendre et de contracter alternativement les membres ;—grand épuisement et fatigue par le moindre exercice, le parler seulement, avec sueurs abondantes ;—amaigrissement avec faiblesse habituelle, sensation brûlante aux mains et aux pieds ;—grande sensibilité et souffrances diverses au grand air avec douleur dans les membres aux changements de temps ;—beaucoup de malaises à l'air libre ;—la chaleur du lit augmente les souffrances et les rend insupportables ;—bouillonnement du sang avec chaleur aux mains ;—éruptions chroniques ;—galé et suites fâcheuses de sa répercussion ;—éruption de dartres croûteuses provenant de petites phlyctènes pruriteuses à cercle rouge ;—prurit général plus violent la nuit au lit ;—peau maladive ;—la peau se gerce facilement, surtout au grand air ;—excoriations ;—ulcères avec bords élevés, entourés de papules pruriantes, saignant facilement et sécrétant un pus fétide ;—sueurs faciles ;—sueurs partielles, surtout à la tête et aux mains ;—fièvre hectique ;—frissons partiels, surtout au dos et à la poitrine ;—accès fréquent de chaleur fugace ;—accès de chaleur, ordinairement le soir et après midi avec rougeur circonscrite des joues, forte soif, sensation brûlante aux extrémités, frissons et sueurs partielles, fatigue et courbature dans les membres, enrouement, anxiété ;—la nuit, douleur, inquiétude et fourmillement dans les membres, chaleur anxieuse, coliques, gastralgie, battements de cœur, asthme ;—angoisse, tristesse, humeur pleureuse.

Sommeil non réparateur ;—grande disposition aux rêveries abstraites, philosophiques ;—faiblesse nerveuse, fatigue de tête et même aliénation mentale par excès d'études ;—sensibilité douloureuse de la tête au moindre mouvement ;—maux de tête périodiques ;—croûtes au cuir chevelu avec fort prurit ;—chute des cheveux ;—le grand air et la méditation, les travaux de tête provoquent la céphalalgie ou l'aggravent ; —prurit et brûlement aux yeux, angles et paupières ;—ophthalmies ; —pression et sensation brûlante aux pommettes ;—chaleur vive de la face avec rougeur, ordinairement circonscrite, aux joues ;—petites vésicules groupées formant des croûtes humides et pruriantes au visage ;—sensation continue de chaleur âcre aux lèvres ;—gonflement des lèvres ;—inflammation, ulcération, croûtes aux narines ;—sécheresse pénible du nez.

Maux de dents qui s'étendent jusque dans la tête avec congestion de celle-ci ;—sécheresse, chaleur brûlante dans la bouche et dans la la gorge ;—aphthes ;—salivation ;—haleine fétide, surtout le matin, et après avoir mangé ;—pyrosis ;—après le repas, oppression à la poitrine, nausées, rapports, pression et crampes à l'estomac, coliques, ballonnements du ventre, flatuosités, vomissements, grande lassitude, frissonnements, embarras et mal à la tête, chaleur du visage ;—sensation brûlante aux mains, écoulement d'eau par la bouche ;—dyspepsie avec aigreur et pyrosis ;—anorexie opiniâtre ;—gonflement et induration du foie ;—hernie incarcérée après l'inutile usage d'aconit ;—pression comme par une pierre dans le ventre ;—les maux de ventre affectent en général le côté gauche, s'étendent au dos, à la poitrine, avec gêne de la respiration, nausées, anxiété et humeur hypochondriaque ; — vents très-fétides ; —prurit, élancements et brûlement à l'anus ;—hémorrhoïdes aveugles ou saignantes, et suites fâcheuses de leur suppression ;—constipation opiniâtre ou disposition au flux du ventre ;—évacuations diarrhéïques, fréquentes la nuit surtout ;—sueurs fétides aux parties génitales ;—excoriation, suintement, prurit, sensations brûlantes aux parties ;—faiblesse des fonctions génitales ;—prépuce raide, dur comme du cuir, avec sécrétion fétide, abondante ;—gonflement et épaississement de l'épididyme ;—induration des testicules ;—avant les règles, prurit aux parties, coliques spasmodiques, inquiétude, toux, odontalgie, pyrosis, flueurs blanches et souffrances asthmatiques.

Enrouement, âpreté, grattement dans la gorge ;—fourmillement et chatouillement au larynx', voix rauque, sourde ou entièrement éteinte ;—toux sèche, toux catarrhale avec expectoration abondante ;—crachats fétides, jaunes, verdâtres ; — catarrhe avec coryza fluent, toux, douleur dans la poitrine comme si elle était écorchée et frissons ; — sensation de brûlement dans la poitrine qui s'étend parfois jusqu'au visage ;—toux fébrile avec crachement de sang ; – dyspnée la nuit ou en parlant, ou en se promenant au grand air ;—faiblesse de la poitrine, sensible, surtout en parlant; pression comme par une pierre sur la poitrine; —les douleurs de poitrine affectent de préférence le côté gauche.

Douleur de meurtrissure au toucher du cuir chevelu, du ventre, du thorax, ainsi que des reins et du dos, avec sensation de faiblesse ;—douleur dans le dos après un travail manuel, sensation de brûlement entre les omoplates ;—sueurs fétides des aisselles ;—catarrhe pulmonaire avec enrouement, surtout à la suite des morbilles ;—catarrhe invétéré, blénorrhée des poumons chez les vieillards ;—hémoptysie, phthisie.

Tremblement des membres, des mains, surtout chez les ivrognes ;—fourmillement dans les membres ;—engonrdissement facile des membres ;—douleurs vives, élançantes, tiraillement dans les membres et articulations, surtout la nuit au lit ; — gonflement des bras et des mains avec chaleur, dureté, douleur lancinante et tensive ;—faiblesse paralytique des bras et des mains ;—raideur douloureuse des articulations, des mains et des doigts ;—sueurs des mains ; — desquammation, sécheresse, gerçure des mains ;—doigts morts ;—éruption de petits boutons rouges aux mains et aux doigts avec prurit ;—pesanteur des jambes, surtout la nuit ;—gonflement transparent des jambes ;—gonflement luisant du genou et des orteils ; — crampe aux mollets et à la plante des pieds, la nuit surtout ;—sensibilité douloureuse de la plante des pieds en marchant ;—ulcères brûlants invétérés aux extrémités inférieures ; sensation de froid ou de brûlement aux pieds, le soir au lit ;—sueurs des pieds qui sont froids ;—engelures rouges, gonflées, ulcérées, pruriantes, surtout à la chaleur de la chambre et du lit.

Chacune de ces pathogénésies revêt un caractère spécial comme une espèce pathologique. L'étude des remèdes sur l'homme sain complète tous les jours les traits de ces tableaux; mais ce qui est contenu dans la matière médicale pure de Hahnemann suffit au besoin de la pratique. Ces substances, dont nous venons d'indiquer les effets, sont au nombre des plus fréquemment employées, parce qu'elles modifient les appareils généraux, et par eux plus ou moins toutes les fonctions. Lorsque l'affection morbide est très-spécialisée, il faut recourir aux agents qui jouissent de propriétés plus définies et plus restreintes.

Les diverses substances médicamenteuses polychrestes modifient aussi les mêmes organes. Ainsi la plupart de celles que nous venons de citer produisent de la céphalalgie, une irritation d'estomac, de la dyspnée, des douleurs aux articulations, etc. Mais la céphalalgie propre à l'*aconit* diffère de celle de *bryon.*, de *pulsat.*, de *belladonne*, par tous les traits spéciaux qui caractérisent et différencient sa pathogénésie ; de sorte qu'il n'y a pas un spécifique de la céphalalgie ; que chaque cas exige une appréciation exacte de tous les symptômes accessoires, de l'âge, du tempérament, des habitudes et des maladies antécédentes du sujet. Ce travail de spécialisation doit être fait aussi sur les diverses pathogénésies qui s'offrent au choix, et le remède administré d'après cette méthode améliore souvent dès la première dose un état morbide désespéré aux yeux d'un médecin *rationnel*, ou fait disparaître radicalement en quelques heures une affection dynamique de vieille date, donnant ainsi une haute et juste idée de la puissance du véritable art de guérir.

Une fois le remède homœopathiquement choisi pour le cas présent, tout n'est pas fait. La maladie change d'aspect et de nature, soit par son évolution naturelle, soit par l'effet même du traitement. Il faut alors recourir à une autre substance plus en rapport avec ce nouvel état, et poursuivre ainsi l'état morbide jusqu'à sa complète cessation.

Il n'y a rien de tranché, de saccadé dans la nature, et les diverses méthodes de modifier efficacement l'état morbide, depuis l'emploi raisonné des moyens hygiéniques jusqu'aux procédés homœopathiques, se lient entre elles par des rapports multipliés et se confondent par des nuances insensibles. Les médications rationnelles remplissent une partie de leurs indications avec des agents spécifiques. Dans ce chapitre, nous avons dit un mot de l'emploi rationnel homœopathique de quelques substances, de l'*aconit* pour porter aux sueurs, du *camphre* pour favoriser les selles, etc. A cette manière de faire, se rattache le fameux traitement antipsorique de Hahnemann, qui lui a valu tant de critiques virulentes, même de la part de ses élèves. En fait, le traitement antipsorique peut être exactement homœopathique, et les résultats cliniques ne permettent même pas d'en douter; mais, en apparence, il est contraire à l'esprit de cette méthode, et le praticien qui suivrait exclusivement les préceptes précédemment émis, serait exposé à ne jamais trouver les indications d'en faire usage, et à se fourvoyer déplorablement.

Ce n'est point ici le lieu de discuter la valeur de la doctrine de la psore. Voici son côté pratique positif : un homme bien portant jusqu'alors, tombe malade par une influence quelconque. Tout paraît simple dans son état, et cependant le mal résiste opiniâtrément ou s'empire sous l'action du remède homœopathiquement indiqué. Ce cas se présenta souvent à Hahnemann et à ses premiers disciples dans le commencement de leur pratique. La raison de ce fait fut expliquée théoriquement par la présence d'un virus *psorique* acquis par hérédité ou par la répercussion d'exanthèmes galeux, virus dont la nature spéciale ne se faisait pas reconnaître par des caractères spéciaux. On expérimenta de nouvelles espèces de substances à propriétés toxiques plus intimes et plus altérantes, au moyen desquelles on fut assez heureux pour pouvoir combattre efficacement le protée psorique. Si donc on a affaire à un de ces cas qui résistent au remède homœopathique, et qu'on ait inutilement cherché la cause de l'insuccès, il faut se garder d'insister et se hâter de recourir au médicament antipsorique dont la pathogénésie se rapproche le plus de l'ensemble des symptômes ; quelquefois même l'affection n'en est qu'imparfaitement modifiée , l'on doit alors recourir à l'emploi du soufre , l'antipsorique par excellence. On trouvera dans un des chapitres suivants quelques observations sur le traitement antipsorique propres à guider en pareil cas le praticien homœopathe débutant.

Voilà des indications élémentaires et générales qui servent seulement à montrer la direction et à empêcher de dévier trop vers la région des *ténèbres égyptiennes* où, comme disaient Girtaner et Barthès, les médecins tâtonnent, frappant tantôt la maladie et tantôt le malade. Mais qu'il y a loin de là aux milliers d'observations expérimentales qui constituent le praticien habile ; que de rapports variés entre les deux mystérieux agents sur lesquels s'exerce l'art de guérir, le dynamisme médicamenteux et la force vitale ; sous combien de circonstances leur action réciproque ne doit-elle pas se modifier ! L'important est sans doute de trouver d'une manière exacte ce rapport de similitude, mais qu'il est difficile d'y parvenir ! Heureusement qu'on peut réussir avec des approximations en employant un temps plus long et une plus grande variété de remèdes. La difficulté est de savoir apprécier la valeur thérapeutique des symptômes et des effets pathogénétiques ; souvent les plus importants en eux-mêmes donneront des indications erronées , si l'on ne prend en considération tel phénomène en apparence insignifiant et souvent bizarre, qui est cependant une manifestation caractéristique. L'expérience pratique peut seule faire acquérir ces connaissances. Nous devons savoir gré aux anciens médecins homœopathes qui ont publié à ce sujet les résultats de leur longue expérience. Le meilleur livre de ce genre est sans contredit le *Manuel thérapeutique pour l'usage clinique et l'étude de la matière médicale* que vient de publier le docteur Bönninghausen. Il suppose les notions préliminaires sur la méthode homœopathique. Le médecin qui les possède déjà trouve dans ce petit livre un guide précieux qui lui épargne une foule de recherches laborieuses et lui permet de satisfaire au grand nombre d'indications variées qui se présentent dans le traitement spécifique.

CHAPITRE XVII.

DE L'HYDROTHÉRAPIE.

Sommaire.— Visite à l'établissement hydrothérapique de Kaltenleutgeben près Vienne. — Observations et résultats pratiques. — Mode d'action des procédés hydriatriques. — De leur combinaison avec l'homœopathie. — Méthode fumigatoire. — Quelques inconvénients de la médication par l'eau froide. — Insuffisance de cette médication, — Indication détaillée des procédés hydrothérapiques tels qu'ils sont employés par Priessnitz à Gräfenberg. — Application de ces procédés au traitement des principales espèces de maladies. — Régime fortifiant. — Alimentation froide. — Circonstances qui limitent l'emploi de l'hydrothérapie.

A mon retour à Vienne, j'allai visiter le principal établissement hydrothérapique de cette ville ; il est situé dans la campagne, au milieu d'une vallée fraîche et ombragée, appelée du nom barbare de *Kaltenleutgeben*, qui signifie, à peu près, donner de l'eau froide aux gens. Elle convient en effet admirablement à l'application de la méthode de Priessnitz, par deux sources intarissables qui jaillissent en abondance du sein opposé de deux collines. L'établissement se trouve ainsi naturellement partagé en deux moitiés, dont l'une est consacrée aux hommes, l'autre aux personnes du sexe. Je l'examinai avec soin, conduit par le directeur lui-même, le docteur Emmel, auquel j'adressai un grand nombre de questions touchant le traitement.

Au dire du docteur Emmel, l'hydrothérapie est applicable aux diverses espèces de maladies, mais il en est quelques-unes chez lesquelles son efficacité se produit mieux. Telles sont les suites de lésions mécaniques, et la syphilis constitutionnelle. C'est le meilleur auxiliaire médical dans le traitement des fractures, luxations, contusions et plaies. Dans les grands services chirurgicaux des hôpitaux de Vienne, l'application de l'eau froide par compresses, ou irrigation continue, sur les surfaces d'amputation, est d'un usage ordinaire, dont on retire de très-heureux résultats.

Les syphilis invétérées, surtout celles qui ont été traitées par beaucoup de mercure, se dissipent assez sûrement par l'action des procédés hydrothérapiques. La maladie passe à l'état aigu, les éruptions caractéristiques se manifestent, et les symptômes du mal, parvenus à leur plus haut point d'intensité, commencent à diminuer peu à peu jusqu'à guérison radicale et définitive. On peut expliquer l'action de ce moyen par le prompt renouvellement des humeurs. C'est la reproduction du traitement par les sueurs, employé autrefois, avec toute son efficacité, moins ses inconvénients ; car l'hydrothérapie possède des moyens de calmer et d'arrêter à propos une réaction trop forte, ressource que ne présentait pas la méthode brutale de nos ancêtres. Contre la gonorrhée chronique, affection si tenace, sans une diète sévère on n'obtient rien de satisfaisant; avec elle et le bain de siége, on réussit souvent.

Dans les maladies chroniques, les éruptions cutanées chroniques, l'emploi de l'eau froide se montre en général très-efficace en donnant de l'acuité aux symptômes, qui se dissipent ensuite facilement.

Les fièvres et inflammations de tous genres, typhus et pneumonies, sont avantageusement modifiées par les procédés hydrothérapiques, qui agissent en cela de deux manières : d'abord, en enlevant une grande proportion de calorique, dont la perte incessante donne un aliment, un stimulant à l'énergie vitale surexcitée; ensuite, en amenant la réaction sur un point éloigné de la partie malade, et en soulageant celle-ci par une action révulsive.

Le docteur Emmel ne fait jamais de saignée, et s'est toujours félicité de s'en être abstenu.

Le rhumatisme et la goutte forment aussi une partie importante des applications de cette méthode. Les frictions y jouent le principal rôle ; elles doivent être faites presque à sec, c'est-à-dire que l'éponge ou les linges dont on se sert seront fortement exprimés après avoir été trempés. La friction faite, il faut sécher la peau avec beaucoup de soin, de manière à ce qu'il ne reste pas la moindre trace d'humidité. On peut aussi remplacer les frictions par les compresses mouillées, recouvertes de linges secs qu'on n'enlève pas avant qu'elles soient complètement desséchées. Emmel assure que lorsqu'on exprime ces compresses, il en sort un liquide légèrement blanchâtre; lorsqu'on les laisse se sécher, elles sont plus fermes que d'ordinaire, comme empesées, et laissent dégager par le frottement une poussière blanchâtre. Ce fait curieux est rapporté par un autre praticien digne de créance, un des meilleurs élèves de Priessnitz, le docteur Graus. S'il était bien établi, il pourrait répandre quelques lumières sur la nature des affections rhumatismales et sur le mode d'action de la méthode hydrothérapique.

Les paralysies provenant de maladies curables de la moelle épinière, sont souvent dissipées par l'emploi des douches sur la colonne vertébrale. Du reste, quelle que soit l'affection de la moelle, les douches produisent toujours de bons effets, et ne sont pas suivies de réaction fâcheuse. Il n'en est pas de même des douches sur la tête, pour les maladies de cette partie : il faut être très-prudent dans leur emploi, et n'en jamais faire usage chez les personnes qui ont le cerveau excitable, et y éprouvent facilement des congestions ; on les remplace alors par des compresses renouvelées. Dans les circonstances favorables à cette administration des douches, il n'est pas néanmoins permis d'y laisser tomber directement la colonne d'eau ; mais il faut avoir soin de la briser en élevant les bras et les croisant au-dessus de la tête.

Le docteur Emmel, qui a adopté depuis quinze ans la méthode homœopathique dans sa pratique particulière, insiste avec soin dans son établissement sur l'exacte observance de notre régime.

J'ai pris des notes détaillées sur les nombreux procédés hydrothérapiques, sur leur mode d'administration et les divers états morbides qui réclament leur emploi. Leur utilité pratique m'engage à les insérer ici, en les faisant précéder toutefois de considérations générales, encore plus opportunes et mieux adaptées à la nature de cet ouvrage. En effet, sur notre route, rien n'a changé jusqu'ici l'uniformité du point de vue. — Une ancienne médecine sans science et la science nouvelle des spécifiques, — tel a été le seul et inépuisable sujet des pages précédentes. Maintenant se présente tout-à-coup une troisième doctrine, qui fait valoir aussi ses droits à la possession à peu près absolue du domaine médical. Quoi donc ! l'art de guérir serait-il condamné à devenir le jouet des théories ? Ne peut-on poser le pied sur un point solide, dans ces sables mouvants des doctrines? On se prend à douter de la réalité de toutes ces choses, à se demander ce qu'il faut croire de ces prétentions, et ce qu'il y a de fondé dans chacune d'elles. — Rien de si légitime que ces interrogations inquiètes : nous avons hâte de les prévenir et de les satisfaire en faisant connaître, d'une manière claire et précise, ce qu'il faut entendre par la méthode hydrothérapique, en quoi cette méthode se rattache à l'homœopathie, et comment elle en constitue un utile auxiliaire.

L'apparition de la méthode hydrothérapique est un événement très-remarquable dans l'histoire médicale des temps modernes : elle représente la première révolution produite dans l'école rationnelle par l'influence des idées homœopathiques, la première transformation systématique de cette vieille école en la nouvelle doctrine. Priessnitz présuppose Hahnemann. Au dire même de ses partisans qui ont écrit sur sa méthode, il n'eût peut-être rien fait sans celui-ci ; son talent instinctif fût resté enfoui, inutile, perdu, s'il n'eût trouvé un chemin tracé d'un bras vigoureux dans l'inextricable fourré des systèmes allopathiques. Sous ce point de vue, adopté par la plupart des écrivains hydropathes allemands, le seul qui donne une idée exacte de l'origine et de la valeur de l'hydrothérapie, on comprend que l'examen de cette méthode doit trouver une place dans ce livre.

L'hydrothérapie, au dire de la majorité de ses partisans, a son fondement, sa raison, dans le fait général de la réaction dont est pourvu l'organisme vivant. On cherche, en excitant cette réaction, à rétablir l'énergie des manifestations vitales, et par une insistance particulière sur certains appareils affaiblis, à ramener l'équilibre des fonctions. Si la force vitale du sujet possédait sa vigueur primitive, telle que la nature la départit aux premières générations, il est probable que, dans la plupart des cas, elle repousserait elle-même les influences morbides et n'aurait pas besoin d'auxiliaire pour guérir. Mais aujourd'hui, que la vie ne s'offre presque plus dans son énergie des premiers âges, il est nécessaire de lui venir en aide.

Les procédés hydrothérapiques ont pour but d'élever les réactions au degré convenable pour donner de l'acuité aux états chroniques, pour favoriser dans les états aigus les crises heureuses et le travail salutaire de la coction hippocratique. Aucune méthode n'amène plus efficacement ces résultats : c'est la médecine hygiénique, physiologique, par excellence.

Au fond, il n'y a entre cette méthode et l'homœopathie aucune opposition, mais bien une corrélation, une harmonie parfaite. De différence, il n'en est que sous le rapport des moyens et des procédés, et même les uns étant purement physiologiques, ne troublent en aucune manière les influences spéciales des substances médicamenteuses.

Des observations surabondantes permettent de reconnaître combien l'action des procédés hydrothérapiques se rapproche de celle des remèdes homœopathiques ; que les uns et les autres produisent des aggravations curatrices ; qu'ils favorisent le développement symptomatique et améliorent l'évolution de la maladie qui mûrit avant le temps, comme dirait Attomyr, se dessèche, se flétrit et se dissipe.

L'excitation générale de l'eau froide force le mal à s'exprimer, à se montrer au dehors ; et, en le revêtant de ses symptômes, elle permet à l'homœopathie d'exercer sur lui la plénitude de son action.

L'activité imprimée aux fonctions de sécrétion et d'excrétion élimine les substances étrangères, délivre l'économie des infections médicamenteuses moléculaires , et fait cesser ainsi une des causes les plus fécondes d'insuccès dans les traitements homœopathiques.

On le voit , les deux méthodes ont des rapports multipliés d'une haute importance : elles semblent se compléter l'une l'autre, et se prêter sur plusieurs points un mutuel appui. C'est ainsi que les homœopathes allemands l'ont compris, et nos confrères Franke d'Osterode et Starke de Silberberg, entre autres , se sont posés les infatigables champions de la réunion des deux procédés. Mais à ce sujet des difficultés ont surgi. On s'est demandé quelle est la valeur relative de ces méthodes, quelle est la sphère d'action de celle-ci, jusqu'où doit opérer celle-là. Les partisans de Priessnitz, pour la plupart, publient que l'hydrothérapie est d'un emploi général, qu'elle peut dominer d'une manière définitive toute la thérapeutique, et ne réclame que subsidiairement les ressources de la médication spécifique. Les homœopathes retournent la proposition, et ne se contentent pas de l'assertion, ils la motivent. Plusieurs de nos confrères, parmi lesquels on distingue aujourd'hui le docteur Ott de Mecklenburg , s'occupent d'une manière spéciale à déterminer cette question de pratique. Celui-ci vient de faire paraître à ce propos une brochure dans laquelle il annonce sur ce sujet un travail *ex professo*.

Avant d'émettre nos observations sur cette matière, je crois devoir rapporter celles d'un praticien qui fait autorité dans notre école, en Allemagne. On lit les passages suivants dans un article sur l'hydrothérapie du docteur Kürtz (de Frankenstein-Silésie — (Journ. Hygea.) :

« Un grand avantage que je reconnais à l'hydrothérapie,
« est de ne rien faire entrer dans l'économie d'hétérogène, ni
» le toxique. Je fus frappé, en particulier, de sa haute impor-

« tance dans les diathèses médicamenteuses. J'y fus conduit
« à reconnaître combien souvent nous avons affaire, sans le
« savoir, à des affections de ce genre, et combien est précieuse
» une méthode qui, ou dissipe cette affection, ou en mani-
« feste la présence. Elle n'est pas d'une moindre importance
« dans les autres diathèses chroniques. Plusieurs cures heu-
« reuses de telles maladies, dont j'ai été témoin, m'ont
« souvent amené à penser que l'hydropathie était la réalisa-
« tion de l'idée que les anciens méthodistes avaient exprimée
« sous le nom de *récorporation.*

« Chaque praticien sait combien il est souvent difficile,
« dans les cas individuels de maladies chroniques, de trouver
« le caractère essentiel du mal. Il n'y a personne qui n'ait
« vu maintes fois le remède le mieux indiqué en apparence
« ne rien produire, probablement parce qu'il ne répond pas
« à la véritable nature du mal, insuffisamment manifestée
« par les symptômes. Chacun donc accueillera avec recon-
« naissance un procédé pendant l'emploi duquel reparais-
« sent, au moins passagèrement, les phénomènes primitifs de
« la maladie. La prise en considération de ces observations
« nouvelles, rend souvent tout-à-coup les indications évi-
« dentes et le choix du remède juste.

« Dans les maladies extrêmement intenses et malignes, où
« la tendance curatrice de la nature menace de succomber,
« aucune méthode ne convient à l'égal de l'hydropathie pour
« exciter une réaction franche et efficace. Tels sont, en-
« tre autres, les cas de *scarlatine*, où à la suite de la dispari-
« tion des symptômes, se manifestent des accidents formi-
« dables ; dans le croup, d'après les expériences des méde-
« cins de St-Pétersbourg ; dans le typhus avec perte de
« connaissance ; dans le choléra (Attomyr cite le cas d'un
« cholérique qui se guérit en se jetant dans un fossé plein

« d'eau) ; mais pour obtenir ces résultats, il faut en faire
« une application énergique. Celui qui l'emploie à son corps
« défendant, qui se contente de quelques lotions froides,
« d'une vessie de glace, alors qu'il faudrait envelopper tout
« le corps, à plusieurs reprises dans un drap mouillé, ou de
« faire usage de douches descendantes (Stürzbad) de 5 à 10
« minutes, au lieu de bains froids d'une heure de durée,
« dans lesquels les extrémités doivent être vigoureusement
« frottées par plusieurs personnes, alors que ces procédés
« seuls peuvent être efficaces, que celui-là n'accuse pas alors
« la méthode d'impuissance. »

Cette méthode hydrothérapique, unie à la nôtre, possède
donc des avantages incontestables et précieux ; mais, isolée,
laissée à elle seule, sans le concours de nos moyens, elle revêt un caractère moins curatif que palliatif et partage les
inconvénients de tout ce qui est d'application générale
et ne descend pas aux spécialités. Il lui faut des individus
capables de réagir, et elle reste nécessairement impuissante
contre un grand nombre d'états morbides spéciaux où cette
faculté de réaction est profondément altérée. Cet emploi de
l'eau froide met trop fortement en jeu l'action vitale, il
guérit en accélérant, en décuplant son action, en acti-
vant outre mesure les fonctions de nutrition et d'excrétion.
Or, il est évident que ce redoublement de vie ne peut être
acquis qu'aux dépens de sa durée. On fortifie pour le temps,
en prenant sur l'avenir ; car les traitements chez Priessnitz
sont longs, et il n'est pas rare de les voir s'étendre au-delà de
18 mois, deux, trois ou quatre ans. C'est un violent procédé de
réaction contre le mal, qui doit en définitive épuiser l'économie, ainsi qu'un praticien de Prague, le docteur Hirsch, m'a dit
l'avoir déjà observé plusieurs fois. Cette méthode excitera toujours une réaction générale dans laquelle, tous les appareils,

toutes les fonctions sont plus ou moins mis en jeu, d'où résulte une surexcitation énorme. Pour agir sur le point malade, il faut ébranler violemment l'organisme. C'est à tort que les hydropathes exclusifs s'appuient sur le calme de la circulation, qu'on observe en effet quelquefois; car, d'une part, l'accélération du pouls n'est point un critérium du degré de violence avec lequel l'économie est impressionnée; en second lieu, la circulation est toujours accélérée dans la transpiration, procédé d'un emploi habituel. Kürtz', sur neuf personnes qu'il a observées dans ce but, a reconnu que la moyenne des pulsations dépassait 90 par minute. Il faut que la faculté de réaction soit largement surabondante, autrement sa manifestation, si le traitement exige qu'elle soit longtemps provoquée (dans les diathèses chroniques, dans le rhumatisme, la goutte, etc.), épuise l'économie au lieu de guérir. Chez les individus qui réagissent avec peine en mettant en jeu toutes leurs forces, ce travail excessif est toujours suivi d'un état fébrile qui use la vie. L'hydrothérapie est tout-à-fait à rejeter dans ces cas.

Nous avons quelquefois vu des accidents assez graves être la suite d'une simple application de compresses mouillées, faites dans toutes les règles, mais chez des personnes faibles et délicates. C'est le cas de faire usage de la *méthode fumigatoire* qui épargne à l'économie les frais de la réaction. Si maintenant on la fait suivre de l'application variée de l'eau froide, on aura toutes les ressources de l'hydrothérapie chez les sujets vigoureux. La méthode fumigatoire, sous ce rapport, me semble destinée à prendre une grande extension; elle complète le système de Priessnitz en la rendant applicable à tous les âges, à tous les tempéraments et aux diverses situations pathologiques.

Cette utile combinaison commence à s'effectuer. Mon père observa dernièrement dans un des nombreux établissements hydrothérapiques des bords du Rhin, celui de Gleis-weiler, un appareil fumigatoire que le médecin directeur Schneider, emploie pour provoquer le mouvement expansif et les sueurs chez les personnes affaiblies ou d'une constitution délicate, et dans les cas où il y aurait à craindre de provoquer une fluxion interne. En effet, si l'on ne proportionne pas alors les moyens d'action à la faible résistance du sujet , le mouvement de dehors en dedans ou de concentration persiste, une véritable congestion s'opère et le malade peut périr subitement. La méthode de Giannini (qui consiste à plonger les fiévreux dans l'eau fraîche, pendant la période de froid) employée sans les précautions sus-indiquées, en a fourni de nombreux exemples.

Pendant que les procédés hydrothérapiques sollicitent violemment la réaction générale, quelle différence dans le mode homœopathique ! Ici l'excitation pharmaceutique est produite sur un appareil déterminé, par des agents dynamiques qui, n'ayant d'affinité que pour ce point, ne réclament de l'ensemble organique qu'un consensus à peine appréciable. Il n'y a donc qu'une faible réaction et sur le point seulement où il la faut (à part les cas exceptionnels d'aggravation) ; cette réaction quoique faible en elle-même, est cependant énergique sous le rapport thérapeutique parce qu'elle est spéciale. L'hydrothérapie , pour arriver à ses fins, doit secouer l'économie toute entière.

Un inconvénient plus sérieux encore de la méthode par l'eau froide , c'est de reposer sur trop de considérations accessoires , d'observations de détails, de ne pouvoir pas résumer les règles pratiques dans quelques préceptes généraux sûrs et invariables, de manière à l'appliquer sans danger, après avoir consacré à son étude une dose moyenne de temps et de soins. Car enfin, en médecine, il y a une marge pour l'*errare humanum est* , mais en hydrothérapie il n'y en a point. On peut nuire beaucoup si l'on n'est pas utile ; on peut compromettre l'existence si l'on ne rétablit pas la santé. Tout dépend du *modus faciendi ;* laisse-t-on les compresses longtemps, on produit un effet antiphlogistique, les renouvelle-t-on à certains intervalles , on amène une excitation. La pratique de cette méthode consiste essentiellement dans ces petits détails où les erreurs, les inattentions se glissent nécessairement et excitent des troubles fâcheux par l'importance de la réaction mise en jeu. Les connaissances acquises par une longue expérience suffisent à peine pour les éviter; il faut cet instinct, ce génie observateur que Vincent Priesnitz possède à un si haut degré, qu'il n'est pas donné à tout le monde d'acquérir, et qui fait dire à ses élèves que sa méthode disparaîtra avec lui. Nous n'allons pas si loin , mais nous sommes d'avis qu'elle perdra avec son créateur ses prétentions à être une méthode générale , et qu'elle conservera, comme auxiliaire de l'homœopathie, tous ses titres à l'estime des praticiens.

La pensée de remplacer les théories et procédés divers de l'ancienne école par une médication simple, toujours identique à elle-même; cette tendance de ramener l'art de guérir à l'unité ; le précepte de n'agir sur la vie que par la vie même , par sa propriété inhérente de réaction ; la différence établie entre les effets primitifs et les effets secondaires de l'agent hydrothérapique; la répulsion pour les déplétifs et les débilitants; la diète tonique et purement alibile, sont autant de notions empruntées à la doctrine homœopathique. Mais, d'une autre part, l'hydrothérapie présente les vices propres à tout système exclusif de médication qui ne consiste pas dans l'application des spécifiques d'après la loi des semblables, c'est-à-dire qui, n'étant pas la thérapie essentielle, s'attribue l'unité de principe et la généralité d'application, qui restent l'apanage de celui-ci. Aussi voyons-nous l'hydrothérapie, malgré sa prétention à vouloir procéder suivant une loi uniforme, proclamer tantôt un principe, tantôt un autre, suivre ici la tendance naturelle en excitant, dirigeant la réaction, l'opprimer là par voie des contraires, et, en dépit de ses prétentions à être une méthode générale, exclusive, se montrer insuffisante pour beaucoup de cas, et radicalement inapplicable à un grand nombre. Ce qu'elle a de bon et de vrai, elle le tire de l'homœopathie, et ce qu'elle possède d'essentiellement vicieux lui vient de la souche rationnelle dont elle est aussi une branche. Elle n'en est pas moins la médecine hygiénique, la médecine hippocratique, appliquée dans l'esprit de la nouvelle école, pouvant se combiner avec elle pour constituer l'art dans sa plénitude et dans sa perfection.

Les hydropathes ont protesté jusqu'à présent contre toute union de leur méthode avec la médecine ordinaire. Mais ils ne pouvaient avoir en vue que l'allopathie ; car ces deux systèmes de médication, agissant l'un et l'autre de manière indirecte, doivent se contrarier mutuellement dans leur effet. Il n'en est plus ainsi avec l'homœopathie qui a sa sphère propre spéciale, et dont l'action directe ne peut être troublée par les modifications générales que l'eau froide imprime aux fonctions. L'état morbide attaqué des deux côtés à la fois n'en disparaît que plus promptement.

Le seul cas où l'hydrothérapie se suffise à elle-même, est celui d'infection médicamenteuse, et encore faudrait-il déterminer qu'elle pourrait être alors la part des antidotes convenables. L'hydrothérapie aide puissamment la force vitale à triompher d'un grand nombra d'états morbides, mais elle ne *guérit* pas, dans l'acception de ce mot ; cette action guérissante directe restera toujours l'apanage des agents médicamenteux. La syphilis, (celle qui n'est pas compliquée de diathèse mercurielle), traitée exclusivement par l'eau froide, loin de se dissiper, amène souvent de graves altérations de tissu, et l'hydropathe J.-J. Weiss, assure lui-même qu'il a vu cette affection soumise longtemps, sans résultat, à ses procédés, céder promptement à l'usage d'un seul remède bien indiqué. Le docteur Hampe de Vienne, a fait des observations analogues touchant les dartres et autres éruptions chroniques.

Occupons-nous maintenant des détails opératoires; car le succès tout entier, avons-nous dit, est dans l'exacte observance de ces détails. Que s'ils ne peuvent mettre à l'abri de toute fâcheuse méprise, au moins rendent-ils l'hydrothérapie applicable au rôle secondaire que l'homœopathie lui assigne.

Nous traiterons d'abord des procédés, et nous terminerons par leur application aux cas morbides particuliers (1).

L'application de l'eau aux maladies a lieu sous les trois formes suivantes : *Les bains et lavages ; les clystères et autres injections, les fomentations,* on y comprend aussi la *sudation.*

Priessnitz procède de deux manières à l'excitation des *sueurs :* par voie sèche et par voie humide. Pour celle-ci, on fait usage d'un drap de toile grossière, trempée dans de l'eau froide, légèrement exprimée, qu'on étend et fixe sur plusieurs couvertures de laine. Le malade entièrement déshabillé est enveloppé dans ce drap ainsi doublé, où il reste jusqu'à ce que se produise le degré de sueurs voulu. Si le drap se

____

(1) Ces renseignements sont tirés en grande partie d'un des meilleurs praticiens allemands, docteur Graus.

chauffe trop, ou se dessèche avant qu'on ait amené ce résultat, on transporte le patient sur un autre drap ainsi préparé, en évitant avec grand soin l'action du plus petit courant d'air. Avec la méthode sèche, on ne fait usage que de double couverture de laine. Mais dans ce cas, il est beaucoup plus difficile de prévenir l'entrée de l'air. Il faut apporter la plus grande attention à fixer exactement l'enveloppe aux épaules, à la replier et serrer sur les jambes. La moindre sensation de l'air extérieur sur la peau nue et moite, amènerait des frissonnements et un état entièrement opposé à celui qu'on a l'intention de produire. La couverture doit être un carré de six pieds. S'il est indiqué d'exciter aussi des sueurs à la tête, on l'enveloppe de linges et de flanelles, de manière à ne laisser libre que le passage de la respiration. Le malade ainsi emmailloté est étendu sur un matelas relevé en forme de gouttière, et laissé dans cette position aussi longtemps qu'il est nécessaire à l'apparition des sueurs. Lorsqu'il est indiqué de les faire couler longtemps, on ouvre les fenêtres (évitant les vents coulis), et l'on fait boire au malade un grand verre d'eau froide tous les quarts d'heure. Par là on prévient les congestions sanguines locales, en même temps qu'on favorise la circulation sanguine et la secrétion des sueurs. Dans tous les cas, on fait suivre celles-ci de l'emploi des bains ou des ablutions.

Les *bains et ablutions* se divisent en généraux et locaux. Parmi les premiers se présente d'abord le *bain entier*, (Vollbad), qui se prend dans de grandes cuves dont le diamètre permet de se mouvoir en toute liberté. On doit y entretenir un courant continuel d'eau de source. Pour cet usage, comme pour tous les autres, l'eau doit être aussi froide que possible, si ce n'est dans les cas où une élévation de température (qui ne dépasse cependant jamais 1 4 Réaumur) est expressément indiquée par le médecin. L'eau de source employée sur les lieux mêmes où elle sort du flanc des collines est, sans contredit, préférable à toute autre, quoique à la rigueur on puisse se servir avantageusement des eaux de puits, de citerne, de lac, de rivière. Cependant les établissements hydrothérapiques bien montés se gardent d'en faire usage. La plus grande des cuves de Gräfenberg a environ trente pieds de circonférence et trois à quatre de profondeur. La température moyenne de l'eau y fut en hiver (1839-40), de 2° Réaumur, et dans l'été de 5 1/2. Il est rare qu'on y fasse séjourner le malade au-delà de quatre minutes ; le plus grand nombre y reste de une à deux. La sensation d'un froid pénible est toujours la meilleure indication du *quantum satis.* Pendant et après le bain, des mouvements actifs, et des frictions générales , plus particulièrement dirigées sur les parties affectées, contribuent puissamment à favoriser et accélérer la réaction qui doit suivre. Au sortir du bain, tout le corps est vigoureusement et promptement essuyé, vêtu à la hâte et quels que soit le temps et la température, le sujet est aussitôt exposé à l'air extérieur, où il doit se livrer à de violents exercices, tels que la marche rapide, l'action de scier, de fendre du bois, etc. C'est alors surtout qu'il convient de boire abondamment à la source. Cependant, il faudra toujours attendre pour cela que le sentiment de froid général qui reste à la suite du bain soit entièrement dissipé.

Le *demi-bain* se prend dans des baignoires ordinaires qu'on remplit à six pouces environ de hauteur. Le malade y étant assis, on le soumet à des frictions continues, pendant qu'on asperge, sans cesser, la tête et les autres parties du corps qui sont hors de l'eau. Suivant les circonstances et le but qu'on se propose, la durée de ce bain varie de quelques minutes à deux ou trois heures.

Les *lavages* s'emploient à la place des bains, lorsque des circonstances ne permettent pas de faire usage de ceux-ci. On a proposé et essayé différentes manières de procéder à leur application. La meilleure, sans contredit, est celle qui consiste à envelopper tout le corps d'un linge mouillé. A cet effet, le malade entièrement déshabillé, se met debout dans un vase de deux pieds environ de diamètre et de quelques pouces de hauteur, destiné à recevoir l'eau qui découle d'un drap trempé qu'on lui jette sur la tête et qui pend jusqu'aux pieds. On le frictionne vigoureusement avec ce drap, surtout à la nuque, au dos, à la poitrine, au bas du ventre et aux cuisses. S'il est indiqué de produire une impression de froid prolongée et vive, on verse sur la tête de la nouvelle eau qui se répand uniformément sur toute l'enveloppe, et va impressionner également toutes les parties. Cette uniformité d'effets est un des avantages propres à ce genre de lavage, ainsi que la facilité d'exécution ; mais ce qui le rend supérieur aux autres procédés de lotion, c'est de prévenir et de rendre impossible tout refroidissement, même chez les sujets à peau délicate. L'enveloppe mouillée, interceptant l'entrée d'un nouvel air, se réchauffe bientôt sous l'action des frictions et de la perspiration cutanée, de manière à tenir le malade dans une atmosphère de vapeurs tièdes. Pour l'emploi de ce moyen, il n'est pas besoin d'être dans un lieu échauffé, comme il est nécessaire avec les autres, puisque l'arrosement de toutes les parties du corps se fait en même temps, ce qui ne permet pas de redouter des congestions locales. Mais quels que soient les avantages de ce procédé, s'il donne des résultats mieux déterminés, mieux à l'abri d'accidents fâcheux, s'il est d'un plus commode emploi, il est vrai de dire aussi qu'il agit avec beaucoup moins d'énergie que d'autres modes de lavage, les *douches*, par exemple.

Il y en a de deux espèces, celles où le volume d'eau tombe en masse, et celles où il est subdivisé en filets.

La *douche en masse* (Stürtzbad) s'obtient simplement en réunissant dans des conduits les eaux qui sourdent du sein des collines, et les faisant tomber perpendiculairement d'une hauteur moyenne de douze pieds sur une plate-forme destinée à recevoir les baigneurs. Cette plate-forme doit être recouverte d'un plancher en bois légèrement incliné, pour prévenir toute stagnation des eaux, et entourée d'une clôture capable de donner un point solide d'attache à quelques supports auxquels le baigneur s'accroche, moins encore pour se tenir solide sur une surface toujours glissante, que pour présenter facilement à la colonne d'eau la partie qui doit particulièrement en être atteinte. Il faut que la chute du liquide ait au moins de 10 à 12 pieds; à Gräfenberg, la moyenne est de 12 à 15, et plusieurs vont même jusqu'à 24. On doit faire en sorte que le vent n'ait pas de prise sur l'emplacement de la chute d'eau; car il en change la direction, l'agite, la dissémine, et, ce qui est bien autrement grave, détermine sur la surface cutanée une évaporation extrêmement énergique, suivie d'un froid intense que la force calorifiante du sujet est quelquefois impuissante à faire cesser. La réaction est détruite dans son principe, et l'on arrive à des résultats contraires à ceux qu'on voulait obtenir.

Une règle importante à suivre dans l'administration de la douche, c'est de ne jamais l'employer alors que le sujet se sent dans un état de quiétude circulatoire, approchant de la frillosité, non plus que lorsqu'il est échauffé ou en moiteur à la suite d'un exercice ou par autre cause. Il faut savoir saisir le point convenable entre ces deux situations, sans quoi l'on peut occasionner de graves accidents. La durée de la douche varie, suivant les indications, de deux minutes à trois quarts d'heure.

La température de l'air extérieur ne doit jamais être prise en considération. Pendant l'hiver 1839-40 on a vu à Græfenberg des malades se soumettre à l'action des douches par un froid de 16° Réaumur, et, chose curieuse, ce furent les personnes du sexe qui s'y soumirent le plus volontiers.

La douche étant ordinairement indiquée comme procédé général, elle doit agir sur les diverses parties du corps, à l'exception toutefois de la région épigastrique, de la poitrine et de la tête. Rarement on soumet, certaines régions malades, au-delà de quelques minutes, à l'action de la chute d'eau, et en core faut-il le plus souvent les préserver de son choc immédiat, en présentant à la colonne liquide un obstacle qui la brise et la laisse tomber doucement sur la partie affectée. Il est convenable de boire un verre d'eau avant ou aussitôt après l'administration de la douche. Le refroidissement se trouve par-là plus uniformément distribué, et la réaction favorisée. Il faut se frictionner fortement, se vêtir vite et faire de l'exercice en plein air, jusqu'à production d'une bonne chaleur.

Les douches qui tombent en pluie sont, suivant Priesstnitz, de simples jeux, dépourvus de valeur thérapeutique. Elles n'ont aucun avantage que ne possède à un plus haut degré la douche ordinaire. Il leur trouve même l'inconvénient de produire une sensation pénible en ne frappant pas également tous les points ; aussi les a-t-il repoussées de Græfenberg. Cependant, d'après les expériences dont elles ont été l'objet dans d'autres établissements hydrothérapiques, il résulterait qu'elles ne sont pas sans utilité spéciale lorsqu'il faut exciter légèrement et tonifier le système nerveux; qu'elles sont bien préférables, sous ce rapport, à la chute massive qui agit trop énergiquement. Avec la douche en pluie, on peut augmenter indéfiniment la surface de la colonne d'eau sans accroître sa pesanteur. Cette espèce de douche vient de recevoir de l'hydropathe, docteur Küster, de Kronsthat, une modification qui étend sa sphère d'application. Il soumet la masse liquide que supporte la surface criblée, à l'action d'un appareil pneumatique qui la chasse avec force, ou la retient pour la laisser tomber mollement.

Les *douches ascendantes*, directes ou obliques, sont utiles pour dissiper les obstructions du bas-ventre, pour calmer les souffrances hémorrhoïdales ou menstruelles.

Les *bains locaux* tirent leur dénomination des parties auxquelles on les applique. Les plus importants sont les *bains de siége*, qui se prennent dans un bassin ovale, de deux pieds de diamètre, renfermant assez d'eau pour contenir plongé le bas-ventre jusqu'au nombril. La partie supérieure du tronc et les membres sont, d'après les indications, simplement revêtus ou soumis à des frictions. La chaleur de l'eau employée dans ces sortes de bains varie du degré de la température ambiante jusqu'à 14° Réaumur. Priessnitz rejette leur administration dans l'eau courante, dont les variations de caloricité ne permettent pas d'obtenir des résultats précis.

Il n'y a rien de particulier à dire sur les bains de pied, de mains, de bras, de jambes. Les bains de tête se prennent dans des cuvettes plates légèrement excavées, où l'on applique telle ou telle partie de la tête. Les bains de bouche et de nez consistent simplement à introduire de l'eau dans ces cavités, par inspiration et expiration, jusqu'à ce que la surface muqueuse ne perçoive plus de sensation de froid.

Les *clystères* et autres injections dans les yeux, le canal nasal, les oreilles, les fosses nasales, l'urètre, etc., doivent être faites avec les instruments convenables et d'après les préceptes chirurgicaux.

La règle essentielle et la plus importante dans l'emploi des bains est de ne jamais les administrer lorsque le sujet ne présente pas un certain degré d'excitation et de chaleur sensible, comme aussi de ne pas donner un bain avant que le précédent n'ait produit sa réaction, qui consiste dans une douce chaleur, accompagnée d'une sensation générale de bien-être. Il faut également attendre que la frillosité, suite du bain, soit entièrement dissipée, pour faire prendre l'eau froide en boisson. Lorsque le traitement n'exige pas que les bains ou lavages soient précédés de la sudation, il sera toujours très-avantageux de remplacer celle-ci par un repos de demi-heure à une heure de durée, dans un lit bien couvert de manière à provoquer; sinon la sueur, au moins une expansion de calorique.

Les *fomentations* sont d'une grande importance dans le traitement local. Le praticien hydropathe les emploie de deux manières : par des compresses, mouillées de toute leur capacité d'imbibition, et par des compresses trempées, mais exprimées et recouvertes de linges secs. Ces deux modes produisent des effets fort différents : le premier agit comme répercussif ou comme excitant, suivant que son application est de longue ou de courte durée ; le second est un sédatif, un émollient très-efficace. Les compresses mouillées doivent être renouvelées aussitôt qu'elles commencent à s'échauffer. Cependant on a imaginé un bon et simple moyen d'éviter ces changements, souvent ennuyeux : c'est d'y laisser tomber de l'eau goutte à goutte. Le liquide nouvellement imbibé chasse l'ancien, et entretient ainsi toute la compresse dans un continuel état de fraîcheur. Avec les compresses exprimées, le point important est de les recouvrir et de les envelopper exactement, de sorte que l'air ne puisse avoir prise sur elles d'aucun côté. Elles acquièrent bientôt la chaleur de la peau ; leur eau se résout peu à peu en une douce vapeur qui, ne pouvant s'échapper que difficilement au dehors, forme autour de la partie malade une atmosphère émolliente dont les propriétés antiphlogistiques sont plus efficaces qu'aucun moyen de la médecine ordinaire.

Le *frottement* des parties qui ont été baignées, est une condition indispensable de l'effet curatif des bains, soit locaux, soit généraux. Bien entendu que l'état des parties devra faire modifier le frottement, ou même l'interdire tout-à-fait, comme une inflammation superficielle ou sous-jacente, une éruption, des ulcères, etc. On doit éviter avec soin de frotter jusqu'à enlèvement de l'épiderme, écorchure ou meurtrissure du tissu cutané, chose facile à produire par l'effet de la violente réaction qui survient. Il en résulterait des plaies fort douloureuses, qui forceraient d'interrompre pour longtemps le traitement hydropathique. Cela demande beaucoup d'attention. Le meilleur système est de frotter avec la main : —*Leben auf leben*, — la vie doit être le plus possible modifiée par la vie ; — c'est l'adage de Priessnitz. De fâcheux accidents l'ont engagé à rejeter, pour les frictions, l'emploi de tout autre agent.

Voilà les procédés principaux pour l'application de l'eau froide au traitement des maladies. On comprend qu'ils peuvent varier beaucoup, en se combinant entre eux de mille manières ; combinaisons et modifications qui dépendent des circonstances extérieures, de l'état du malade, du génie même du praticien, et qui constituent l'art hydrothérapique, art d'exciter et de modifier la réaction vitale au moyen de l'eau froide.

A quelles espèces de maladies est applicable ce mode de traitement ?

Les hydropathes exclusifs l'emploient dans tous les cas où il n'y a pas affection organique incurable, ni dépression trop grande de la faculté de réagir. Les praticiens qui font usage de cette méthode comme d'un auxiliaire de l'homœopathie, pensent que toute affection spéciale, maladies miasmatiques, virulentes, ne sont point essentiellement de son ressort, qu'elles peuvent en être heureusement modifiées, mais dans aucun cas complètement guéries. Je ne vois pas, en effet, comment un agent de médication générale pourrait avoir prise sur des maux spécifiques.

Priessnitz est loin d'admettre tous les individus qui vont réclamer ses soins. Il lui faut un pronostic favorable qu'il tire de l'apparence extérieure du malade, et de l'ensemble des symptômes qui se manifestent pendant le premier bain qu'on lui administre. Aussi est-il toujours présent à cette opération, et très-attentif à observer le patient; dont les mouvements pendant et après le bain, comme aussi la sensation intérieure qu'il dit éprouver, lui sont une source d'indications précises, d'où il tire les diagnostics et pronostics les plus étonnants par leur exactitude. Si le cas ne promet pas une issue favorable, le malade est renvoyé sans pitié. Ainsi, Priessnitz est loin d'appliquer sa méthode à toutes les maladies, et la proclame lui-même, sinon d'écrit et de parole, au moins de fait, inapplicable à un grand nombre d'entre elles.

La réaction sollicitée et convenablement dirigée n'est pas la seule cause de l'effet thérapeutique de cette méthode : il en est une autre non moins puissante. Je veux parler du mouvement accéléré de nutrition, d'excrétion, du renouvellement des tissus, qui se produit pendant l'application de l'eau froide en boisson et à l'extérieur. Ce résultat physiologique a été constaté par tous ceux qui s'occupent d'hydrothérapie, et nous pourrions le reconnaître à première vue dans ces sueurs profuses, fétides, et ces matières salines qui recouvrent le linge des fomentations. Ce fait, dont le docteur Emmel me parla le premier, m'a été certifié par plusieurs autres médecins, et l'on dit même obtenir ainsi du mercure chez les sujets qui en ont été saturés par les traitements antisyphilitiques.

On conçoit qu'une foule d'affections puissent être guéries par cette rapide élimination de molécules du corps malade, par cette récorporation. Les engorgements de tissus, les hypertrophies, les dépôts de sécrétions morbides, le scrofule, le rhumatisme goutteux, en reçoivent les plus heureux changements. Quelques hydropathes enthousiastes, étendant outre mesure la sphère d'action de ce renouvellement des tissus, prétendent y faire entrer les maladies spéciales, les diathèses virulentes, etc. Mais, outre qu'ils ne sont pas tous d'accord en ce point, il est d'autant plus permis de douter de l'efficacité de leur méthode dans ces cas, que nous voyons ces diathéses aller en s'aggravant avec l'âge, bien que la substance de nos organes soit renouvelée complètement, et même plusieurs fois au bout de quelques années.

Cette médication reconstituante s'obtient au moyen de divers procédés, mais surtout avec l'usage de l'eau fraîche en boisson, qui favorise la circulation lymphatique, porte aux sueurs et aux urines, et entraîne avec elles, par ces deux voies, une grande quantité de molécules organiques. C'est le but ordinaire qu'on se propose par ces potations abondantes. Cependant Priessnitz a étendu avec succès la sphère de leur indication. Enhardi par les heureux effets des lotions froides sur le corps échauffé ou en sueurs, il essaya de soustraire l'excès de chaleur interne des fébricitants par de copieuses libations d'eau de source fraîche. Plus tard, il reconnut qu'il n'y avait pas de meilleur remède contre les innombrables malaises gastriques, pour fortifier l'estomac, favoriser les digestions, l'assimilation, les excrétions ; il a su même en modifier l'action, jusqu'à lui faire produire le vomissement, évitant par ce moyen l'irritation, le relâchement des tissus et l'affaiblissement des organes, que ne manquent pas d'amener l'administration répétée des vomitifs médicamenteux. Le vomissement se produit en faisant boire à petits intervalles , par cuillerées. Dès que les efforts de vomituration se manifestent, on fait boire moins souvent. Il faut avoir soin de tenir le malade dans un parfait repos, et quelquefois il est utile de le mettre dans un bain de siége, d'une température douce, mais qui ne doit cependant jamais dépasser 14° Réaumur. Cette potation abondante d'eau froide tonifie l'appareil musculaire des voies supérieures, dissout les mucosités, délaye la masse chymeuse, favorise son changement en chyle et son absorption par les vaisseaux mésentériques ; prévient les obstructions, excite la chaleur , la distribue d'une manière égale, et s'oppose efficacement aux écarts du système nerveux abdominal qu'on appelle hypochondrie. Telle est une partie des avantages que Priessnitz et ses élèves attribuent à ce qu'on aurait appelé avant eux une ingurgitation immodérée d'eau froide.

D'après ces nombreux et heureux effets que l'expérience leur a fait connaître, il ne faut pas s'étonner de l'énorme quantité d'eau de source qu'on administre pour boisson aux malades des établissements hydrothérapiques. A Græfenberg, on débute dans le traitement par dix à douze grands verres par jour. La moitié de cette quantité doit être avalée le matin, entre le bain (lorsque la sensation de froid qu'il produit est entièrement dissipée, chose essentielle) et le déjeûner, qui doit être pris en faisant du mouvement. Du reste, il ne faut jamais manger, que cette masse d'eau ingurgitée ne soit bien digérée, quoiqu'on puisse recommencer à en boire pendant et après le repas. On augmente la dose en avançant dans le traitement. Elle s'élève ordinairement à vingt ou trente grands verres en vingt-quatre heures , et dépasse ce nombre en quelques circonstances , rares il est vrai. Il est convenable de faire précéder cette potation matinale de gargarismes répétés. Ils sont surtout utiles aux personnes qui répugnent à ces copieuses boissons d'eau simple. Après s'être gargarisé largement plusieurs matinées de suite, il se manifeste chez elles une disposition de plus en plus marquée à dégluter le frais liquide. Il en résulte aussi d'excellents effets dans les inflammations chroniques de la gorge, du larynx et de la trachée-artère.

L'usage de l'eau en ¡boisson se recommande plus particulièrement avant et après l'administration de la douche, comme aussi pendant et après l'emploi des bains locaux, et surtout du bain de siége. Il faut proportionner la quantité d'eau à la capacité calorifique de l'individu et à la force de ses organes digestifs. Ce qui est peu pour l'un ɔ st beaucoup trop pour un autre, et les inconvénients des boissons trop abondantes dépassent tous les avantages qu'on peut retirer de leur emploi convenable. La diminution permanente de la chaleur, l'oppression de la faculté de réagir, l'épuisement de l'appareil gastrique, des crampes dangereuses et des convulsions chroniques, en sont les suites les plus ordinaires.

Il faut arriver à augmenter graduellement la quantité du liquide. Peu à peu le goût s'y fait, la soif s'y proportionne, et on arrive à boire au-delà de ce qu'on se serait cru capable. Alors, dès que la satiété se manifeste et que la répugnance approche, il faut s'arrêter.

Voilà assez de détails sur la *médication altérante* hydropathique; passons maintenant aux diverses médications qui ressortent de la réaction. Les hydropathes en établissent cinq espèces: l'antiphlogistique, l'excitante, la tonique, la dérivative, la sédative.

Médication antiphlogistique. Priessnitz a donné, à l'emploi de l'eau froide dans ce sens, une extension dont on n'eut pas l'idée avant lui. L'expérience lui a appris que pour les inflammations et les fièvres, au début, il faut toujours commencer modérément dans l'application de l'eau froide, et avec d'autant plus de ménagement que la phlogose est plus forte. On abaisse ensuite la température du liquide, et l'on augmente sa masse en toute sécurité. La première impression de l'eau froide chassant violemment le sang de la périphérie au centre, produit facilement des congestions internes et quelquefois des épanchements mortels. Pour éviter ces dangers, il faut une grande prudence, surtout lorsqu'on n'a pas étudié le mode opératoire dans quelque établissement. Les procédés varient suivant le degré de l'inflammation ; ce sont : le bain entier, le demi-bain, le bain de siége et les fomentations.

Le bain entier, administré dans ce but, doit agir énergiquement sur tous les organes pour abaisser leur température, dissiper leur surexcitation, engourdir la vie de manière à paralyser, sans la détruire, sa force de réaction. L'action énergique de ce moyen en rend l'emploi assez rare ; il ne convient qu'aux fortes constitutions, ou bien dans les cas de chaleur sèche, ardente, de fièvre maligne, et seulement alors qu'il n'y a rien à espérer de procédés plus doux. On doit en prolonger la durée jusqu'à l'apparition d'une sensation violente de froid, qui se fait rarement attendre au-delà de quinze à vingt minutes. C'est un cas exceptionnel d'insister sur la sensation du froid. Un sûr indice qu'on a obtenu le degré de réfrigération désirable, est le froid du creux de l'aisselle, qui ne se produit jamais qu'après un refroidissement général et intense. Lorsqu'on a constaté ce phénomène, on sort le malade du bain pour le frictionner longuement, surtout vers les extrémités. Alors se développe peu à peu une douce moiteur ; le jeu des fonctions déprimées se ranime, remontant au degré d'activité normale, avec disparition complète de tout cet appareil inflammatoire, si redoutable quelques heures auparavant.

Le demi-bain est moins héroïque dans ses effets. On l'emploie avec les meilleurs résultats dans les diverses espèces d'inflammations internes et de fièvres éruptives. Attendu qu'ici la moitié inférieure du corps est seule plongée, on aurait soin, dans le cas où la constitution du sujet serait forte et vigoureuse, et l'inflammation très-vive, de se servir d'abord d'eau attiédie, pour se conformer au précepte déjà énoncé, et éviter de fâcheuses congestions dans les parties exposées à l'air. La durée de ce bain est rarement moindre de trente minutes, et se prolonge souvent au-delà d'une heure.

Priessnitz fait usage du bain de siége contre toutes les inflammations et congestions des viscères de la moitié supérieure tronc, avec un succès prodigieux. Le plus souvent l'eau est d'abord portée à la température de 12 à 14° Réamur. Le malade doit rester dans ce bain jusqu'à ce qu'il ressente un soulagement, que précède ordinairement une sensation de froid très-vif. Cette sensation diminue ensuite peu à peu, en même temps que l'excitation inflammatoire. Alors on retire le malade du bain pour le soumettre à un repos complet, pendant lequel il doit se manifester une forte moiteur, ou une légère transpiration. Si cela n'a pas lieu, et que l'appareil inflammatoire reparaisse, on revient avec constance à ce moyen. La moiteur de la peau annonce presque sûrement le dégorgement commencé des organes internes. C'est le moment de cesser les bains de siége pour en venir à d'autres procédés, qui sont, suivant les cas, les frictions ou lavages de la poitrine, du dos, des hanches. Les bains de pieds, l'eau en boisson, les bains de siége, sont contre indiqués chez les personnes sujettes aux congestions de la tête et de la poitrine : on les remplace par les demi-bains.

Depuis longtemps on fait usage, avec une grande valeur antiphlogistique, des applications extérieures de *compresses mouillées.* On les emploie contre les diverses inflammations externes, telles que celles produites par blessures, contusions, brûlures, éruptions cutanées Il est souvent nécessaire d'augmenter leur degré de froid par l'addition de glace pilée. Priessnitz a le soin de ne pas les appliquer immédiatement sur la partie malade chez les individus qui ont le sang vicié, parce qu'il s'y produit facilement des ulcères de mauvaise nature, et quelquefois même la gangrène. Dans les cas où il convient que toute la surface du corps soit recouverte de compresses, comme dans les fièvres inflammatoires et certaines éruptions cutanées, il faut envelopper entièrement le malade dans un drap mouillé, et le laisser ainsi exposé une heure environ à l'action de l'air libre. On ne doit pas craindre qu'il en résulte de refroidissement dangereux, parce que la couche liquide contenue dans le drap en bouche tous les pores, et, s'échauffant elle-même, ne permet pas à l'atmosphère ambiante d'impressionner la peau.

Les douches et bains très-localisés, qui sont fort utiles dans quelques inflammations partielles, doivent être surveillés attentivement, car ils peuvent amener la gangrène des parties où on les applique, et des métastases sur des organes plus importants.

Cette médication, purement antiphlogistique, ne suffit pas toujours à faire cesser complètement les inflammations : il faut y joindre très-souvent l'emploi des procédés dérivatifs et sédatifs.

Des procédés excitants et toniques. Ces deux médications peuvent être examinées en même temps, car elles se confondent, pour ainsi dire, l'une dans l'autre.

La réaction excitante, produite par l'eau froide en proportion des forces du sujet, et ménagée graduellement, favorise toutes les fonctions, accroît leur activité, assure leur harmonie, et exerce ainsi à la longue une action salutaire bien marquée. Le procédé tonique est donc tout simplement le procédé excitant, employé avec constance pendant un temps plus ou moins long. Priessnitz en fait usage dans tous les cas où la force vitale affaiblie ne peut entrer en lutte avec les influences morbides, et lorsqu'elle ne peut prendre le dessus ; par exemple , dans les innombrables cas de maladies chroniques, où la réaction languissante demande une impulsion vigoureuse et soutenue. Dans le choix des bains et autres procédés à employer, il est nécessaire de connaître la force de constitution du sujet qui se soumet au traitement ; car les résultats dépendent de cette exacte appréciation , d'autant plus importante à obtenir qu'il n'est pas possible de débuter avec modération et de s'arrêter en temps opportun. Dans le principe, l'excitation seule apparaît, et, si elle a dépassé les forces de l'organisme, on l'aura plutôt énervé que fortifié ; on aura hâté la terminaison fatale de la souffrance, bien loin de la prévenir. Il n'est plus temps de réparer le mal qu'on a fait. On recherchera donc d'abord quel est le degré d'énergie vitale du malade ; ce qu'on pourra reconnaître à sa manière de réagir contre les premières impressions de l'eau froide.

Il n'est point de procédé hydrothérapique qui ne puisse être employé dans le but de tonifier ou d'exciter. Un des plus puissants moyens est le bain entier. Trois conditions sont nécessaires pour qu'il amène ce résultat. — D'abord , la courte durée de son administration, ensuite la basse température de l'eau, enfin la forte chaleur expansive du corps du baigneur, au moment où il s'y plonge. Plus l'eau est froide et le corps échauffé, plus aussi la réaction est complète, et exige de la part du sujet une grande énergie vitale. Sauf quelques rares exceptions, le malade n'y sera donc pas soumis avant d'être habitué à supporter l'action du froid. On le fera toujours précéder et de l'emmaillotage dans des couvertures sèches et des frictions cutanées. Les bains entiers conviennent aussi pour les individus sujets aux engorgements faciles des tissus, à lente circulation des humeurs, chez lesquels les fonctions de la peau et des organes digestifs s'exercent ordinairement mal, ou ceux dont l'activité nerveuse est émoussée. Mais, dans ces cas aussi, l'action du bain entier est très-lente, et la guérison ne s'obtient qu'au bout d'un long espace de temps. Dans les états fébriles et les inflammations de quelque intensité, ce moyen doit être abandonné et remplacé par les demi-bains, bains de siége ou les lotions, à cause de la violente surexcitation qui ne manquerait pas d'être suivie d'un accablement proportionnel des forces.

L'eau froide versée sur la surface du corps (übergiessung) est utile lorsqu'il s'agit de produire un fort ébranlement, rapide et passager, de l'organisme, surtout dans les affections nerveuses, les accès d'épilepsie, quelques espèces de crampes, les paralysies, etc. On les emploie aussi simultanément ou alternativement avec les demi-bains et le frottement avec les mains mouillées.

Tout ce que nous avons dit des précautions à prendre dans l'emploi du bain entier s'applique, à plus juste titre encore, à la douche. La moindre disposition aux congestions thoraciques ou cérébrales, et l'état fébrile la contre-indiquent. Si pareille tendance se manifeste pendant son administration, on doit aussitôt la suspendre. Il en est de même pour toutes les inflammations locales chroniques, internes ou externes, qui, passant sous son influence à l'état aigu, amènent un mouvement fébrile général. La douche fortifie et anime tout l'organisme, chasse les produits morbides les plus intimement unis à nos tissus. Son action ébranle les organes, sollicite des crises puissantes et des perturbations dangereuses. Une grande habitude pratique et beaucoup de prudence pourront seules remédier aux inconvénients inhérents à ce procédé, de tous le plus héroïque.

Les bains de siége sont administrés comme toniques dans les inflammations chroniques passives, les engorgements, l'atonie des organes gastriques et génito-urinaires. On les fait prendre à la plus basse température possible, et on ne prolonge jamais leur durée au-delà d'un quart-d'heure. On asperge en même temps la tête et la poitrine.

Les bains d'yeux, de nez, de bouche, servent à tonifier les muscles et les membranes muqueuses de ces organes. C'est dans ce même but qu'on administre les lavements froids, les injections dans l'urètre, le vagin, la trompe d'Eustache, les abcès fistuleux. On doit les renouveler fréquemment, et les faire cesser aussitôt qu'il se manifeste dans ces parties une réaction inflammatoire.

Les fomentations toniques et stimulantes sont employées toutes les fois qu'il s'agit de produire une excitation locale continue. Leur efficacité se montre surtout dans les faiblesses de la digestion, dans les affections chroniques de nature scrofuleuse, goutteuse, rhumatismale, syphilitique, les catarrhes, les éruptions et ulcères entretenus par un défaut de ton du tissu cutané. Leur action excitante est quelquefois extraordinaire, au point de pouvoir la comparer à l'action de la moutarde et des emplâtres épipastiqnes. En irritant ainsi fortement les parties qu'elles recouvrent, elles agissent par dérivation jusque sur les organes profondément situés. Il se produit, au lieu de la fomentation, un afflux sanguin et un dégorgement des parties voisines. On comprend le grand nombre d'indications que cet effet permet de remplir. Ou évitera donc aussi de mettre les compresses sur le point enflammé, mais on les placera dans son voisinage. On les emploie aussi en enveloppe générale de tout le corps , lorsque la peau flasque et inerte ne peut transpirer, ou bien encore dans les cas d'éruptions qui se développent mal ou qui ont déjà rétrocédé. Pour produire un effet excitant , ces fomentations ne doivent être renouvelées que lorsque les compresses se sont séchées ; alors on les alterne avec des lavages et des bains de courte durée. La peau la plus aride et la plus torpide devient, sous l'influence de ce traitement, souple, moelleuse et pleine de vie. Souvent, dit Graus, les linges qui servent à ces fomentations prennent une couleur particulière et différente, suivant l'espèce de maladie et la nature des médicaments dont le corps a été imprégné. Cela se voit surtout chez les goutteux, les rhumatisants et les vénériens.

Pour donner à ces procédés divers de la médication excitante toute l'efficacité dont ils sont susceptibles , il faut avoir mis l'organisme dans un état d'impressionnabilité convenable, qui lui permette de réagir promptement et avec force. Il faut, dit Priessnitz, que le fer soit chauffé, afin d'être travaillé facilement et de recevoir les formes voulues. Longtemps après qu'il eut éprouvé sur lui et sur quelques autres personnes les heureux effets de l'eau froide, son esprit clairvoyant et observateur le conduisit à l'importante découverte de l'emploi simultané de la *sudation* avec les bains et les lavages. Il fut mis sur la voie par ceux de ses malades qui souffraient de froid aux pieds, rebelle à tous les traitements. Il leur recommanda les bains et les compresses excitantes ; après quelques semaines d'application constante de ces moyens, presque tous ses patients transpiraient facilement sous une simple couverture, et ressentaient un bien-être général de ces sueurs. Il les engagea à les prolonger, mais ils ne tardèrent pas à se sentir las et abattus après chaque sudation , et plusieurs se trouvaient pendant leur action dans un véritable état fébrile. Priessnitz s'occupa à rechercher un moyen de prévenir ces suites fâcheuses de sueurs si favorables d'ailleurs, et il le trouva bientôt. Ce fut d'abord en couvrant la figure du patient en sueurs, de compresses mouillées, et en ouvrant en même temps la fenêtre. Comme cette application diminua non seulement le sentiment d'anxiété produit par la transpiration, mais aussi la lassitude qui en était la suite, il résolut d'en généraliser l'emploi. Pourquoi ne recouvrirait-on pas tout le corps, comme on fait de la figure? Il le fit et réussit. Allant encore plus avant, il osa tenter la téméraire opération de plonger dans une cuve d'eau glacée un individu ruisselant de sueurs. Il vit encore le succès couronner ses essais, la vie mettre en jeu tous ses ressorts pour résister à l'action mortelle du froid, et de merveilleux effets thérapeutiques résulter de cette suprême réaction.

Après avoir reconnu combien l'échauffement préalable du corps favorise l'action salutaire des procédés hydrothérapiques qui lui sont appliqués, Priessnitz rechercha, par une observation soutenue, dans quelle proportion doivent être la sudation et l'emploi de l'eau froide suivant les diverses constitutions et les différents degrés d'énergie vitale. Maintenant, il a recours, suivant les indications, tantôt au simple couché dans le lit, tantôt à l'emmaillotage dans des couvertures sèches; d'autres fois il fait envelopper le malade dans des draps mouillés. On obtient ainsi depuis une douce moiteur jusqu'aux sueurs les plus abondantes, qu'il fait durer quelquefois des heures entières avant qu'on en vienne au bain froid. Sur cette action sudorifique, élément indispensable de la médication excitante, repose la guérison des maladies chroniques qui reconnaissent pour cause une assimilation imparfaite ou composition vicieuse des humeurs (théorie humorale des hydropathes que nous sommes loin de partager dans tous ses points).

Autant est importante cette transpiration qui précède les bains et les lavages, autant il est nécessaire de la produire avec précaution. Ici, plus que dans toute autre circonstance, on devra s'enquérir de l'état des forces du sujet. Il y a des cas, malheureusement fréquents, où la guérison est compromise par une sudation trop abondante. Sauf de rares exceptions, il faut donc procéder graduellement de la chaleur à la moiteur, et de celle-ci aux sueurs. Priessnitz a trouvé pour les organismes débiles un expédient précieux dans l'application des draps mouillés, dont l'excitation modérée provoque tout au plus une douce moiteur. Il a maintenant moins souvent recours qu'autrefois à la sudation prolongée, il n'emploie même plus cette médication que comme calmant, lorsque le malade souffre beaucoup; son expérience lui ayant démontré que les fortes transpirations affaiblissent trop les malades.

Par cette alternation de l'échauffement du corps et de l'emploi des bains, des lavages, etc., toutes les fonctions sont activées au dernier point; les matières morbides fixées dans les tissus sont détachées et entraînées dans ce mouvement général, chassées à la périphérie où elles se jettent sous forme de sueurs, éruptions, ulcères, suppurations. Les urines et les excrétions muqueuses en éliminent aussi une partie. Nous avons déjà parlé plusieurs fois des nuances dont les compresses se colorent. Quelque chose de semblable se voit dans la couleur, l'odeur, la saveur que prennent la transpiration, les urines, les mucosités, la salive, les matières fécales. Il n'est pas moins remarquable de voir dans les bains de siége en bois employés par des individus atteints d'affection syphilitique ancienne ou de diathèse mercurielle se former au fond du vase un dépôt rouge, qui pénètre dans le bois à une ligne de profondeur. Les éruptions et les ulcères développés chez ces derniers, revêtent leurs caractères pathognomoniques. Quelquefois les ulcères sécrètent une matière tellement âcre et corrosive, que les linges dont on les recouvre, fussent-ils forts et neufs, sont usés et tombent en lambeaux après deux ou trois jours d'application. Mais en même temps que se produit ce mouvement énergique d'élimination et de recomposition, tous les organes commencent à prendre une vie nouvelle plus active et plus expansive, les sécrétions perdent peu à peu de leur nature anormale, et tout rentre dans l'ordre. Ces changements à vue ne s'opèrent, il est vrai, que chez les personnes d'une constitution vigoureuse ; dans la grande majorité des cas, ou il n'y a point de changement, ou il est insensible et s'opère sans secousse.

Des médications dérivatives et sédatives. Nous les comprenons dans le même chapitre, parce qu'elles réclament les mêmes procédés; ce sont les correctifs de la médication excitante. Sans eux, on ne saurait comment se tirer du labyrinthe d'accidents fâcheux, de phénomènes inquiétants que suscite souvent l'emploi de l'eau froide. C'est alors qu'il importe le plus de saisir le moment opportun, de ne pas le dépasser : trop tôt employés, les procédés sédatifs compromettent les effets de la médication excitante, trop tard, c'est la santé et quelquefois même la vie du malade qui est compromise.

Ces médications sédatives et révulsives ne sont pas restreintes au traitement des affections aiguës et des états critiques. Elles jouissent d'une sphère d'application beaucoup plus étendue qui embrasse tous les cas où il s'agit de calmer les douleurs, d'apaiser l'irritabilité nerveuse, et de prévenir les congestions. A cet effet, on administre les demi-bains d'eau attiédie, 12-14° Réaumur, souvent répétés ou prolongés pendant plusieurs heures; on les combine avec les lotions.

Les bains de siége tièdes et de longue durée sont un bon agent de la médication sédative dans les maladies des organes du bas-ventre et du bassin: Les lavements froids exercent une action très-calmante dans les souffrances hypochondriaques, hystériques, hémorrhoïdales. Les compresses mouillées ne doivent pas être aussi fortement exprimées, ni si longtemps entretenues que lorsqu'on veut produire les effets excitants. En général on les applique au soulagement des souffrances locales. On les emploie concurremment avec les bains de pieds et de siége contre les odontalgies et céphalalgies. Elles conviennent surtout lorsque les douleurs ont un caractère nerveux.

L'enveloppe dans le drap mouillé, dont nous avons parlé comme antiphlogistique et excitant, rentre encore dans la médication qui nous occupe. Priessnitz en compare l'action à celle d'un bain de vapeurs d'une température douce. Il faut faire grande attention à ce que le drap ne se dessèche pas sur le corps, auquel cas, une forte réaction venant à se manifester, on obtiendrait des effets excitants. Il n'est pas de meilleur moyen pour donner une marche régulière au traitement hydrothérapique, apaiser les excitations de tous genres, nerveuses et artérielles, et ranimer la peau torpide. Tous les âges et les constitutions les plus délicates peuvent en faire usage, sans précautions et soins préliminaires, ce qu'on ne peut dire pour la plupart des autres procédés.

La *diète hydrothérapique* repose sur une des bases du régime homœopathique. Comme celui-ci, elle tend à reconforter l'organisme par l'usage d'aliments analeptiques et de repas fréquents et copieux. On comprend aisément la raison de cette disposition commune aux deux méthodes, qui, en excitant la réaction, en favorisant le jeu des fonctions , développent aussi l'appétit et le besoin réel d'aliment. Quant au second élément du régime homœopathique, la privation de toute substance renfermant un principe médicamenteux, l'hydrothérapie n'en tient-compte, attendu que l'eau, agent de médication générale, ne peut être troublée dans son action par la légère influence d'un agent de médication spéciale. Il faudrait, pour cela, que cette influence fût très-prononcée ; ce qui ne peut avoir lieu avec la faible proportion d'élément médicamenteux contenu dans certaines substances dont nous faisons un usage habituel , proportion cependant suffisante pour modifier les effets du remède homœopathique.

Cette tendance commune à fortifier l'économie , cette tolérance réciproque des moyens purement hygiéniques et des médicaments spécifiques, rendent naturelle cette heureuse fusion, déjà commencée, des deux méthodes sorties de Leipzig et de Græfenberg.

Voici l'opinion des médecins hydropathes , touchant la diète : la réaction curatrice ne peut se développer convenablement que dans les constitutions fortes et amplement fournies, de sucs réparateurs. Il faut donc s'efforcer de nourrir solidement. L'expérience a démontré sur des milliers d'individus que, pendant le traitement, l'excès dans le boire et le manger était moins nuisible qu'une grande sobriété. La guérison, pour être radicale et permanente, doit être amenée avec un régime analeptique. Si l'on refuse au malade une nourriture réparatrice, la force vitale décline , les phénomènes tant physiologiques que morbides s'affaiblissent, au point qu'il arrive de voir ces derniers cesser tout-à-fait, de manière à simuler une guérison réelle. Mais les symptômes morbides reparaissent ensuite peu à peu ; le malade traîne péniblement son existence sous le poids d'une affection profonde et chronique ; ou si l'on est assez heureux pour exciter de nouveau la réaction, la lutte est plus longue, plus rude , plus précaire, qu'elle n'aurait été la première fois.

Une expérience terrible n'a que trop bien prouvé la vérité de ces assertions. Ce fut pendant le printemps et l'été de 1840. Depuis un an , s'était établi à Lindweise près Græfenberg, un concurrent de Priessnitz , (M. Schrott.) Son établissement , en tout conforme à celui de son voisin , n'en différait que par la diète sévère qu'on y faisait observer ; et même par là il espérait attirer à lui une partie des clients de son rival. C'est en effet ce qui eut lieu. Un grand nombre de ceux dont le traitement traînait en longueur, ou qui n'en avaient pas obtenu tous les résultats qu'ils s'en étaient promis, se hâtèrent de passer du côté de Schrott, ne doutant pas que l'obstacle à leur prompte guérison ne fût cette diète relâchée que Priessnitz leur laissait tenir en dépit des préceptes de la médecine ordinaire. Ils émigrèrent en masse pendant l'hiver de 1839 , avec une impatience qui ne leur permit pas d'attendre les beaux jours. Priessnitz, blessé de ce manque de confiance, s'écria devant ceux qui restaient : ils seront forcés de revenir, mais je ne les recevrai pas.

Ils revinrent au bout de quelques mois , et dans un état si déplorable, que Priessnitz les accueillit avec commisération. Mais ils ne revinrent pas tous , une partie avait misérablement péri dans la plus cruelle agonie , et pas un cependant n'était atteint d'affection mortelle. Les autres s'étaient enfuis pour ne pas partager le même sort. Ils étaient tous d'une effrayante maigreur. On leur prodigua les soins les plus attentifs ; mais de longtemps , il ne fut possible de les soumettre aux procédés hydrothérapiques, même les plus doux. On comprend, en effet, que sous l'influence de ces moyens, le travail rapide de nutrition et de décomposition, la vivacité, des sensations, la rapidité de la circulation amènent une perte de substance et de fluide nerveux qui produit le besoin impérieux d'une forte réparation. Partant de ce point de vue, Priessnitz laisse sés clients se nourrir à satiété, pensant bien qu'ils éviteront d'eux-mêmes les excès ; ce qu toute fois n'arrive pas toujours.

Cependant, il en est quelques-uns, qui , à cause de leur genre de maladie (gastro-entérite), ou de l'impossibilité de supporter pour le moment l'application complète des procédés hydrothérapiques , sont soumis à une diète plus ou moins sévère. Ils sont servis à part, de mets d'une digestion facile , toujours froids, et ne peuvent dépasser la quantité qui leur est assignée.

Les médecins hydropathes ne prescrivent pas de régime particulier pour les diverses espèces de maladies miasmatiques, à l'exception toutefois des affections syphilitiques, où ils recommandent l'alimentation végétale.

L'observation apprit à Priessnitz les bons effets de l'alimentation froide dans les irritations gastriques qui constituent la plupart des affections chroniques. C'est à la longue qu'il arriva à faire cette découverte. Il remarqua d'abord que plusieurs de ceux qui se présentaient à lui , en proie à des souffrances d'estomac, se plaignaient de ne pouvoir digérer, et de rendre leurs aliments. Ils ne peuvent cependant pas vomir tout ce qu'ils prennent, pensa-t il avec raison. Il s'agit de rechercher la nature des aliments gardés et digérés. Il crut remarquer que c'était toujours les substances prises froides, telles que le lait, le beurre , le pain , tandis que les mets chauds, de quelque nature qu'ils fussent, étaient rendus par le vomissement. Il fit des essais comparatifs, soumit indistinctement la moitié de ses malades au régime froid , les autres maintenant leur genre de vie habituel ; et pendant que ceux-ci restaient toujours dans leur même état, on observait déjà chez les premiers une amélioration très-marquée ; les uns et les autres suivaient d'ailleurs le traitement hydrothérapique. Dès lors il adopta la nourriture froide pour tous ces cas, et en obtint d'excellents résultats. C'est ainsi que l'observation de la nature indique sûrement la bonne voie ; mais combien peu laissent de côté les préjugés, les opinions préconçues pour écouter son langage et lui obéir !

Sans recommander l'usage des boissons fermentées et du tabac, Priessnitz toutefois n'y fait aucune objection, si l'on ne dépasse pas les limites d'une habitude inoffensive.

L'individu qui a subi le traitement hydrothérapique complet, est capable de supporter sans inconvénient des excès qui pourraient être funestes à toute autre personne, vigoureuse d'ailleurs, mais dont l'économie n'a pas été endurcie par l'application de l'eau froide. Du reste, il est évident que cette force de résistance a son terme, et qu'on serait bien insensé de compromettre un état de santé qu'il a été si difficile d'acquérir.

On comprend quelle part immense du succès revient au seul fait du déplacement, au changement d'habitude, à l'exercice violent qu'exige l'application des procédés. Il est probable que ces modifications accessoires, que les hydropathes ne daignent pas considérer, doivent justement revendiquer la moitié au moins des guérisons. On n'a pas assez fait attention à la rude hygiène, à l'absence de tout confortable qui caractérise Græfenberg. Ce brusque abandon des recherches du luxe, des sensualités gastronomiques, des préoccupations habituelles, conditions indispensables du succès dans la plupart des traitements, rivalise sans doute d'efficacité avec l'emploi des eaux. Il convient donc d'engager les personnes qui veulent faire usage de cette méthode, de ne pas l'employer chez elles, mais de se rendre dans un établissement, afin de changer complètement de genre de vie.

Cependant il est des applications domestiques de l'eau froide qui nous ont déjà rendu d'utiles services, et que j'indique ici avant de terminer ce chapitre. Elles se font ordinairement au moyen des compresses trempées, bien exprimées et recouvertes de linges secs. C'est d'abord la cravate dans les maux de gorge aigus, les esquinancies. Employé à temps, ce moyen simple fait très-fréquemment avorter la maladie. Si le mal est déclaré, à quelque degré qu'il soit, inflammation membraneuse, engorgement, suppuration, etc., il le diminue le plus souvent d'une manière notable, en moins de vingt-quatre heures. Nous en avons fait maintes fois l'expérience. Voici le procédé : on fait une compresse de grosse toile usée, pliée à trois ou quatre doubles, large de trois doigts, longue de six pouces environ ; on la trempe dans l'eau froide, on l'exprime fortement, on l'applique sur la moitié antérieure du cou, et on la recouvre exactement de deux ou trois cravates de mousseline, de manière à ce qu'il n'y ait aucun interstice par où l'air puisse s'introduire entre elles et la compresse. On laisse cet appareil douze heures sans le renouveler (il convient que ce soit pendant la nuit). Au bout de ce temps, il s'est développé autour du cou une douce moiteur, sous l'influence de laquelle l'inflammation commence à décroître. On renouvelle l'application rarement plus de deux fois, excepté dans le traitement des affections chroniques, qui exige l'emploi longtemps continué de ce moyen.

Le même système de compresses mouillées, recouvertes de compresses sèches, s'applique à l'abdomen (avec les modifications qu'apporte la disposition des parties) dans les cas d'entérite aiguë et de péritonite : il faut les renouveler souvent, chaque fois qu'elles se sont mises en harmonie de température avec la peau. Dans les cas d'inflammations chroniques des organes abdominaux, on retire de bons effets d'une semblable compresse, maintenue constamment pendant plusieurs semaines. La peau devient rouge et se recouvre d'éruptions variées.

L'enveloppement des pieds jusqu'au-dessus des chevilles, la nuit, au lit, suivi de lotions et frictions, réussit souvent à provoquer les règles chez les personnes amennorhéïques, et à dissiper d'une manière permanente le froid aux pieds. Les bains locaux, les bains de siége, les demi-bains avec ablution, l'enveloppement de tous le corps avec le draps mouillé et les frictions, et même l'emmaillotage avec sudation ou simple réaction sur la peau, etc, peuvent aussi s'administrer à domicile et procurer de fort bons résultats dans un certain nombre de cas; mais le médecin qui les prescrit doit avoir une grande expérience sur l'emploi de ces procédés et la personne qui les applique, une grande habitude.

Ce sont là des applications utiles de l'hydrothérapie, que chacun peut faire chez soi; mais le traitement général par ces procédés, exigera toujours le déplacement du malade, et son séjour plus ou moins prolongé dans un établissement. Cette circonstance, tout-à-fait indépendante de la méthode en elle-même, enlève donc déjà à celle-ci la plus grande partie de sa valeur pratique, en limitant son emploi à la classe très-restreinte des individus riches et indépendants. D'ailleurs, tous les climats ne sont pas également favorables à son application. Dans les contrées humides et brumeuses, on n'en retire pas les mêmes avantages que dans le midi de l'Allemagne, et même plusieurs affections (scrofules, rachitismes) qu'on traite sur les bords du Rhin et en France, avec succès, en reçoivent à peine en Angleterre quelques modifications salutaires. En outre, toutes les eaux ne sont pas convenables ; il leur faut une certaine proportion de sels siliceux ; si les calcaires prédominent, elles cessent de provoquer des réactions suffisantes, et perdent ainsi la plus grande partie de leur efficacité.

Tels sont les différents modes d'emploi de l'eau fraîche, de source, pour le traitement des maladies. L'élément thérapeutique est un, et ses applications, fort diverses et fort différentes, ont toutes pour but de favoriser, d'aider, de diriger la réaction. Les règles générales sont rares, les préceptes secondaires sujets à mille exceptions, car ils se rapportent à deux faits très-variables, l'impressionnabilité et la force de résistance vitale propre à chaque individu ; circonstances très-difficiles à apprécier et qu'il faut cependant prendre en considération ; sans quoi l'hydrothérapie, cet utile auxiliaire de la méthode homœopathique, se montre plus féconde en en dangers qu'en résultats avantageux.

FIN DU PREMIER VOLUME.

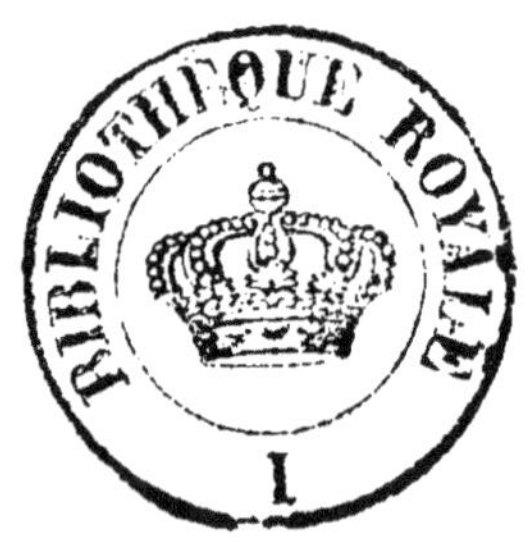

TABLE

DES

CHAPITRES DU TOME PREMIER.

AVANT-PROPOS. *page* **v**

CHAPITRE PREMIER.

DE L'ANCIENNE ET DE LA NOUVELLE MÉDECINE.

SOMMAIRE. — Des deux principes fondamentaux de l'art de guérir.—
Nature médicatrice.— Origine de la médecine primitive.—Son caractère hygiénique. — Hippocrate la développe, Galien la modifie. —
Médecine rationnelle dite allopathique. —Son insuffisance. — Indication d'une méthode plus efficace. — Pathologie et thérapie spéciales.
— Importance et propriétés des substances spécifiques.— Homœopathie. — Coup d'œil rétrospectif sur la loi des semblables. — Examen
comparatif de l'ancienne et de la nouvelle méthode.—Expérimentation
des remèdes sur l'homme sain. — Des doses. — Dynamisme médicamenteux. —Spécialisation, généralisation. — Matière médicale.
— *Cito, tuto et jucundè sanare.* — Répulsion dont l'homœopathie
est l'objet; ses causes. — L'homœopathie imprime une direction
nouvelle à l'art médical. — Appel à la conscience et au savoir des
médecins.. . . . . *page* 1

CHAPITRE II.

DE L'HOMŒOPATHIE EN ANGLETERRE.

Sommaire. — Départ de Paris. — Description de Londres. — Réflexions sur l'état social, politique et religieux des Anglais. — Situation comparative de l'Ecole homœopathique en Allemagne et en Angleterre. — Introduction de l'homœopathie en Angleterre. — Les docteurs Stapf et Quin. — Situation de l'homœopathie en 1840. — Le docteur Curie et son dispensaire. — Traitement des affections gastro-intestinales. — Exposé comparatif des indications de *pulsatilla* et de *nux v.*, dans le traitement de ces affections. — Situation de l'homœopathie en 1846. Etablissement et institutions homœopathiques à Londres.   *page* 49

CHAPITRE III.

DE L'HOMŒOPATHIE EN ÉCOSSE ET EN ANGLETERRE.

Sommaire. — Départ de Londres. — Description d'Edimbourg. — Le *Highland*. — Glascow. — Situation de l'homœopathie à Edimbourg. Les docteurs Black et Russel. — Les professeurs Fletscher et Henderson — Dispensaire homœopathique. — Coup d'œil sur l'état de l'homœopathie aux Etats-Unis. — Le père Bayer missionnaire rédemptoriste. — Situation de l'homœopathie en Irlande. — Description de Dublin. — La chaussée des Géants. — Les Orangistes. — Les paysans irlandais. — Les tourbières. — Visite à O'Connell. — Le père Mathiew et la Société de tempérance. . . . .   *page* 81

CHAPITRE IV.

DE L'HOMŒOPATHIE A ROME ET A NAPLES.

Sommaire. - - Départ de Lyon. — Marseille et le docteur Chargé. — Arrivée à Rome. — Introduction de l'homœopathie dans cette ville. — Docteur Centamori. — Des fièvres intermittentes. — Hôpital del' Spirito. — Les docteurs Braün et Wahle. — Observations cliniques sur les doses des remèdes; de l'emploi des *globules*. — Situation actuelle de l'homœopathie. — Arrivée à Naples. — Introduction de l'homœopathie dans cette ville. — Le docteur Necker. — L'homœopathie à l'académie royale. — Le professeur Tomassini. — Constitution pleurétique. — Les médecins homœopathes obtiennent une clinique publique. — Querelles médicales. — Résultats de la clinique. — Harmonie rétablie entre les praticiens des deux écoles. — Les docteurs Romano, Mauro, Severin. — Des doses, de la répétition des remèdes et de l'*aggravation homœopathique*. . . *page* 117

CHAPITRE V.

DE L'HOMOEOPATHIE EN SICILE ET EN ESPAGNE.

SOMMAIRE. — Arrivée à Palerme. — Le docteur Morello. — Introduction de l'homœopathie par M. Mure, d'abord à Malte, puis en Sicile. — Propagande enthousiaste. — Des principaux médecins homœopathes, de leur caractère et de leurs ouvrages. — Thérapie des fièvres intermittentes. — De l'action et de la réaction produites par les substances médicamenteuses. — Nature spéciale de la syphilis et de la sycosis. — Lutte des praticiens homœopathes avec l'académie de Palerme. — *Annali di medicina omiopatica*, dispensaire homœopathique. — Triomphe de notre Ecole. — Etablissement d'une académie royale homœopathique. — Considérations sur le pays et ses habitants. — De l'homœopathie en Espagne. — Iriarte de Cadix. — Docteur Folck. — Badajos. — Madrid. — Barcelone. . *page* 147

CHAPITRE VI.

DE L'HOMŒOPATHIE DANS LE NORD DE L'ITALIE ET EN ILLYRIE.

SOMMAIRE. De la population napolitaine. — Description de Naples et de ses environs. — Pompeï. — Ascension au Vésuve. — Le mont Cassin et les Bénédictins. — Comparaison de Rome et de Naples. — Les Catacombes. — Visite au Saint Père. — Situation de l'homœopathie à Florence, — à Lucques, — dans la Romagne, — à Nice, — à Gênes, — à Turin, — à Milan. — Dr Hartung et guérison du maréchal Radeski. — L'homœopathie au *Congrès scientifique* de Milan. — Venise. — Le professeur Brera et son apologie de la doctrine homœopathique. — Histoire de l'homœopathie dans les provinces Illyriennes. — Docteur Wolf et le crétinisme. — Traitement homœopathique des fièvres typhoïdes. . . . . *page* 183

CHAPITRE VII.

DE L'HOMŒOPATHIE A VIENNE (AUTRICHE) DEPUIS SON INTRODUCTION JUSQU'EN 1832.

SOMMAIRE. Pays héréditaires d'Autriche : situation politique, mœurs du peuple. — Introduction de l'homœopathie à Vienne. — Expérimentation publique de Marenzeller. — Le proto-médicus dénature les faits — Disgrâce de Marenzeller. — Publication des résultats cliniques en Italie. — Premiers praticiens homœopathes — Le docteur Wrecha ; il adopte notre méthode après avoir obtenu la guérison d'une hernie étranglée. — Réflexion sur le traitement des hernies. — Wrecha introduit l'homœopathie dans le dispensaire général. — Le docteur Antoine Schmidt. — Opposition des corps médicaux aux progrès de la nouvelle méthode. — De l'académie Josephine. — Ses élèves s'adonnent à l'étude de l'homœopathie.—*Attomyr* les stimule. — Adhésion du professeur *Zimmermann* ; opposition du professeur Tœltenny ; dissensions intestines. — Expulsion des partisans d'Hahnemann. — Attomyr à Munich. — Vexations de l'école établie. — Résistance des homœopathes ; pétitions à l'Empereur. — Le choléra à Vienne. — Les deux écoles aux prises avec le fléau. — Triomphe du traitement homœopathique. — Congrès scientifique. — Nouveaux praticiens homœopathes. — Le père Veith. — L'homœopathie clandestinement pratiquée à l'hôpital de Gumpendorf. — Mort de l'empereur François et de l'archiduc Antoine. — Guérison homœopathique de l'archiduc Jean. — Seconde invasion du choléra. — L'hôpital de Gumpendorf, dépôt de cholériques. — Il est reconnu par le gouvernement hôpital homœopathique. — Résultat général du traitement du choléra. — L'empereur rapporte les arrêts prohibitifs de l'homœopathie publiés par son père. — Arrivée à Vienne.—Description du nouvel hôpital homœopathique de Gumpendorf. – Situation de la nouvelle école en 1842. La lutte avec l'école allopathique se ranime au sujet de la libre dispensation des remèdes. — Les homœopathes sollicitent une chaire de clinique. — Décadence de la médecine viennoise. — Scoda et Rockitansky. . . . . *page* 235

CHAPITRE VIII.

DE L'HOMOEOPATHIE A VIENNE (AUTRICHE) DEPUIS 1832 JUSQU'EN 1842.

SOMMAIRE. Nouveaux praticiens homœopathes. — Dissensions intestines dans l'école homœopathique. — Les *spécificiens* et les *puristes*. — Pratique de Marenzeller. — Pratique de Wrecha. — Plique polonaise. — Du traitement homœopathique des affections chirurgicales. — Observations cliniques du docteur Mends. — Isopathie et psoricum. — Machines à diluer et à triturer. — Docteur Pleyel. — Docteur Lœderer ; conversations médicales, critiques. — Des femmes en couche au grand hôpital de Vienne en 1810. — Loi des semblables. — Dynamisme. — Doses infinitésimales. — Spécialisation et généralisation. — Médecine symptomatique. — L'homœopathie et les maladies organiques. — Docteur George Schmidt. — Du *spécificisme*. — Traitement radial et radical. — De l'importance de la clinique. — Des médicaments administrés en substance. — Professeur Veith ; son dispensaire. — Docteur Fleischmann médecin de l'hôpital homœopathique. — Indications cliniques ; fièvres typhoïdes, pneumonie. — Opinions et manière de Fleischmann. — Critique de sa méthode. — Résultats généraux du traitement à l'hôpital depuis sa fondation jusqu'en 1846. — Dispensaire annexe. — Observations cliniques sur les affections vénériennes. — Visite à la princesse de Metternich. — Le maréchal Radeski guérit d'une tumeur fongueuse. — Excursion à Baden. . . . . *page* 269

CHAPITRE IX.

DE L'HOMOEOPATHIE A VIENNE (AUTRICHE) DEPUIS 1842 JUSQU'EN 1846.

SOMMAIRE. — Décadence de l'école allopathique viennoise. — Conversion du professeur Zlatarowich. — Chaire de clinique sollicitée ; prévisions favorables. — L'Homœopathie dans l'armée autrichienne. — Situation de l'homœopathie en 1846. — Etablissement d'une société médicale anti-homœopathique. — Les sœurs de St-Vincent-de-Paule et la nouvelle méthode. — Notes sur le traitement de la fièvre typhoïde ; observations cliniques. — Nouveaux praticiens homœopathes. — Société pour l'expérimentation pure des remèdes ; résumé de ses travaux. — Indications thérapeutiques de *colocynthis* *aconit, arsenic, argent* (métallique) et *nitrate d'argent.* *page* 325

CHAPITRE X.

DE L'HOMOEOPATHIE A LINZ (HAUTE AUTRICHE).

SOMMAIRE. — Introduction de l'homœopathie à Linz. — Guérison du président du Conseil provincial. — Fondation d'un hôpital homœopathique. — Résultats généraux de la clinique de 1842 à 1845. — Fortifications de Linz. — Description du pays. — Endémie d'affections rhumatismales, et traitement homœopathique de ces maladies. — Traitement de l'endocardite rhumatismale. — Docteur Reiss et sa méthode. — Observations sur l'aggravation médicamenteuse. — Situation de la pratique homœopathique en 1846. — Additions au traitement des affections rhumatismales du cœur. — Docteur Hubert. — Recherches sur l'action des dilutions élevées, dites korsakoviennes. . . . . *page* 357

CHAPITRE XI.

DE LA LOI DE SIMILITUDE ET DU PRINCIPE DES CONTRAIRES.

SOMMAIRE. — Descente du Danube. — De la loi des semblables. — Principe des contraires appliqué à la médecine hygiénique. — Galien formule scientifiquement le *contraria contrariis.* — Ce principe, comme source générale des indications thérapeutiques, est dépourvu de fondement. — Il est erroné. — Il est inapplicable. — La similitude, seule loi thérapeutique générale. — Grands praticiens qui l'ont indiquée. — Hahnemann l'établit par une longue suite de recherches. — Préjugés populaires en faveur de cette loi. — Doctrine des *signatures.* — Théorie de la loi des semblables. — Médication *substitutive.* — Entrée en Hongrie. . . . . *page* 381

CHAPITRE XII.

DE L'HOMŒOPATHIE EN HONGRIE.

Première partie.

SOMMAIRE. — Visite au docteur Anneli de Presbourg. — Son traitement des fièvres nerveuses typhoïques. — Description de Pesth. — Situation politique des peuples hongrois. — Réveil national. — Réaction anti-autrichienne. — Musée de Pesth. — Philosophie voltairienne. — Situation de l'Homœopathie en Hongrie. — Des laïcs dans la nouvelle méthode. — Dispositions favorables des autorités hongroises. — Hôpital d'enfants. — Praticiens de Pesth. — Docteur Müller. — De la répétition des remèdes. — De l'application empirique du soufre. — Docteur Ballogh. — Observations médicales. — Traitement de la rougeole.—Promptitude des cures homœopathiques. — Docteur Bakody. — Docteur Huffer. — Pharmacie homœopathique de Pesth. — Docteur Ivanowich. — Pétition pour une chaire de clinique à la Faculté. — Docteur Rosemberg. — Jablanczi ; traitement des maux de dent. — Situation de l'Homœopathie en Hongrie, en 1846. . . . . *page* 399

CHAPITRE XIII.

DE L'HOMŒOPATHIE EN HONGRIE.

Seconde partie.

SOMMAIRE. — Attomyr ; part qu'il a prise aux polémiques entre les spécificiens et les homœopathes exacts. —Exposé succinct de ces luttes doctrinales. — Vanité de la pathologie nominale allopathique, comme source d'indications pour le traitement. — Nosographie naturelle, nosographie artificielle. — Les affections morbides spéciales ne se localisent pas. —Danger des traitements locaux. — Dynamisme médicamenteux ; doses infinitésimales. — Incompatibilité de l'influence morbide contagieuse et de l'action médicinale homœopathique. — Neutralisation réciproque des agents miasmatiques. — Inutilité des recherches sur la nature des maladies. — L'ensemble des symptômes source essentielle des indications. — Des effets primitifs et des effets

secondaires (*erst und nachwirkung*).—Le traitement homœopathique
hâte l'évolution naturelle des maladies. — Force vitale médicatrice.
— La nature et l'art. — Théorie des *crises*. — De la transformation
et répercussion des affections morbides. —Traitement homœopathique
externe des affections cutanées répercutées. . . . . . *page* 439

CHAPITRE XIV.

DE L'HOMOEOPATHIE EN HONGRIE.

Troisième partie.

SOMMAIRE. — Du psoricum. — Monographie thérapeutique du croup.
—Traitement local du chancre, ses dangers.—Thérapie des maladies
vénériennes. — Hôpitaux homœopathiques de Günz et de Gyongyôs.
— Résultats cliniques. — Départ de Pesth. . . . . . *page* 477

CHAPITRE XV.

HISTOIRE DE LA MÉDECINE SPÉCIFIQUE.

SOMMAIRE. — *Ars curandi*, méthode rationnelle allopathique ; *ars
sanandi*, médecine spécifique, empirisme. — De l'emploi des spécifiques chez les Grecs et chez les Egyptiens. — Tables votives. —
Les Hippocrate étouffent dans son germe la médication spécifique.
— Le dogmatisme. — L'Ecole empirique d'Alexandrie. — Les spécifiques pendant le moyen-âge, Paracelse ; dans les temps modernes,
Stoerk. — Théorie de l'action spécifique. — Indications des médicaments spéciaux dans les maladies inflammatoires, dans les affections
chirurgicales.—L'allopathie emploie les spécifiques à tort et à travers.
— Classification arbitraire des agents médicamenteux. *page* 517

CHAPITRE XVI.

INDICATIONS ÉLÉMENTAIRES POUR SERVIR A L'APPLICATION DE LA MÉTHODE HOMOEOPATHIQUE.

SOMMAIRE. —Ecueils que rencontrent les débutants en homœopathie.—
Habitude de généraliser.—Notion inexacte de la spécificité et emploi
vicieux des spécifiques. — Procédés rationnels admissibles. — Mé-

dication rationnelle-spéciale. — Observations cliniques modèles. —Manière d'étudier la pathogénésie. — Pathogénésie et indications thérapeutiques des principaux remèdes : *Aconit ; Arnica ; Arsenic ; Belladonna ; Bryonia; Calcarea carb.; Chamomilla; Mercurius; Nux vomica ; Opium ; Pulsatilla; Rhus toxic ; Sepia ; Silicea ; Sulfur.* — Traitement antipsorique. — Manuel pathogénétique de Bönninghausen. . . . . *page* 545

CHAPITRE XVII.

DE L'HYDROTHÉRAPIE.

SOMMAIRE. — Visite à l'établissement hydrothérapique de Kaltenleutgeben près Vienne. — Observations et résultats pratiques. — Mode d'action des procédés hydriatriques. — De leur combinaison avec l'homœopathie. — Méthode fumigatoire. — Quelques inconvénients de la médication par l'eau froide. — Insuffisance de cette médication. — indication détaillée des procédés hydrothérapiques tels qu'ils sont employés par Priessnitz à Graefenberg. — Application de ces procédés au traitement des principales espèces de maladies. — Régime fortifiant. — Alimentation froide. — Circonstances qui limitent l'emploi de l'hydrothérapie. . . . . *page* 591

FIN DE LA TABLE DES CHAPITRES DU TOME PREMIER.